高等卫生院校课程改革创新教材

供医学检验技术等相关专业使用

免疫学检验

（第2版）

主　编　夏金华
副主编　张其霞　刘琳琳　张　凯
编　委（按姓氏汉语拼音排序）
旷兴林　重庆医药高等专科学校
刘琳琳　山东医学高等专科学校
龙小山　广州卫生职业技术学院
苏　琰　合肥职业技术学院
夏金华　广州卫生职业技术学院
肖　倩　广州中医药大学第二附属医院
谢　璟　宜春职业技术学院
叶　霞　红河卫生职业学院
宇芙蓉　安徽医学高等专科学校
张　凯　广州卫生职业技术学院
张　苗　江苏护理职业学院
张其霞　山东医学高等专科学校
周　洁　毕节医学高等专科学校
周秀萍　长沙卫生职业学院

科学出版社
北京

内 容 简 介

本书为高等卫生职业院校课程改革创新教材，全书分免疫学基础、免疫学检验技术和临床免疫学检验三篇，共26章，以彩色版形式呈现。每章除正文外还配有学习目标、链接、案例和目标检测等，书后附有实训指导和目标检测选择题参考答案。本书配套制作了全部课程内容的PPT课件，方便师生使用。全书文字简练流畅，彩色图表形象生动，链接、案例典型，有助于拓展学生的视野，提高学生学习兴趣和学习效果。

本书可供医学检验技术等相关专业使用。

图书在版编目（CIP）数据

免疫学检验 / 夏金华主编 . —2 版 . —北京：科学出版社，2022.8
高等卫生院校课程改革创新教材
ISBN 978-7-03-072594-3

Ⅰ.免…　Ⅱ.夏…　Ⅲ.免疫学－医学检验－高等职业教育－教材　Ⅳ.R446.6

中国版本图书馆 CIP 数据核字（2022）第 108412 号

责任编辑：邱　波　谷雨擎 / 责任校对：杨　赛
责任印制：赵　博 / 封面设计：涿州锦晖

科学出版社 出版
北京东黄城根北街16号
邮政编码:100717
http://www.sciencep.com
三河市春园印刷有限公司印刷
科学出版社发行　各地新华书店经销
*
2016年1月第　一　版　开本：850×1168　1/16
2022年8月第　二　版　印张：17 1/4
2025年1月第　九　次印刷　字数：522 000

定价：89.80元

（如有印装质量问题，我社负责调换）

前　言

坚持以习近平新时代中国特色社会主义思想为指导，深入贯彻落实党的二十大精神和国家职业教育改革实施方案，加快现代卫生职业教育的高质量和创新发展，培养高素质医学检验技术技能型人才，科学出版社组织全国几十所高职高专院校的骨干教师编写了医学检验技术专业课系列教材，《免疫学检验》是该专业核心课程的教材之一。

本书编写中强调适应卫生职业教育教学改革及发展趋势，紧扣医学检验技术专业的教学标准、本课程教学标准和卫生专业技术资格考试大纲，坚持“以就业为导向，以能力为本位”“德技并修”的职业教育理念，强化技能培养，突出实用性，体现以学生为中心的教材编写思路。在第二版编写时进行了如下处理。

1. 将“大数据”“互联网 +”、独立第三方实验室检验等新医科、新业态贯穿于教材体系中；在内容上涵盖了免疫学基础、免疫学检验技术和临床免疫学检验的新知识、新技术、新方法，对促进高素质创新型技术技能人才培养具有重要作用。

2. 在内容组织上：将主教材分为免疫学基础、免疫学检验技术和临床免疫学检验三篇，共 26 章。着重使学生在掌握免疫学基础理论的前提下，进一步加深对免疫学检验技术原理的理解及其临床应用和方法学评价，使免疫学理论、检验技术和临床免疫相关疾病检验三者紧密结合，从基础理论到临床实践，循序渐进。

3. 在每章的正文外还配有学习目标、考点、链接、案例和目标检测等，有助于拓宽学生的临床视野，培养学生独立思考及分析解决问题的能力。此外，还植入了课程思政模块，以强化新时代大学生的核心价值观和责任感。

4. 在教材排列上：将部分常用的实训指导内容与主教材合为一体，紧随其后；在实训项目和内容的编写中，力求经典精练并跟临床接轨。本书后附有目标检测选择题参考答案和参考文献，供参考使用。

5. 在呈现形式上：以彩色形式呈现，形象生动。本书还配套制作了全部课程内容的 PPT 教学课件，方便师生使用。

由于编者的水平有限，书中难免有不足之处，恳请广大读者批评、指正。

编　者

2022 年 11 月

配 套 资 源

欢迎登录“中科云教育”平台，**免费**数字化课程等你来！

“中科云教育”平台数字化课程登录路径

电脑端

- 第一步：打开网址 http://www.coursegate.cn/short/QM1AX.action
- 第二步：注册、登录
- 第三步：点击上方导航栏“课程”，在右侧搜索栏搜索对应课程，开始学习

手机端

- 第一步：打开微信“扫一扫”，扫描下方二维码
- 第二步：注册、登录
- 第三步：用微信扫描上方二维码，进入课程，开始学习

PPT 课件：请在数字化课程各章节里下载！

目　录

绪论 …… 1
第 1 节　免疫学的基本知识 …… 1
第 2 节　免疫学及其检验技术的发展 …… 2
第 3 节　免疫学检验技术的临床应用 …… 4

上篇　免疫学基础

第 1 章　免疫系统 …… 9
第 1 节　免疫器官 …… 10
第 2 节　免疫细胞 …… 12
第 3 节　免疫分子 …… 16
第 2 章　抗原 …… 18
第 1 节　抗原的概念、特性与分类 …… 18
第 2 节　决定抗原免疫原性的因素 …… 19
第 3 节　抗原的特异性与交叉反应 …… 20
第 4 节　医学上重要的抗原物质 …… 21
第 3 章　免疫球蛋白与抗体 …… 25
第 1 节　免疫球蛋白的结构与类型 …… 25
第 2 节　各类免疫球蛋白的特性与功能 …… 28
第 3 节　抗体的人工制备及其应用 …… 30
第 4 章　补体系统 …… 32
第 1 节　概述 …… 32
第 2 节　补体系统的激活与调节 …… 33
第 3 节　补体的生物学作用 …… 37
第 4 节　血清补体异常与疾病 …… 38
第 5 章　主要组织相容性复合体及其编码分子 40
第 1 节　概述 …… 40
第 2 节　HLA 的结构、分布与功能 …… 41
第 3 节　HLA 在医学上的意义 …… 43
第 6 章　免疫应答 …… 45
第 1 节　概述 …… 45
第 2 节　固有免疫应答 …… 46
第 3 节　适应性免疫应答——B 细胞介导的体液免疫应答 …… 49
第 4 节　适应性免疫应答——T 细胞介导的细胞免疫应答 …… 52
第 5 节　免疫耐受与免疫调节 …… 55
第 7 章　免疫学防治 …… 58
第 1 节　免疫预防 …… 58
第 2 节　免疫治疗 …… 62

中篇　免疫学检验技术

第 8 章　抗原抗体反应 …… 67
第 1 节　抗原抗体反应的基本原理 …… 67
第 2 节　抗原抗体反应的特点 …… 68
第 3 节　影响抗原抗体反应的因素 …… 69
第 4 节　抗原抗体反应免疫检测技术的基本类型 …… 70
第 9 章　免疫原和抗血清的制备 …… 72
第 1 节　免疫原的制备 …… 72
第 2 节　免疫佐剂及其应用 …… 75
第 3 节　抗血清的制备 …… 76
第 4 节　单克隆抗体与基因工程抗体的制备 …… 79
第 10 章　凝集反应 …… 83
第 1 节　凝集反应的基本特点 …… 83

第 2 节 直接凝集反应……84
第 3 节 间接凝集反应……85
第 4 节 抗球蛋白试验……87
第 5 节 协同凝集试验……88
第 6 节 凝集反应的方法评价……89
第 11 章 沉淀反应……91
第 1 节 沉淀反应的基本特点……91
第 2 节 液相内沉淀反应……91
第 3 节 凝胶内沉淀反应……94
第 4 节 凝胶免疫电泳技术……95
第 5 节 沉淀反应的方法评价……97
第 12 章 免疫酶标技术……99
第 1 节 酶和酶标记物……99
第 2 节 酶联免疫吸附试验……102
第 3 节 其他免疫酶标技术……107
第 4 节 生物素 - 亲和素系统在免疫酶标技术中的应用……110
第 13 章 免疫荧光技术……113
第 1 节 荧光及荧光标记物的制备……113
第 2 节 荧光免疫分析……116
第 3 节 流式细胞检测技术……118
第 14 章 放射免疫技术……123
第 1 节 放射性核素标记物的制备……123
第 2 节 放射免疫技术……124
第 15 章 胶体金免疫技术……129
第 1 节 胶体金与金标记物……129
第 2 节 斑点金免疫渗滤试验……132
第 3 节 斑点金免疫层析技术……133
第 16 章 化学发光免疫技术……136
第 1 节 概述……136
第 2 节 化学发光剂和标记技术……137
第 3 节 化学发光免疫分析技术……139
第 17 章 免疫组织化学技术……144
第 1 节 免疫组织化学技术的要求……144
第 2 节 酶免疫组织化学技术……147
第 3 节 荧光免疫组织化学技术……150
第 4 节 其他免疫组织化学技术……152
第 18 章 免疫细胞的分离及其功能检测……154
第 1 节 免疫细胞的分离技术……154
第 2 节 免疫细胞的分离……155
第 3 节 免疫细胞检测……158
第 4 节 免疫细胞表面标志及其功能检测的临床应用……161
第 19 章 免疫检测技术的方法学评价与检验质量控制……163
第 1 节 免疫学检测的常用评价指标……163
第 2 节 免疫检验质量控制及其原则……164
第 3 节 免疫检验质量控制的内容……164
第 4 节 质量控制的方法与评价……167
第 5 节 实验室质量控制数据的管理和信息系统……171

下篇 临床免疫学检验

第 20 章 常见感染性疾病及其免疫学检验……175
第 1 节 细菌感染性疾病的免疫学检验……175
第 2 节 病毒感染性疾病的免疫学检验……177
第 3 节 性传播疾病的免疫学检验……180
第 4 节 TORCH 感染的免疫学检验……181
第 5 节 寄生虫感染的免疫学检验……183
第 21 章 超敏反应性疾病及其免疫学检验……185
第 1 节 超敏反应概述……185
第 2 节 Ⅰ型超敏反应常见疾病及检验……190
第 3 节 Ⅱ型超敏反应常见疾病及检验……192
第 4 节 Ⅲ型超敏反应常见疾病及检验……194
第 5 节 Ⅳ型超敏反应常见疾病及检验……196
第 22 章 自身免疫病及其免疫学检验……199
第 1 节 概述……199
第 2 节 自身免疫病的发病机制……200
第 3 节 常见的自身免疫病……202
第 4 节 自身免疫病的免疫学检测……203
第 23 章 肿瘤免疫及其免疫学检验……210

第 1 节 概述 ······ 210
第 2 节 机体抗肿瘤的免疫效应机制 ··· 212
第 3 节 常见肿瘤标志物 ······ 213
第 4 节 肿瘤标志物检测及其联合应用 ······ 219
第 24 章 器官移植及其免疫学检验 ······ 222
第 1 节 概述 ······ 222
第 2 节 组织配型及方法 ······ 224
第 3 节 排斥反应的免疫监测 ······ 226
第 4 节 移植排斥反应的预防 ······ 228
第 25 章 免疫增殖病及其免疫学检验 ······ 230
第 1 节 概述 ······ 230
第 2 节 免疫增殖病的发病机制 ······ 231
第 3 节 常见免疫增殖病 ······ 232
第 4 节 免疫学检验 ······ 234
第 26 章 免疫缺陷病及其免疫学检验 ······ 239
第 1 节 概述 ······ 239
第 2 节 常见的免疫缺陷病 ······ 240
第 3 节 免疫学检验 ······ 243

实训指导 ······ 249
实验 1 肥达试验（试管法、微量板法） ······ 249
实验 2 梅毒 TRUST 试验 ······ 252
实验 3 抗球蛋白（Coombs）试验 ······ 254
实验 4 乙型肝炎病毒感染检查（两对半试验 ELISA 法） ······ 256
实验 5 抗核抗体（ANA）检测（间接荧光、免疫印迹法） ······ 260
实验 6 斑点金免疫层析技术（尿 HCG 检测） ······ 264
实验 7 血清 AFP 或 CEA 检测（化学发光免疫技术） ······ 265
参考文献 ······ 267
目标检测选择题参考答案 ······ 268

绪　论

学习目标

1. 掌握　免疫的概念和功能。
2. 熟悉　免疫的生理和病理表现。
3. 了解　免疫学及检验技术的发展史。

第 1 节　免疫学的基本知识

一、免疫的概念

最初的免疫现象是人们在与传染病的斗争中被逐渐认识的。因此，在相当长的时期内免疫被认为是“免除瘟疫”，这也使人们局限地认为免疫就是机体对传染病的抵抗能力。然而，进入 20 世纪以后，免疫学的发展逐渐突破了抗感染研究的局限。一些与抗感染无关的免疫现象被逐步阐明，如血型不符的输血会引起输血反应以及移植排斥反应等，人们逐步认识到机体不仅对微生物，而且对各种非己物质均能进行识别和清除，这就形成了现代免疫的概念。

因此，现代的免疫（immunity）是指机体识别和排除抗原性异物，即机体区分自己与非己而排除异己的功能，以维持机体生理平衡与稳定。通常对机体有利，但在某些条件下也可对机体有害。

免疫学（immunology）是研究免疫系统结构与功能的学科。研究机体免疫系统的组成、结构与功能；免疫应答的发生机制；以及免疫学在疾病诊断与防治中应用的一门科学。随着免疫学的发展与各学科间的相互渗透，产生了许多免疫学的分支学科，如基础免疫学、免疫遗传学、分子免疫学、免疫药理学、免疫病理学、移植免疫学、生殖免疫学、肿瘤免疫学和临床免疫学等，这些分支学科从不同领域共同促进了免疫学的发展，也在疾病的控制，特别是传染病、肿瘤、免疫性疾病的防治以及器官移植、生殖控制和延缓衰老等方面起到了推动作用。

医学免疫学（medical immunology）是研究人体免疫系统结构功能及其与疾病关系的免疫学分支学科。阐述免疫系统识别抗原后发生免疫应答及清除抗原的原理、探讨免疫功能异常情况下所致的免疫相关疾病发生机制以及免疫学诊断和防治的一门生物科学。医学免疫学已成为当今生命科学的前沿学科和现代医学的支撑学科之一。

二、免疫的功能

免疫对机体具有双重性，既有有利的一面，有时也有有害的一面。在正常情况下，机体免疫系统不仅能识别并清除外来的病原生物等抗原性异物，还能及时识别和清除体内衰老死亡和发生突变的细胞，对机体起保护作用。但在某些情况下，免疫功能过高或过低也能造成对机体的损伤，如引发超敏反应、自身免疫性疾病、免疫缺陷病或肿瘤等。机体的免疫功能主要表现为以下三个方面。

1. 免疫防御（immune defense）　是指机体免疫系统抵御病原微生物感染。如抵御细菌、病毒、真菌、寄生虫等入侵及清除已入侵的病原生物及其产物，保护机体免受损害的功能，即抗感染免疫。该功能若低下或缺如，可导致免疫缺陷病；若反应过于强烈，则会造成自身组织损害，引发超敏反应。

2. 免疫稳定（immune homeostasis） 指机体免疫系统及其功能保持相对稳定的现象。在适应性免疫应答中，一旦出现新的淋巴细胞克隆和个别克隆的极度扩增，可通过凋亡和无反应性等机制，使体内淋巴细胞库仍维持库容和结构的基本恒定。该功能失调可导致自身免疫病发生。

3. 免疫监视（immune surveillance） 是指机体免疫系统可识别和清除体内表达新生抗原的突变细胞和病毒感染细胞，该功能失调可致肿瘤发生和持续性病毒感染。

考点：免疫的概念和功能

三、临床免疫学检验

自 1896 年 G.Widal 和 A.Sicad 应用凝集反应诊断伤寒起，免疫学就与医学检验结下了不解之缘。随着免疫学和免疫学技术的发展，免疫学检验已成为医学检验中的一个重要组成部分。免疫学检验是研究免疫学技术及其在医学领域应用的一门学科。

免疫检验技术主要阐述免疫检验技术的原理、类型、技术要点、临床应用及其方法学评价。它是依据免疫学原理，尤其是抗原抗体反应的原理，结合各种敏感的标记和示踪技术，超微量、特异地分析检测样本中的免疫性物质，从而对疾病进行诊断、疗效评估和预后判断的一类医学检验技术。因此，免疫学检验是构筑基础免疫学与临床免疫学之间的桥梁，是临床医生借以诊断和研究疾病的技术手段。近年来，随着科学的迅猛发展，自动化操作以及新技术新材料的应用，为免疫学快速检验带来了新的契机，极大地促进了免疫检验技术的更新。免疫检验技术正朝着特异性强、敏感度高、稳定、简便和快速的方向发展。

第 2 节 免疫学及其检验技术的发展

一、医学免疫学的发展简史

免疫学起源于中国，从中国人接种人痘苗预防天花算起，免疫学的形成和发展已历经两千多年，一般认为，医学免疫学的发展历程大致可分为三个阶段。

1. 经验免疫学时期 公元前 400 年至 18 世纪末是经验免疫学时期。我国在唐代开元年间（公元 713 ～ 741 年）就创用将天花患者康复后的皮肤痂皮磨碎成粉，吹入未患病的儿童的鼻腔预防天花的人痘苗法，这是世界上最早的原始疫苗。至 10 世纪，该方法已在我国民间广为流传，这实际上是人类认识免疫学的开端。至 17 世纪时，这种通过种人痘预防天花的方法传到俄国、朝鲜、日本、土耳其和英国等国家。种人痘预防天花具有一定的危险性，但为日后牛痘苗的发明提供了宝贵的经验。

2. 科学免疫学时期 18 世纪末至 20 世纪中叶为经典免疫学时期或称为科学免疫学时期。18 世纪末，英格兰乡村医生 E. Jenner 发明了用牛痘苗预防天花，牛痘苗较人痘更安全可靠，为预防天花开辟了新途径。但当时微生物学尚未发展起来，人们尚不认识天花和牛痘的病原体，所以这种成功并未得到理论上的升华。此后一个世纪内，免疫学一直停留在这种原始的经验状态，直到 19 世纪后期，微生物学的发展为免疫学的形成奠定了基础。法国微生物学家 L. Pasteur 成功研制了减毒活疫苗，为实验免疫学奠定了基础；德国医师 E. von Behring 和日本学者北里（S. Kitasato）研制了白喉抗毒素，应用于白喉患者的治疗，开创了人工被动免疫；俄国动物学家 E. Metchnikoff 发现了白细胞的吞噬作用并提出了细胞免疫（cellular immunity）学说；德国学者 P. Ehrlich 提出了体液免疫（humoral immunity）学说；澳大利亚学者 F.Burnet 提出了克隆选择学说。

与此同时，对抗原抗体反应的研究也逐渐兴起。1896 年 H.Durham 等发现了凝集反应，1897 年 R.Kraus 发现了沉淀反应，1900 年 K.Landsteiner 发现了人类 ABO 血型，1901 年 J.Border 发现了补体结合反应，1975 年 G. Köhler 和 C.Milstein 等用 B 细胞杂交瘤技术制备出单克隆抗体，这些实验方法逐渐在临床检验中得到应用。

3. 现代免疫学时期 20世纪中叶至今为现代免疫学时期。在这个时期，随着生物学、遗传学的进展，临床医学的推动，分子生物学技术的进步，免疫学进入飞速发展的时期。免疫学的理论和技术也渗透到相关学科，使免疫学出现了许多新的交叉学科。免疫学检测技术已被广泛用于临床疾病的诊断与检测以及免疫学研究之中。免疫学检测技术的独特优势有力地推动了医学和生物学各领域的研究，并促进了临床医学的进步。目前，免疫学已经成为医学和生物学领域的带头学科之一。

全球有 60 多位免疫学家荣获诺贝尔生理学或医学奖，可见免疫学在生命科学中的重要地位。我国学者汤飞凡、朱既明、余滨、谢少文、林飞卿等老一辈微生物学与免疫学家，为我国医学微生物学与免疫学的发展作出了不可磨灭的贡献。

链 接 中国预防接种发展史

在中国历史上，天花、麻疹、白喉、猩红热、鼠疫、霍乱、伤寒、痢疾等疾病都曾长期肆虐，夺去了无数人的生命。中华人民共和国成立后，党和政府十分关心人民群众健康，重视预防保健事业，预防接种工作得到了迅速普及和发展。1961 年全国消灭了天花，2007 年卫生部印发《扩大国家免疫规划实施方案》，14 苗防 15 病。我国预防接种大致经历了三个时期：计划免疫前期（1950 ～ 1977 年）、计划免疫时期（1978 ～ 2000 年）和免疫规划时期（2001 年至今）。目前，我国采用的是《国家免疫规划疫苗儿童免疫程序及说明（2021 年版）》。计划免疫和免疫规划工作是我国卫生领域成效最为显著、影响最为广泛的工作之一，对保护儿童健康，促进社会进步与经济发展产生巨大作用。

课程思政 中国疫苗之父、微生物学的奠基人——汤飞凡

汤飞凡（1897—1958），中国疫苗之父、中国微生物科学的奠基人，沙眼衣原体的发现者。长期从事病毒学和免疫学的研究。他带领小组，研制出中国自己的优质牛痘疫苗，推动了全国规模的普种牛痘运动，为天花病在中国绝迹做出了杰出贡献。此外，他还研制出鼠疫减毒活疫苗、狂犬疫苗、黄热病减毒活疫苗等系列疫苗。长期以来，衣原体一直被误认为病毒，直到 1957 年汤教授成功分离沙眼衣原体并进行充分的研究后，人们才认识到衣原体不同于病毒，它是一种介于细菌与病毒之间的微生物。汤教授热心科学、忠于科学、敢于探索的科学精神，值得后人学习和敬仰，他的卓越成就推动了人类医学的发展，为祖国赢得了巨大荣誉。

二、免疫学检验及其新业态发展

我国检验医学发展已经有近百年的历史，经历了从手工检验到半自动化分析，再到全自动化分析和实验室信息化的飞速发展阶段。当前，人工智能、大数据、云计算、云存储、物联网等技术不断与医疗、大健康产业互相渗透，在检验样本采集与处理、形态学识别、检验结果判读与审查、远程控制与增强现实等方面得到越来越广泛的应用，有效减少了检验工作人员因主观性而导致的误差，提高了工作效率。以大数据为基础的人工智能模型的建立，为疾病防控、癌症筛查、病种分布、遗传图谱、基因检测、人体数据分析等带来了有价值的发现和应用。

芯片免疫分析技术是将抗原抗体结合反应的特异性与电子芯片高密度集成原理相结合产生的一种全新概念的生物检测技术。该技术将几个、几十个，甚至几万个或更高数量的抗原（或抗体）高密度排列在一起制成芯片，与患者待检样品与生物标本同时进行反应，可一次获得芯片中所有已知抗原（或抗体）的检测结果，高通量获取生物信息，在疾病诊断、高通量药物筛选、环境和农业检测、食品卫生等方面将得到广泛的应用。

医学检验新业态的蓬勃发展，如独立医学实验室（independent clinical laboratory），又称第三方检测，独立开展医学检验或病理诊断服务；“互联网 +”基层医学检验、互联网自助医学检验等，通过

线上线下服务一体化，实现机构和居民之间人性化服务对接，创新了检验服务的模式。

三、免疫学及其检验技术在医学中的地位和作用

免疫学及其检验技术已广泛应用于临床、科研和教学等各个方面。免疫学是当今生命科学和现代医学的前沿阵地之一，分子生物学的兴起，极大地促进了免疫学的发展。免疫诊断已成为诊断疾病的临床最重要的手段之一；疫苗的研制与接种是预防和消灭传染性疾病的重要途径，免疫生物治疗已经成为临床治疗疾病的一种重要的手段。如今，细胞因子及其受体和信号转导的研究已成为现代免疫学的重要研究领域，免疫学及其检验技术在 21 世纪的生命科学和医学的发展中将发挥更加重要的作用。

课程思政 苍生在上——共和国勋章获得者钟南山院士

2003 年在抗击严重急性呼吸综合征（SARS）的战斗中，钟院士主动要求承担广东省危重 SARS 患者的救治工作，并率领团队总结出“三早三合理”的诊疗原则；2020 年新型冠状病毒肺炎（新冠肺炎）疫情暴发后，84 岁高龄的钟院士再次临危受命，冲在抗疫的最前线。从抗击 SARS 到抗击新冠肺炎疫情，全面展现了钟南山院士可贵的脊梁精神。从医数十年，钟南山院士始终坚持每周查房和专家门诊，为患者服务；坚持教书育人和科学研究，教导学生“学本领和学做人相统一”，并以身作则弘扬“医德就是想方设法解决病人的实际困难”的价值观。他像一个勇敢的战士，守护着人们的健康。

第 3 节 免疫学检验技术的临床应用

免疫学测定已成为微量分析检测方法，其应用范围已遍及临床检验的各个领域。

一、感染性疾病的诊断

感染性疾病是由侵入易感者机体中的病原体引起，病原体在机体内生长、繁殖、扩散和产生致病物质，导致炎症等病理反应。病原体中大部分是微生物，小部分为寄生虫。某些病原体可在人与人、动物与动物、人与动物之间互相传播，因此又称为传染病。感染性疾病的早期诊断对临床治疗和预后评估具有重要的指导作用。免疫学检测就是主要通过对此类病原体的抗原及其抗体进行检测，从而明确病原体，及早治疗，并进行相应的流行病学调查。

二、免疫性疾病的诊断

免疫性疾病主要包括超敏反应性疾病、自身免疫性疾病、免疫缺陷病和免疫增殖病。它们的病因、发病机制不同，因而检测的指标和方法各异。超敏反应性疾病主要是通过皮肤试验、亲细胞 IgE 抗体检测、不完全抗体检测、循环免疫复合物（CIC）检测等进行诊断；自身免疫性疾病主要通过检测其自身抗体进行诊断；免疫缺陷病主要通过对免疫细胞的数量及功能、抗体和补体量检测进行诊断；免疫增殖病主要通过一些免疫球蛋白的测定与分析进行诊断和判断预后。

三、肿瘤的诊断

肿瘤的免疫检验主要是通过免疫学检测方法对肿瘤进行辅助诊断、疗效观察、复发监测以及对患者免疫功能状态进行评估。肿瘤标志物（tumor marker）是肿瘤实验室诊断的常用检测指标，随着肿瘤发生的基础理论和新检测技术的应用，新的早期筛查及预后判断的标志物正不断被发现，并逐步应用于临床。

四、组织器官移植配型

移植能否成功，在很大程度上取决于是否发生移植排斥反应和反应的强弱。表达在组织细胞表面的组织相容性膜分子是引发受体对移植物排斥的抗原分子，其中 HLA-Ⅰ、Ⅱ类分子是移植排斥反应的首要抗原。一般而言，HLA 型别相同或相近个体间的器官移植成功率高，因此，应用 HLA 分型的方法进行组织配型是延长移植物存活时间的重要手段。

五、其　他

另外，检测特异性抗体水平、补体含量、细胞活性、细胞因子含量等机体的免疫状态指标，以及检查尿微量蛋白、急性时相反应物，可帮助诊断和监测排斥反应的发生。

目标检测

一、单项选择题

1. 免疫的概念是
   A. 机体的抗微生物感染功能
   B. 机体清除损伤和衰老细胞的功能
   C. 机体排除非自身物质的功能
   D. 机体识别、杀灭与清除外来微生物的功能
   E. 机体识别和排除抗原性异物的功能
2. 免疫监视功能异常可出现
   A. 超敏反应　B. 自身免疫病
   C. 免疫缺陷病　D. 发生肿瘤
   E. 以上均是
3. 免疫应答对机体是
   A. 有利的反应
   B. 不利的反应
   C. 有时有利，有时不利
   D. 适当时有利，不适当时不利
   E. 以上都不是
4. 免疫功能在正常情况下可表现为
   A. 阻止病原微生物入侵
   B. 维持体内淋巴细胞库库容
   C. 清除体内损伤、衰老的细胞
   D. 防止肿瘤发生
   E. 以上均是
5. 免疫稳定功能异常可出现
   A. 超敏反应　B. 自身免疫病
   C. 免疫缺陷病　D. 发生肿瘤
   E. 以上均是

二、名词解释

免疫

三、简答题

免疫的功能及其表现。

（夏金华）

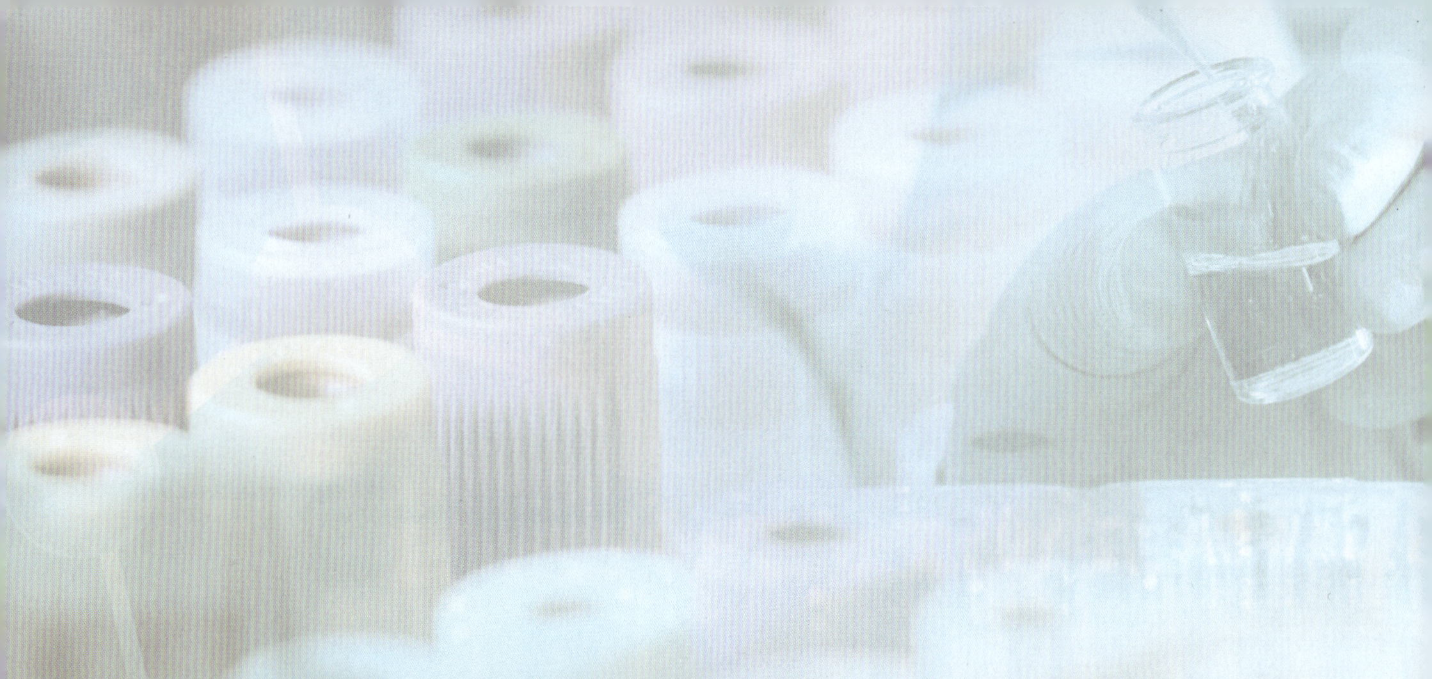

上　篇　免疫学基础

上篇为免疫学基础部分，共有7章。主要介绍免疫系统的组成和功能、抗原的特性与分类、抗体的结构与功能、补体系统及其生物学作用、主要组织相容性复合体、细胞因子、T淋巴细胞介导对抗原的细胞免疫应答、B淋巴细胞介导对抗原的体液免疫应答、免疫学防治等内容，揭示机体针对外源性抗原和内源性抗原的协同反应机制，共同维护机体内环境的平衡与稳定。学习本篇，旨在帮助同学们扎实掌握免疫学的基础知识，为后续进一步学习免疫学检验技术、临床疾病的免疫学检验和其他相关课程及开展临床免疫学检验实践打下坚实的基础。

第1章 免疫系统

学习目标

1. **掌握** 免疫系统的构成、免疫细胞的种类及功能。
2. **熟悉** 免疫器官的组成及其功能。
3. **了解** 免疫分子的种类及其功能。

免疫系统是机体执行免疫应答和免疫功能的组织系统。机体通过识别“自己”与“非己”，行使免疫功能，维持自身生理功能平衡与稳定。由免疫器官和组织、免疫细胞和免疫分子组成。

免疫器官主要由淋巴组织构成，与免疫细胞和免疫分子的产生直接相关，分为中枢免疫器官和外周免疫器官。免疫细胞主要是淋巴细胞，还包括免疫辅佐细胞和其他与免疫反应有关的细胞。免疫分子包括存在于细胞表面的蛋白分子和免疫细胞分泌的可溶性分子，如抗体、补体、细胞因子、分化群抗原（CD 分子）、黏附分子、主要组织相容性复合体（MHC 分子）等。免疫器官、免疫细胞和免疫分子之间相互关联、相互作用，共同协调执行机体的免疫功能。免疫系统的组成要素见图 1-1。

考点： 免疫组织与器官、主要免疫细胞、重要免疫分子

- 免疫系统
  - 免疫器官
    - 中枢免疫器官
      - 骨髓、法氏囊（禽类）
      - 胸腺
    - 外周免疫器官
      - 淋巴结
      - 脾脏
      - 黏膜相关淋巴组织
  - 免疫细胞
    - 造血干细胞
    - 淋巴细胞
      - T 细胞
      - B 细胞
      - 自然杀伤细胞（NK细胞）
    - 抗原提呈细胞
      - 单核巨噬细胞
      - 树突状细胞
      - B 细胞
    - 其他免疫细胞
      - 中性粒细胞
      - 嗜酸性粒细胞
      - 嗜碱性粒细胞
      - 肥大细胞
      - 红细胞
  - 免疫分子
    - 免疫球蛋白（抗体）
    - 补体
    - 细胞因子、CD分子、黏附分子、MHC分子等

图 1-1 免疫系统的组成

第1节 免疫器官

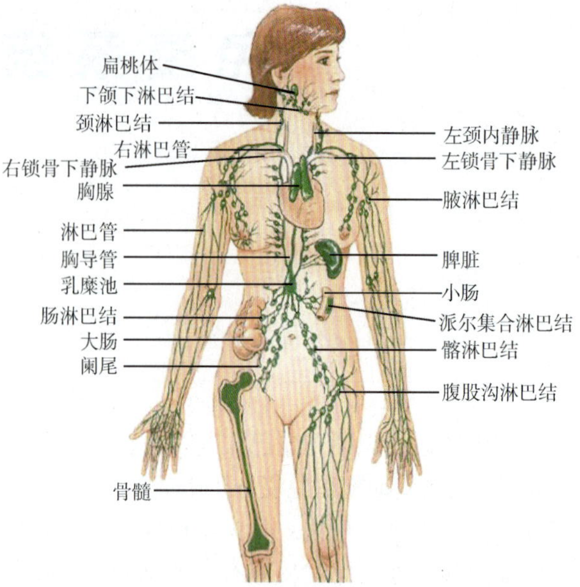

图 1-2 淋巴组织在全身的分布

免疫器官是指免疫细胞发生、发育、成熟和产生免疫应答的器官。根据其功能不同，分为中枢免疫器官和外周免疫器官（图 1-2）。

一、中枢免疫器官

中枢免疫器官是免疫细胞发生、发育、接受抗原（主要是自身抗原）刺激和分化、成熟的场所，并对外周免疫器官的发育起主导作用。哺乳动物中为骨髓与胸腺，禽类还有法氏囊。

（一）骨髓

骨髓是主要的造血器官，也是人类和哺乳类动物的中枢免疫器官，各类免疫细胞在此发生。骨髓中的造血干细胞分化为髓样干细胞和淋巴干细胞，前者进一步分化为红细胞系、单核细胞系、粒细胞系和巨核细胞系；后者则发育为各种淋巴细胞的前体细胞，其中一部分进入胸腺发育为胸腺依赖性淋巴细胞（thymus dependent lymphocyte）即 T 细胞，另一部分则在骨髓内继续发育为骨髓依赖性淋巴细胞（bone marrow dependent lymphocyte）即 B 细胞。

近年来研究显示，成熟的 B 细胞在外周免疫器官接受抗原刺激后可重新进入骨髓内增殖、分化而产生抗体。

（二）胸腺

胸腺位于胸骨后纵隔上前方。胚胎在发育至第六周时，在第三对咽囊的腹侧面形成胸腺的胚基，第九周形成胸腺雏形，至第二十周时胸腺发育成熟。出生时胸腺重量约 20g，青春期达顶峰约 40g，以后随年龄增长而逐渐萎缩，到老年时仅余 10g 左右，且多被脂肪组织所取代。

1. 胸腺的结构 胸腺分为左右两叶，其基本结构是胸腺小叶。胸腺小叶分皮质和髓质两部分，外周为皮质，中央为髓质。胸腺实质由胸腺细胞和基质细胞组成，胸腺细胞大多为未成熟的 T 细胞，胸腺基质细胞包括胸腺上皮细胞、巨噬细胞、树突状细胞、抚育细胞、成纤维细胞等。这些基质细胞不仅构成胸腺组织的支架，还与其分泌的胸腺激素和细胞因子等构成了胸腺细胞发育的胸腺微环境。

2. 胸腺的免疫功能

（1）培养和输出成熟的 T 细胞：经骨髓分化的前 T 细胞在胸腺微环境影响下进行增殖和分化，只有 5% ～ 10% 的胸腺细胞继续分化成熟为具有不同功能的 T 细胞亚群，输出到外周免疫器官的特定区域。胸腺向外周淋巴器官输出 T 细胞的过程主要发生在出生前后，成年后 T 细胞输出量较低，外周成熟的 T 细胞也极少返回胸腺。

（2）分泌胸腺激素：胸腺上皮细胞可产生多种激素，如胸腺素、胸腺生成素、胸腺体液因子等。这些激素可促使未成熟的前 T 细胞分化为成熟的 T 细胞，其中胸腺激素对外周成熟的 T 细胞也具有一定的调节和增强作用。目前临床已应用胸腺激素制剂辅助治疗某些免疫性疾病。

（三）法氏囊

法氏囊又称腔上囊，是禽类所特有的淋巴器官，为位于胃肠道末端、泄殖腔背侧的囊状组织。前

B细胞在囊内微环境和囊激素的作用下分化为成熟的B细胞，经血流迁移到外周免疫器官的非胸腺依赖区定居。禽类在孵出前后若摘除腔上囊，可引起B细胞介导的体液免疫功能缺陷。

二、外周免疫器官及组织

外周免疫器官是成熟淋巴细胞定居并产生免疫应答的场所，包括脾脏、淋巴结和黏膜免疫系统等。

（一）脾脏

1. 脾脏的结构 脾脏是人体最大的免疫器官。脾脏实质分白髓和红髓，白髓是B细胞定居的部位。小动脉周围淋巴鞘富含T细胞和并指状树突细胞。小动脉周围淋巴鞘与红髓交界区为边缘区，富含大量B细胞。红髓位于白髓周围，分为髓索和髓窦，髓索内含大量B细胞、浆细胞、巨噬细胞、树突状细胞等；髓窦内充满血液，有大量巨噬细胞分布，能够吞噬血液中的细胞碎片和外来异物，并有抗原提呈作用。

2. 脾脏的功能

（1）造血和血液滤过作用：在胚胎期，脾脏是重要的造血器官，出生后造血功能停止，但仍是血细胞、尤其是淋巴细胞再循环池的最大储库。机体约90%的循环血液要经过脾脏，脾脏中的巨噬细胞可吞噬和清除血液中的病原体、衰老死亡的红细胞、白细胞、某些退变细胞、免疫复合物及其他异物，发挥滤过和净化血液的作用。

（2）免疫应答发生的场所：脾脏是各种成熟淋巴细胞定居的场所，其中B细胞约占60%，T细胞约占40%。抗原通过血液进入脾脏，脾脏中定居的大量淋巴细胞和其他免疫细胞可对其发生应答反应，产生效应T细胞和浆细胞。脾脏是全身最大的抗体产生器官，尤其是IgM和IgG。因此，临床上因自身抗体产生过多而导致的自身免疫病，可采用脾切除的方法来缓解治疗。但脾切除后，抗感染能力也会显著下降。

（3）生物合成作用：脾脏可合成补体（C5、C8等）、备解素等免疫效应分子，还可产生干扰素，增强巨噬细胞和中性粒细胞的吞噬作用。

（二）淋巴结

1. 淋巴结的结构 淋巴结分布于全身各处，与淋巴管相通，是人体内数量最多的免疫器官。淋巴结实质分为皮质区和髓质区，皮质区又分为浅皮质区和深皮质区。浅皮质区为非胸腺依赖区，内含有淋巴小结，又称初级淋巴滤泡，主要由B细胞聚集而成。受抗原刺激后，B细胞增殖分化形成生发中心，又称次级淋巴滤泡。深皮质区为胸腺依赖区，主要含有T细胞、树突状细胞等。髓质区由髓索和髓窦组成，富含巨噬细胞、浆细胞等。血中的淋巴细胞可通过深皮质区的毛细血管后静脉进入淋巴结相应区域内定居，随后再移行至髓窦，经输出淋巴管进入胸导管返回血液循环，形成淋巴细胞的再循环。

2. 淋巴结的功能

（1）过滤淋巴液：侵入机体的病原菌、毒素和其他有害异物可随淋巴液进入局部淋巴结，被淋巴窦中的巨噬细胞和抗体有效地吞噬和清除，从而起到过滤和净化淋巴液的作用。

（2）免疫应答发生的场所：淋巴结是成熟T、B细胞定居的主要部位，T细胞约占75%，B细胞占25%。抗原进入淋巴结后，树突状细胞将抗原捕获、处理和提呈给T细胞；B细胞识别和结合抗原。T、B细胞接受抗原刺激后，活化、增殖、分化成为效应T细胞和浆细胞，发挥免疫效应。

（3）参与淋巴细胞再循环：淋巴细胞随血流经过淋巴结，可穿过高内皮细胞小静脉进入淋巴结，向髓质移行，最终经输出淋巴管到达胸导管，回到血液循环。

（三）黏膜相关淋巴组织

1. 黏膜相关淋巴组织的构成 黏膜的相关淋巴组织，无包膜，不构成独立的器官，由广泛分布于呼吸道、肠道和泌尿生殖道黏膜上皮下的散在淋巴组织和一些带有淋巴滤泡结构的器官化淋巴组织构成，是全身免疫系统的重要组成部分。机体淋巴组织的 50% 左右存在于黏膜系统，包括：①具有一定结构的淋巴滤泡，即小肠派尔集合淋巴结、扁桃体、阑尾、呼吸道、消化道及泌尿生殖道黏膜下层的淋巴小结；②弥散淋巴组织，即广泛分布于黏膜固有层中的活化的 B 细胞、浆细胞、NK 细胞和 T 细胞等。

2. 黏膜相关淋巴组织的功能 黏膜相关淋巴组织在呼吸道、消化道和泌尿生殖道黏膜构成了一道免疫屏障，是参与局部特异性免疫应答的主要部位，在黏膜局部抗感染免疫中发挥重要作用。

第 2 节 免疫细胞

免疫细胞是指参与免疫应答或与免疫应答有关的细胞。包括淋巴细胞、单核细胞、巨噬细胞、粒细胞、肥大细胞、辅佐细胞，以及它们的前体细胞等。根据功能不同，将其分为淋巴细胞、抗原提呈细胞（APC）和其他免疫细胞三大类。

案例 1-1

患者，男，35 岁，间断发热、咳嗽 10 个月，头痛 2 个月。患者 10 个月前出现发热，体温 40℃以上，伴有畏寒、咳嗽、咳痰，诊断为结核病，抗结核治疗 4 个月。2 个月前出现头痛，伴有恶心、呕吐，呈喷射性，诊断为隐球菌性脑膜炎，抗人类免疫缺陷病毒（HIV）抗体确认试验阳性。6 年前曾有输血史，1 年前曾患带状疱疹，半年来体重下降 15kg。

问题： 1. 艾滋病的感染途径有哪些？

2. 为了解该患者的免疫功能状态，还可进一步做哪些检查？

一、淋巴细胞

淋巴细胞（lymphocyte）来源于淋巴干细胞，是构成机体免疫系统的主要细胞群，在机体免疫应答中起核心作用。淋巴细胞可分为许多形态相似而表型和功能不同的群体，如 T 细胞、B 细胞、自然杀伤细胞等。

（一）T 淋巴细胞

T 淋巴细胞起源于骨髓造血干细胞，在胸腺中发育成熟，故又称为胸腺依赖性淋巴细胞，简称 T 细胞。它是血液和淋巴细胞再循环中的主要淋巴细胞，在外周血中占淋巴细胞总数的 65% ～ 75%，在胸导管中高达 95% 以上。

1. T 细胞的发育 胸腺是 T 细胞分化、成熟的唯一场所。来源于骨髓造血干细胞的祖 T 细胞在胸腺上皮细胞分泌的细胞因子作用下，经过三个阶段即早期发育阶段、阳性选择阶段和阴性选择阶段后，逐渐发育成熟，最终离开胸腺，到外周免疫器官定居。

（1）早期发育阶段：指祖 T 细胞进入胸腺的最初阶段。进入胸腺的祖 T 细胞不表达 CD4 和 CD8，称为双阴性细胞。

（2）阳性选择阶段：早期的双阴性细胞进入胸腺深皮质区，增殖、分化表达 CD4 和 CD8，称为双阳性细胞。双阳性细胞离开胸腺皮质，向胸腺皮质、髓质之间迁移，并与胸腺上皮细胞相遇，双阳性细胞表面的 CD4 和 CD8 与胸腺上皮细胞膜表面的 MHC-Ⅰ类或 MHC-Ⅱ类分子发生结合，该细胞就被选择（即不发生凋亡），而继续发育成为具有 TCR 的 $CD4^+$ 或 $CD8^+$ 的单阳性细胞。通过此阶段可使表达 $CD4^+$ 或 $CD8^+$ 的 T 细胞获得识别抗原肽——MHC-Ⅱ类或抗原肽——MHC-Ⅰ类复合物的能力，即获得受 MHC 限制的特征。这是 T 细胞对抗原识别受 MHC 限制的原因。

（3）阴性选择阶段：经阳性选择后的单阳性细胞如 T 细胞抗原受体能与巨噬细胞、树突状细胞表达的自身抗原肽——MHC-Ⅱ类分子复合物或 MHC-Ⅰ类分子复合物发生有效结合，这些细胞将对自身抗原发生反应而停止发育。即对该种自身抗原具有反应性的T细胞克隆被清除，或成为丧失功能的T细胞克隆。阴性选择是去除自身反应性T细胞，实现自身免疫耐受的关键。

2. T细胞的表面分子 T细胞能表达多种不同的细胞膜分子，包括膜抗原分子和膜受体分子。这些膜分子不仅赋予不同T细胞亚群以不同的功能，还与T细胞对抗原的识别、细胞的活化、信号的转导、细胞的增殖分化、T细胞的功能表达等相关。主要的T细胞表面分子有以下几种。

（1）T细胞表面受体

1）T细胞抗原受体（T cell antigen receptor，TCR）。TCR是T细胞表面能识别和结合抗原的结构，与CD3分子呈非共价键结合，形成TCR-CD3复合体。TCR识别MHC-抗原肽，CD3分子转导TCR接受的抗原刺激信号。TCR为异二聚体结构，根据其组成不同，分为TCRαβ和TCRγδ，大部分T细胞表达TCRαβ。TCR不能直接识别和结合游离的可溶性抗原，只能识别经抗原提呈细胞加工处理后表达于抗原提呈细胞表面的与MHC分子结合的抗原。① TCRαβ：TCR是T细胞识别蛋白抗原的特异性受体。大多数成熟T细胞（约占95%）的TCR分子是由α和β两条异二聚体肽链组成的TCRαβ分子。TCR的特异性是由α链和β链的*V-J*及*V-D-J*基因片段决定的，两条链基因重排后可形成不同特异性的TCR分子，故可识别环境中多种多样的抗原。在通常情况下，异种蛋白抗原分子必须与细胞表面的自身MHC分子结合才能被TCR识别。所以TCR只能识别细胞膜上的MHC分子与抗原分子。② TCRγδ：另一种TCR是由γ和δ链组成的TCRγδ分子。这种新发现的T细胞的生理功能尚不清楚，但它们可能是具有原始受体的第一防线的防御细胞，与清除表皮及上皮细胞内异物有关。它们可识别高度保守的抗原，如结核杆菌、肠毒素和热休克蛋白等抗原，在人和小鼠体内均表明它们可识别MHC或MHC样分子。

2）T细胞的辅助受体：T细胞的辅助受体为CD4分子和CD8分子，其主要功能是辅助TCR识别抗原，参与T细胞的活化。CD4分子能与MHC-Ⅱ类分子结合。CD4分子还是HIV外壳蛋白gp120受体，是HIV感染$CD4^+$T细胞的机制之一。CD8分子能与MHC-Ⅰ类分子结合。

3）绵羊红细胞受体：即CD2分子，又称E受体，存在于成熟T细胞和胸腺细胞，亦可发现于NK细胞，在T细胞活化时表达水平升高。其配体是淋巴细胞功能相关抗原-3（LFA-3，CD58）。CD2分子可介导T细胞与APC间的黏附，增强TCR与抗原肽-MHC分子复合物的结合。CD2也是信号传导分子，可使T细胞活化，它不依赖于TCR途径，是T细胞活化第二途径。T细胞在一定条件下可与绵羊红细胞结合形成玫瑰花样的花结，称为E花结试验，该试验可用于检测外周血T细胞的数量，间接反映机体细胞免疫功能状态。

4）丝裂原受体：在免疫学中，丝裂原主要是指多克隆刺激T细胞、B细胞增殖分化，发生有丝分裂的物质，包括植物血凝素（PHA）、伴刀豆球蛋白A（又称刀豆蛋白A，Con-A）、美洲商陆丝裂原（又称美洲商陆，PWM）。T细胞表面具有PHA受体、Con-A受体和PWM受体，能接受相应丝裂原刺激发生有丝分裂而转化为淋巴母细胞。据此，在体外一定条件下，建立淋巴细胞转化试验，在一定程度上可反映T细胞的免疫功能状态。

5）细胞因子受体：多种细胞因子可参与T细胞接受抗原刺激活化的过程，如白细胞介素-1（IL-1）和白细胞介素-2（IL-2）。这些细胞因子通过与T细胞表面相应的受体（IL-1R和IL-2R）结合而发挥调节作用。

（2）T细胞表面抗原

1）MHC抗原：所有T细胞均表达MHC-Ⅰ类分子，人T细胞被激活后表达MHC-Ⅱ类分子。MHC分子在T细胞介导免疫应答中对抗原的识别、对B细胞的活化过程中起重要作用。

2）白细胞分化抗原：是指血细胞在分化成熟为不同谱系、分化不同阶段及细胞活化过程中，出现或消失的细胞表面标记。应用以单克隆抗体鉴定为主的方法，将来自不同实验室的单克隆抗体所识别的同一分化抗原称为分化群（CD）。T细胞表面主要的CD抗原（分子）有：① CD3分子。CD3分子与TCR经非共价键形成TCR-CD3复合物，可转导TCR接受的抗原刺激信号，为T细胞的信号转导分子。② CD4 和 CD8 分子。CD4 分子和 CD8 分子作为 T 细胞的辅助受体，主要功能是辅助 TCR 识别抗原，参与 T 细胞的活化。③ CD28 分子。CD28 分子与 APC 表面的 B7 结合，提供 T 细胞活化的第二信号。

3. T 细胞亚群及其功能 根据 T 细胞表面是否具有 CD4 或 CD8 可将人的成熟 T 细胞分为 $CD4^+T$ 细胞和 $CD8^+T$ 细胞。

（1）$CD4^+T$ 细胞：识别抗原肽 -MHC-Ⅱ类分子复合物。根据分泌的细胞因子不同分为 Th1 细胞和 Th2 细胞。Th1 细胞主要分泌 IL-2、干扰素 -γ（INF-γ）、肿瘤坏死因子 -β（TNF-β），介导细胞毒作用和迟发型超敏反应。在抗细胞内寄生病原感染的免疫中具有重要的作用。Th2 细胞主要分泌 IL-4、IL-5、IL-6、IL-10、IL-13，主要辅助体液免疫，在抗细胞外病原体感染中发挥作用。

（2）$CD8^+T$ 细胞：主要是细胞毒性 T 细胞（cytotoxicity T lymphocyte，CTL 或 Tc 细胞）。$CD8^+T$ 细胞识别抗原肽 -MHC-Ⅰ类分子复合物，通过使靶细胞裂解或靶细胞凋亡的机制，特异性杀伤病毒感染细胞和肿瘤细胞。

（二）B 淋巴细胞

B 淋巴细胞是前 B 细胞在人和哺乳类动物骨髓或禽类腔上囊中分化成熟的淋巴细胞，故称骨髓依赖性淋巴细胞，简称 B 细胞。

1. B 细胞发育 B 细胞在骨髓发育经历始祖 B 细胞、前 B 细胞、未成熟 B 细胞、成熟 B 细胞四个阶段。未成熟 B 细胞在骨髓若识别自身抗原肽即发生细胞凋亡，以清除大多数对自身反应的 B 细胞克隆。成熟 B 细胞随血流到达外周淋巴组织分布于 B 细胞区，在 B 细胞区识别抗原，发生免疫应答，分化为浆细胞，产生抗体，抗体进入血液循环发挥特异性体液免疫的作用。

2. B 细胞的表面分子

（1）B 细胞抗原受体（B cell receptor，BCR）：是 B 细胞最特征性的表面标志。BCR 通过 B 细胞膜表面的免疫球蛋白分子识别抗原，故 BCR 又被称为膜表面免疫球蛋白。BCR 可直接识别未经加工处理的抗原，无需与 MHC 分子结合。

（2）补体受体：大多数 B 细胞表面具有补体受体，包括 CR1 和 CR2。CR1 可与 C3b 和 C4b 结合，从而促进 B 细胞的活化。CR2 与 C3d 结合亦可调节 B 细胞的生长和分化。CR2 也是 EB 病毒的受体，这与 EB 病毒选择性感染 B 细胞有关。

（3）丝裂原受体：B 细胞表面具有脂多糖受体（LPS-R）、葡萄球菌 A 蛋白受体（SPA-R）和美洲商陆受体（PWM-R），B 细胞可在相应丝裂原作用下活化和有丝分裂。

（4）B 细胞分化抗原（CD 分子）：B 细胞在分化、成熟过程中可表达不同的 CD 分子。这些分子不仅是 B 细胞的特异性表面标志，而且具有重要的生理功能，如 CD80/CD86、CD40 等。CD80/CD86 在静息的 B 细胞不表达或低表达，活化的 B 细胞表达增加。CD40 恒定表达于成熟 B 细胞表面，与活化的 T 细胞表达的 CD40L 结合是 B 细胞活化的第二信号。

3. B 细胞的功能

（1）产生抗体，介导体液免疫：B 细胞接受抗原刺激后，在 Th 细胞辅助下活化、增殖和分化为浆细胞，产生特异性抗体。抗体可在体液免疫过程中发挥作用。

（2）提呈抗原：B 细胞亦具有抗原提呈功能。BCR 特异性识别并结合抗原，通过内吞和加工处理后，以抗原肽 -MHC 分子复合物的形式提呈给 T 细胞识别。

（3）分泌细胞因子：活化的 B 细胞能产生大量的细胞因子，如 IL-10、IL-12、IL-13、IL-14 等。可参与免疫调节、炎症反应及造血过程。

（三）自然杀伤细胞

自然杀伤（natural killer，NK）细胞来源于骨髓，由造血干细胞分化成熟，主要分布于外周血液，占外周血液淋巴细胞总数的5%～10%。NK细胞既不是T细胞也不是B细胞，它表面没有TCR和CD3等T细胞标志，也没有SmIg和CD40等B细胞标志，它没有抗原识别受体，但它具有非特异性杀伤肿瘤细胞和病毒感染细胞的作用，且无MHC分子的限制性，故称为自然杀伤细胞。

1. NK细胞的特点 NK细胞可以杀伤某些病毒感染细胞及肿瘤细胞，但对正常细胞无杀伤作用。这说明它具有识别正常自身组织细胞和异常组织细胞的能力。

2. NK细胞的功能

（1）非特异杀伤作用：NK细胞可非特异识别、杀伤MHC-Ⅰ类分子低表达的病毒感染细胞和某些肿瘤细胞，以发挥抗肿瘤和抗病毒的作用。因NK细胞的杀伤作用没有抗原特异性和MHC限制性，在感染早期即可发挥作用，与Tc细胞杀伤的抗原特异性和MHC限制性，形成了互补效应。分别构成机体抗病毒和抗肿瘤的第一道防线和第二道防线。

（2）ADCC作用：NK细胞表面有IgG的Fc受体，因此可通过抗体介导NK细胞，进而杀伤抗体结合的靶细胞。这种依赖于抗体介导的细胞毒作用，称为抗体依赖细胞介导的细胞毒作用（antibody dependent cell mediated cytotoxicity，ADCC）。在炎症的中、后期，NK细胞可通过ADCC作用发挥免疫效应。

（3）免疫调节作用：NK细胞通过分泌IFN-γ、TNF-β、INF-α等细胞因子对免疫应答进行调节。其他细胞产生的细胞因子如IL-2、IL-12、INF-γ还可激活NK细胞的杀伤活性。

二、抗原提呈细胞

抗原提呈细胞（antigen-presenting cell，APC）是指能够摄取、加工、处理抗原，并将抗原信息提呈给淋巴细胞的一种免疫细胞。在机体免疫应答过程中发挥重要作用，是淋巴细胞活化、增殖和发挥效应的始动因素。通常将树突状细胞、单核巨噬细胞和B细胞称为专职的抗原提呈细胞。

1. 单核巨噬细胞 包括血液中的单核细胞和组织中的巨噬细胞，是抗原提呈细胞中具有强大吞噬能力的细胞。单核巨噬细胞表面具有多种受体，如IgG Fc受体、补体C3b受体、IL-2、干扰素（IFN）等细胞因子受体等。所有的单核巨噬细胞均表达MHC-Ⅱ类分子，与抗原提呈有关，其主要功能如下。

（1）吞噬杀伤功能：单核巨噬细胞可吞噬和杀伤多种病原微生物及衰老损伤细胞，此种吞噬作用可通过抗体（IgG）和补体（C3b）的介导而增强，是机体重要的非特异性免疫细胞之一。

（2）抗原提呈作用：在特异性免疫应答中，T细胞依赖性抗原（TD抗原）进入机体后，首先被单核巨噬细胞吞噬、加工、处理，然后以抗原肽-MHC-Ⅱ类分子复合物的形式提呈给$CD4^{+}$T细胞，启动免疫应答。

（3）分泌和免疫调节作用：单核巨噬细胞可合成和分泌50余种生物活性物质，包括多种细胞因子（IL-1、IL-3、IL-6、IL-10、IL-12、TNF-α等）、多种补体成分（C1、C2、C3、C4、C5等）、多种蛋白水解酶和前列腺素等炎症介质，参与机体的免疫应答和免疫调节。

（4）抗肿瘤作用：巨噬细胞自身的杀肿瘤细胞作用较弱，但某些细胞因子（IFN-γ）的作用可增强其杀瘤效应。主要通过与肿瘤细胞的接触、释放溶细胞素和肿瘤坏死因子（TNF）等细胞毒性物质杀伤肿瘤细胞。

2. 树突状细胞（dendritic cell，DC） 是一类具有分支或树突状形态的细胞，因其细胞膜向外伸出形成许多很长的树状突起而得名，是唯一能将抗原提呈给初始T细胞，激发初次免疫应答的抗原提呈细胞，是特异性免疫应答的始动者。树突状细胞来源于骨髓中的多功能造血干细胞，是抗原提呈细胞中提呈能力最强的细胞。

3. B细胞 不具有吞噬能力，主要通过表面的抗原受体（BCR）特异地摄取可溶性、低浓度抗原，是抗原提呈细胞中提呈效率最高的细胞。

三类抗原提呈细胞加工、提呈抗原的方式、机制及功能虽有不同，但可互相补充，使机体可提呈不同类型的抗原。

在某些因素刺激下，内皮细胞、上皮细胞和激活的 T 细胞等也可表达 MHC-Ⅱ类分子，也具有一定的抗原提呈能力，故称为“非专职”的抗原提呈细胞。另外，所有表达 MHC-Ⅰ类分子并具有提呈内源性抗原能力的细胞，在广义上也属于抗原提呈细胞。

三、其他免疫细胞

免疫应答中，粒细胞、肥大细胞、红细胞等也可发挥不同作用，这些细胞亦属于免疫细胞。

第 3 节 免疫分子

参与免疫应答或与免疫应答有关的分子统称为免疫分子，主要包括免疫球蛋白、补体、细胞因子、MHC 分子及其他细胞表面分子等。

一、细胞因子

（一）细胞因子的概念

细胞因子（cytokine）是由多种细胞产生的可溶性因子，在细胞之间传递信息，具有广泛的生理功能。它们不仅参与机体免疫系统的发生、免疫功能的调节，而且还参与炎症反应、创伤愈合、造血、血管生成及其他生物学效应。

（二）重要的细胞因子

细胞因子种类很多，目前已知的细胞因子有 200 多种，目前惯用的细胞因子分类是依据其生物学功能来归类的。主要分为：白细胞介素、干扰素、肿瘤坏死因子、集落刺激因子、生长因子和趋化因子等。

1. 白细胞介素（IL） 是一组由多种类型细胞所分泌的、结构和功能各异的可溶性蛋白。参与细胞间信息交换，可调节免疫细胞间相互作用、参与免疫调节、造血及炎症过程。最初是指由白细胞产生的在白细胞之间发挥作用的细胞因子，但后来发现 IL 的产生细胞和作用的靶细胞不局限于白细胞，但名称一直被沿用着。目前报道的 IL 已有 30 多种。

2. 干扰素（IFN） 由病毒感染细胞或活化 T 细胞、NK 细胞产生的具有抗病毒、抗肿瘤及免疫调节作用的糖蛋白。分为Ⅰ型干扰素和Ⅱ型干扰素，Ⅰ型干扰素包括 IFN-α 和 IFN-β，具有较强的抗病毒作用；Ⅱ型干扰素即 IFN-γ，具有抗肿瘤及免疫调节作用。

3. 肿瘤坏死因子（TNF） 是一种能使肿瘤发生出血坏死的物质，分为 TNF-α 和 TNF-β 两种。TNF-α 主要由活化的单核巨噬细胞产生，TNF-β 主要由活化的 T 细胞产生，又称淋巴毒素。

4. 集落刺激因子（CSF） 是指能够刺激多能造血干细胞和不同发育分化阶段的造血干细胞进行增殖分化的细胞因子。包括粒细胞 - 巨噬细胞集落刺激因子（GM-CSF）、单核巨噬细胞集落刺激因子（M-CSF）、粒细胞集落刺激因子（G-CSF）、红细胞生成素（EPO）、血小板生成素（TPO）等。

5. 生长因子（GF） 是具有刺激细胞生长作用的细胞因子，包括转化生长因子 -β（TGF-β）、表皮细胞生长因子（EGF）、血管内皮细胞生长因子（VEGF）等。

6. 趋化因子 主要由白细胞与造血微环境中的基质细胞分泌的具有趋化作用的一个蛋白质家族。有中性粒细胞趋化因子（IL-8）、单核细胞趋化蛋白 -1、淋巴细胞趋化蛋白等。

（三）细胞因子的主要生物学作用

细胞因子种类多，作用多样，主要生物学作用见表 1-1。

表 1-1 重要细胞因子的主要生物学作用

名称	产生细胞	主要生物学功能
IL-1	巨噬细胞、内皮细胞	刺激 T 细胞活化；B 细胞增殖与抗体反应；吞噬细胞活化；肝细胞急性期应答；诱导其他细胞产生细胞因子；发热与炎症反应
IL-2	活化 T 细胞和 NK 细胞	T 细胞、B 细胞活化、增殖与分化，产生细胞因子；NK 细胞活化和增殖
IL-4	活化 Th2 细胞、肥大细胞	B 细胞增殖、分化；IgE 类别转换；抑制 Th1 细胞；诱导 Th2 产生
IL-6	T 细胞、巨噬细胞和内皮细胞	T 细胞、B 细胞增殖分化；急性期应答；发热；与 IL-1、TNF 协同作用
IL-10	活化 Th2 细胞、巨噬细胞	强烈抑制巨噬细胞；抑制 Th1、NK 细胞；促进 B 细胞增殖、产生抗体
IL-12	B 细胞、巨噬细胞	增强 NK 细胞、Tc 细胞杀伤活性；诱导 Th1 产生；诱导 IFN-γ 产生
INF-α 或 INF-β	白细胞、成纤维细胞	抗病毒；促进 MHC-I 类分子表达；增强 NK 细胞杀伤活性
INF-γ	活化 Th1 细胞、NK 细胞	提高 MHC 分子和抗原加工成分的表达；参与 Ig 类别转换；活化巨噬细胞；促进 Th1 分化，抑制 Th2 细胞
TNF-α	巨噬细胞、NK 细胞和 T 细胞	局部炎症；内皮细胞激活；引起发热；引起恶病质
TNF-β	T 细胞、B 细胞	杀伤作用；内皮细胞激活

二、其他免疫分子

免疫球蛋白是一类重要的免疫分子，包括膜型和分泌型，主要参与特异性体液免疫应答，发挥清除抗原等免疫效应。

补体是正常人血清中一组不耐热、具有酶活性的免疫分子，活化后具有多种生物学效应，参与非特异性和特异性免疫应答。

CD 分子、黏附分子、MHC 分子及各类细胞表面受体等，均在免疫细胞间相互作用、免疫应答和免疫调节中发挥重要作用。

目标检测

一、单项选择题

1. 属于中枢免疫器官的是
   A. 淋巴结　B. 扁桃体　C. 胸腺
   D. 脾脏　E. 黏膜相关淋巴组织
2. 人类 B 细胞分化、成熟的器官是
   A. 胸腺　B. 骨髓　C. 腔上囊
   D. 脾脏　E. 淋巴结
3. 能与绵羊红细胞特异性结合的是
   A. TCR　B. CD2　C. CD3
   D. CD4　E. CD8
4. 能与 HIVgp120 特异性结合的是
   A. TCR　B. CD2　C. CD3
   D. CD4　E. CD8
5. 将 TCR 识别的抗原信号转导到胞质内的分子是
   A. TCR　B. CD2　C. CD3
   D. CD4　E. CD8
6. 具有细胞毒作用的细胞是
   A. B 细胞和 NK 细胞　B. Tc 细胞和 B 细胞
   C. 肥大细胞和 NK 细胞　D. NK 细胞和 Tc 细胞
   E. Th 细胞和 NK 细胞
7. 既具有吞噬作用又具有抗原提呈作用的细胞是
   A. 中性粒细胞　B. 巨噬细胞
   C. 树突状细胞　D. B 细胞
   E. T 细胞
8. 关于细胞因子的叙述，错误的是
   A. 一种细胞因子只能由一种细胞产生
   B. 一种细胞因子可具有多种生物学活性
   C. 细胞因子可以自分泌、旁分泌和内分泌方式发挥作用
   D. 一种细胞因子可由多种细胞产生
   E. 几种细胞因子可互相发挥免疫调节作用

二、简答题

1. 简述免疫系统的组成。
2. 比较 T 细胞与 B 细胞的表面标志的差别。

（夏金华）

第2章
抗　原

学习目标

1. 掌握　抗原的概念及特性，抗原的特异性。
2. 熟悉　抗原的种类、决定抗原免疫原性的因素，交叉反应及医学上重要的抗原。
3. 了解　肿瘤抗原及超抗原。

当病原生物、青霉素等非己物质进入机体后，机体的免疫系统对其识别并将其从体内清除，这些非己物质即为抗原。抗原是刺激机体发生免疫应答的始动因素和必要条件，没有抗原物质的入侵，机体的免疫应答就不会发生。机体在清除这些抗原物质的过程中，有可能会造成组织损伤和（或）生理功能紊乱，故认识抗原，可为临床查明病因、明确诊断提供依据。

第1节　抗原的概念、特性与分类

一、抗原的概念

抗原（antigen，Ag）是一类能刺激机体免疫系统使之产生特异性免疫应答，并能与相应的免疫应答产物（抗体或抗原受体）在体内外发生特异性结合的物质，亦称免疫原。

二、抗原的特性

1. 免疫原性　抗原（表位）作用于T细胞、B细胞的抗原识别受体（T细胞受体、B细胞受体），促使其增殖、分化，并产生免疫效应物质（特异性抗体和致敏淋巴细胞）的特性。

2. 抗原性　又称免疫反应性，抗原能与其所诱导产生的免疫效应物质（抗体或致敏淋巴细胞）发生特异性结合的特性。

三、抗原的分类

（一）根据抗原的特性分类

1. 完全抗原　同时具有免疫原性和抗原性的物质。大部分复杂的有机分子都属于完全抗原，如各种微生物、细菌外毒素、异种蛋白质等。

2. 半抗原　只有抗原性而无免疫原性的物质。其可与抗体或致敏淋巴细胞特异性结合，但不能单独诱发免疫应答。半抗原分子量往往较小，如某些多糖、类脂和药物等。半抗原单独存在的情况下不能诱导产生免疫应答反应，但当它与大分子蛋白结合后，就能成为完全抗原，获得免疫原性，从而刺激机体产生针对半抗原的免疫应答反应。

（二）根据抗原刺激B细胞产生抗体是否需要T细胞辅助分类

1. 胸腺依赖性抗原（thymus dependent antigen，TD-Ag）　又称T细胞依赖性抗原，是一类有赖于T细胞辅助才可诱导机体产生特异性抗体的抗原。TD-Ag多为蛋白质类抗原，如病原微生物、血细胞、血清蛋白等。其特点是：分子质量大、结构复杂；既有B细胞决定簇，又有T细胞决定簇；刺激机体产生的抗体主要为IgG，既能引起体液免疫，又能引起细胞免疫；可以产生免疫记忆。

2. 非胸腺依赖性抗原（thymus independent antigen，TI-Ag） 又称非T细胞依赖性抗原，是一类无须T细胞辅助即可刺激机体产生抗体的抗原。TI-Ag多为多糖类抗原，如脂多糖、荚膜多糖和聚合鞭毛素等。此类抗原的特点是：结构简单；有相同的B细胞决定簇，且重复出现，无T细胞决定簇；刺激机体产生的抗体主要为IgM，只能引起体液免疫，不能引起细胞免疫；不产生免疫记忆。

（三）根据抗原与机体的亲缘关系分类

1. 异种抗原 指来源于不同物种的抗原物质。通常情况下，异种抗原的免疫原性较强，容易引起较强的免疫应答，与医学有关的异种抗原主要有各种病原微生物、细菌外毒素和类毒素、异种动物血清、植物花粉等。

2. 同种异型抗原 指同一种属不同个体间存在的特异性抗原。人类重要的同种异型抗原有主要组织相容性抗原即人类白细胞抗原（HLA）和血型抗原等。

3. 自身抗原 指能诱导宿主发生自身免疫应答的自身组织成分，主要包括修饰的自身抗原和隐蔽的自身抗原。该类抗原在一定条件下可诱导自身免疫应答引起自身免疫病。

考点：抗原的概念、特性及分类

第2节 决定抗原免疫原性的因素

一、异 物 性

异物即非己物质，异物性是指抗原来源的生物体与所刺激机体间的差异程度，是抗原物质的首要性质。免疫学中的异物除包含与自身组织成分不同的物质，还包括在胚胎期从未与自身免疫细胞接触过的物质。具有异物性的物质通常分为以下三类。

1. 异种物质 对人体而言，各种微生物及其大分子代谢产物、异种动物蛋白和植物蛋白等均具有强免疫原性。抗原物质与宿主间的种属亲缘关系越远，组织结构差异越大，其免疫原性越强，如鸡血清蛋白对鸭呈弱免疫原性，对家兔则呈强免疫原性；微生物抗原、异种血清蛋白对人都是强免疫原。

2. 同种异体物质 同种不同个体由于遗传基因不同，其组织成分的化学结构也有差异，因此也具有免疫原性，如人类红细胞血型抗原、人类组织细胞上的HLA抗原等。

3. 自身物质 正常情况下，机体自身成分无免疫原性，但在某些异常情况下，自身成分也可以具有免疫原性。例如，在外伤、感染、电离辐射、药物、手术等因素作用下，自身组织结构发生改变，或隐蔽的自身成分（胚胎时期封闭性发育的组织如精子、晶状体蛋白、甲状腺球蛋白、脑组织等）释放入血，与免疫活性细胞接触，即具有免疫原性而导致自身免疫性疾病。

二、物质的理化性状

1. 分子质量大小 具有免疫原性的物质通常为大分子有机物，分子质量在10kDa以上。在一定的范围内抗原的分子质量越大，其免疫原性越强，分子质量大于100kDa的抗原通常为强抗原，小于10kDa的抗原通常免疫原性较弱，而分子质量低于4kDa的抗原一般无免疫原性（胰高血糖素例外）。

2. 化学成分与分子结构 抗原的化学成分与分子结构对物质的免疫原性也有影响，多数蛋白质具有较强的免疫原性，多糖、脂多糖亦具有免疫原性，而核酸分子多无免疫原性。从结构上看，结构越复杂，其免疫原性越强。多支链或带环状结构的物质免疫原性强，如卵白蛋白分子质量仅为40kDa，但其分子为环状结构，含有芳香族氨基酸，故免疫原性强；而明胶蛋白分子质量虽然有100kDa，但因其是无分支的直链结构，稳定性差，故免疫原性很弱。若在明胶分子中连接上2%的酪氨酸，则其免疫原性明显增强。

3. 物理性状 一般情况下，聚合状态的物质较单体免疫原性强；颗粒性抗原较可溶性抗原的免疫原性强。因此，许多免疫原性较弱的物质可通过吸附在某种颗粒物质表面，增强其免疫原性。

三、机体反应性

机体的免疫应答受遗传因素的调控，并与机体的性别、年龄、健康状况及心理状态等因素有关。因此，不同种类、甚至同种不同个体的宿主，对同一种抗原的免疫应答能力有很大差异。一般情况下青壮年比幼年和老年个体对抗原的应答强度高，雌性动物比雄性动物诱导抗体的能力更强。此外，免疫原性的强弱还与抗原进入机体的途径、剂量、次数及是否使用佐剂等因素有关，如免疫途径以皮内注射最佳，其次是皮下注射，腹腔和静脉注射效果较差，口服效果最差。

考点：决定抗原免疫原性的因素

第 3 节 抗原的特异性与交叉反应

一、抗原的特异性

特异性（specificity）是指物质之间的相互吻合性、针对性或专一性。抗原的特异性表现在免疫原性和免疫反应性两个方面。在免疫原性方面，抗原只能刺激机体的免疫系统产生针对该抗原的特异性抗体或效应性 T 细胞；在免疫反应性方面，抗原只能与相应的抗体或效应性 T 细胞结合，继而产生免疫效应。例如，伤寒沙门菌进入机体只能刺激机体产生抗伤寒沙门菌的抗体，不能产生抗志贺菌的抗体；抗伤寒沙门菌的抗体也只能与伤寒沙门菌结合，而不能与志贺菌结合。特异性是免疫应答最基本也是最重要的特点，是进行免疫学诊断和免疫学防治的基础。决定抗原特异性的物质基础是抗原决定簇。

（一）抗原决定簇

抗原决定簇（antigenic determinant，AD）又称抗原决定基或表位，是指抗原分子中决定抗原特异性的特殊的化学基团，该基团是抗原分子与抗体结合部位，也是被 TCR 或 BCR 识别结合的部位。被 TCR 所识别的称 T 细胞抗原决定簇；被 BCR 或抗体所识别的称 B 细胞抗原决定簇。

（二）抗原决定簇对抗原特异性的影响

抗原决定簇的性质、数目、位置、空间结构以及旋光异构性等因素共同决定着抗原的特异性。用连接有不同化学基团的苯胺衍生物制备成复合抗原，将其分别免疫动物后得到相应抗体，将得到的抗体与上述抗原进行反应，结果证明，各种复合抗原均只能与相应抗体发生特异性结合（表 2-1），说明化学基团（抗原决定簇）的结构决定了抗原抗体反应的特异性。一个抗原分子上能与相应抗体结合的抗原决定簇的总数称为抗原的结合价。

表 2-1 抗原决定簇与抗原特异性的关系

抗体	抗原			
	苯胺	氨基苯磺酸（邻位）	氨基苯磺酸（间位）	氨基苯磺酸（对位）
抗苯胺抗体	+	−	−	−
抗氨基苯磺酸（邻位）抗体	−	+	−	−
抗氨基苯磺酸（间位）抗体	−	−	+	−
抗氨基苯磺酸（对位）抗体	−	−	−	+

（三）载体决定簇与半抗原决定簇

半抗原不具有免疫原性，但将一种半抗原结合到蛋白质载体上制成人工复合抗原，用此复合抗原免疫动物后可得到两种抗体，一种是针对半抗原的抗体，另一种是针对载体蛋白的抗体。原因是这种复合抗原蛋白质载体上既有原有的抗原决定簇，又有半抗原决定簇。所以，每一种半抗原可以理解为单一的一种抗原决定簇。

在复合抗原诱导免疫应答中，由B细胞识别半抗原决定簇，T细胞识别载体决定簇，并以此连接T细胞、B细胞，激活B细胞产生特异性免疫应答，此称为半抗原-载体效应。一些低分子化合物（如青霉素、阿司匹林、苯胺染料等）与机体组织蛋白结合后，可成为完全抗原诱导机体产生超敏反应，其机制也可用半抗原-载体效应来解释。

案例 2-1

患者，女，46岁，因右手臂肿痛3天，局部见脓性分泌物入院。给予局部外用消毒处理，青霉素皮试（–）后，给予青霉素800万单位加5%葡萄糖注射液500ml中静脉滴注，滴入50ml后患者突感呼吸困难，胸闷、心慌、四肢发凉，继之烦躁不安，神志不清，诊断为青霉素过敏性休克。

问题：1. 青霉素属于哪类抗原，该抗原具有何特性？

2. 机体为何可以诱导针对青霉素的免疫应答？

考点：抗原的特异性

二、共同抗原与交叉反应

简单的抗原在其表面只有一个抗原决定簇，只能与一种抗体结合。天然蛋白质抗原分子质量大，一般都具有多种抗原决定簇，可诱导多种抗体产生，而每一种抗原决定簇只能与相应抗体发生特异性结合。不同抗原物质（如两种不同细菌）可具有相同或相似的抗原决定簇，称为共同抗原决定簇，带有共同抗原决定簇的抗原互称为共同抗原（common antigen）。一种抗原（或抗体）除与其相应抗体（或抗原）发生特异性反应外，还占其他抗体（或抗原）发生的反应，称为交叉反应（图2-1）。

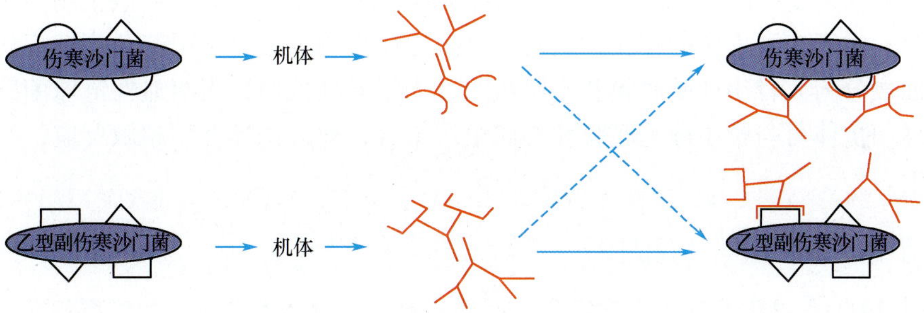

图 2-1 交叉反应示意图

血清学诊断时由于交叉反应的存在易造成结果判断上的混乱，如伤寒沙门菌与甲型、乙型副伤寒沙门菌之间存在相同的菌体抗原，因此，伤寒沙门菌的免疫血清能与甲型、乙型副伤寒沙门菌发生凝集反应。但另一方面，临床工作中也可借助共同抗原和交叉反应对某些疾病作辅助诊断。例如，某些立克次体与变形杆菌间有共同抗原，临床上常用变形杆菌 OX_{19} 和 OX_2 菌株代替立克次体抗原，进行斑疹伤寒的辅助诊断，称为外斐反应。

第4节 医学上重要的抗原物质

自然界中抗原物质种类繁多，多数与医学密切相关，在临床疾病的发生、发展、诊断及防治方面均具有重要的医学意义。

一、病原生物及其代谢产物

1. 病原体 各种病原体如细菌、病毒、螺旋体、寄生虫等都是良好的抗原。病原微生物结构虽然简单，但其化学组成相当复杂，每种结构均具有多种抗原成分，因此每种病原微生物都是由多种抗原组成的复合体，如细菌菌体中有表面抗原、菌体抗原、鞭毛抗原和菌毛抗原等。病原微生物在侵入机体引起疾病的同时，其抗原物质刺激机体产生特异性免疫应答。因此，临床上可以通过检测病原微生物的抗原或患者体内相应的抗体来鉴定病原微生物，从而确诊或辅助诊断感染性疾病。

2. 细菌外毒素和类毒素 细菌外毒素是某些细菌在代谢过程中合成并分泌到菌体外的蛋白质，对机体具有很强的毒性作用。外毒素具有很强的免疫原性，能刺激机体产生抗外毒素抗体，即抗毒素。抗毒素与外毒素结合后，可阻止外毒素与细胞表面的毒素受体结合，起到中和毒素的作用。外毒素经0.3% ～ 0.4% 甲醛处理后，可失去毒性，但仍保留其免疫原性，称为类毒素。类毒素可作为人工主动免疫制剂，常用于免疫预防的类毒素有白喉类毒素和破伤风类毒素等。

二、动物免疫血清

用类毒素免疫动物（如马、羊等）后，动物血清中可含有大量相应的抗毒素，即动物免疫血清，临床上常用抗毒素治疗或紧急预防由外毒素所致的疾病。来源于异种动物的抗毒素血清具有双重性：一方面作为抗体，能中和患者体内相应的外毒素，达到防治疾病的目的；另一方面，抗毒素本质是动物血清蛋白，对人体而言是异种抗原，具有免疫原性，可引起超敏反应。因此，在应用异种动物的抗毒素或抗病毒血清时，必须做皮试，防止超敏反应的发生。临床上常用的抗毒素有白喉抗毒素、破伤风抗毒素和蛇毒抗毒素等。目前，随着动物免疫血清纯化技术的提高，发生超敏反应的概率也随之减小。

三、嗜异性抗原

嗜异性抗原（heterophile antigen）是一类与种属特异性无关，存在于人、动植物和微生物之间的共同抗原，最初由福斯曼（Forssman）发现，又名 Forssman 抗原。有些病原微生物与人体某些组织具有共同抗原成分，由于交叉反应的存在，当发生该病原微生物感染时可引起免疫性疾病。例如，溶血性链球菌的表面成分与人肾小球基底膜及心肌组织互为嗜异性抗原，当溶血性链球菌感染机体时，机体产生的抗链球菌抗体可与肾小球基底膜和心肌组织结合，通过诱导Ⅱ型超敏反应，引起肾小球肾炎或心肌炎的发生。

链接 Forssman 实验与共同抗原

Forssman 在 1911 年以豚鼠组织免疫家兔，所得的血清在补体参与下，能溶解绵羊红细胞，表明豚鼠组织中含有与绵羊红细胞相同的抗原成分，后来他发现的这种抗原被称为 Forssman 抗原。Forssman 抗原的存在可引起疾病的发生，如链球菌感染后的肾小球肾炎或心肌炎。在临床诊断中也有用嗜异性抗原作为疾病检测的手段，如从牛心肌中提取的心肌类脂与梅毒螺旋体有共同抗原，利用牛心肌提取液检测患者体内是否存在抗梅毒螺旋体的抗体，以此作为梅毒患者诊断的依据。

四、同种异型抗原

由于人类遗传基因的不同，细胞表面的抗原结构也存在差异，故不同个体细胞与组织之间存在差异，此即同种异型抗原。人类重要的同种异型抗原有血型抗原和组织相容性抗原，与免疫应答、输血反应、移植排斥反应和某些超敏反应性疾病的发生有密切的关系。

（一）红细胞抗原（血型抗原）

1. ABO 血型抗原 根据红细胞表面 A、B 抗原的不同，人类血型可分为 A、B、AB 和 O 四种。人体血清中含有 IgM 类天然抗体，异型输血时，可因血型抗原与相应抗体结合而发生输血反应，所以在输血前必须进行交叉配血试验。目前，在 A、B 血型抗原中均发现有亚型存在，故临床配血时应予以注意。

2. Rh 血型抗原 Rh 抗原是一种红细胞抗原，因最初在恒河猴（rhesus monkey）红细胞表面发现而得名。临床将具有 RhD 抗原的个体称为 Rh 阳性，没有 RhD 抗原的个体称为 Rh 阴性。RhD 抗原免疫原性较强，如果进入 Rh 阴性的个体可刺激其产生抗 RhD 的抗体，该抗体类型为 IgG，可通过母体的胎盘。Rh 阴性的女性若孕育 Rh 阳性的胎儿，在分娩时可因产道损伤造成胎儿 Rh 阳性红细胞进入母体，刺激母体产生抗体。当该妇女再次妊娠（Rh 阳性胎儿）时，抗 Rh 抗体可通过胎盘进入胎儿体内，引起严重的新生儿溶血反应。

（二）组织相容性抗原（人类白细胞抗原）

组织相容性抗原是由组织相容性基因编码，代表个体特异性的同种抗原。非自身组织相容性抗原可被免疫系统识别，引起表达该抗原的移植物被排斥。人类的组织相容性抗原最早在白细胞中发现，故又称为人类白细胞抗原（human leukocyte antigen，HLA）。除单卵双生同胞外，不同个体间表达完全一致的组织相容性抗原的概率极低，故在进行器官移植时，应对 HLA 进行配型。

五、自身抗原

引起自身免疫应答的自身组织成分称为自身抗原。正常情况下，机体存在自身免疫耐受，即对自身正常的组织细胞不产生免疫应答。机体自身物质成为自身抗原的情况主要有以下两方面。

1. 隐蔽性自身抗原 是指体内某些与免疫系统在解剖位置上隔绝的抗原成分，因这些抗原成分未曾与免疫系统接触，其相应的 T 细胞或 B 细胞克隆在分化发育过程中没有被清除而发育为成熟的具有免疫功能的 T 细胞和 B 细胞克隆。在手术、外伤或感染等情况下，这些隐蔽抗原释放入血流或淋巴液，就能刺激相应的 T 细胞、B 细胞发生免疫应答，甚至引起自身免疫病。通常被视为隐蔽抗原的有脑组织、精子、甲状腺球蛋白、眼晶状体蛋白等。

2. 自身组织成分的免疫原性发生改变 在病原微生物感染、电离辐射或化学药物等因素影响下，机体组织成分的分子结构可发生改变而导致免疫原性改变；外来半抗原（如某些药物）、完全抗原（如微生物及其代谢产物）与自身组织成分结合，从而使自身组织出现新的抗原成分。自身组织成分的免疫原性改变，可刺激机体产生免疫应答，并可导致机体组织的损伤或破坏。

六、肿瘤抗原

肿瘤抗原是指细胞在癌变过程中出现的新抗原和过度表达的抗原物质的总称，详见第 23 章肿瘤免疫及其免疫学检测。

七、超 抗 原

（一）超抗原的概念

超抗原（super antigen，SAg）是一类只需极低浓度即可产生超强免疫应答的抗原，是具有刺激 T 细胞、B 细胞活化作用的多克隆激活剂。主要为某些细菌或病毒的产物。T 细胞超抗原可分别与抗原提呈细胞表面 HLA-Ⅱ类分子和 T 细胞受体 Vβ 结构域结合而发挥作用。

（二）超抗原的生物学意义

1. 超抗原与 T 细胞的耐受诱导 实验证明在胸腺内分化发育中的 T 细胞如与超抗原结合，可诱发细胞程序性死亡，导致克隆排除。故超抗原可用于 T 细胞成熟、活化和耐受研究。

2. 超抗原与疾病 近年来的研究证明葡萄球菌外毒素对靶细胞并无直接毒性作用，而是通过活化多数 T 细胞所释放的大量细胞因子产生的生物学效应而引起的毒性休克综合征等临床症状。原因不明的川崎病、风湿性关节炎等疾病也与某些 Vβ 阳性 T 细胞的增殖相关。周围组织中存在的自身反应性 T 细胞克隆可为外源性超抗原激活而引发自身免疫病。也有学者认为 HIV 引发的人获得性免疫缺陷综合征（艾滋病），其发病与其超抗原相关。

考点：辨析医学上重要的抗原

目标检测

一、单项选择题

1. 下列哪种物质是半抗原
   A. 破伤风毒素　B. 大肠杆菌
   C. 青霉素　D. 葡萄球菌
   E. 乙肝病毒
2. 决定抗原特异性的是
   A. 分子质量　B. 抗原决定簇　C. 异物性
   D. 化学结构　E. 物理性状
3. 完全抗原除了具有抗原性外，还必须具有
   A. 异物性　B. 免疫原性
   C. 大分子性　D. 特异性
   E. 完整性
4. 兄弟姐妹间进行器官移植引起排斥反应的物质是
   A. 异种抗原　B. 同种异体抗原
   C. 自身抗原　D. 异嗜性 Ag
   E. 变应原
5. 抗原分子的免疫原性是指
   A. 诱导机体发生免疫应答的特性
   B. 与应答产物特异性结合的特性
   C. 诱导机体出现免疫耐受的特性
   D. 与大分子载体结合的特性
   E. 诱导机体发生免疫应答及与应答产物特异性结合的特性
6. 抗原通过以下哪种方式进入机体，免疫原性最强
   A. 皮下　B. 静脉　C. 肌肉
   D. 皮内　E. 口服
7. 存在于不同种属生物间的共同抗原称为
   A. 交叉抗原　B. 嗜异性抗原　C. 超抗原
   D. 异种抗原　E. 类属抗原
8. 动物来源的抗毒素血清对人体而言
   A. 只是抗体　B. 只是抗原
   C. 是超抗原　D. 既是抗原又是抗体
   E. 是半抗原
9. 下列物质免疫原性最强的是
   A. 核酸　B. 多糖　C. 蛋白质
   D. 脂类　E. 脂多糖
10. 关于 TD-Ag 表述正确的是
    A. 在胸腺内产生
    B. 激活 B 细胞产生抗体时需要 T 细胞的辅助
    C. 激活 B 细胞产生抗体时不需要 T 细胞的辅助
    D. 不能诱导细胞免疫
    E. 没有免疫记忆性
11. 下列哪种自身物质对免疫细胞而言是“异物”
    A. 红细胞　B. 血浆
    C. 淋巴细胞　D. 眼晶体蛋白
    E. 血小板
12. 免疫学中“异物”是指
    A. 异种物质
    B. 同种异体物质
    C. 结构发生改变的自身物质
    D. 胚胎期机体免疫细胞未曾接触过的物质
    E. 以上均是
13. 关于 TI-Ag，正确的叙述是
    A. 易于诱导细胞免疫应答
    B. 能诱导产生 IgG、IgM 等多种抗体
    C. 不能诱导产生再次应答反应
    D. 能被 T 细胞抗原受体直接识别
    E. 需经抗原提呈细胞处理后才能激活 B 细胞
14. 链球菌感染后出现肾小球肾炎是因为链球菌和肾小球基底膜互为
    A. 异种抗原　B. 自身抗原
    C. 半抗原　D. 同种异型抗原
    E. 共同抗原
15. 关于超抗原的描述，正确的是
    A. 有严格的 MHC 限制性
    B. 须经抗原提呈细胞加工处理后提呈
    C. 与自身免疫病无关
    D. 可多克隆激活某些 T 细胞或 B 细胞
    E. 只能活化一个相应的 T 细胞克隆

二、名词解释

1. 抗原
2. 免疫原性
3. 抗原性
4. 抗原决定簇

三、简答题

1. 简述抗原的概念及基本特性。
2. 比较 TD-Ag 与 TI-Ag 的异同点。
3. 试述如何增强抗原的免疫原性。

（周秀萍）

第3章
免疫球蛋白与抗体

学习目标

1. 掌握 抗体的概念、抗体的特性和功能、单克隆抗体的概念、杂交瘤技术的基本原理、鉴定单克隆抗体性质的常用方法。

2. 熟悉 抗体的基本结构、功能区；抗体的酶解片段。

3. 了解 抗体分子的抗原表位；基因工程抗体的种类。

第1节 免疫球蛋白的结构与类型

抗体（antibody，Ab）是介导体液免疫应答的重要分子，是抗原刺激机体的B细胞增殖分化为浆细胞，由浆细胞分泌的一种能与相应抗原特异性结合的球蛋白。抗体主要存在于血液、组织液及外分泌液中。20世纪30年代在免疫血清电泳中发现抗体出现在γ球蛋白区，因此抗体曾被称为γ球蛋白或者丙种球蛋白。

1968年和1972年世界卫生组织（WHO）及国际免疫学会联合会所属专门委员会先后决定，将具有抗体活性或化学结构与抗体相似的球蛋白统称为免疫球蛋白（immunoglobulin，Ig）。因此，抗体是免疫球蛋白，而免疫球蛋白不一定是抗体。

免疫球蛋白可分为两型：①分泌型Ig（secreted Ig，sIg），存在于血液、组织液及外分泌液中，具有抗体的功能；②膜型Ig（membrane Ig，mIg），构成B细胞膜上的抗原受体（BCR）。一般来说，免疫球蛋白即指抗体。

考点：抗体和免疫球蛋白的概念

一、免疫球蛋白的基本结构

抗体分子的基本结构是一个呈“Y”形的四肽链结构（又称单体），包括两条相同的重链（heavy chain，H链）和两条相同的轻链（light chain，L链），各肽链间有数量不等的链间二硫键（图3-1）。

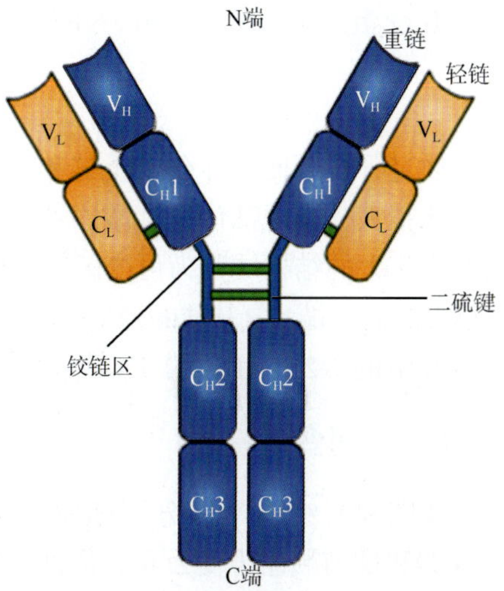

图3-1 抗体分子基本结构示意图

（一）重链

每条重链的分子质量为50～75kDa，含有450～550个氨基酸，两条重链间以二硫键连接。根据重链恒定区内氨基酸组成及排列顺序的不同，可将重链分为5类：α、γ、μ、δ、ε，不同类的重链可与轻链组合成完整的Ig分子，其对应的Ig分别为IgA、IgG、IgM、IgD和IgE。不同类的抗体具有不同的特征，如链内和链间二硫键的数量和位置、结构域的数量及铰链区的长度等均不完全相同。即使是同一类的抗体中，根据其重链的抗原性和二硫键数量、位置的不同，又可分为不同亚类：如 IgG 可分为 IgG1 ～ IgG4 四个亚类；IgA 可分为 IgA1、IgA2 两个亚类，IgM、IgE 和 IgD 尚未发现亚类。

（二）轻链

每条轻链的分子质量约为 25kDa，约由 214 个氨基酸残基构成。轻链可分为 κ 链与 λ 链，因此抗体也分为两型，即 κ 型和 λ 型。一个天然的抗体分子上的两条轻链总是同型的，但同一个体内也可存在分别带有 κ 链或 λ 链的抗体分子。正常人血清中 κ ∶ λ 约为 2 ∶ 1，而在小鼠则为 20 ∶ 1。如果 κ 与 λ 的比例异常可提示免疫系统病变。

考点：抗体的基本结构

（三）抗体的其他结构

1. 连接链（joining chain，J 链） 是 124 个氨基酸组成的酸性糖蛋白，分子质量约 15kDa，由浆细胞合成。主要作用是将单体抗体分子连接成二聚体、五聚体或多聚体。分泌型 IgA（sIgA）由 J 链将 2 个单体连接而成，IgM 由一条 J 链将 5 个单体连接而成，IgG、IgE、IgD 常为单体、无 J 链（图 3-2）。

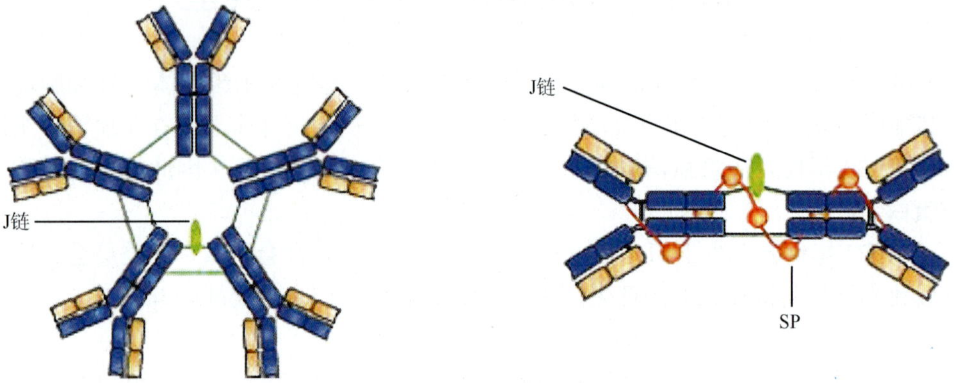

图 3-2 抗体的 J 链和分泌片示意图（IgM 和 sIgA）

2. 分泌片（secretory piece，SP） 是 sIgA 的一个辅助成分，是一种含糖的肽链，分子质量约为 75kDa，由黏膜上皮细胞合成，结合到 sIgA 分子上，并一同被分泌到黏膜表面。分泌片的作用是保护 sIgA 免受蛋白水解酶的降解，并介导 sIgA 通过黏膜上皮细胞转运到黏膜表面。

二、免疫球蛋白的功能区

通过分析不同抗体分子重链和轻链的氨基酸序列，发现重链和轻链靠近 N 端的约 110 个氨基酸序列变化很大，其他部位氨基酸序列则相对恒定。因此，靠近多肽链 N 端，氨基酸的种类、排列顺序与构型变化大的结构域称为可变区（variable region，V 区），包括 L 链的 1/2 与 H 链的 1/4 或 1/5 区域；靠近多肽链 C 端，氨基酸的种类、排列顺序及构型相对恒定的结构域称为恒定区（constant region，C 区），包括 L 链的 1/2 与 H 链的 3/4 或 4/5 区域内。

（一）可变区

H 链和 L 链的 V 区分别称为 V_H 和 V_L。V 区的功能是特异性识别并结合抗原。由于 V 区氨基酸的种类和排列顺序千变万化，因此人体可形成与不同抗原结合的各种特异性抗体。每个单体抗体（如 IgG、IgD、IgE）有两个抗原结合部位，可结合两个抗原决定簇故抗体单体是二价分子。

V_H 和 V_L 内各有 3 个区域氨基酸组成和排列顺序高度可变，称为超变区（hyper-variable region，

HVR），或者互补决定区（complementarity-determining region，CDR）。CDR 是抗体与抗原决定簇互补结合的区域，分别用 CDR1、CDR2、CDR3 表示。超变区也是抗体分子独特型决定簇（idiotypic determinants）主要存在的部位。V 区中 CDR 之外区域的氨基酸组成和排列顺序相对变化不大，称为骨架区（framework region，FR），此区域不与抗原决定簇结合，主要维持 CDR 的空间构型。

（二）恒定区

H 链和 L 链的 C 区分别称为 C_H 和 C_L。同一种属动物的同型或同类抗体此区域氨基酸的组成和排列比较恒定，免疫原性相同。不同类抗体的长度不同，IgA、IgG、IgD 有 C_H1、C_H2 和 C_H3 三个结构域，而 IgE 和 IgM 有 C_H1、C_H2、C_H3 和 C_H4 四个结构域。

（三）各区的功能

抗体分子的两条重链与两条轻链均可通过链内二硫键折叠，形成数个球形结构域，称为功能区（domain），轻链有 V_L 和 C_L 两个功能区，IgG、IgA 和 IgD 的重链有四个功能区，分别是 V_H 和 C_H1、C_H2、C_H3，IgM 和 IgE 的重链有五个功能区，分别是 V_H 和 C_H1、C_H2、C_H3 和 C_H4。每个功能区具有独特的功能（图 3-3）。

1. V_H 和 V_L　抗原结合的部位。

2. C_H1 和 C_L　具有同种异型的遗传标志。

3. C_H2（IgG）或 C_H3（IgM）　补体结合位点，参与活化补体的经典途径。

4. C_H3（IgG）或 C_H4（IgE）　与不同细胞表面 Ig 的 Fc 受体结合，发挥不同的作用。

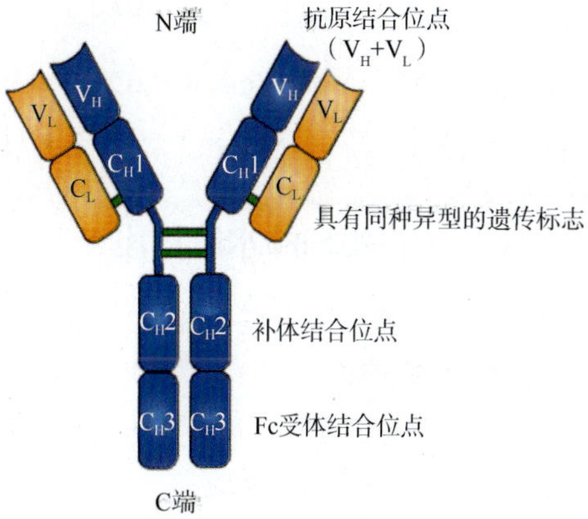

图 3-3　抗体各区的功能示意图（以 IgG 为例）

考点：抗体的功能区及各区功能

（四）铰链区

铰链区（hinge region）位于 C_H1 与 C_H2 之间，含大量脯氨酸和半胱氨酸，富有弹性及伸展性。此区张合自如，有利于抗体分子与不同距离的抗原决定簇结合，也易被蛋白酶水解。IgM 和 IgE 缺乏铰链区。

三、免疫球蛋白的水解片段

在一定条件下，为了研究免疫球蛋白的结构和功能，常把抗体分子肽链的某些部分用蛋白酶水解为不同的片段，免疫学研究中常用的蛋白水解酶是木瓜蛋白酶和胃蛋白酶，现以 IgG 为例说明（图 3-4）。

（一）木瓜蛋白酶水解片段

木瓜蛋白酶水解 IgG 的部位是重链铰链区二硫键近 N 端侧，可将抗体裂解为 2 个完全相同的 Fab 段和 1 个 Fc 段。

1. 2 个抗原结合片段（fragment of antigen binding，Fab 段）　相当于抗体分子的两个臂，由一条完整的轻链和部分重链（V_H 和 C_H1）组成。一个完整的 Fab 片段表现为单价，可与抗原结合但不发生凝集反应或沉淀反应。

2. 1 个可结晶片段（crystallizable fragment，Fc 段）　相当于 IgG 两条重链的 C_H2、C_H3 功能区，不能结合抗原，但具有其他生物学活性，是抗体与效应分子或细胞表面的 Fc 受体结合部位。

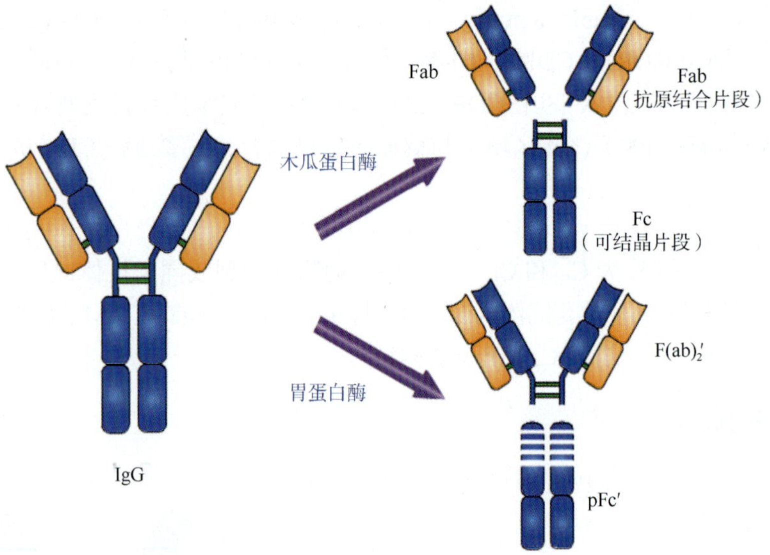

图 3-4 抗体（以 IgG 为例）的水解片段示意图

（二）胃蛋白酶水解片段

胃蛋白酶水解 IgG 的部位是重链铰链区二硫键近 C 端处，裂解后得到 1 个大分子 F（ab）$_2'$段和一些小片段的 pFc′。

1. 1 个大分子 F（ab）$_2'$段 由两个 Fab 段及铰链区组成，表现为双价，有两个抗原结合部位，能发生凝集反应或沉淀反应；

2. 若干小分子多肽碎片（pFc′ 段） 小分子多肽碎片，无生物学活性。

用酶来水解抗体的研究，不仅对阐明抗体分子结构和功能有重要意义，对制备免疫制剂和进行医疗实践也有实际意义。例如，破伤风抗毒素、白喉抗毒素经胃蛋白酶水解后精制提纯的制品，既保留了结合抗原的特性，又去除了 Fc 段以降低超敏反应的发生概率。

第 2 节 各类免疫球蛋白的特性与功能

五类抗体的主要理化性质及生物学特性不同，见表 3-1。

表 3-1 五类抗体的主要理化性质及生物学特性比较

特性	IgG	IgA	IgM	IgD	IgE
重链类型	γ	α	μ	δ	ε
分子质量（kDa）	150	160	950	184	160
主要存在形式	单体	单体、二聚体	五聚体	单体	单体
占血清总 Ig（%）	75 ～ 80	10 ～ 15	5 ～ 10	0.3	0.02
开始合成时间	生后 3 个月	4 ～ 6 个月	胚胎晚期	较晚	较晚
合成部位	脾、淋巴结浆细胞	黏膜相关淋巴组织	脾、淋巴结浆细胞	扁桃体、脾浆细胞	黏膜固有层浆细胞
半衰期（天）	23	6	5	3	2.5
通过胎盘	+	−	−	−	−
经典途径活化补体	+	−	+	−	−
旁路途径活化补体	+	+	−	−	−
天然血型抗体	−	−	+	−	−

续表

特性	IgG	IgA	IgM	IgD	IgE
调理作用	+	–	–	–	–
结合葡萄球菌 A 蛋白	+	–	–	–	–
介导 ADCC	+	–	–	–	–
结合肥大细胞和嗜碱性粒细胞	–	–	–	–	+
其他免疫作用	抗菌、抗病毒、抗毒素、自身抗体	黏膜免疫作用	早期防御作用，SmIgM，类风湿因子	B 细胞成熟的标志	抗寄生虫感染，Ⅰ型超敏反应

一、IgG

出生后 3 个月开始合成，3 ～ 5 岁接近成人水平，主要是由脾和淋巴结中的浆细胞合成与分泌，具有下列特性：①单体形式存在；②是血清中含量最高的 Ig，占血清 Ig 总量的 75% ～ 80%；③人 IgG 有四个亚类：IgG1、IgG2、IgG3、IgG4，其中以 IgG1 为主；④ IgG 半衰期最长，为 20 ～ 23 天。

IgG 的功能：①是抗感染的主要抗体，抗毒素、抗病毒抗体和大多数抗菌抗体均为 IgG，为抗感染的“主力部队”；②发挥着重要的免疫学效应，如调理作用、ADCC 作用、激活补体等；③是唯一能通过胎盘的 Ig，对新生儿抗感染起主要作用；④ IgG 是重要的自身抗体成分，如某些抗核抗体、抗甲状腺抗体，参与自身免疫性疾病；⑤参与Ⅱ、Ⅲ型超敏反应。

此外，人 IgG 可通过 Fc 段与 SPA 结合，借此可纯化抗体，用于免疫学检验。IgG 出现晚，消失也晚，常用于感染后期或者恢复期的判断。

链 接　新型冠状病毒疫苗在人体内是如何发挥作用的?

接种疫苗后，人体会产生保护性抗体 IgG，有的疫苗还会让人体产生细胞免疫，形成相应的免疫记忆。这样，人体就有了对抗疾病的免疫力。一旦有新型冠状病毒侵入人体，疫苗产生的抗体、细胞免疫释放的细胞因子就能识别、中和或杀灭病毒，而免疫记忆也很快调动免疫系统发挥作用，让病毒无法在体内持续增殖，从而达到预防疾病的目的。

二、IgM

IgM 主要由脾中的浆细胞合成，一般不能通过血管壁，主要存在于血液中，占血清 Ig 总量的 5% ～ 10%，具有下列特性：①五聚体，分子质量最大，又称为巨球蛋白（macroglobulin）；② IgM 是个体发育中最早合成和分泌的 Ig，胚胎后期合成；③ IgM 的半衰期短（约 5 天）。

IgM 的功能：①母体的 IgM 不能通过胎盘，若脐带血中 IgM 升高，提示胎儿宫内感染（如风疹病毒或巨细胞病毒感染）；②机体受抗原刺激后最早产生的抗体，为机体特异性抗感染的“先头部队”；③传染病的早期诊断；④五聚体 IgM 有 10 个 Fab 段和 5 个 Fc 段，具有很强的结合抗原和激活补体的能力；⑤天然的血型抗体、类风湿因子均为 IgM；⑥参与Ⅱ、Ⅲ型超敏反应；⑦膜表面 IgM 是组成 BCR 的主要成分。

三、IgA

IgA 分为血清型和分泌型两种。①血清型 IgA：单体形式存在，占血清 Ig 总量的 10% ～ 15%，在血清中并不显示重要的免疫学功能；②分泌型 IgA（sIgA）：二聚体形式存在，sIgA 合成和分泌的部位在肠道、呼吸道、乳腺、唾液腺、泪腺，因此 sIgA 主要存在于胃肠道分泌液、支气管分泌液、初乳、唾液和泪液中，是外分泌液中的主要抗体，参与黏膜局部免疫，通过与相应细菌、病毒等结合，阻止病原体黏附到细胞表面，从而在局部黏膜抗感染中发挥重要作用，是机体抗感染的“边防部队”。

婴儿可从母乳中获得 sIgA，是重要的自然被动免疫，对婴儿抵抗呼吸道和消化道病原微生物感染具有重要作用，所以临床上提倡用母乳喂养婴儿，如新生儿易患呼吸道、胃肠道感染可能与 IgA 合成不足有关。

四、IgD

正常人血清中的 IgD 浓度低（30μg/ml），仅占血清 Ig 总量的 0.3%，IgD 的铰链区较长，易被蛋白酶水解，故半衰期很短（仅 3 天），IgD 分为两型：①血清型 IgD，其功能尚不清楚；②膜结合型 IgD：存在于 B 细胞表面，是 B 细胞分化发育成熟的标志。未成熟 B 细胞仅表达 mIgM，成熟 B 细胞可同时表达 mIgM 和 mIgD，这种 B 细胞称为初始 B 细胞，活化的 B 细胞或记忆 B 细胞 mIgD 逐渐消失。

五、IgE

IgE 分子质量为 160kDa，是血清中合成最晚、半衰期最短的 Ig，正常人血清中含量最少，血清浓度极低，约为 3×10^{-4}mg/ml，主要由鼻咽部、支气管、胃肠道等黏膜部位的浆细胞产生。IgE 的重要特征是为亲细胞抗体，其 C_H2 和 C_H3 功能区可与肥大细胞、嗜碱性粒细胞上的 Fc 受体结合引起Ⅰ型超敏反应。另外在寄生虫感染的患者血清中，特异性 IgE 含量也会显著增高。

考点：各类抗体的特性与功能

第 3 节　抗体的人工制备及其应用

抗体是机体在抗原刺激下所产生的特异性免疫应答的产物，在疾病的诊断、预防和治疗中发挥重要作用，故人类对抗体需求非常大，需要利用各种方法制备、获得抗体。

一、多克隆抗体

天然抗原分子中常含有多种特异性抗原表位，用一种包含多种抗原决定簇的抗原免疫动物，可刺激机体多个 B 细胞克隆产生针对多种抗原表位的不同抗体，所获得的免疫血清实际上是含有多种抗体的混合物，称为多克隆抗体（polyclonal antibody，PcAb），获得多克隆抗体的途径有免疫接种人群的血清、恢复期患者的血清、动物免疫血清，含有抗体的血清称为抗血清或免疫血清，多克隆抗体也称为第一代抗体。此抗体的优点是：来源广泛，制备容易。其缺点是：特异性差，易出现交叉反应，不易大量制备，从而导致应用受限。

二、单克隆抗体

1975 年 Kohler 和 Milstein 建立体外细胞融合技术，把经抗原免疫的小鼠脾细胞，与小鼠的骨髓瘤细胞融合，获得 B 细胞杂交瘤细胞株。将这种融合成功的杂交瘤细胞株体外扩增或接种于小鼠腹腔内，则可从上清液或腹水中获得仅识别某一特定抗原表位的抗体即单克隆抗体（monoclone antibody，McAb），此抗体也称为第二代抗体。

McAb 是由单一杂交瘤细胞产生的，针对单一抗原表位的，具有高度特异性的抗体。McAb 来源于同一 B 细胞系，基因型完全相同，因此分子结构、理化性质、生物学特性等均完全相同。McAb 优点是：结构均一、特异性强、纯度高、交叉反应少，有利于实验标准化，成本低，可大量生产供应。这些优点使它一问世就受到高度重视，广泛应用于生物学和医学研究领域（详见第 9 章）。

考点：单克隆抗体的概念

三、基因工程抗体

基因工程抗体（genetic engineering antibody，GeAb）又称重组抗体、第三代抗体，是指利用重组

DNA 及蛋白质工程技术对编码抗体的基因按不同需要进行加工改造和重新装配，经转染适当的受体细胞所表达的抗体分子。该抗体保留了天然抗体的特异性和主要生物学活性，减少或去除了无关结构，降低了鼠源抗体对人体的不良反应，具有更广泛的应用前景。

目标检测

一、单项选择题

1. 抗体分子的基本结构是由
   A. 两条相同的重链组成
   B. 两条多肽链组成
   C. 以 J 链连接的一条轻链和一条重链组成
   D. 二硫键连接的两条相同重链和两条相同轻链组成
   E. 二硫键连接的一条重链和一条轻链组成
2. 抗原和抗体特异性结合的部位在
   A. V_H　　B. V_L 和 V_H
   C. C_L 和 C_H　　D. Fc 段
   E. C_H
3. 人类个体发育过程中，最早合成的免疫球蛋白是
   A. IgA　　B. IgG
   C. IgM　　D. IgE
   E. IgD
4. 在血清中含量最高的 Ig 是
   A. IgA　　B. IgG
   C. IgM　　D. IgE
   E. IgD
5. 关于 Ig 叙述，错误的是
   A. 血清中含量最多的是 IgG，含量最少的是 IgA
   B. IgM 是分子质量最大的免疫球蛋白
   C. 在肠黏膜内起保护作用的 Ig 主要是 sIgA
   D. 抗感染作用最强的是 IgG
   E. 唯一能通过胎盘的 Ig 是 IgG，初生婴儿从母乳中获得的 Ig 是 sIgA
6. 免疫接种新型冠状病毒疫苗后，首先产生的抗体是
   A. IgA　　B. IgG
   C. IgM　　D. IgE
   E. IgD
7. 结合肥大细胞和嗜碱性粒细胞的 Ig 是
   A. IgA　　B. IgG
   C. IgM　　D. IgE
   E. IgD
8. sIgA 分子中分泌片的主要功能是
   A. 连接两个 IgA 单体
   B. 促进抗原与抗体结合
   C. 能识别多种抗原表位
   D. 保护 sIgA 免受蛋白水解酶的降解
   E. 易于伸展和弯曲
9. 抗体与抗原决定簇互补结合的部位是
   A. V_H
   B. V_L 和 V_H 中的 CDR
   C. C_L 和 C_H
   D. Fc 段
   E. V_L 中的 CDR
10. 关于单克隆抗体，下列正确的是
    A. 骨髓瘤细胞产生
    B. 具有高度特异性、高均一性
    C. 能识别多种抗原表位
    D. 第一代抗体
    E. 利用基因重组技术制备

二、简答题

1. 简述抗体的基本结构和功能区。
2. 简述杂交瘤技术的基本原理。

（宇芙蓉）

第4章

补体系统

学习目标

1. **掌握** 补体的组成成分、理化性质，补体的生物学作用。
2. **熟悉** 补体系统激活的三条途径。
3. **了解** 补体激活的调节，补体的临床意义。

第1节 概 述

一、补体的概念

补体（complement，C）是存在于正常人和动物血清与组织液中的一组不耐热的经活化后具有酶活性的蛋白质，可介导免疫及炎症反应。由于它是抗体溶菌作用的必要补充，故称补体。补体系统由血浆补体成分、可溶性和膜型补体调节蛋白、补体受体等30余种糖蛋白组成，是一个具有精密调控机制的蛋白质反应系统。其可通过3条既相对独立又相互联系的途径被激活，从而发挥调理吞噬、裂解细胞、介导炎症、免疫调节和清除免疫复合物等多种生物学效应。

考点：补体的概念、补体的激活、补体的生物学作用

二、补体系统的组成与命名

（一）补体系统的组成

根据补体系统各成分的生物学功能，可将其分为补体固有成分、补体调节蛋白和补体受体（CR）。

1. 补体固有成分 指存在于体液中，参与补体活化级联反应的各种成分，包括参与经典激活途径的C1（C1q、C1r、C1s）、C4、C2；参与旁路激活途径的B因子、D因子和P因子；参与甘露糖结合凝集素激活途径的甘露糖结合凝集素（MBL）、丝氨酸蛋白酶；以及上述三条途径的共同末端通路的C3、C5、C6、C7、C8和C9。

2. 补体调节蛋白（complement regulatory protein） 指可溶性或膜结合形式存在的补体调节蛋白及参与调控补体活化的抑制因子或灭活因子，包括C1抑制物、I因子、C4结合蛋白、H因子、S蛋白、衰变加速因子（DAF）、膜辅助蛋白因子、膜反应溶解抑制因子等。

3. 补体受体（complement receptor，CR） 指表达于不同类型的细胞表面，能与补体激活过程中形成的活性片段结合，介导多种生物学效应的受体分子，包括CR1、CR2、CR3、CR4、CR5、C1qR、C3aR、C4aR、C5aR等。

（二）补体系统的命名

1968年WHO命名委员会对补体系统进行了统一命名。由于补体系统组成和功能复杂，一般遵循以下命名规律：补体通常以英文字母“C”表示，在补体的固有成分之中，参与补体经典激活途径者，

按其被发现的先后的顺序分别称为C1、C2、C3…C9，其中C1是由C1q、C1r、C1s三个亚单位组成的钙依赖性化合物。补体的其他固有成分以大写英文字母表示，如B因子、D因子、P因子、H因子；补体调节蛋白多以其功能命名，如C1抑制物、I因子、C4结合蛋白、促衰变因子等；补体分子的酶解片段用小写字母表示，如C3a和C3b等，通常a表示小片段，b表示大片段；具有酶活性的成分或复合物，在其符号上画一横线表示，如$C\overline{1r}$、$C\overline{4b2a}$；灭活的补体片段，在其符号前加英文字母i表示，如iC3b。

三、补体的理化性质

补体分子是由肝细胞、巨噬细胞及肠黏膜上皮细胞等多种细胞产生的。补体系统占人体血清球蛋白总量的5%～6%，在正常生理情况下，补体含量相对稳定，补体代谢速率很快，在血浆中每天约有50%补体被更新。在患某些疾病时，其总补体含量或单一成分含量可发生变化；补体一般以无活性形式存在于血清中，正常血清中补体各成分的含量相差较大，其中C3含量最多，其次为C4、S蛋白和H因子，各约为C3含量的1/3，其他成分的含量仅为C3的1/10或更低，D因子含量最低。各种属动物间血清中补体含量也不相同，豚鼠血清中含有丰富的补体，故实验室多采用豚鼠血清作为补体来源。补体的各组分均是糖蛋白，且多属于β球蛋白；少数几种为γ球蛋白或α球蛋白。

补体性质不稳定，易受各种理化因素影响，经56℃温浴30分钟即可灭活。另外紫外线照射、机械振荡及酸、碱、乙醇等理化因素均可能破坏补体。

第2节 补体系统的激活与调节

案例4-1

患儿，男，10岁。主诉：双眼睑水肿、血尿10天。现病史：患儿2个月来有咽部不适，无用药史，10天前发现双眼睑水肿、尿色发红。查体：T 36.9℃，BP 145/80mmHg，重病容，精神差，眼睑水肿，咽部稍充血，扁桃体Ⅰ～Ⅱ度肿大。实验室检查：血常规示血红蛋白（Hb）83g/L，红细胞（RBC）2.8×10^{12}/L，红细胞沉降率（ESR）110mm/h；尿常规示尿蛋白（++），红细胞10～12/HP，白细胞1～4/HP。血BUN 36.7mmol/L，肌酐546.60μmol/L，总蛋白60.9g/L，白蛋白35.4g/L，补体C3 0.48g/L（参考值0.9～1.8g/L），抗链球菌溶血素O（ASO）800U/L。

问题：1. 该患儿患何种疾病？

2. 患儿血清补体为何下降？

一、补体系统的激活

在正常生理情况下，血清中补体系统各成分通常多以酶原或非活性状态存在于血浆中，当其被激活物质作用后，补体按一定顺序被激活，产生一系列逐级放大的连锁反应，被称为补体级联反应，最终导致细胞溶解效应或发挥其他生物学作用。补体可通过多条途径激活：包括经典途径、旁路途径和甘露糖结合凝集素途径（又称MBL途径）及近年发现的备解素途径、蛋白酶途径。本节重点介绍经典途径、旁路途径和MBL途径（图4-1）。

（一）经典途径

经典途径又称传统途径，是由免疫复合物（immune complex，IC，又称抗原抗体复合物）启动C1的活化开始，该途径最先被人们所认识，是抗体介导的体液免疫反应的主要效应形式。但在机体抗感染的免疫过程中，最先出现并发挥效应的是不依赖抗体的旁路途径和MBL途径，最后才是依赖抗体的经典途径。

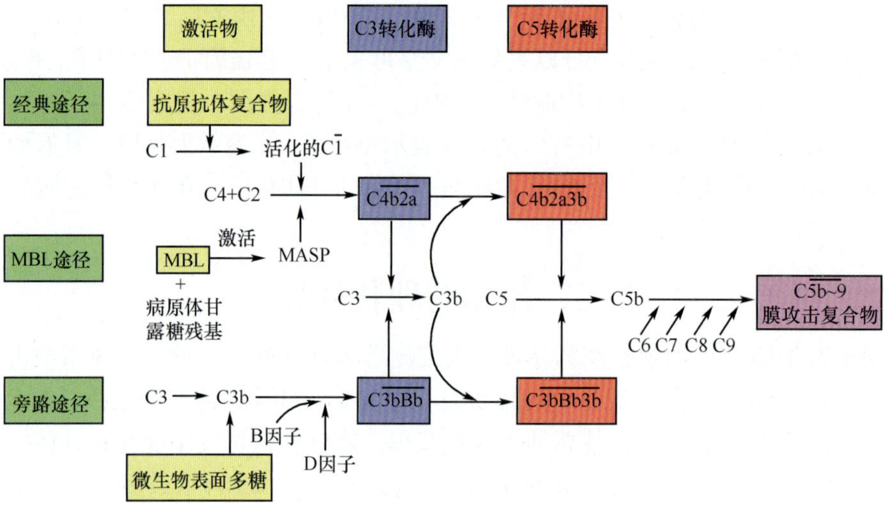

图 4-1　补体激活途径

注：MASP 为丝氨酸蛋白酶

1. 激活物　经典途径的激活物主要是 IgG 类抗体亚类（IgG1、IgG2、IgG3）或 IgM 类抗体与抗原结合形成的免疫复合物。每一个 C1 分子必须同时与两个以上 IgFc 段补体结合位点结合，才能被激活。由于 IgM 是五聚体，含 5 个补体结合位点，故单个 IgM 分子与抗原结合形成的免疫复合物即可有效地启动经典途径。

2. 激活过程　参与补体经典激活途径的成分包括 C1 ～ C9。按其在激活过程中的作用，人为地将其分成三组，即识别单位（C1q、C1r、C1s）、活化单位（C4、C2、C3）和膜攻击单位（C5 ～ C9），分别在激活的不同阶段即识别阶段、活化阶段和膜攻击阶段中发挥作用。

（1）识别阶段：即经典途径的启动，是 C1 分子与抗原抗体复合物中免疫球蛋白的补体结合位点相结合至 C1 酯酶形成的阶段（图 4-2）。

C1 是由三个单位 C1q、C1r 和 C1s 依赖 Ca^{2+} 结合成的牢固的非活性大分子。C1q 为六聚体，呈球形，其每一亚单位的头部为 C1q 与 Ig 结合的部位，C1r 在 C1 大分子中起着连接 C1q 和 C1s 的作用（图 4-3）。C1q 同时与两个以上 Ig 的 Fc 段结合可发生构象改变，引起 C1r 构型的改变，所形成的小片段即为激活的 C$\overline{1r}$，它可裂解 C1s 成为两个片段，其中小分子片段（C$\overline{1s}$）也具有丝氨酸蛋白酶活性，活化后的 C$\overline{1s}$ 被称为 C1 酯酶。C1 酯酶的形成标志着补体经典途径识别阶段已经完成。

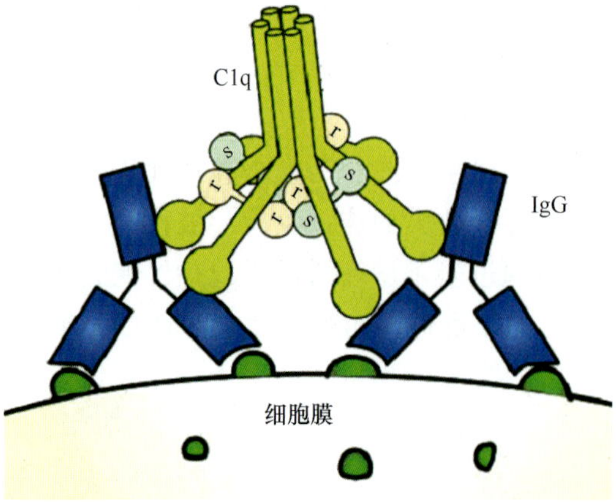

图 4-2　C1 分子与免疫复合物结合模式图

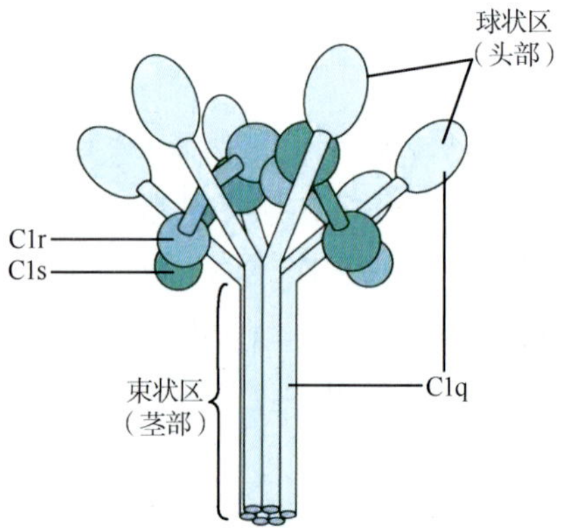

图 4-3　C1 分子结构

（2）活化阶段：C$\overline{1s}$ 依次裂解 C4 与 C2，形成 C3 转化酶（C$\overline{4b2a}$）和 C5 转化酶（C$\overline{4b2a3b}$）的阶段。在 Mg^{2+} 存在下，C$\overline{1s}$ 先作用于 C4，C4 裂解为 C4a 和 C4b 两个片段。其中 C4a 释放入液相；C4b

可附着于与抗体结合的细胞表面。C2 虽然也是 C1 的底物，但 C1 先在 C4 作用之后明显增加了与 C2 的相互作用，在 Mg^{2+} 存在的情况下，C2 可与附着有 C4b 的细胞表面结合，继而被 $C\overline{1s}$ 裂解，所产生的 C2b 片段被释放入液相，而 C2a 片段可与 C4b 形成 $C\overline{4b2a}$ 复合物，即 C3 转化酶 $C\overline{4b2a}$。此酶可裂解 C3 为 C3a 和 C3b，C3a 被释放入液相，新生的 C3b 可与 $C\overline{4b2a}$ 结合，形成 C5 转化酶 $C\overline{4b2a3b}$，至此完成活化阶段。

（3）膜攻击阶段：C5 转化酶裂解 C5 后，继而作用于后续的其他补体成分，形成膜攻击复合物（membrane attack complex，MAC），最终导致细胞受损、细胞裂解。C5 转化酶可将 C5 裂解为 C5a 和 C5b。C5a 游离于液相中，具有过敏毒素活性和趋化活性。C5b 吸附于细胞表面，但其活性极不稳定，易于衰变。C5b 虽不稳定，但当其与 C6 结合成 C5b6 复合物时则较为稳定，但此 C5b6 并无活性。C5b6 与 C7 结合成三分子的复合物 $C\overline{5b67}$ 时较稳定，不易从细胞上解离。$C\overline{5b67}$ 能插入膜脂质双层中，从而与 C8 呈高亲和力结合，形成 $C\overline{5b678}$ 复合体。$C\overline{5b678}$ 可促进 C9 聚合，当 12～15 个 C9 加入后便形成 $C\overline{5b6789n}$ 复合物，即 MAC。MAC 在靶细胞膜上形成管状跨膜孔道，使得小的可溶性分子、离子及水分子可以自由透过胞膜，但不允许大分子蛋白质通过，这样导致细胞内电解质外流，细胞外水分子内流，最终导致细胞溶解死亡（图 4-4）。

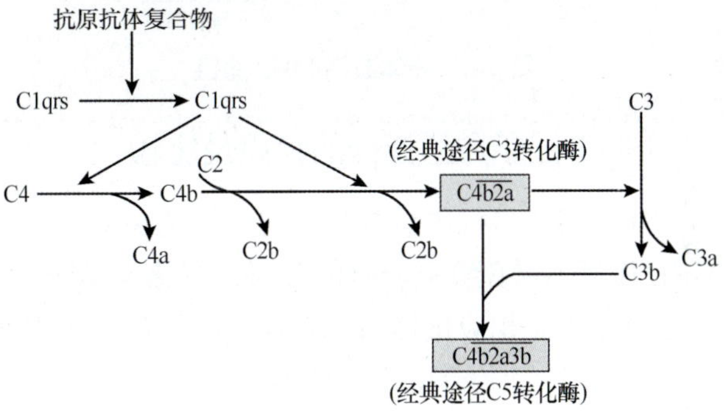

图 4-4 补体激活经典途径

（二）旁路途径

旁路途径又称替代途径，与经典激活途径不同之处在于它不需要 C1、C4、C2 三种成分，由微生物或外源性异物直接激活 C3，继而完成 C5～C9 各成分的连锁反应。

1. 激活物 激活物并非抗原抗体复合物，而是细菌细胞壁成分——脂多糖，以及酵母多糖、肽聚糖、磷壁酸和凝聚的 IgA 和 IgG4 等物质。因此旁路途径在细菌性感染早期，尚未产生特异性抗体时，即可发挥重要的抗感染作用。

2. 激活过程

（1）准备阶段：正常生理情况下，自发产生的 C3b 在 Mg^{2+} 存在的情况下可与 B 因子结合；D 因子将结合状态的 B 因子裂解成小片段 Ba 和大片段 Bb。Ba 释放入液相，Bb 仍附着于 C3b，所形成的复合物 $C\overline{3bBb}$ 即旁路途径的 C3 转化酶，C3b 和 $C\overline{3bBb}$ 极不稳定，易被血清中的 H 因子和 I 因子灭活。因此，在无激活物存在的生理情况下，C3b 和 $C\overline{3bBb}$ 保持在极低水平，不能激活后续成分。

（2）激活阶段：当有旁路途径激活物（如细菌脂多糖、肽聚糖等）存在时，C3b 和 $C\overline{3bBb}$ 结合于微生物表面并受到保护，不易被 H 因子和 I 因子灭活，且与血清中的备解素（P 因子）结合形成 $C\overline{3bBbP}$，从而形成更为稳定、活性更强的 C3 转化酶。结合于微生物表面的 $C\overline{3bBbP}$ 可裂解更多的 C3 分子，形成大量的 C3b，C3b 又可与 Bb 结合为新的 $C\overline{3bBb}$，形成旁路途径的正反馈放大效应。部分 C3b 与 $C\overline{3bBb}$ 结合形成 $C\overline{3bBb3b}$ 或 $C\overline{3bnBb}$，此即旁路途径 C5 转化酶，其后进入共同的末端反应（图 4-5）。

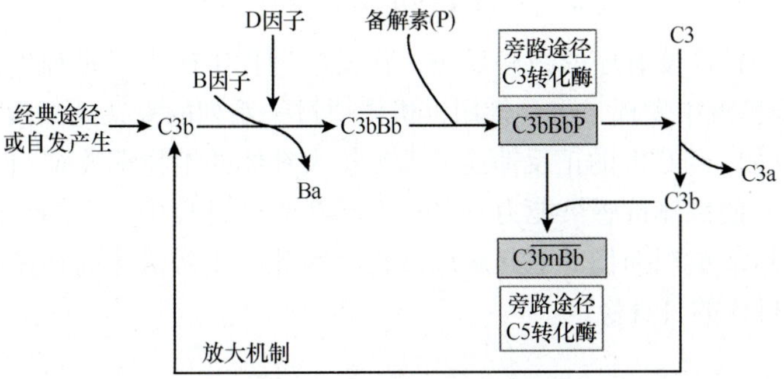

图 4-5 补体激活旁路途径

（三）MBL 途径

MBL 途径又称凝集素途径，MBL 是一种钙依赖性糖结合蛋白，属于凝集素家族，可与甘露糖残基结合。

1. 激活物 病原微生物感染早期，体内巨噬细胞和中性粒细胞产生 TNF-α、IL-1 和 IL-6，这些细胞因子导致机体发生急性期反应，诱导肝脏合成与分泌急性期蛋白，如甘露聚糖结合凝集素（MBL）和 C 反应蛋白（CRP）参与凝集素途径补体的激活。

2. 激活过程 正常情况下，血清中 MBL 水平极低，在病原微生物感染早期，机体发生急性期反应时，其水平明显升高。MBL 直接与病原体表面的甘露糖残基结合，继而与丝氨酸蛋白酶结合，形成 MBL 相关的丝氨酸蛋白酶（MASP）。MASP 具有与活化的 C1q 同样的生物学活性，可裂解 C4 和 C2 分子形成 C3 转化酶，其后的激活过程与经典途径相同（图 4-6）。

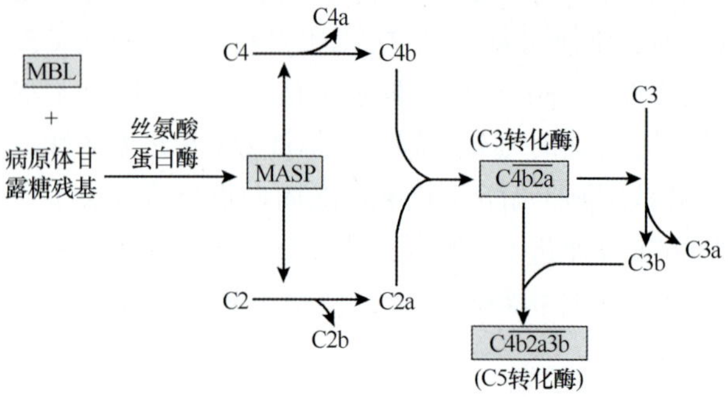

图 4-6 补体激活 MBL 途径

（四）三条激活途径的特点及比较

补体系统是机体重要的非特异性的免疫系统，三条激活途径密切相关，但起点不同。旁路途径和 MBL 途径不需免疫复合物的参与，在感染早期或初次感染即可发挥重要的非特异性免疫作用。经典途径是机体产生相应抗体后，补体抗感染的重要途径。三条激活途径彼此联系，互相促进，并具有共同的末端效应，三条激活途径的比较见表 4-1。

表 4-1 三条补体激活途径的比较

	经典途径	旁路途径	MBL 途径
激活物	抗原抗体复合物	细菌细胞壁脂多糖、酵母多糖、肽聚糖、磷壁酸和凝聚的 IgA 和 IgG4 等	急性期蛋白如甘露糖结合凝聚素、C 反应蛋白等
识别分子	C1q	无	MBL 或 CRP
参与成分	C1 ~ C9	C3、C5 ~ C9、B、D、P	C2 ~ C9
所需离子	Ca^{2+}、Mg^{2+}	Mg^{2+}	Ca^{2+}、Mg^{2+}
C3 转化酶	$C4\overline{b2a}$	$C\overline{3bBbP}$	$C4\overline{b2a}$
C3b 正反馈环	无	有	无
C5 转化酶	$C4\overline{b2a3b}$	$C\overline{3bBb3bP}$	$C4\overline{b2a3b}$
作用	适应性体液免疫的效应机制之一	固有免疫	固有免疫
意义	参与感染后期或二次感染防御机制	参与早期抗感染	参与早期抗感染

二、补体激活的调节

补体系统的激活是一种高度有序的级联反应，在反应过程中产生了多种生物活性物质，以及形成了 MAC，在机体抗感染免疫中发挥了重要作用。机体通过一系列的复杂的因素，调节补体系统的激活过程，使之反应适度。例如，经 C3b 的正反馈途径即可扩大补体的生物学效应。但补体系统若过度激活，不仅消耗大量补体成分，使机体抗感染能力下降；而且在激活过程中产生的大量活性片段，会使机体发生剧烈的炎症反应或造成组织损伤，引起病理过程。因此，正常机体的补体激活受到多种机制的严密调控，从而有效维持机体的自身稳定。

（一）自行衰变调节

某些补体成分的裂解产物极不稳定，易于自行衰变，成为补体激活过程中的一种自控机制。例如，C3 转化酶 $\overline{C4b2a}$和 $\overline{C3bBb}$极易衰变，从而使 C3 裂解受阻，限制了后续补体成分的酶促激活。与细胞膜结合的 C4b、C3b 及 C5b 也易衰变，影响到 C6 ～ C9 与细胞膜的结合，阻断级联反应。

（二）调节因子的作用

血清中存在多种补体调节蛋白，通过与补体成分相互作用，使补体的激活与抑制处于相对平衡状态。

1. C1 抑制物（C1 inhibitor，C1INH） 可与 C1r、C1s 结合，使其失活，不再裂解 C4 和 C2，即不再形成 $\overline{C4b2a}$（C3 转化酶），从而阻断或削弱后续补体成分的反应。

2. C4 结合蛋白（C4 binding protein，C4bp） 能竞争性地抑制 C4b 与 C2b 结合，因此能抑制 $\overline{C4b2a}$（C3 转化酶）的形成。

3. I 因子 又称 C3b 灭活因子，能裂解 C3b，使其成为无活性的 C3bi（iC3b），因而使 $\overline{C4b2a}$和 $\overline{C3bBb}$不能与 C3b 结合形成 C5 转化酶。

4. H 因子（factor H） 不仅能提高 I 因子灭活 C3b 的速度，更能竞争性地抑制 B 因子与 C3b 的结合，还能使 C3b 从 $\overline{C3bBb}$中置换出来，从而加速 $\overline{C3bBb}$的灭活。由此可见，I 因子和 H 因子在旁路途径中，确实起到重要的调节作用。

5. S 蛋白（S protein） 能干扰 $\overline{C5b67}$与细胞膜的结合，抑制 MAC 的形成。

6. C8 结合蛋白（C8 binding protein，C8bp） 又称为同源性限制因子，存在于正常人血细胞中，C8bp 可阻止 $\overline{C5b678}$中的 C8 与 C9 的结合，从而避免危及自身细胞膜的损伤作用。

第 3 节 补体的生物学作用

补体作为固有免疫和适应性免疫的组成部分，在机体防御机制中起重要作用，经典途径由抗体介导，参与特异性体液免疫应答，旁路途径及凝集素途径由病原体直接激活，在固有免疫中发挥作用。补体的生物学活性主要通过其激活后产生的 MAC 导致靶细胞溶解及激活过程中产生的多种水解片段介导多种生物学效应。

一、溶解细胞作用

补体系统激活后，在靶细胞表面形成 MAC，从而导致靶细胞溶解。这种补体介导的溶菌、溶细胞作用是机体抵抗病原微生物感染的重要防御机制。补体缺陷的患者，机体易受病原微生物的侵害。在某些病理情况下，机体产生针对细胞表面抗原的自身抗体，与抗原特异性结合后激活补体，导致自身细胞的溶解，从而引起自身免疫病。

二、调理作用

补体裂解产物 C3b、C4b 和 iC3b 固定于细菌或其他颗粒表面，通过与细胞表面（单核细胞、巨噬细胞、中性粒细胞等）CR1、CR2、CR3 结合，在靶细胞与吞噬细胞表面之间起到桥梁作用，可促进吞噬细胞的吞噬，称为补体的调理作用。IgG 类抗体借助于吞噬细胞表面的 IgG 的 Fc 受体也能起到调理作用；IgM 的 Fc 段不能被吞噬细胞识别，故不能直接诱导吞噬作用，但在补体参与下才能间接起到调理作用。调理吞噬作用可能是机体抵御全身性细菌感染和真菌感染的主要机制之一。

三、炎症介质作用

补体活化后裂解产生的某些活性片段如 C2a、C3a、C4a 及 C5a 具有炎症介质作用。C2a、C4a 为激肽样物质，能使毛细血管通透性增强，引起炎症渗出与水肿；C5a、C3a被称为过敏毒素，可使肥大细胞、嗜碱性粒细胞脱颗粒、释放组胺及其他血管活性介质，引起血管扩张、毛细血管通透性增强，以及平滑肌收缩和支气管痉挛等过敏症状，其中C5a作用最强；C5a对中性粒细胞有很强的趋化作用，能吸引中性粒细胞向炎症部位聚集，加强对病原体的吞噬和清除，同时引起炎症反应。

四、清除免疫复合物

补体有清除免疫复合物的功能。C3b与循环中的免疫复合物结合后，通过免疫黏附作用与表达相应受体的红细胞、血小板结合，将免疫复合物运送至肝、脾后被巨噬细胞吞噬清除。同时，补体还可以干扰免疫复合物的形成，其机制为：补体与IgFc段的结合能在空间上干扰IgFab段与抗原之间的相互作用，从而抑制新的免疫复合物形成，或使已经形成的免疫复合物发生解离。抗原抗体在体内结合形成的中等大小的免疫复合物，可沉积在血管壁，通过激活补体造成周围组织的损伤，引发自身免疫病。

五、免疫调节作用

补体主要通过以下几个环节参与调节机体特异性免疫应答：① 通过调理作用，促进抗原提呈。②促进B细胞活化，当C3b与B细胞膜上补体受体结合后，产生一种非特异性的活化信号，可使B细胞增殖、分化为浆细胞。③保存抗原，诱导记忆B细胞形成。记忆细胞的存活需要抗原的持续刺激，免疫复合物可通过结合于其表面的补体与滤泡树突状细胞（FDC）表面补体受体相互作用而被滞留于生发中心，以免疫复合物形式存在的抗原得以持续刺激生发中心的记忆B细胞，从而维持后者的存活。

第4节　血清补体异常与疾病

人血清补体含量相对稳定，只有在患某些疾病时，血清补体总量或各成分含量才可能发生变化。补体异常可有下列情况。

1. 高补体血症　一般传染病可见补体代偿性增高，但在急性感染及病情危重时补体总活性往往下降。另外，恶性肿瘤时C3、C4含量可增高。

2. 低补体血症　见于以下几种情况。

（1）补体消耗增高：常见于血清病、肾小球肾炎、系统性红斑狼疮（SLE）及类风湿关节炎。

（2）补体大量丧失：多见于肾病综合征及大面积烧伤等情况。

（3）补体合成不足：主要见于各种肝病患者，如肝硬化、慢性活动性肝炎及急性肝炎的重症病例。

3. 先天性补体组分缺损或异常　易患感染性疾病及免疫性疾病。

4. 补体调节分子的遗传性缺陷

（1）C1抑制物缺陷：是遗传性血管神经性水肿的病因。临床特征为反复发作的局限性皮肤和黏膜水肿，水肿发生主要是由于C1抑制物缺乏，不能有效抑制C1活化，致使C1酯酶持续过度裂解底物C4、C2，产生大量C2a、C4a，而C2a、C4a为激肽样物质，能使毛细血管通透性增强，因此可引发局部皮肤黏膜出现炎性水肿。

（2）I因子缺陷：I因子缺陷的患者常反复发生化脓性细菌感染。这主要是由于I因子（即C3b灭活因子）缺乏时，C3b不被灭活，使C3转化酶（$\overline{C3bBb}$）生成失控所致。血浆中C3大量裂解，从而导致血清中C3含量极度减少。极大地削弱补体介导的调理吞噬和杀菌、溶菌作用，因此使患者抗感染能力下降，易反复发生细菌性感染。

目标检测

一、单项选择题

1. 补体经典途径的激活顺序是
   A. C1 → C2 → C3 → C4 → C5 → C9
   B. C1 → C2 → C4 → C3 → C5 → C9
   C. C1 → C4 → C2 → C3 → C5 → C9
   D. C3 → C5 → C9
   E. C1 → C3 → C2 → C4 → C5 → C9
2. 补体经典途径的主要激活物是
   A. 免疫复合物　B. 酵母多糖
   C. 细菌脂多糖　D. 肽聚糖
   E. 凝聚的 IgA
3. 以下关于补体叙述正确的是
   A. 具有溶解细胞、促进吞噬作用，但无炎性介质效应
   B. 是一组具有酶促反应活性的脂类物质
   C. 参与免疫病理反应
   D. 对热稳定
   E. 在血清中 C1 含量为最高
4. 补体激活的经典途径和替代途径的交汇点是
   A. C2　B. C3
   C. C4　D. C5
   E. C7
5. 下列反应与补体有关的是
   A. 中和反应　B. 凝集反应
   C. 沉淀反应　D. 溶细胞反应
   E. Ⅰ型超敏反应
6. 补体系统是
   A. 存在正常血清中，是一组相对热稳定的组分
   B. 正常血清中的单一组分，随抗原刺激增强而升高
   C. 正常血清中的单一组分，可被抗原与抗体形成的复合物所活化
   D. 由 30 多种血清蛋白组成的多分子系统，具有酶的活性和自我调节作用
   E. 正常血清中的单一组分，其含量很不稳定
7. 血清中含量最高的补体分子是
   A. C1　B. C2
   C. C3　D. C4
   E. C5
8. 补体旁路激活途径首先激活的是
   A. C1　B. C2
   C. C3　D. C4
   E. C9
9. 在经典途径中，激活补体能力最强的免疫球蛋白是
   A. IgG　B. IgE
   C. IgA　D. IgM
   E. IgD
10. 与免疫球蛋白 Fc 段补体结合位点相结合的补体分子是
    A. C3　B. C1q
    C. C1r　D. C1s
    E. 以上都不是

二、简答题

1. 试述补体三条激活途径的异同点。
2. 试述补体的生物学作用。

（龙小山）

第 5 章

主要组织相容性复合体及其编码分子

学习目标

1. **掌握** 主要组织相容性复合体的概念、人类白细胞抗原的结构和分布。
2. **熟悉** 人类白细胞抗原分子的生物学功能。
3. **了解** 人类白细胞抗原在医学上的意义。

组织相容性抗原（histocompatibility antigen）是指在组织细胞表面存在的一组能引起移植排斥反应的抗原。其中能引起较强移植排斥反应的抗原又称为主要组织相容性抗原。编码这些抗原的基因群是主要组织相容性复合体（major histocompatibility complex，MHC），MHC 一般位于脊椎动物某对染色体上，具有紧密连锁遗传的特征。

在不同哺乳类动物中，MHC 编码的抗原系统的命名各不相同，人类的主要组织相容性抗原又称人类白细胞抗原（human leukocyte antigen，HLA），编码 HLA 的基因群称为 HLA 复合体，也简称为 HLA。

现代研究证实，HLA 的生物学意义不仅局限于移植排斥反应，其在免疫细胞发育、抗原识别、免疫应答的调节中具有重要而广泛的生物学功能。

考点：MHC 的概念、HLA 的生物学功能

第 1 节 概　述

人类 HLA 复合体位于第 6 号染色体短臂上，该区 DNA 片段全长 3600kb，约占人类基因组的 1/3000。为一彼此紧密连锁的基因群，共 224 个基因座位，其中 128 个为功能性基因。这些基因按其产物的结构和功能不同分为三个区：HLA-Ⅰ类基因区、HLA-Ⅱ类基因区和 HLA-Ⅲ类基因区（图 5-1）。

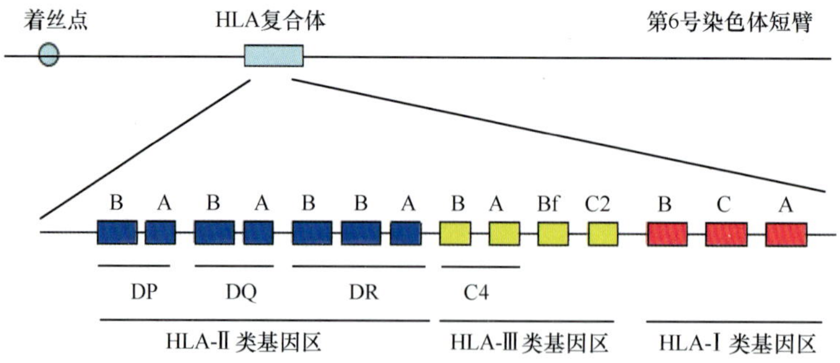

图 5-1 人类 HLA 复合体基因组成示意图

1. Ⅰ类基因区 HLA-Ⅰ类基因复合体位于着丝点远端，主要包含 A、B、C 三个基因座位，其编码产物为 HLA-Ⅰ类分子的 α 链。轻链（β 链）由第 15 号染色体上的基因编码。

2. Ⅱ类基因区 HLA-Ⅱ类基因复合体位于着丝点近端，又称 D 区，结构最复杂，主要由 DP、DQ 和 DR 三个亚区组成，每个亚区又包含两个或两个以上的基因座位，其编码产物为 HLA-Ⅱ类分子的 α

链和 β 链，两条链分子质量相似。

3. Ⅲ类基因区　在 HLA 复合体位于Ⅰ类和Ⅱ类基因区之间，内含众多编码补体和其他血清蛋白的基因，如 C3、C4、B 因子和肿瘤坏死因子等。

HLA-Ⅰ类基因和 HLA-Ⅱ类基因各位点上的基因均为复等位基因。复等位基因是群体遗传学的概念，群体中 HLA 复合体每个基因座位上的等位基因不止 2 个，而是多个，甚至几百个。目前确定的 HLA 复合体的等位基因总数已超过 8712 个，其中 *HLA-B* 座位的基因多态性最丰富，包含近 2798 个等位基因，其次是 *HLA-A*，含 2132 个等位基因。但对一个个体而言最多只能有两个等位基因，他们分别来自父亲和母亲。HLA 复合体基因的这一特点，赋予了 HLA-Ⅰ和 HLA-Ⅱ分子高度多态性。HLA-Ⅲ类基因不显示或只显示有限的多态性。

第 2 节　HLA 的结构、分布与功能

借助 X 射线晶体衍射技术的进步，HLA 分子的结构已经被逐渐阐明。HLA 分子的结构、分布与功能密切相关，本节主要介绍经典的 HLA-Ⅰ类分子和 HLA-Ⅱ类分子。

一、HLA 的分子结构

（一）HLA-Ⅰ类分子

经典的 HLA-Ⅰ类分子含有两条多肽链，即 α 链和 β 链。α 链又称重链，是由经典 HLA-Ⅰ类基因（*HLA-B*、*HLA-C*、*HLA-A*）编码的 45kDa 的糖蛋白。基本结构可分为肽结合区、免疫球蛋白样区、跨膜区和胞质区四部分（图 5-2）。其中肽结合区为两端封闭的抗原肽结合凹槽，由 α1 和 α2 结构域组成。可结合 8 ～ 10 个氨基酸组成的抗原肽。免疫球蛋白样区由 α3 区域和 β2 区域组成，能够和 Tc 细胞表面的 CD8 分子互相识别和结合。跨膜区由 25 个疏水性氨基酸残基组成，形成螺旋状结构穿过细胞膜，将 HLA-Ⅰ分子固定在细胞膜上。胞质区可能与细胞内外的信号传递有关。

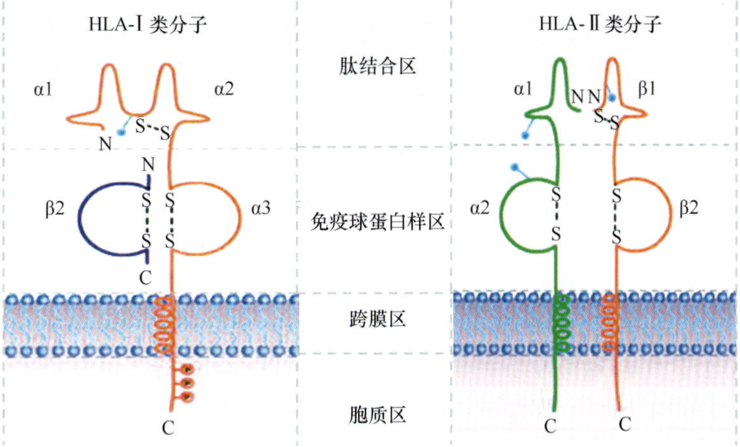

图 5-2　HLA 分子结构示意图

（二）HLA-Ⅱ类分子

经典的 HLA-Ⅱ类分子也是由两条多肽链组成的异源二聚体糖蛋白。其中 α 链的大小为 34kDa，β 链是 29kDa。两条多肽链均由 HLA-Ⅱ类基因（*HLA-DP*、*HLA-DQ*、*HLA-DR*）编码，其基本结构与 HLA-Ⅰ分子相同，也可分为肽结合区、免疫球蛋白样区、跨膜区和胞质区四部分（图 5-2）。其中肽结合区为两端开放的抗原肽结合凹槽，由 α1、β1 结构域构成，可以结合 13 ～ 17 个氨基酸组成的抗原

肽。免疫球蛋白样区由α2、β2结构域组成，可维持HLA-Ⅱ分子的结构。在T细胞的活化过程中，β2是CD4分子的识别结合部位，能够和Th细胞表面的CD4分子相互作用。跨膜区由25个疏水性氨基酸残基组成，形成螺旋状结构穿过细胞膜，将HLA-Ⅱ分子固定在细胞膜上。胞质区可能与细胞内外的信号传递有关。

二、HLA分子的分布

HLA-Ⅰ类分子广泛表达于体内各种有核细胞，以及血小板和网织红细胞表面。成熟红细胞表面不表达，但在不同细胞表面的表达量是不同的，以淋巴细胞为最高。

HLA-Ⅱ类分子主要分布于专职抗原提呈细胞（B细胞、巨噬细胞、树突状细胞）及活化T细胞表面，此外在细胞因子（如IFN-γ）的作用下也可诱导表达于血管内皮细胞等非专职抗原提呈细胞和特定细胞的表面。

三、HLA的生物学功能

HLA分子在机体免疫应答过程中起重要作用。其生物学功能主要体现在以下几点。

（一）提呈抗原，启动特异性免疫应答类

T细胞不具备直接识别特异性抗原的能力，但可以通过TCR识别由APC或靶细胞呈递的HLA-抗原肽复合物。这种将抗原摄取并在细胞内进行加工处理，再通过HLA分子将抗原信息呈递给T细胞的过程叫作抗原提呈（antigen presenting）。HLA分子是参与抗原加工处理和提呈的关键分子，在启动特异性免疫应答中起重要作用。经典的HLA-Ⅰ类分子可装载内源性抗原（如病毒、肿瘤抗原），供$CD8^+$T细胞识别；经典的HLA-Ⅱ类分子可装载外源性抗原（如细菌、异种蛋白抗原），供$CD4^+$T细胞识别。

（二）限制T细胞对抗原的识别

T细胞抗原受体能识别结合的是抗原肽-自身HLA分子复合物。因此，T细胞在识别抗原的同时，还需要识别与抗原肽结合的HLA分子，即双重识别。$CD8^+$Tc细胞与APC细胞相互作用时，T细胞表面的TCR与抗原肽结合的同时其表面的CD8分子与HLA-Ⅰ类分子结合；$CD4^+$Th细胞在识别APC提呈的抗原肽时，在T细胞表面的TCR与抗原肽结合的同时，其表面的CD4分子与自身的HLA-Ⅱ类分子结合。

（三）参与T细胞分化发育

HLA分子在T细胞的早期分化发育过程中参与MHC限制性（MHC restriction）的建立。在胸腺中，只有能够以适当亲和力识别和结合MHC分子的T细胞才能进入后续分化发育过程。因此成熟的T细胞识别抗原肽时，是通过TCR对抗原肽和与其形成复合物的MHC分子进行双重识别。即在识别APC或靶细胞表面抗原肽的同时，还需识别与抗原肽结合成复合物的自身MHC分子，这一现象称为MHC限制性。

（四）免疫调节作用

许多HLA分子通过不同途径对免疫应答产生调控功能。包括通过影响抗原加工呈递过程影响免疫应答，通过活化或抑制NK细胞影响免疫应答，通过表达炎症因子影响免疫应答等。HLA对免疫应答的调控和影响不仅在蛋白质水平上，还表现在基因水平上。人类免疫应答基因定位于HLA-Ⅱ类基因区。其多态性决定了不同人群的APC对特定抗原的提呈能力以及机体的免疫应答效应各异。

第 3 节　HLA 在医学上的意义

一、HLA 与疾病相关性

如果某一 HLA 基因在一种疾病患者中的频率与它在正常人群中的频率有显著差别，则称该 HLA 基因与疾病关联。若某 HLA 基因在患者中的频率高于正常人，称为正相关，表明具有该 HLA 基因的人对该疾病易感，这种 HLA 基因称为疾病易感基因；反之，称为负相关，相应 HLA 基因称为疾病抵抗基因。

HLA 与疾病的关联程度用相对危险率（relative risk，RR）表示。RR 值大于 1，表示正相关，值越大，相关性越强。RR 值小于 1，表示负相关，值越小，相关性越弱。迄今已研究发现人类 500 多种疾病与 HLA 关联。表 5-1 列举了一些与 HLA 相关的疾病及其 RR 值。

表 5-1　与 HLA 相关的疾病

疾病名称	HLA 分子	相对风险率（RR）
强直性脊柱炎	B27	55 ~ 376
急性虹膜睫状体炎（急性前葡萄膜炎）	B27	10.0
肺出血肾炎综合征（肾小球肾炎咯血综合征）	DR2	15.9
多发性硬化症	DR2	4.8
乳糜泻	DR3	10.8
突眼性甲状腺肿	DR3	3.7
系统性红斑狼疮	DR3	5.8
重症肌无力	DR3	2.5
胰岛素依赖性糖尿病	DR3/DR4	25.0
类风湿关节炎	DR4	4.2
寻常型天疱疮	DR4	14.4
淋巴瘤性甲状腺肿	DR5	3.2

二、HLA 分子的异常表达与疾病

正常情况下，机体内几乎所有有核细胞表面均表达 HLA-Ⅰ类分子，但某些肿瘤突变细胞 HLA-Ⅰ类分子的表达减少或缺失，或特异性发生改变，导致 $CD8^+$Tc 细胞不能识别肿瘤细胞，从而逃脱 $CD8^+$Tc 细胞对其杀伤作用。因此，细胞表面 HLA-Ⅰ类分子表达下降或者缺失，提示细胞可能发生恶变。

某些自身免疫病的发生和 HLA 分子的表达异常有关，如胰岛素依赖型糖尿病的胰岛 β 细胞正常情况下不表达 HLA-Ⅱ类分子，在感染或其他理化因素作用下，细胞可以表达 HLA-Ⅱ类分子，从而将自身抗原提呈给自身反应性 T 细胞，诱导自身免疫，引起自身免疫性疾病。

三、HLA 与器官移植

器官移植是现代医学重要的治疗手段之一。HLA 为人类主要组织相容性抗原，是诱导人与人之间器官移植排斥反应的主要物质。临床资料显示，抑制物的存活率和存活时间与供者和受者之间的 HLA 等位基因匹配程度密切相关，受者与供者 HLA 各等位基因上相同的等位基因数目越多，移植效果越好；反之，效果越差。一般移植物存活率由高到低的顺序是同卵双胞胎＞同胞＞亲属＞无亲缘关系者。在实际操作过程中，由于 HLA 的高度多态性，很难在人群中找到 HLA 完全相同的个体，所以一般不要求供者、受者之间完全匹配。HLA 复合体各基因座位匹配的重要性依次为 *HLA-DR*、*HLA-B*、*HLA-A*。

四、HLA 与输血

输血反应分为溶血性输血反应和非溶血性输血反应两种。多次接受输血者体内可产生抗 HLA 抗体，此抗体可与白细胞或血小板表面的 HLA 抗原结合（成熟红细胞一般无此抗原），通过激活补体系统等方式导致白细胞和血小板裂解，发生非溶血性输血反应，临床表现为发热、白细胞减少与荨麻疹等。供血者血液中含有高效价抗 HLA 抗体，也可引起非溶血性输血反应。从理论上讲，对多次接受输血者，应尽量选择与其 HLA 相同或不含 HLA 抗体的供血者，避免反复使用同一供血者的血液。为减少或避免非溶血性输血反应的发生，可检测供、受血者血液中的抗 HLA 抗体。

五、HLA 与法医鉴定

HLA 复合体是迄今为止体内最复杂的基因系统，具有高度多态性，在两个无亲缘关系的个体间，在所有基因座位上拥有完全相同等位基因的概率极低。在同一家庭内 HLA 的遗传以单体为单位从亲代传给子代，子代的两个 HLA 单体型分别来自父母双方，且所拥有的 HLA 等位基因一般终身不变，故 HLA 型别可视为伴随个人终身的特异性遗传标志。因此，借助 HLA 基因型或表型的检测分型技术，可以鉴定亲子关系以及在法医学上进行个体识别。

目标检测

一、单项选择题

1. 下列缩写代表主要组织相溶性抗原的是
   A. MHC　B. MHA　C. MHS　D. HLA　E. MPC
2. HLA 基因复合体位于人类的
   A. 第三对染色体的短臂上
   B. 第四对染色体的短臂上
   C. 第五对染色体的短臂上
   D. 第六对染色体的短臂上
   E. 第七对染色体的短臂上
3. HLA 分型的临床应用最重要的是
   A. 疾病的确定诊断
   B. 寻找与某些疾病的相关性
   C. 器官移植前的组织配型
   D. 输血前的检查
   E. 疾病预后的判断
4. 关于 HLA 错误的是
   A. 是目前已知最复杂的人类基因系统
   B. 由 360 万碱基组成
   C. 传统上分为Ⅰ、Ⅱ、Ⅲ类基因
   D. Ⅰ类包括经典的 HLA-A、B、C、D
   E. Ⅱ类包括经典的 HLA-DP、DQ、DR
5. HLA-Ⅱ类经典的基因是
   A. *HLA-A*、*B*、*C*　B. *HLA-DQ*　C. *HLA-DR*　D. *HLA-DP*
   E. *HLA-DP*、*DQ*、*DR*
6. 下列缩写代表人类白细胞抗原的是
   A. MHC　B. MHA　C. MHS　D. HLA　E. MPC
7. 与强直性脊柱炎相关的 HLA 是
   A. B7　B. B27　C. B48　D. B51　E. B52
8. HLA 分子中结合 CD4/CD8 分子的区域是
   A. 肽结合区　B. 免疫球蛋白样区　C. 跨膜区　D. 胞质区
   E. 肽结合区和免疫球蛋白样区
9. HLA-Ⅱ类抗原的基因位于
   A. HLA-A 区　B. HLA-B 区　C. HLA-C 区　D. HLA-D 区　E. HLA-E 区
10. HLA 分子中与移植免疫关系最为重要的是
    A. HLA-A　B. HLA-B　C. HLA-C　D. HLA-DR　E. HLA-DP

二、简答题

1. 简述 HLA 的生物学功能。
2. 简述 HLA 在医学上的意义。

（龙小山）

第6章 免疫应答

学习目标

1. **掌握** 免疫应答的概念、类型、特点。
2. **熟悉** 固有免疫的构成及功能；特异性免疫应答的基本过程；抗体产生的一般规律和意义。
3. **了解** 诱导产生免疫耐受的条件及免疫耐受的意义；免疫调节的机制。

第1节 概 述

一、免疫应答的概念

免疫应答（immune response）是机体对抗原刺激的应答过程，即免疫细胞识别、摄取、处理抗原，继而活化、增殖、分化、产生免疫效应的过程。根据免疫应答识别的特点、获得形式及效应机制，分为固有免疫（innate immunity）（也称非特异性免疫）和适应性免疫（adaptive immunity）（也称特异性免疫）两类。固有免疫和适应性免疫相辅相成，密不可分。固有免疫往往是适应性免疫的先决条件，为适应性免疫应答的识别准备了条件，适应性免疫的效应分子可大大促进固有免疫。机体通过免疫应答达到清除异物，维持自身生理平衡和稳定。当然，有时也会发生异常的或病理性的免疫应答，造成机体生理功能紊乱或组织细胞损伤。

二、适应性免疫应答的类型

适应性免疫应答是指因抗原激发而产生，表现为淋巴细胞对抗原的特异性应答和免疫记忆。根据参与免疫应答细胞种类及机制的不同，可将适应性免疫应答分为T细胞介导的细胞免疫应答和B细胞介导的体液免疫（或称抗体介导的免疫应答）应答两种类型。根据机体受抗原刺激后的反应状态不同，适应性免疫应答可分为正免疫应答和负免疫应答。一般情况下，免疫应答的结果是产生免疫分子或效应细胞，具有抗感染、抗肿瘤等对机体有利的效果，即正免疫应答。在特定条件下免疫应答不表现出任何明显效应，称为负免疫应答，也称免疫耐受。

三、适应性免疫应答的基本过程

适应性免疫应答可人为地分为三个阶段。

1. 感应阶段 又称识别阶段，包括对抗原的摄取、加工、处理、呈递和对抗原的识别，主要由APC、T细胞和B细胞完成。

2. 反应阶段 又称活化、增殖、分化阶段，包括免疫细胞的活化、增殖、分化及生物活性介质的合成与释放，主要由T细胞和B细胞完成。部分淋巴细胞还可分化为记忆细胞。

3. 效应阶段 体液免疫中浆细胞通过分泌抗体发挥特异性免疫效应；细胞免疫中效应T细胞直接杀伤或通过释放细胞因子杀伤靶细胞。

考点：免疫应答的基本过程

四、适应性免疫应答的特点

适应性免疫应答的生物学意义在于识别“自己”与“非己”，并在识别的基础上，清除“非己”，如入侵机体的病原体、突变细胞等，以维持自身生理平衡和稳定。其主要特征为：

1. 特异性 即机体接受某种抗原刺激后，只产生对该种抗原特异性的免疫，相应的免疫应答产物（抗体和效应T细胞）只对相应的抗原发挥作用。

2. 记忆性 即在抗原特异性T细胞、B细胞增殖分化阶段，部分淋巴细胞会成为免疫记忆细胞。当机体再次接触相同的抗原时，这些免疫记忆细胞可迅速增殖分化为免疫效应细胞，产生相较初次应答更强烈的免疫效应。

3. 限制性 只有当免疫细胞间的MHC分子一致时才能发生免疫应答。

4. 放大性 少量的抗原可激活免疫活性细胞增殖为大量的效应细胞，局部的免疫刺激也可通过淋巴细胞的再循环遍布全身。

第2节 固有免疫应答

固有免疫亦称天然免疫或非特异性免疫，是个体在长期进化中所形成，与生俱有而并非由特定抗原诱导的抵抗病原体侵袭、清除体内异物的防御能力，由固有免疫分子和固有免疫细胞所执行，是机体抵御病原体感染的第一道防线。其特点是生来就有，可遗传给后代，无特异性，对多种病原体感染具有防御能力。固有免疫应答的防御功能主要通过机体屏障结构、固有免疫细胞和固有免疫分子来完成。

首先，固有免疫细胞和免疫分子在体内分布广泛，反应速度较快，在抗菌、抗病毒、抗寄生虫感染的免疫中具有重要作用，在感染早期机体尚未形成特异性免疫应答时，固有免疫应答尤为重要。其次，固有免疫应答具有抗肿瘤作用。肿瘤细胞能激活NK细胞，发挥细胞毒作用，杀死或诱导肿瘤细胞凋亡。NK细胞和T细胞可监视肿瘤细胞的出现。活化的NK细胞可分泌TNF、蛋白水解酶、IFN和活性氧等细胞毒性分子，直接杀伤肿瘤细胞。最后，固有免疫应答中，巨噬细胞还能分泌多种促炎症细胞因子（如IL-1、TNF-α、IL-6）和其他炎性介质（如前列腺素、白三烯、血小板活化因子等），参与和促进炎症反应。同时还能分泌IL-8等多种趋化因子，募集、活化更多的巨噬细胞、中性粒细胞和淋巴细胞，参与适应性免疫应答。

一、屏障结构的作用

（一）物种屏障

动物物种间和人类间的遗传及其生物学特性具有种属特异性，从而导致不同种属对某些特定感染因子的抵抗性不同。例如，HIV、肝炎病毒等只能感染灵长类动物和人类，这可能与宿主细胞是否表达相应的病毒受体有关。

（二）皮肤黏膜屏障

皮肤和黏膜上皮细胞及其附属成分是人体抵御病原体感染的天然屏障，也是人体防御病原体入侵的第一道屏障，其主要作用如下。

1. 物理屏障 皮肤由多层鳞状上皮和致密的间质连接而成，构成机械阻挡细菌、病毒、寄生虫等病原体感染的坚实屏障。与外界相通的人体管腔内表面有单层柱状上皮覆盖，其机械阻挡作用较弱，但黏膜表面的分泌液具有冲洗作用，呼吸道上皮纤毛的定向摆动，皮肤和黏膜表面细胞的脱落和更新，可清除黏附于表面的病原微生物。这些都有助于及时阻挡、清理侵入人体的微生物和其他有害物质，减少感染的发生。

2. 化学屏障 指皮肤和黏膜分泌的多种抑菌和杀菌物质，主要包括皮脂腺分泌的不饱和脂肪酸，汗腺分泌的乳酸，胃液中的胃酸，唾液、泪液、呼吸道、消化道和泌尿生殖道黏液中的溶菌酶、抗菌肽和乳铁蛋白等，在皮肤黏膜表面形成抵御病原体的化学屏障。

3. 生物学屏障 寄居在皮肤和黏膜表面的正常菌群，能以各自的方式抑制外来微生物的定居和繁殖。通过与病原体竞争结合上皮细胞、竞争利用营养物质的作用方式，或分泌杀菌、抑菌物质抵御病原体，如口腔中唾液链球菌能产生 H_2O_2，杀伤白喉杆菌和脑膜炎球菌（脑膜炎奈瑟菌）；肠道中大肠埃希菌产生的细菌素对某些厌氧菌和革兰氏阳性菌（G^+）均具有抑制和杀伤作用。正常菌群可对局部细菌的生长产生拮抗作用，抗生素的不合理应用，尤其是广谱抗生素的大量或长期应用，会引发菌群失调，导致耐药菌株感染。如消化道正常菌群大部分被杀伤或抑制，则耐药性金黄色葡萄球菌和白假丝酵母菌大量生长，可导致葡萄球菌性肠炎和白假丝酵母菌性肠炎。

（三）体内局部屏障

1. 血 - 脑屏障 由软脑膜、脉络丛的毛细血管壁和包在壁外的星形胶质细胞形成的胶质膜组成。此种组织结构致密，能阻挡血液中的病原体和其他大分子物质进入脑组织及脑室，从而对中枢神经系统产生保护作用。婴幼儿血 - 脑屏障尚未发育完善，故易发生中枢神经系统感染。

2. 血 - 胎屏障 由母体子宫内膜的基蜕膜和胎儿的绒毛膜滋养层细胞所组成。血 - 胎盘屏障不妨碍母子间营养物质的交换，正常情况下可防止母体内病原体和有害物质进入胎儿体内，从而保护胎儿免遭感染，使之正常发育。妊娠早期（3 个月内）血 - 胎盘屏障发育尚未完善，此时孕妇若感染风疹和巨细胞病毒等，可致胎儿畸形或流产。

3. 血 - 胸腺屏障 由连续毛细血管内皮及其基膜、血管周隙、包绕毛细血管的胸腺上皮网状细胞及其基膜所构成。血循环中的大分子抗原一般不易通过，这对维持胸腺内环境稳定、确保胸腺细胞正常发育极其重要。

二、固有免疫细胞的作用

固有免疫细胞主要包括吞噬细胞、树突状细胞、NK 细胞、γδT 细胞、B1 细胞、肥大细胞、嗜酸性粒细胞、嗜碱性粒细胞等。

（一）吞噬细胞

吞噬细胞包括中性粒细胞和单核巨噬细胞。这两类细胞对入侵机体的微生物的应答非常迅速。

1. 中性粒细胞 来源于骨髓的造血干细胞，在骨髓中分化发育后进入血液和组织。成年人外周血中中性粒细胞占白细胞总数的 55% ～ 70%，是数量最多的一种白细胞。中性粒细胞胞质中含两种颗粒：①较大的初级颗粒，即溶酶体颗粒，内含髓过氧化物酶、酸性磷酸酶和溶菌酶等；②较小的次级颗粒，内含碱性磷酸酶、溶菌酶、防御素和杀菌 / 渗透增强蛋白等。中性粒细胞具有很强的趋化作用和吞噬功能，病原体在局部引发感染时，它们可迅速穿越血管内皮细胞进入感染部位，吞噬、杀伤和清除入侵的病原体。中性粒细胞表面表达 Fc 受体和补体 C3b 受体，可通过调理作用促进和增强中性粒细胞的吞噬和杀菌作用。

2. 单核巨噬细胞 由骨髓造血干细胞衍生而来，包括骨髓中的前单核细胞，外周血中的单核细胞和组织内的巨噬细胞。单核巨噬细胞在免疫应答和机体的防御机制中发挥重要作用。单核细胞占血中白细胞总数的 3% ～ 8%，体积较淋巴细胞略大，胞质中富含溶酶体颗粒，其内含过氧化物酶、酸性磷酸酶、非特异性酯酶和溶菌酶等多种酶类物质。单核细胞在血液中仅停留 12 ～ 24 小时，其进入表皮棘层，分化为朗格汉斯细胞；进入组织或器官，分化为巨噬细胞。

吞噬细胞的吞噬和杀灭过程，以杀菌为例，一般分为接触病原菌、吞入病原菌与杀死和破坏病原菌三个阶段。

（二）NK 细胞

NK 细胞广泛分布于血液、外周淋巴组织、肝、脾等脏器。无需抗原预先致敏，NK 细胞即可选择性杀伤某些肿瘤细胞和病毒感染细胞等靶细胞，在机体抗肿瘤、早期抗病毒或胞内寄生菌感染的免疫应答中发挥重要作用。NK 细胞表面具有 IgG Fc 受体，借助 ADCC 作用亦可杀伤病毒感染或肿瘤靶细胞。NK 细胞与靶细胞密切接触，通过脱颗粒释放穿孔素、颗粒酶、TNF-α。穿孔素在靶细胞膜上形成通道，使水、电解质迅速进入细胞内而致靶细胞崩解破坏；颗粒酶可循穿孔素在靶细胞膜上所形成的通道进入细胞内并诱导靶细胞凋亡。此外，活化的 NK 细胞还可表达 FasL，其与靶细胞表面的 Fas 结合，诱导细胞凋亡。

（三）γδT 细胞

γδT 细胞在胸腺内发育成熟，数量较少，主要分布于肠道、呼吸道、泌尿生殖道等黏膜和皮下组织，是皮肤局部参与早期抗感染和抗肿瘤免疫的主要效应细胞。其 TCR 缺乏多样性，但可直接识别结合某些完整的多肽抗原。此外，活化的 γδT 细胞可分泌多种细胞因子（如 IL-2、IL-4、IL-5、IL-6、IL-10、IFN-γ、GM-CSF 和 TNF-α 等），增强非特异性免疫防御并参与免疫调节。

（四）B1 细胞

B1 细胞来源于胎肝和成人骨髓，主要分布于胸腔、腹腔和肠壁固有层中，是具有自我更新能力的 $CD5^+$、$mIgM^+$ B 细胞。其 BCR 缺乏多样性，可直接结合某些病原体或变性自身抗原共有的抗原表位，如细菌脂多糖、肺炎链球菌荚膜多糖和葡聚糖、变性 IgG 等，迅速活化产生体液免疫应答。B1 细胞产生的抗体具有多反应性，可对多种细菌和变性自身抗原起作用并将其清除。B1 细胞接受多糖抗原刺激后，48 小时内即可产生以 IgM 为主的低亲和力抗体，这对机体早期抗感染免疫和清除变性自身抗原具有重要作用。

（五）肥大细胞

肥大细胞来源于骨髓干细胞，在祖细胞时期便迁移至外周组织中发育成熟，主要分布于皮肤、呼吸道、胃肠道黏膜下结缔组织和血管壁周围组织中，其表面具有膜型识别受体（PRR）、过敏毒素 C3a/C5a 受体和高亲和力 IgE Fc 受体。肥大细胞不能吞噬、杀伤侵入体内的病原体，但可通过上述识别受体与相应配体结合而被激活或处于致敏状态，并通过脱颗粒释放或合成炎性介质（组胺、白三烯、前列腺素 D_2 等）和促炎细胞因子（IL-1、IL-4、IL-8 和 TNF 等）引发炎症反应，从而在机体抗感染、抗肿瘤和免疫调节中发挥重要作用。变应原与致敏肥大细胞表面特异性 IgE 抗体结合，可通过介导高亲和力 IgE Fc 受体交联而使肥大细胞脱颗粒，引发 I 型超敏反应。

三、固有免疫分子的作用

正常体液和组织中有多种抑制和杀伤病原体的固有免疫分子，主要包括补体、细胞因子、溶菌酶、乙型溶素和 C 反应蛋白等。

1. 补体 为参与固有性免疫应答最重要的免疫效应分子，具有多方面的生物学效应。

2. 细胞因子 病原体感染机体后，可刺激免疫细胞和感染的组织细胞产生多种细胞因子，引起炎症反应，产生抗病毒、抗肿瘤和免疫调节等作用。

3. 溶菌酶 为一种不耐热的碱性蛋白质，广泛存在于各种体液、外分泌液和吞噬细胞溶酶体中。溶菌酶可裂解革兰氏阳性（G^+）菌细胞壁中 *N*- 乙酰葡萄糖胺与 *N*- 乙酰胞壁酸之间的 β-1, 4- 糖苷键，使肽聚糖破坏而导致细菌溶解、破坏。但溶菌酶对肽聚糖外有脂多糖和脂蛋白包裹的革兰氏阴性菌（G^- 菌）不敏感。但在特异性抗体和补体存在下，G^- 菌也可被溶菌酶溶解和破坏。

4. 乙型溶素 为血清中一种对热较稳定的碱性多肽，在血浆凝固时由血小板释放，故血清中乙型溶素浓度显著高于其血浆水平。乙型溶素可作用于 G^+ 菌细胞膜，产生非酶性破坏效应，但对 G^- 菌无效。

5. C 反应蛋白（c-reactive protein，CRP） 人类 C 反应蛋白是指在机体受到感染或组织损伤时血浆中一些急剧上升的蛋白质（急性蛋白）。CRP 可激活补体和加强吞噬细胞的吞噬而起调理作用，从而清除入侵机体的病原微生物和损伤、坏死、凋亡的组织细胞，在机体的天然免疫过程中发挥重要的保护作用。

案例 6-1

患儿，女，4 岁 2 个月，因高热、嗜睡 3 天入院。患儿 3 天前出现低热、咳嗽，流涕、纳差，门诊医生以感冒为患者进行治疗；第 3 日患者出现高热、频繁呕吐、烦躁不安、嗜睡。查体：T 40.5℃，P 149 次 / 分，R 48 次 / 分，皮肤黏膜见 1.0 ～ 1.5mm 大小不等紫红色斑点及瘀斑，心脏未闻及杂音，两肺未闻及干、湿啰音，脑膜刺激征阳性。实验室检查：血白细胞（WBC）20×10^9/L、中性粒细胞 85.2%；脑脊液检查示颅内压升高，脑脊液外观浑浊，WBC 1000×10^6/L，以多核细胞增高为主；脑膜炎球菌培养阳性。临床诊断为流行性脑脊髓膜炎。入院后以青霉素、氯霉素及对症治疗 3 天病情好转，第 10 天痊愈出院。

问题：从固有性免疫应答的角度考虑，本病例发病涉及哪些免疫屏障及因素？

第 3 节 适应性免疫应答——B 细胞介导的体液免疫应答

B 细胞介导的免疫应答又称体液免疫应答（humoral immune response），指在抗原刺激下，B 细胞活化、增殖、分化为浆细胞，合成分泌抗体，发挥特异性免疫效应的过程。体液免疫应答包括 B 细胞对 TD-Ag 的免疫应答和 B 细胞对 TI-Ag 的免疫应答。

一、B 细胞对 TD 抗原的免疫应答

1. 感应阶段 包括抗原的加工、处理及提呈等过程。初次进入机体的 TD-Ag，一般随淋巴循环或血循环到达淋巴结或脾脏，被 APC（如巨噬细胞）捕获，经 APC 加工处理成抗原肽，并与 MHC-Ⅱ类分子结合，形成抗原肽 -MHC-Ⅱ类分子复合物表达于 APC 表面，供 Th 细胞识别。而再次进入机体的 TD-Ag，在浓度较低的情况下，由 B 细胞作为 APC，完成抗原的提呈。

2. 反应阶段 包括 Th 细胞和 B 细胞识别抗原后，活化、增殖和分化等过程。TD-Ag 诱导 B 细胞产生抗体需 Th2 细胞的辅助，但静止状态的 Th2 细胞不具辅助功能。因此，该阶段包括 $CD4^+$Th2 细胞和 B 细胞的活化、增殖及分化。

$CD4^+$Th2 细胞的活化需要两个信号。第一信号为抗原信号，该信号由 Th2 细胞表面的 TCR 和 CD4 分子分别识别结合 APC 表面的抗原肽 -MHC-Ⅱ类分子复合物产生，其中 Th2 细胞表面的 TCR 识别抗原肽 -MHC-Ⅱ类分子复合物的抗原肽部分，Th2 细胞表面的 CD4 分子识别抗原肽 -MHC-Ⅱ类分子复合物的 MHC-Ⅱ类分子，通过 CD3 分子将信号传入细胞内。第二信号为协同刺激信号，即 APC 上的多个协同刺激分子（如 B7 等）与 Th2 细胞表面的相应受体（CD28 等）的配对结合，相互作用（图 6-1）。在双信号刺激下，Th2 细胞开始活化，表达多种细胞因子受体及分泌多种细胞因子，并与之结合。在以 IL-4 为主的细胞因子的作用下，Th2 细胞增殖、分化为 $CD4^+$Th2 细胞。活化的 $CD4^+$Th2 细胞一方面通过产生 IL-4、IL-5、IL-6 等多种细胞因子刺激 B 细胞，另一方面 $CD4^+$Th2 在 APC 释放的 IL-1 等细胞因子的刺激下诱导性高表达 CD40L，与 B 细胞表面的 CD40 结合，为 B 细胞的活化创造条件。

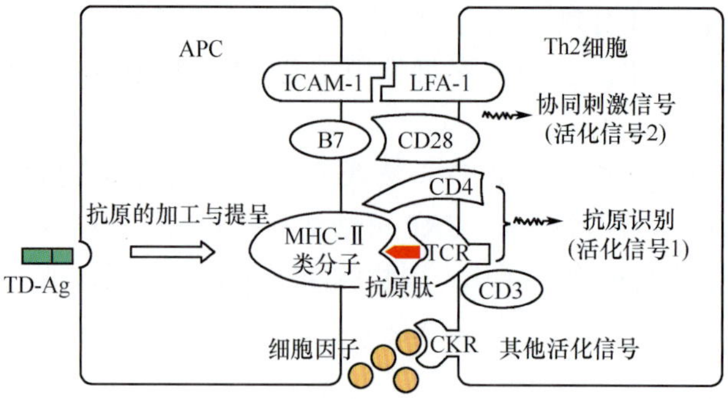

图 6-1 Th2 细胞与 APC 的相互作用

注：CKR 为细胞因子受体

B 细胞的活化也需要两个信号。第一信号是 B 细胞识别并结合天然抗原的 B 细胞表位产生的抗原刺激信号（也即第一信号），并由 Igα/Igβ 传入细胞内。活化的 CD4$^+$Th2 细胞表达的 CD40L 与 B 细胞表面的 CD40 结合，并与其他协同刺激分子共同提供 B 细胞活化的第二信号（图 6-2）。B 细胞在上述两个信号的刺激下开始活化、增殖、分化，最终在 IL-2、IL-4、IL-5、IL-6 的作用下，分化为浆细胞，部分细胞则分化为记忆性 B 细胞。当机体再次受到同一抗原的刺激时，记忆性 B 细胞迅速分化为浆细胞，产生大量的抗体。

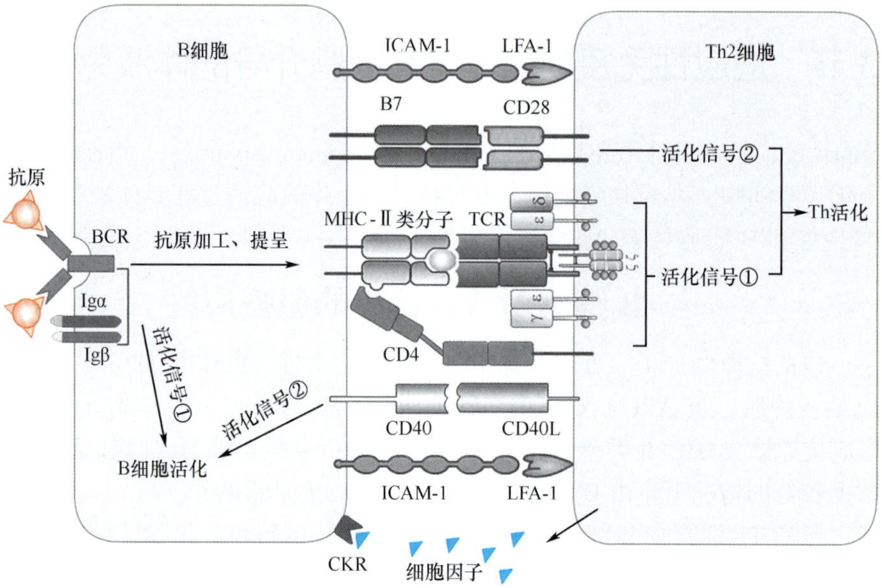

图 6-2 Th2 细胞与 B 细胞的相互作用

注：ICAM-1（CD54）为细胞间黏附分子；LFA-1 为淋巴细胞功能相关抗原 -1

3. 效应阶段 此阶段主要由抗体发挥免疫效应。抗体与相应抗原特异性结合，能发挥多种免疫效应，最终清除抗原性异物。①中和作用：抗病毒的中和抗体与相应病毒结合，可阻止病毒吸附于易感细胞，中和其感染性；抗毒素与相应外毒素结合，能中和外毒素的毒性作用；②调理作用：促进吞噬细胞的吞噬作用（IgG Fc 调理，补体调理）；③ ADCC 效应：杀伤肿瘤细胞及被病毒感染的靶细胞；④活化补体：发挥溶菌、溶细胞作用；⑤局部抗感染作用：在黏膜局部，通过 sIgA 阻止细菌、病毒的侵入；⑥免疫损伤作用：某些情况下抗体还可参与超敏反应，造成免疫损伤。

二、B 细胞对 TI 抗原的免疫应答

TI-Ag 可分为 TI-1 和 TI-2 两类，它们以不同机制激活 B 细胞。与 TD-Ag 不同，TI 抗原主要激活

B1 细胞。TI-1 抗原又称为 B 细胞丝裂原，是具有丝裂原性质的多克隆激活剂，如 G^+ 菌的磷壁酸，G^- 菌的脂多糖。高剂量的 TI-1 抗原，直接与 B 细胞的丝裂原受体结合而非特异性激活多克隆 B 细胞；低剂量的 TI-1 抗原通过与抗原特异性 BCR 结合而激活 B 细胞，故只能激活少量表达特异性 BCR 的 B 细胞，由此可见，TI-1 抗原的剂量不同，结合的 B 细胞受体不同，激活 B 细胞的途径也不同。TI-2 抗原多为细菌等的多糖和多聚化合物，如细菌荚膜多糖、沙门菌多聚鞭毛等，TI-2 抗原具有高密度重复性的表位，通过与抗原特异性 BCR 的广泛交联，诱导 B 细胞的激活，但 TI-2 抗原只能激活成熟的 B1 细胞。TI-Ag 诱导 B 细胞产生的体液免疫应答不需 APC 作用，也不需 Th 细胞的辅助，不产生记忆细胞，无再次应答，且只产生 IgM 类抗体。该免疫应答因无需 Th 细胞预先致敏与克隆性扩增，发生较早，在抗某些胞外病原体的早期感染中发挥重要作用。

三、抗体产生的一般规律

某种抗原第一次刺激机体时引发的免疫应答称为初次应答，当相同抗原再次刺激机体时引发的免疫应答称为再次应答，又称回忆应答。介导初次应答的为静息状态的 B 细胞，介导再次应答的为记忆性 B 细胞，故两者具有不同的特点（表 6-1）。

表 6-1 初次应答与再次应答的不同特点

比较项	初次应答	再次应答
抗原提呈细胞	非 B 细胞	B 细胞
潜伏期	较长	短
产生抗体的量	少	多
抗体维持时间	短	长
抗体亲和力	低	高
抗体类别	主要为 IgM	主要为 IgG

初次应答产生抗体的过程可人为划分为：①潜伏期，可持续数小时至数周，一般为 2 ～ 3 周，其长短取决于机体状况、抗原性质、抗原进入机体的途径等因素，此期体内不能检出抗体；②对数期，抗体水平呈指数增长；③平台期，抗体水平相对稳定，依抗原不同，到达平台期所需时间、平台期抗体水平和持续时间各异；④下降期，抗体因降解或与抗原结合而被清除，其水平逐渐下降，此期可持续几天或几周。初次应答主要产生低亲和力的 IgM 类抗体，后期由于 B 细胞在生发中心发生抗体类别转换，产生 IgG 类抗体。

与初次应答相比，再次应答具有如下特征：①潜伏期短，可为初次应答潜伏期的一半时间甚至更短；②血清抗体浓度增加快，快速到达平台期，抗体滴度高；③抗体维持时间长，下降期持久缓慢；④主要产生高亲和力的 IgG 类抗体。

初次应答和再次应答产生的抗体类型均为先产生 IgM，维持时间短。当 IgM 水平下降时，才开始出现 IgG。当 IgG 达高峰时，IgM 基本消失（图 6-3）。

初次应答和再次应答对临床实践具有重要的指导意义。检测血液中抗体含量和类别的变化，可以了解和掌握病程发展，从而评估疾病的转归。血液中特异性 IgM 可作为传染病早期感染的诊断依据。脐血中的 IgM 增加，提示宫内感染。在传染病的辅助诊断中，恢复期血清抗体的滴度较患病早期增长 4 倍以上，临床诊断才具有意义。在制备动物免疫血清和接种疫苗时，根据抗体产生的一般规律，需准确把握接种的次数和时间间隔，以获得较好的免疫效果。

考点：抗体产生的一般规律

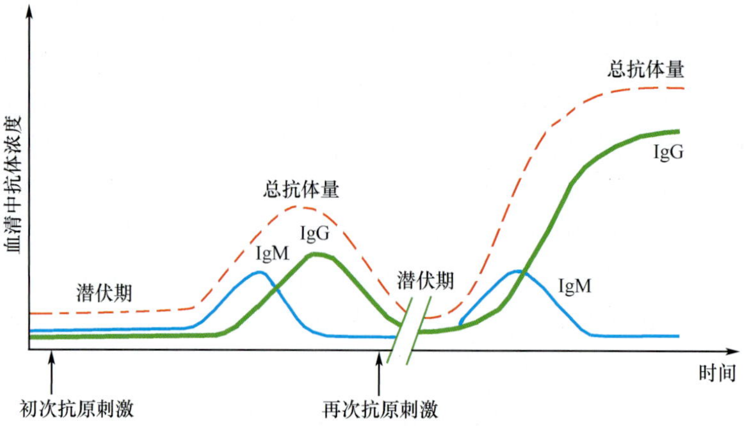

图 6-3　抗体产生的一般规律

第 4 节　适应性免疫应答——T 细胞介导的细胞免疫应答

T 细胞介导的特异性免疫应答，又称细胞免疫应答（cellular immune response），由 TD-Ag 诱发，是指在抗原刺激下，T 细胞转化为效应 T 细胞（效应 Th1 细胞和效应 Tc 细胞）发挥特异性免疫效应的过程。

一、细胞免疫应答的过程

细胞免疫应答是一个连续的过程，其基本过程包括 T 细胞特异性识别抗原阶段（即感应阶段），T 细胞活化、增殖、分化阶段（即反应阶段），效应性 T 细胞的产生及效应阶段（效应阶段）。

1. 感应阶段　TCR 只能识别表达于 APC 或靶细胞表面的与 MHC 结合的抗原肽，故抗原在被 TCR 识别前需经过 APC 捕获、处理，并以 MHC- 抗原肽的形式提呈给 T 细胞以特异性识别。抗原的种类不同，其处理、提呈过程也有所不同（图 6-4）。

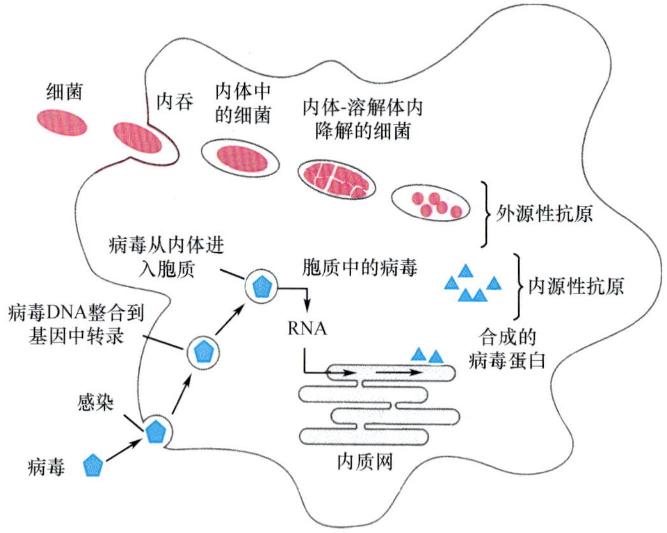

图 6-4　内源性抗原和外源性抗原的提呈过程

（1）外源性抗原的处理提呈与识别：外源性抗原进入体内后，APC 可通过多种方式捕获抗原，如对细胞、细菌等大型颗粒型抗原用吞噬方式，对病毒等微小颗粒或大分子用胞饮方式。APC 将外源性抗原摄入胞内形成吞噬体，吞噬体与溶酶体融合形成吞噬溶酶体，在吞噬溶酶体内经溶酶体酶将外源性抗原降解为具有免疫原性的抗原肽，再与在内质网中合成的 MHC-Ⅱ类分子结合形成 MHC-Ⅱ- 抗原肽复合物，转运至 APC 表面并表达，供 $CD4^+$T 细胞识别。

（2）内源性抗原的提呈与识别：内源性抗原在细胞内蛋白酶的作用下降解为多肽，与新合成的MHC-Ⅰ类分子结合，形成MHC-Ⅰ-抗原肽的复合物，再转运到细胞表面，供$CD8^+$T细胞识别。

2. 反应阶段 抗原肽-MHC复合物与TCR的结合是T细胞活化的首要信号，但仅靠抗原的刺激T细胞并不能被激活和发生增殖分化，T细胞活化还需其他成分和其他过程的协助才能完成，即T细胞的活化也需要双信号（图6-1）。

（1）T细胞活化的第一信号（抗原信号）："双识别"。首先是TCR对抗原肽的识别和特异性结合；其次是表达于T细胞表面的CD4或CD8分子作为受体，与APC表面的MHC分子结合，从而增加T细胞与APC之间的黏附作用，并参与第一信号的启动和传导。

（2）T细胞活化的第二信号（共刺激信号或协同刺激信号）：T细胞活化的第一信号仅完成了一个抗原识别，并不足以使T细胞活化；而且单一的抗原信号还可能导致T细胞失能。也就是说，正常的T细胞活化还需要第二个信号的参与。T细胞活化的第二信号又称协同刺激信号，是由APC和T细胞表面黏附分子的相互作用所提供，这些黏附分子（及其配体）也被称为协同刺激分子（costimulatory molecule）。CD28/B7是为T细胞活化提供第二信号最重要的正性协同刺激分子对，可促进IL-2基因转录，稳定IL-2 mRNA，使$CD4^+$T细胞合成并分泌大量的IL-2，促进T细胞的增殖及分化。细胞毒性T淋巴细胞抗原4（CLTA-4）是负性共刺激分子，其配体亦为B7。CLTA-4在T细胞活化后24小时诱导性表达，与CD28竞争性结合B7，但它与B7的亲和力比CD28高20～100倍，故可启动抑制信号，抑制T细胞的活化。

此外，T细胞表面LFA-1、LFA-2等黏附分子与APC和靶细胞表面的ICAM-1、LFA-3等结合并相互作用，产生的协同信号激活T细胞进入增殖、分化阶段（图6-5）。

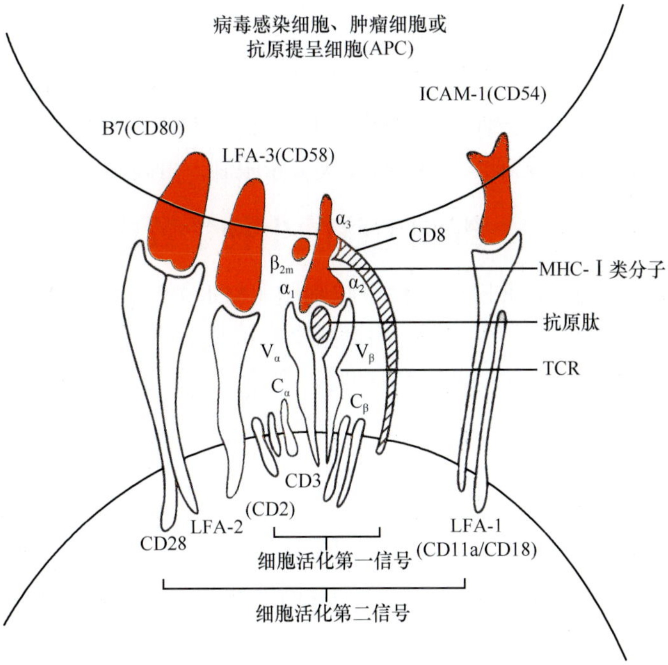

图6-5 T细胞的活化信号

（3）T细胞活化的其他信号：除第一、二信号外，T细胞充分活化，进而迅速增殖分化为效应细胞，还有赖于多种细胞因子。活化的T细胞与APC均可分泌IL-12、IL-1、IL-6、IL-2，同时表达IL-2R；T细胞依赖IL-2的自分泌效应诱导自身分裂增殖。同时，在其他免疫黏附分子及细胞因子的作用下最终形成具有免疫功能的效应T细胞（$CD4^+$效应Th1细胞和$CD8^+$效应Tc）。T细胞分泌的IL-1，能刺激抗原提呈细胞增加MHC-Ⅱ类分子的表达，增强抗原提呈作用，进一步促进T细胞的增殖。

3. 效应阶段 细胞免疫应答因效应细胞的不同，主要通过两种形式进行。

（1）$CD4^+Th1$ 细胞的免疫效应：$CD4^+Th1$ 细胞由活化的 $CD4^+Th$ 分化而来，在宿主抗胞内病原体感染中具有重要作用。抗原被 APC 摄取、处理，形成 MHC-Ⅱ类分子 - 抗原肽复合物表达在细胞表面，与 Th1 细胞的 TCR 和 CD4 分子结合，形成 $CD4^+Th1$ 活化的第一信号，抗原信号经 CD3 传递到细胞内。同时，APC 表面的 B7 等协同刺激分子与 T 表面的 CD28 结合，形成 Th1 细胞活化的第二信号。在双信号的刺激下，$CD4^+Th1$ 细胞被活化，在局部微环境中 IL-12 等细胞因子的作用下、分化为效应 $CD4^+Th1$ 细胞。效应 $CD4^+Th1$ 细胞释放 IL-2、TNF-β 和 IFN-γ 等细胞因子，这些细胞因子通过诱导、活化巨噬细胞，活化 $CD8^+Tc$ 细胞和中性粒细胞，扩大免疫效应，发挥杀伤病毒感染细胞及肿瘤细胞的作用。同时，活化的巨噬细胞还可分泌多种细胞因子，引起炎症反应和组织损伤。部分活化的 Th 细胞分化成为记忆性 T 细胞。

（2）$CD8^+T$（Tc）细胞的免疫效应：$CD8^+T$ 细胞主要杀伤胞内寄生菌、病毒感染细胞、肿瘤细胞等靶细胞，这些细胞具有抗原提呈作用，能将 MHC-Ⅰ类分子 - 抗原肽复合物运送至细胞表面与 $CD8^+T$ 细胞的 TCR 和 CD8 分子结合，形成 $CD8^+T$ 细胞活化的第一信号，并经 CD3 传递到细胞内。同时，在 $CD4^+Th$ 细胞的辅助下，$CD8^+T$ 细胞高表达 CD28 等黏附分子，并与靶细胞表面的 B7 等结合，形成协同刺激信号（即 $CD8^+T$ 细胞活化的第二信号）（图 6-5）。在双信号的刺激下，$CD8^+T$ 细胞活化、增殖、分化为效应 $CD8^+T$ 细胞。病毒感染的树突状细胞，因高表达共刺激分子，可直接刺激 $CD8^+T$ 细胞合成 IL-2，使 $CD8^+T$ 细胞发生自身增殖并分化为 $CD8^+T$ 细胞，无需 Th 细胞辅助。而病毒抗原、肿瘤抗原、同种异体 MHC 抗原从宿主细胞表面脱落，以可溶性抗原形式被 APC 摄取，并在胞内分别与 MHC-Ⅰ类或 MHC-Ⅱ类分子复合物表达于 APC 表面。$CD4^+T$ 细胞和 $CD8^+T$ 细胞识别同一 APC 所提呈的特异性抗原，此时 $CD4^+T$ 细胞被激活后可产生并分泌 IL-2，辅助 $CD8^+T$ 细胞活化、增殖和分化。

$CD8^+T$ 细胞杀伤靶细胞主要通过两条途径：①穿孔素 / 颗粒酶途径。多个穿孔素在 Ca^{2+} 存在的情况下，聚合成内径约为 16nm 的孔道，使颗粒酶等细胞毒蛋白迅速进入靶细胞。颗粒酶也叫丝氨酸蛋白酶，进入靶细胞后激活凋亡相关的酶系统诱导靶细胞凋亡；②死亡受体途径。$CD8^+T$ 细胞可表达膜型 FasL，产生可溶性 FasL，或分泌 TNF-α 等分子，分别与靶细胞表面的 Fas 或 TNF 受体结合，诱导靶细胞凋亡。与 NK 细胞相比，活化的 $CD8^+T$ 细胞杀伤靶细胞受 MHC-Ⅰ类分子限制，可高效、连续、特异性杀伤靶细胞。

二、细胞免疫的生物学效应

1. 抗感染 效应 Th1 细胞释放淋巴因子使巨噬细胞（Mϕ）活化后，Mϕ 由不完全吞噬转为完全吞噬，杀死胞内寄生菌。细胞免疫应答亦可抗病毒感染、抗真菌感染和某些寄生虫感染。

2. 抗肿瘤 效应 Tc 细胞可特异性杀伤肿瘤细胞，效应 Th1 细胞释放淋巴因子可活化 Mϕ、NK 细胞发挥抗肿瘤作用。

3. 免疫病理作用 细胞免疫效应在迟发型超敏反应和移植排斥的病理过程中有重要作用，还可直接作用或通过调节 B 细胞功能等间接效应，参与某些自身免疫病的发生发展。

4. 免疫调节 $CD4^+Th$ 亚群之间的平衡，有助于调控机体产生合适类型和强度的免疫应。调节性 T 细胞（Tr 细胞）通过多种机制抑制过度免疫应答和及时终止免疫应答，在清除抗原的同时保持机体的免疫平衡，并预防自身免疫性疾病的发生。

固有免疫应答与适应性免疫应答的特点比较见表 6-2。

表 6-2 固有免疫应答与适应性免疫应答的特点比较

特点	固有免疫应答	适应性免疫应答
特异性	无，遗传决定，生来具备	有，后天获得，抗原刺激形成
识别方式	模式识别	表位识别
作用特点	无序增殖分化，应答迅速，作用范围广、不发生再次应答	抗原特异性淋巴细胞克隆扩增，抗原识别专一，有免疫耐受、可发生再次应答

续表

特点	固有免疫应答	适应性免疫应答
作用持续时间	较短，无免疫记忆	较长，有免疫记忆
发挥作用时效	即刻至 96 小时	96 小时以后
主要参与细胞	黏膜上皮细胞、吞噬细胞、树突状细胞、NK 细胞、γδT 细胞	αβ T 细胞、B2 细胞、APC
效应分子	补体、细胞因子、抗菌蛋白、酶类物质、穿孔素、颗粒酶、FasL	特异性抗体、细胞因子、穿孔素、颗粒酶、FasL
两者关系	启动调节适应性免疫，参与适应性免疫的效应阶段	特异性淋巴细胞释放淋巴因子可进一步激活固有性免疫

第 5 节　免疫耐受与免疫调节

一、免疫耐受

机体免疫系统接触某一抗原后形成的特异性免疫无应答状态称为免疫耐受（immunological tolerance）。对自身抗原耐受是免疫系统的重要特征。对某种抗原已形成免疫耐受的机体，再次接触相同抗原不发生免疫应答，但对其他抗原仍有免疫应答。这不同于免疫缺陷或使用免疫抑制剂后造成的抑制状态，不会导致自身免疫病的发生。引起免疫耐受的抗原称为耐受原，如自身组织抗原，可引起天然免疫耐受；非自身抗原（病原微生物和异种组织抗原等），在一定条件下可以是免疫原，也可以是耐受原。

（一）免疫耐受形成的条件

在后天生活中，原本对抗原可产生应答的 T 细胞和 B 细胞克隆，由于多种因素的影响也可发生耐受现象。这类耐受能持续一段时间，但可能随诱导因素的消失而逐步解除，重新恢复对相应抗原的应答能力。后天免疫耐受的形成受抗原和机体两方面的影响。

1. 抗原因素　抗原的性质、剂量和进入机体的途径等均可影响免疫耐受的形成。①抗原类型：小分子、可溶性、非聚合单体蛋白质多为耐受原，大分子、颗粒性及蛋白质聚合物较易引发免疫应答。②抗原剂量：剂量太高或太低则均能引发免疫耐受，分别称作高带耐受和低带耐受。③可以进入机体的途径：一般来说，口服易致全身耐受，其次依次为静脉注射、腹腔注射、肌内注射，皮下或皮内注射最难诱导免疫耐受。有些半抗原经皮内注射能诱导抗体以及迟发型超敏反应的产生，口服则出现耐受。④此外，抗原持续存在、抗原表位特点、抗原的变异均可影响免疫耐受的形成。

2. 机体因素　机体的遗传背景、年龄及发育阶段、免疫抑制剂的使用均能诱导免疫耐受。动物种属、品系不同，诱导和维持耐受的难易程度亦不同；免疫耐受的诱导一般在胚胎期最容易，新生期次之，成年动物产生耐受较难；处于免疫抑制状态的机体更易产生耐受。

（二）免疫耐受发生的机制

按形成时期的不同，免疫耐受分为中枢耐受和外周耐受。

1. 中枢耐受　即在中枢免疫器官内，未成熟淋巴细胞在胸腺或骨髓内遭遇到自身抗原后形成的耐受。T 细胞在胸腺发育过程中，经过阳性选择和阴性选择，识别自身抗原的未成熟 T 细胞凋亡，形成 T 细胞的中枢耐受。B 细胞在骨髓内发育到表达 mIgM 的未成熟 B 细胞，经过阴性选择，自身反应性细胞克隆消除或处于无反应性状态，形成 B 细胞的中枢耐受。

2. 外周耐受　发生在外周免疫器官，指在特定条件下成熟的淋巴细胞遇到内源性或外源性抗原后呈现的免疫无反应性。某些情况下，T 细胞、B 细胞虽表达与抗原反应的 TCR 或 mIg，但对该抗原呈递功能无应答或处于低应答状态。如成熟 T 细胞活化需要的两个（或两个以上）信号之一缺乏，T 细胞不能活化而处于无反应状态；同样，成熟 B 细胞缺少刺激信号（如缺乏 Th 细胞辅助作用），也因不能活化而处于无反应状态。

此外，活化诱导的细胞死亡（AICD）通过 T 细胞 -B 细胞或 T 细胞 -T 细胞之间的 FasL 和 Fas 的结合，启动 AICD，清除自身反应性 T 细胞或 B 细胞，也与免疫耐受有关。因免疫细胞接触不到“隐蔽抗原”，使隐蔽抗原处于被忽视状态，亦可造成免疫耐受的形成。

二、免疫调节

免疫调节是指免疫系统感知和调节其自身应答的能力。免疫应答中免疫分子间、免疫细胞间、免疫系统与机体其他系统间相互作用，构成一个相互协调与制约的调节网络，使机体的免疫应答处于合适强度与质量水平，维持机体的内环境稳定。免疫应答是在免疫调节机制的控制下进行的，免疫调节贯穿在整个免疫应答过程中，由多种免疫分子（抗原、抗体、补体、细胞因子及膜表面分子等）、多种免疫细胞（T 细胞、B 细胞、NK 细胞、DC、巨噬细胞等）和机体多个系统（神经、内分泌和免疫系统等）共同参与。

（一）免疫分子的调节作用

1. 抗原的免疫调节 抗原的质和量均可影响免疫应答的类型与强度。抗原性质不同，诱导的免疫应答的类型也不同。抗原的不同剂量亦可影响免疫应答强度，剂量过高或过低会分别诱导高带耐受和低带耐受。另外，结构相似的抗原间的竞争对免疫应答也有调节作用。

2. 抗体的免疫调节 在免疫应答后期，特异性抗体对免疫应答具有负反馈调节作用。这种负反馈调节既可通过抗原抗体复合物，也可通过 BCR 与抗 BCR 抗体（抗独特型抗体）的抗原结合部位和 Fc 段，分别与 B 细胞的 BCR 和 Fc 受体结合，激活抑制性信号通路，终止 B 细胞的增殖分化和抗体的产生。在动物免疫前，注射血清可人为地提高动物体内的特异性抗体，可使该动物产生相同特异性抗体的能力下降。

3. 补体的免疫调节 多种补体成分可参与免疫细胞间的相互作用，调节免疫细胞的增殖与分化，尤其是 C3b 可选择性地作用于多种淋巴细胞亚群，在免疫应答中发挥重要作用。

4. 细胞因子的免疫调节 多种细胞因子通过参与免疫细胞的活化、增殖、分化和功能发挥，调节机体的免疫应答。如 IL-2 能够刺激 T 细胞增殖；IL-4、IL-6 能刺激 B 细胞增殖；IL-12 可促进 Th0 细胞向 Th1 细胞分化；IL-4 可促进 Th0 细胞向 Th2 细胞分化；而 IFN-γ 能促进 Th0 细胞向 Th1 细胞分化，抑制 Th0 细胞向 Th2 细胞分化（图 6-6）。

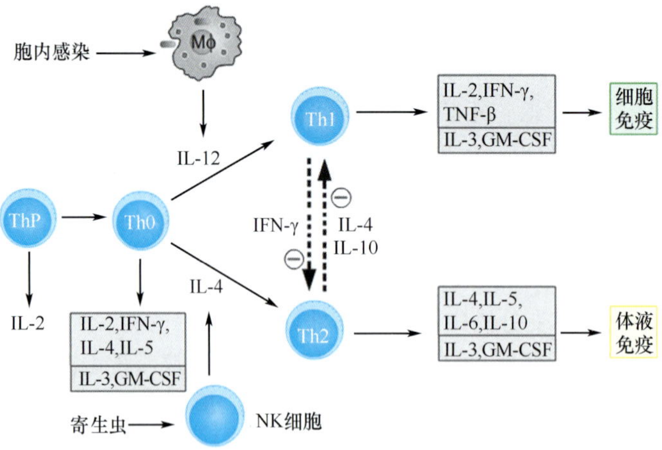

图 6-6 细胞因子的免疫调节作用

（二）免疫细胞的调节作用

1. APC 的免疫调节 APC 通过摄取、加工、处理和提呈抗原来调节免疫应答。成熟的 Mφ 和 DC 表达 MHC 分子，可有效提呈抗原，启动免疫应答，并通过其多态性造成不同个体对相同抗原提呈水平的差异。同时，Mϕ 亦能分泌多种细胞因子参与免疫调节。

2. T 细胞的免疫调节 在免疫应答中，T 细胞在免疫调节中具有核心作用，尤其是 Th 细胞在免疫应答的调节中发挥着重要作用。根据产生细胞因子的不同，Th 细胞可分为 Th1 细胞和 Th2 细胞。Th1 细胞主要产生 IL-2、IFN-γ 和 TNF-β 等细胞因子，介导细胞免疫及迟发型超敏反应性炎症，在抗病毒及胞内寄生菌感染中发挥重要作用；Th2 细胞主要产生 IL-4、IL-5、IL-6 和 IL-10 等细胞因子，刺激 B 细胞增殖、分化为浆细胞并产生抗体，介导体液免疫应答。

3. NK 细胞的免疫调节 活化的 NK 细胞可分泌大量的细胞因子，如 IFN-γ、TNF-α 等，具有促进 T 细胞、B 细胞、APC 等多种免疫细胞的生物活性，增强机体早期抗感染能力和免疫监视作用。

（三）神经、内分泌和免疫调节作用

免疫系统受机体其他器官系统的调节和影响，尤其是神经 - 内分泌系统的调节最为重要，如应激、精神紧张、内分泌失调、心理压力等因素均可直接或间接影响免疫系统的功能。神经 - 内分泌系统主要通过神经纤维（交感或副交感神经支配中枢免疫器官和外周免疫器官）、神经递质（肾上腺素、多巴胺、5- 羟色胺等）、激素（如胰岛素、生长激素、性激素等）等发挥调节功能。

目标检测

一、单项选择题

1. 参与非特异性免疫作用的细胞是
   A. $CD4^+$Th1　B. $CD4^+$Th2
   C. αβT 细胞　D. γδT 细胞
   E. $CD8^+$Tc（Tc）
2. 不属于皮肤黏膜的物理屏障作用的是
   A. 机械屏障作用
   B. 黏膜上皮细胞的更新
   C. 黏膜上皮细胞纤毛的定向摆动
   D. 黏膜表面分泌液的冲洗作用
   E. 寄居在皮肤黏膜表面的正常菌群阻止病原体的结合
3. 适应性免疫应答的反应阶段是指
   A. 抗原的提呈和识别阶段
   B. T 细胞和 B 细胞的活化、增殖、分化阶段
   C. 产生免疫应答的阶段
   D. 细胞免疫的效应阶段
   E. 体液免疫的效应阶段
4. TD-Ag 引起的免疫应答的特点是
   A. 产生免疫应答的细胞是 B1 细胞
   B. 只能引起体液免疫，不能引起细胞免疫
   C. 可直接作用于 T 细胞、B 细胞产生免疫应答
   D. 只引起细胞免疫，不能引起体液免疫
   E. 可形成记忆细胞
5. 抗体初次应答的特点是
   A. 抗体以 IgG 类为主
   B. 抗体亲和力较高
   C. 抗体浓度达到平台期所需时间较短
   D. 平台区持续时间短
   E. 抗体产生潜伏期较短
6. 抗体再次应答的特点是
   A. 抗体亲和力低
   B. 抗体浓度达到平台期所需时间较长
   C. 用较少量抗原刺激即可引发再次应答
   D. 抗体亲和力高低参差不齐
   E. 平台期持续时间较短
7. 组成性表达于成熟 B 细胞表面的协同刺激分子是
   A. CD40　B. CD28　C. CD154
   D. CD40L　E. CD5
8. $CD4^+$T 细胞活化提供第二信号最重要的一对膜分子是
   A. CD40 与 CD40L　B. CD4 与 MHC- Ⅱ类分子
   C. CD28 与 B7　D. CD2 与 LFA-3
   E. LFA-1 与 ICAM-I
9. T 细胞抗原受体识别抗原后，传递刺激信号的分子是
   A. CD2　B. CD3　C. CD4
   D. CD8　E. CD79a/CD79b
10. 关于免疫耐受描述错误的是
    A. 具有免疫特异性，只对特定抗原不应答
    B. 一般情况下不影响适应性免疫应答整体功能
    C. 不同于免疫缺陷
    D. 不同于药物引起的对免疫系统的普遍抑制
    E. 只能在中枢免疫器官内发生

二、简答题

1. 简述固有性免疫应答与适应性免疫应答的比较。
2. 简述 T 细胞活化的双信号。
3. 简述 B 细胞活化的双信号。

（旷兴林）

第7章

免疫学防治

学习目标

1. **掌握** 人工自动免疫、人工被动免疫的概念及常用的制剂。
2. **熟悉** 死疫苗和活疫苗的特点；人工自动免疫和人工被动免疫的区别。
3. **了解** 免疫治疗的概念及其常用制剂。

机体受到病原体感染后，能产生特异性抗体和效应T细胞，提高对该病原体的免疫力。免疫学防治是指利用免疫学原理，采用人工免疫的方法给机体输入抗原、免疫效应物质等生物制剂或化学药物，以改变机体免疫状态，达到预防或治疗某些疾病的目的，其包括免疫预防和免疫治疗。

第1节 免疫预防

免疫预防是一种通过自动免疫或被动免疫而增强机体特异性免疫功能的预防疾病的策略。特异性免疫的获得方式有自然免疫和人工免疫两种，自然免疫指机体感染病原体后建立的自动免疫，也包括胎儿或新生儿通过胎盘和母乳获得抗体的被动免疫。人工免疫是人为使机体获得特异性免疫，是免疫预防的重要手段，包括人工自动免疫和人工被动免疫。

一、人工自动免疫

（一）概念

人工自动免疫是以人工免疫的方法将疫苗、类毒素和菌苗等免疫原物质接种至人体，使宿主自身的免疫系统产生对相关传染病的特异性免疫力。人工自动免疫的特点：当机体受到抗原刺激后，产生相应免疫力的时间慢，由于免疫效应物质是机体自动产生的，故免疫维持时间长，多用于预防传染病。接种牛痘疫苗在全球消灭了天花就是此领域成功的典范。随着免疫学理论和技术的发展，人工自动免疫已突破预防传染病的局限性向非传染病领域发展，也正在成为一种具有前途的免疫治疗新方法。

（二）常用制剂

疫苗是自动免疫的常用制剂，其泛指所有用减毒或杀死的病原生物（细菌、病毒、立克次体等）或其抗原性物质所制成，用于预防接种的生物制品。近年来由于免疫技术的迅速发展，疫苗的研制并不限于病原体成分，其应用也超出了传染病的范围，包括应用于肿瘤、超敏反应、自身免疫病、移植排斥反应等疾病的防治。

目前常用的人工自动免疫制剂包括以下几种。

1. 灭活疫苗 采用物理或化学方法杀死病原微生物所制备的一种用于预防接种的生物制品，故又称为死疫苗。病原微生物虽已死亡，失去致病力，但保留了一定的抗原性，接种后仍能引起免疫应答。由于死疫苗进入机体不能生长繁殖，对机体免疫系统刺激的时间短，只诱导体液免疫，不能诱导细胞免疫，产生免疫作用弱，要获得较高而持久的免疫力，必须大剂量多次重复接种，接种局部和全身不良反应明显。但死疫苗稳定性好，易于保存。常用的死疫苗有霍乱疫苗、伤寒疫苗、百日咳疫苗、狂犬病疫苗等。

2. 减毒活疫苗　应用保留有免疫原性的减毒或无毒的病原生物所制成的一种疫苗。接种活疫苗于机体后仍保持一定的生长繁殖能力，接近于自然感染，可激发机体对病原微生物的持久免疫力，减毒活疫苗不仅能诱导机体产生体液免疫，而且能诱导产生细胞免疫，一般只需接种一次，用量小，不良反应轻，免疫效果持久。但活疫苗稳定性差，不易保存。活疫苗有毒力返祖的可能性，虽然罕见，但仍需警惕，故免疫缺陷者和孕妇不宜接种活疫苗。常见的减毒活疫苗有卡介苗、麻疹活疫苗、风疹疫苗、腮腺炎疫苗等。灭活疫苗与减毒活疫苗的比较见表 7-1。

表 7-1　灭活疫苗与减毒活疫苗的比较

区别	灭活疫苗	减毒活疫苗
接种途径	多为皮下注射	可皮下注射、皮上划痕、口服、吸入
接种剂量	较大	较小
接种次数	2～3 次	1 次
制剂特点	死，容易获得	活，难获得
不良反应	较大	较小
免疫效果	数月至数年	3～5 年或更长
疫苗保存	较易（多为 4℃保存 1 年左右）	不易（多为 4℃保存数周）
常见制剂	霍乱、伤寒、百日咳、狂犬病、乙脑、流脑、甲肝等疫苗	卡介苗、麻疹、风疹、腮腺炎、水痘、脊髓灰质炎病毒、腺病毒等疫苗

3. 类毒素　用丧失毒性而保留免疫原性的毒素所制成的疫苗称为类毒素。接种后可诱导机体产生对毒素具有中和作用的特异性抗体，称为抗毒素。常用的类毒素有白喉类毒素、破伤风类毒素等，这两种类毒素可与百日咳疫苗混合制成百白破三联疫苗。

上述疫苗都是由完整的病原微生物或其代谢产物制成，为第一代传统疫苗。

4. 新型疫苗　又称组分疫苗或第二代疫苗，对疫苗进行人工改造、纯化或合成，只取强力免疫作用成分制成更高效、更安全的新型疫苗。

（1）亚单位疫苗：去除病原体中与激发保护性免疫无关甚或有害的成分，但保留有效免疫原成分的疫苗称为亚单位疫苗，其成本低廉，副作用小，如裂解病毒疫苗、亚病毒体疫苗等。

（2）合成肽疫苗：根据有效免疫原的氨基酸序列而设计与合成的多肽疫苗，称为合成肽疫苗，如用流感病毒血凝素的 18 个氨基酸肽制成的疫苗。

（3）结合疫苗：将抗原成分与某种蛋白成分结合而制备，以提高其免疫原性的疫苗称为结合疫苗。细菌荚膜多糖抗原属于 TI 抗原只能诱导机体产生 IgM 抗体，将细菌荚膜多糖抗原与蛋白质载体（如白喉类毒素）交联，使之成为 TD 抗原，诱导机体产生记忆细胞和 IgG 抗体，增强免疫效果，如脑膜炎球菌疫苗、肺炎球菌疫苗等。

（4）重组载体疫苗：用减毒活病毒或减毒活细菌作为载体，将编码特定病原体免疫原性蛋白的基因插入载体，输入机体可预防特定病原体的疫苗称为重组载体疫苗，如乙肝重组疫苗是将编码 HBsAg 的基因插入酵母菌基因组中制成的。

5. 基因疫苗　又称第三代疫苗，即将 DNA 表达质粒注入体内，通过表达相应编码蛋白而诱导机体产生特异性免疫应答。例如，DNA 疫苗是用编码病原体有效免疫原的基因与质粒构建重组体，通过直接免疫机体使之表达保护性抗原，从而诱导机体产生针对该抗原的特异性免疫，以达到预防和治疗疾病的目的。基因疫苗是最近几年从基因治疗研究领域发展起来的一种全新的免疫制剂，也是未来疫苗发展的趋势。

链 接 新型冠状病毒核酸疫苗

新型冠状病毒的刺突蛋白（S 蛋白）是诱导人体产生保护性抗体的关键物质。新型冠状病毒核酸疫苗是将携带病毒遗传信息的核酸片段（编码新冠病毒 S 蛋白的 mRNA）指导蛋白质合成导入人体细胞中，使人体细胞生产新型冠状病毒的 S 蛋白并释放出来，刺激人体产生特异性免疫反应。mRNA 新型冠状病毒肺炎疫苗既可诱导出体液免疫，又可引发细胞免疫，具有双重免疫作用，进而阻止病毒感染人体细胞。与传统的灭活疫苗、减毒活疫苗相比，mRNA 新型冠状病毒肺炎疫苗中不含有完整的病毒，故不存在感染风险。

（三）免疫规划

免疫规划是根据疫情监测和人群免疫状况分析，按照规定的免疫程序，有计划、有组织地利用疫苗进行预防接种，以提高人群的免疫水平，达到控制乃至最终消灭相应传染病目的的方法。随着中国预防接种工作发展到免疫规划时期，计划免疫的概念逐步淡化，取而代之的是免疫规划。国家免疫规划疫苗儿童免疫程序见表 7-2。

二、人工被动免疫

（一）概念

人工被动免疫是人工给予机体免疫效应分子（如抗体）或免疫细胞，使之获得相应免疫力的方法。人工被动免疫的特点：抗体输入机体后立即获得免疫力，免疫出现时间比人工自动免疫快；输入的抗体受其半衰期的限制，故免疫维持时间短；主要用于紧急预防或治疗相应的疾病。

案例 7-1

某孕妇，29 岁，既往体健，一年前发现 HBsAg（+），但无任何症状，肝功能正常，足月顺产分娩一 4500g 男婴。

问题：为阻断母婴传播，对该新生儿最适宜的预防方法是什么？

（二）常用制剂

1. 抗毒素 是用类毒素或细菌外毒素多次免疫马等动物而产生的大量抗体，经分离纯化而成的免疫血清，对毒素具有中和作用的特异性抗体称为抗毒素。常用的抗毒素有破伤风抗毒素、白喉抗毒素等。抗毒素主要用于外毒素所致疾病的治疗和紧急预防，因来源于动物血清，对人体而言，既是抗体又是抗原，对于某些个体可能成为变应原，使用时应做皮肤试验，防止超敏反应的发生。

2. 人免疫球蛋白 是从正常人血浆和健康产妇胎盘血中提取而成，前者称人血浆丙种球蛋白，主要含 IgG、IgM 等抗体；后者称胎盘丙种球蛋白，主要含 IgG 类抗体。由于多数成人曾隐性或显性感染过麻疹病毒、脊髓灰质炎病毒和甲型肝炎病毒等，其血清中含有相应的抗体，并长维持时间，因而制备的丙种球蛋白主要用于麻疹、脊髓灰质炎、甲型病毒性肝炎等病毒性疾病的紧急预防和治疗，也可用于丙种球蛋白缺乏症的治疗。

3. 抗血清 从经特定抗原刺激的机体中所采集，含特异性抗体的血清，如抗乙肝免疫球蛋白、抗狂犬免疫血清、抗蛇毒免疫血清等特异性免疫球蛋白，用于紧急预防和治疗相应的疾病。

表 7-2 国家免疫规划疫苗儿童免疫程序表（2021 年版）

可预防疾病	疫苗种类	接种途径	剂量	英文缩写	接种年龄														
					出生时	1 月	2 月	3 月	4 月	5 月	6 月	8 月	9 月	18 月	2 岁	3 岁	4 岁	5 岁	6 岁
乙型病毒性肝炎	乙肝疫苗	肌内注射	10 或 20μg	HepB	1	2					3								
结核病[1]	卡介苗	皮内注射	0.1ml	BCG	1														
脊髓灰质炎	脊灰灭活疫苗	肌内注射	0.5ml	IPV			1	2											
	脊灰减毒活疫苗	口服	1 粒或 2 滴	bOPV					3								4		
百日咳、白喉、破伤风	百白破疫苗	肌内注射	0.5ml	DTaP				1	2	3				4					
	白破疫苗	肌内注射	0.5ml	DT															5
麻疹、风疹、流行性腮腺炎	麻腮风疫苗	皮下注射	0.5ml	MMR								1		2					
流行性乙型脑炎[2]	乙脑减毒活疫苗	皮下注射	0.5ml	JE-L								1			2				
	乙脑灭活疫苗	肌内注射	0.5ml	JE-I								1、2			3				4
流行性脑脊髓膜炎	A 群流脑多糖疫苗	皮下注射	0.5ml	MPSV-A							1		2						
	A 群 C 群流脑多糖疫苗	皮下注射	0.5ml	MPSV-AC												3			4
甲型病毒性肝炎[3]	甲肝减毒活疫苗	皮下注射	0.5 或 1.0ml	HepA-L										1					
	甲肝灭活疫苗	肌内注射	0.5ml	HepA-I										1	2				

注：1. 主要指结核性脑膜炎、粟粒性肺结核等。

2. 选择乙脑减毒活疫苗接种时，采用两剂次接种程序。选择乙脑灭活疫苗接种时，采用四剂次接种程序；乙脑灭活疫苗第 1、2 剂间隔 7 ～ 10 天。

3. 选择甲肝减毒活疫苗接种时，采用一剂次接种程序。选择甲肝灭活疫苗接种时，采用两剂次接种程序。

4. 细胞因子 近年来研制的新型免疫治疗剂，对免疫应答的发生、调节及效应等均起重要作用，IFN-α、IL-2、GM-CSF 已成为治疗肿瘤、艾滋病等的有效手段。

人工自动免疫与人工被动免疫比较见表 7-3。

表 7-3 人工自动免疫与人工被动免疫比较

项目	人工自动免疫	人工被动免疫
接种物质	抗原	抗体
接种次数	1～3 次	1 次
免疫出现时间	慢，2～4 周	快，立即
免疫维持时间	长，数月至数年	短，2～3 周
主要用途	预防	治疗或紧急预防
常用制剂	疫苗，类毒素	抗毒素，丙种球蛋白，特异性免疫球蛋白，细胞因子

考点：人工自动免疫、人工被动免疫及常用制剂

第 2 节 免疫治疗

免疫治疗是应用免疫学理论与方法治疗相关疾病的一种生物治疗策略，包括免疫增强和免疫抑制治疗。改变机体的免疫状态有两个方面：一是对于肿瘤、慢性传染病、免疫缺陷病等患者，因其免疫功能低下，故宜应用免疫增强疗法。通过不同方式，对机体免疫功能具有增强作用的药物称为免疫增强剂。二是对于超敏反应、自身免疫病、器官移植排斥等患者，因其对抗原产生过高或损伤性的免疫应答，故宜应用免疫抑制疗法。通过抑制细胞及体液免疫反应，而使组织损伤得以减轻的化学或生物物质，对机体异常的免疫反应具有抑制作用的药物称为免疫抑制剂。

一、免疫增强疗法

（一）治疗性疫苗

治疗性疫苗一般指对患有某种疾病的机体，通过诱导特异性免疫应答，以阻止疾病的发展而达到治疗目的的制剂。治疗性疫苗以激发细胞免疫应答为主，这是与以激发体液免疫应答为主的普通预防性疫苗的主要区别。

1. 肿瘤疫苗 天然肿瘤抗原的免疫原性弱，难以激活机体免疫系统发挥抗肿瘤作用。因此，用人工处理纯化或基因重组的具有抗原性的肿瘤抗原，制备成瘤苗，回输给肿瘤患者，可诱导有效的细胞免疫应答，增强抗肿瘤免疫效应，用于治疗肿瘤。

2. 治疗病毒性疾病的疫苗 如治疗性乙肝疫苗。乙型肝炎患者往往对乙肝病毒抗原产生免疫耐受。为解除机体的免疫耐受状态，先用乙肝病毒表面抗原免疫动物，然后从免疫动物的脾、淋巴结分离出淋巴细胞，提取其中的核糖核酸给患者注射，可获得体液及细胞免疫，达到治疗慢性乙型肝炎的目的。

（二）其他

除治疗性疫苗以外，免疫增强制剂尚有以下几种。①细胞因子制剂：如 IFN-α、IFN-β、IL-2、GM-CSF 等；②免疫细胞制剂：包括骨髓移植、脐带血干细胞移植、同种淋巴细胞被动转移等；③微生物制剂：如卡介苗、短小棒状杆菌等；④化学合成药物：如左旋咪唑、西咪替丁等；⑤中药制剂：如人参、黄芪、党参、灵芝、山药等。以上制剂均可增强机体免疫功能。

二、免疫抑制疗法

（一）抗体制剂

1. 抗淋巴细胞丙种球蛋白　有较强的免疫抑制和细胞毒作用，选择性耗竭 T 细胞和封闭 T 细胞抗原识别受体，降低细胞免疫应答，抑制迟发型超敏反应。

2. 抗 CD3 单克隆抗体　主要在体内特异性清除 T 细胞或封闭其靶蛋白，达到抑制同种移植排斥反应和治疗自身免疫性疾病的目的。

（二）化学合成药物

1. 抗肿瘤化学药物　用于免疫抑制疗法的抗肿瘤药物主要有烷化剂（如氮芥、环磷酰胺）和抗代谢药（如硫唑嘌呤、甲氨蝶呤），对淋巴细胞有杀灭或抑制作用。

2. 肾上腺皮质激素　具有明显的抗炎和免疫抑制作用，对单核巨噬细胞、中性粒细胞、T 细胞、B 细胞均有较强的抑制，临床上广泛应用于炎症及各型超敏反应性疾病的治疗。

免疫制剂药物尚有以下几种。①真菌代谢产物：如环孢素 A 和他克莫司（FK506）可阻断 T 细胞内 IL-2 基因的转录，抑制 IL-2 依赖的 T 细胞活化，应用于临床器官移植中；②中草药：如雷公藤的提取物雷公藤多苷，可抑制免疫，在临床用于治疗肾炎、红斑狼疮、类风湿关节炎等有显著疗效。另外，天冬、苦参、丹皮、肉桂、夏枯草等也具有一定的免疫抑制作用。

课程思政　“人民英雄”张伯礼：肝胆相照 医者仁心

面对突如其来的新型冠状病毒肺炎疫情，72 岁高龄的中国工程院院士张伯礼临危受命。他主持研究制定的中西医结合疗法应用于确诊病例，成为中国方案的亮点，让世界重新认识了中医药的作用。抗击武汉新型冠状病毒肺炎疫情期间，他胆囊炎发作了，但他仍坚守抗疫一线。他说：“武汉一线工作还需要我，不可能撤回。我就是去给病人治病的，自己得病是关键时刻掉链子。但是病了怎么办？赶紧手术，继续上前线战斗，这是理所当然的事。”他用自己的实际行动书写了生命至上、尊重科学、命运与共的伟大抗疫精神。

目标检测

一、单项选择题

1. 人工自动免疫的制剂是
   A. 抗毒素　　B. 类毒素
   C. 抗病毒免疫血清　　D. 人丙种球蛋白
   E. 胎盘球蛋白
2. 下列物质可用于人工被动免疫的制剂是
   A. 白喉类毒素　　B. 卡介苗
   C. 破伤风抗毒素　　D. 百日咳疫苗
   E. 脊髓灰质炎疫苗
3. 下列哪项属于活疫苗的特点
   A. 由死的病原微生物制成
   B. 所需接种量大
   C. 免疫效果差
   D. 不易保存
   E. 免疫效果只能维持 1 年
4. 对死疫苗叙述错误的是
   A. 用免疫原性强的病原体灭活制成
   B. 需多次接种
   C. 注射的局部和全身反应较重
   D. 保存比活疫苗方便
   E. 能诱导细胞免疫形成和特异性抗体产生
5. 对活疫苗叙述错误的是
   A. 用减毒或无毒活病原体制成
   B. 一般只需接种一次
   C. 比死疫苗更安全
   D. 保存要求比死疫苗高

E. 能诱导特异性抗体产生和细胞免疫形成

6. 下列哪种疫苗为活疫苗

A. 乙肝疫苗　　B. 百日咳疫苗

C. 卡介苗　　D. 伤寒疫苗

E. 霍乱疫苗

7. 下列哪种物质可刺激机体产生人工自动免疫

A. 丙种球蛋白　　B. 卡介苗

C. 破伤风抗毒素　　D. 白喉抗毒素

E. IFN

8. 属于人工自动免疫特点的是

A. 输入的物质为抗原　　B. 免疫产生时间快

C. 免疫力维持时间短　　D. 多用于治疗

E. 常用制剂为抗毒素

9. 属于人工被动免疫特点的是

A. 输入的物质为抗原　　B. 免疫产生时间慢

C. 免疫力维持时间长　　D. 多用于治疗

E. 常用制剂为死疫苗

10. 下列哪种制剂不属于免疫增强剂

A. 卡介苗　　B. 左旋咪唑

C. 灵芝多糖　　D. 环孢素 A

E. 短小棒状杆菌

11. 属于免疫抑制剂的物质是

A. 卡介苗　　B. 环磷酰胺

C. 灵芝多糖　　D. 左旋咪唑

E. 短小棒状杆菌

二、简答题

1. 灭活疫苗与减毒活疫苗有何区别？

2. 人工自动免疫与人工被动免疫有何区别？

（谢　璟）

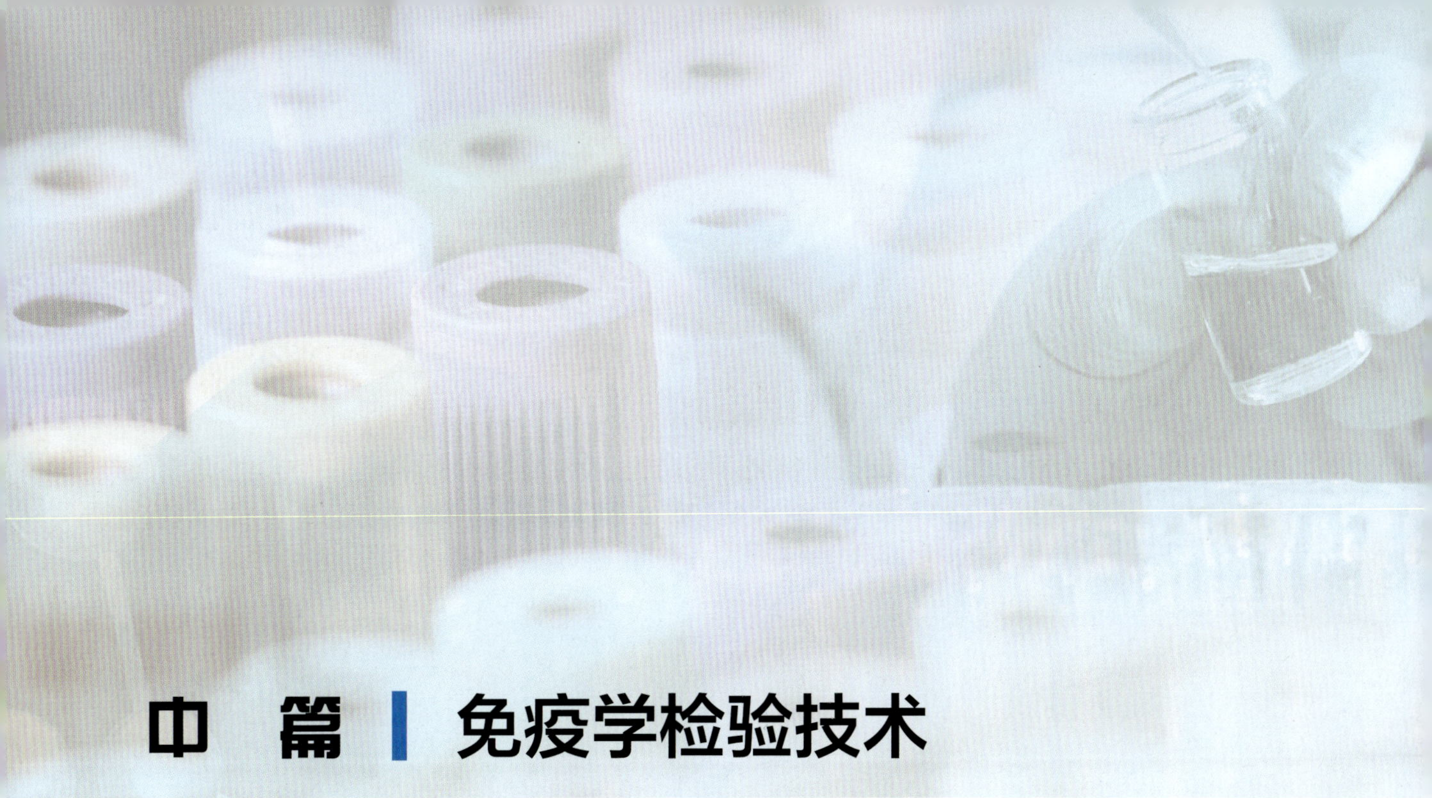

中篇 免疫学检验技术

中篇为免疫学检验技术部分，共有12章。主要介绍免疫学技术原理与免疫检测方法，以及临床免疫检测的质量保证。阐释了抗原与抗体的特异性结合反应是一切免疫测定技术的最基本原理，在此基础上结合一些生化或理化方法（尤其是标记技术）作为信号显示或放大系统，建立了多种常用的免疫测定技术和方法，如放射免疫技术、免疫酶标技术、免疫荧光技术、化学发光免疫技术、胶体金免疫技术等。通过系统掌握临床免疫实验室常用的免疫学检验方法、技术类型以及基本原理和技术要点及其临床应用，为深入学习临床疾病及其免疫学检验、强化实践操作技能起到承上启下的作用。

第8章
抗原抗体反应

学习目标

1. **掌握** 抗原抗体反应的特点。
2. **熟悉** 抗原抗体反应的影响因素和基本类型。
3. **了解** 抗原抗体反应的基本原理。

抗原抗体反应（antigen-antibody reaction）是指抗原与相应抗体在体内或体外发生的特异性结合反应。体内抗原抗体反应为体液免疫应答的效应机制，表现为溶菌、溶细胞、中和毒素等作用，也可引起超敏反应导致免疫病理损伤；体外发生的抗原抗体反应，可作为免疫学实验的结果出现，根据抗原、抗体及反应条件的不同，可表现为凝集、沉淀、细胞溶解和补体结合等不同的反应。这些反应已成为疾病预防、诊断、治疗和预后判断等广泛应用的手段。本章所叙述的抗原抗体反应，主要是指体外抗原抗体反应。

第1节 抗原抗体反应的基本原理

一、抗原抗体的结合力

抗原和抗体特异性结合反应主要是由于抗原表位与抗体分子超变区的结构互补性和紧密接触，两者结合只有在极短距离内才能发生，且不形成牢固的共价键，为可逆反应。有四种分子间作用力参与并促进其结合：静电引力、范德瓦耳斯力、氢键结合力、疏水作用力，其中疏水作用力是最强的（图8-1）。

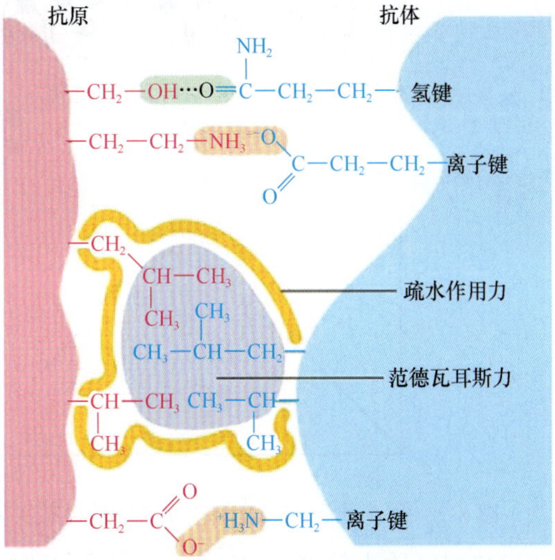

图8-1 抗原抗体结合力示意图

二、抗原抗体的亲和力和亲合力

亲和力是指抗体分子上的一个抗原结合位点与对应的抗原表位之间的结合强度，是抗原与抗体间固有的结合力。抗原与抗体的亲和力与两者之间的互补程度成正比，互补程度越高，亲和力越高。

亲合力是指一个完整的抗体分子与抗原之间结合强度的总和，与抗体的结合价、抗原的有效表位数量有关。如IgG为两价，亲合力为单价的10^3倍，IgM为五价，亲合力为单价的10^7倍。亲合力越大，抗原抗体结合越牢固，反之容易解离。

三、亲水胶体转化为疏水胶体

抗体和大多数抗原都属于蛋白质。在通常的抗原抗体反应中，溶液的pH偏高，蛋白质分子均带负电荷，极化的水分子在其周围形成水化层，使其成为亲水胶体。因此，蛋白质分子不会自行凝集出现沉淀。当抗原和抗体结合后，表面电荷减少，水化层变薄；而且由于抗原抗体复合物形成后，与水接触的面积减少，抗原抗体复合物逐渐成为疏水胶体。此时再加入一定浓度的电解质（NaCl），中和胶体粒子表面的电荷，使各疏水胶体进一步靠拢，形成可见的抗原抗体复合物。

第 2 节 抗原抗体反应的特点

一、特 异 性

特异性是指任何一种抗原通常只能与其刺激机体后产生的相应抗体结合。这种特异性是由抗原表位与抗体分子超变区之间空间结构的互补性决定的。抗体分子超变区氨基酸残基的变异性使可变区沟槽形状千变万化，只有与其空间结构互补的抗原表位才能如楔状嵌入。例如，破伤风抗毒素只能与相应的外毒素结合，而不能与白喉外毒素结合。由于抗原抗体的高度特异性，可用已知的抗原（或抗体）检测未知的抗体（或抗原），应用于传染病的诊断、防治等医学和生物学领域。

由于抗原抗体反应针对的是抗原表位，而大多数天然抗原分子结构复杂，彼此间可含有相同的表位，因此可与彼此相应的抗血清发生交叉反应。例如，用变形杆菌代替立克次体，协助斑疹伤寒诊断的外-斐试验。

二、比 例 性

比例性是指抗原抗体发生可见反应需要遵循一定的量比关系。只有两者浓度比例适当时，才形成较大的抗原抗体复合物。以可溶性抗原与相应抗体发生沉淀反应为例，向一排试管中各加入同等量的抗体，再依次加入逐渐增量的相应抗原。结果发现反应开始时，随着抗原浓度的增加，沉淀很快出现，而且量也逐渐增加，但抗原超过一定范围之后，沉淀速度和沉淀量随抗原浓度增加反而降低，到最后甚至不出现沉淀。根据所形成的沉淀物及抗原抗体的比例关系绘制出反应曲线（图 8-2）。

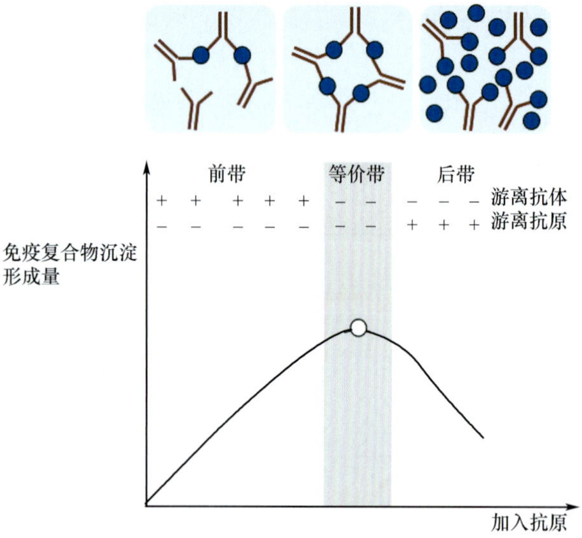

图 8-2 沉淀反应中沉淀与抗原抗体的比较关系

图 8-2 中曲线的高峰部分抗原与抗体分子比例合适，结合充分，沉淀物形成快而多的范围，称为抗原抗体反应的等价带。在此范围内，有一管沉淀物形成最快，抗原抗体几乎全部结合成复合物，上清液中基本无游离抗原抗体，表明这是抗原与抗体浓度的最适比（optimal ratio）。当抗原抗体浓度比不在等价带范围内时，可见反应的速度和复合物的量都会迅速降低，甚至不可见，上清液中可检出游离的抗原或抗体。因抗原抗体比例不合适而不出现可见反应，称带现象（zone phenomenon）。抗体过量时，称为前带（prozone）；抗原过量时，称为后带（postzone）。可见只有抗原抗体比例合适时，才能出现可见的反应，因此抗原抗体反应的比例十分重要。应用免疫学技术检测抗原或抗体时，由于带现象的干扰，可导致假阴性结果。

链接 带现象和钩状效应

Green 在 1977 年根据抗原抗体反应的曲线形状提出来钩状效应这个名称，指免疫检测中由于抗原、抗体浓度比例不合适而致检测结果呈阴性的现象，钩状效应概括了前、后带现象。目前钩状效应多指抗原过剩而言，因此又称高剂量钩状效应。高剂量钩状效应对酶联免疫吸附试验（ELISA）、免疫比浊法的影响较大，可使高浓度标本结果降低，甚至出现假阴性结果。

三、可　逆　性

可逆性是指抗原与相应抗体结合成复合物后，在一定条件下又可解离为游离抗原和抗体的特性。由于抗原抗体的结合是非共价结合，形成的复合物不牢固，在低 pH、冻融、高浓度盐等条件下抗原抗体间的静电引力消失而发生解离，解离后的抗原或抗体分子仍保留游离抗原、抗体的理化性质及生物学活性，如毒素抗毒素复合物解离后，毒素仍保持毒性。根据这一特性，常用亲和层析技术来分离纯化抗原或抗体。

抗原抗体复合物的解离取决于两方面的因素：一是抗原抗体亲和力，亲和力高抗原抗体结合牢固，不易解离；二是环境因素对复合物的影响，改变 pH 和离子强度是最常用的促解离方法。

四、阶　段　性

抗原抗体反应可分为两个阶段：第一阶段为抗原和抗体发生特异性结合的阶段，不易受外界影响，其特点是反应快但肉眼不可见；第二阶段为可见反应阶段，抗原抗体复合物在环境因素的影响下，进一步交联和聚集，表现为凝集、沉淀和细胞溶解等现象，此阶段易受外界因素干扰，反应慢，往往需要数分钟至数小时。但这两个阶段并不能严格划分，各阶段所需的时间也受多种因素的影响。

第 3 节　影响抗原抗体反应的因素

一、抗原抗体自身的因素

（一）抗原

抗原的理化性状、表位种类和数量等均可影响抗原抗体反应的结果。例如，颗粒性抗原与相应抗体反应出现凝集现象；可溶性抗原与相应抗体反应出现沉淀现象；单价抗原与相应抗体反应不出现可见反应；粗糙型细菌在生理盐水中易出现自凝等。

（二）抗体

抗体是抗原抗体反应的关键因素，可从多方面影响反应，如抗体的来源、浓度、特异性和亲和力等。

1. 抗体来源　来自不同动物的免疫血清，其反应性有差异。例如，家兔、羊等动物的免疫血清，由于具有较宽的等价带，与相应抗原结合易出现可见的抗原抗体复合物，称为 R 型抗体；马、驴等大型动物的免疫血清等价带较窄，易出现前带和后带现象，称为 H 型抗体。单克隆抗体仅与抗原分子上一种抗原表位结合，形成的免疫复合物小，一般不适用于凝集或沉淀反应。

2. 浓度　抗原抗体浓度适当时才能出现可见的反应，所以在试验前应进行预试验，确定抗原抗体的最佳反应浓度。

3. 特异性和亲和力　抗体的特异性和亲和力是影响抗原抗体反应的关键因素，特异性好则试验准确度高；亲和力高，试验灵敏度高。因此，为保证和提高试验结果的可靠性，应选用特异性好且亲和力高的抗体作诊断试剂。

二、环境因素

（一）电解质

抗原抗体反应形成复合物后，由亲水胶体向疏水胶体转变，在适当电解质存在下中和胶体离子表面的电荷，使各疏水胶体进一步靠拢，出现可见的抗原抗体复合物。若无电解质的存在，则不出现可见的反应。若电解质浓度过高，会使蛋白质出现非特异性沉淀，出现盐析现象。因此，在抗原抗体反应中最常用8.5g/L的氯化钠溶液，即生理盐水作为抗原、抗体的稀释液。如抗原抗体反应中有补体参与，还应加入Mg^{2+}和Ca^{2+}，以促进补体活化。

（二）酸碱度

适当的pH是抗原抗体反应的必要条件之一。pH过高或过低都会影响抗原抗体的反应。因为蛋白质具有两性电离性质，当pH达到或接近蛋白质的等电点时，会引起蛋白质的非特异性沉淀，造成假阳性反应。大多数抗原抗体反应的适宜酸碱环境pH为6～9。有补体参与的反应最适pH为7.2～7.4，超过此范围均可不同程度地降低补体的酶反应活性。

（三）温度

抗原抗体反应需要合适的温度才有利于两者结合，通常以15～40℃为宜，最适温度为37℃。温度越低，分子运动越慢，反应速度越慢，但抗原抗体的结合越牢固，易于观察结果。温度越高，分子运动越快，增加了抗原、抗体分子接触的机会，反应速度越快，但若温度过高，易导致抗原抗体复合物解离，甚至使抗原、抗体变性和补体灭活。某些抗原抗体反应需要特定的温度，如冷凝集在4℃时与红细胞结合最好，20℃以上反而解离。

另外，适当的振摇和搅拌可加强抗原抗体分子的结合，加速反应。

第4节　抗原抗体反应免疫检测技术的基本类型

抗原抗体反应试验方法很多，随着现代免疫学技术的发展，抗原抗体反应向更敏感、简便、快速、微量和自动化方向发展。根据抗原、抗体性质和反应条件的不同而表现为各种不同的形式，抗原抗体反应的基本类型见表8-1。

表8-1　抗原抗体反应的基本类型

反应类型	结果判断	实验技术	敏感度	主要用途
凝集反应	用肉眼或显微镜观察红细胞或胶乳等颗粒的凝集现象	直接凝集试验	1+	血型鉴定、菌种的诊断和分型
		间接凝集试验	2+	病原体感染后抗体、自身免疫性疾病抗体检测等
		协同凝集试验	3+	病原微生物的快速诊断、定种和定型等
		抗球蛋白试验	3+	新生儿溶血病时不完全抗体检测等
沉淀反应	观察测定，检测浊度，观察扫描沉淀线、沉淀环、沉淀峰、沉淀弧	液相内沉淀反应	1+或2+	抗原抗体最适比测定等
		琼脂扩散试验	1+	各种免疫球蛋白定性、半定量及定量检测，抗原性质分析等
		凝胶电泳技术	2+	M蛋白、脑脊液中微量蛋白测定等
补体参与的反应	观察溶血现象	补体溶血试验	2+	补体总活性、单个补体成分溶血活性测定等
		补体结合试验	3+	自身抗体、肿瘤相关抗原、HLA的检测与分析等
中和反应	病毒感染性丧失	病毒中和试验	1+	病毒株的种型鉴定等
	外毒素毒性丧失	毒素中和试验	2+	细菌的毒素类型鉴定等
免疫标记技术	检测酶底物显色	酶免疫技术	4+	多种病原体的抗原抗体、肿瘤标志物、激素检测等
	检测荧光现象	荧光免疫技术	4+	血清中自身抗体、药物、激素检测等
	检测放射性强度	放射免疫技术	4+	激素、微量蛋白质、肿瘤标志物等微量物质检测
	检测金颗粒沉淀	金免疫技术	4+	尿人绒毛膜促性腺激素（HCG）、乙肝表面抗原等快速检测
	检测发光强度	发光免疫技术	4+	激素、肿瘤标志物、药物等定量检测

考点：特点、影响因素及基本类型

目标检测

单项选择题

1. 抗原抗体反应最适合的温度是
   A. 25℃　B. 30℃
   C. 35℃　D. 37℃
   E. 40℃
2. 根据抗原抗体反应的特点，以下说法正确的是
   A. 抗原抗体结合牢固，不易受环境影响
   B. 解离后的抗体活性改变
   C. 解离后的抗体不能再与抗原结合
   D. 解离后的抗体活性和特异性不变
   E. 抗体与抗原结合后仍可与其他抗原结合
3. 抗原与抗体反应需要合适的温度才有利于两者结合，其范围一般为
   A. 15 ～ 40℃　B. 4 ～ 10℃
   C. 11 ～ 15℃　D. 16 ～ 20℃
   E. 41 ～ 50℃
4. 抗原抗体反应形成明显沉淀物的条件是
   A. 抗体多于抗原
   B. 抗原多于抗体
   C. 抗原抗体一样多
   D. 抗原抗体比例合适
   E. 不必考虑抗原抗体的比例
5. 抗原抗体分子结合的最适比例为最适比，此时
   A. 上清液中有少量游离抗体
   B. 上清液中有少量游离抗原
   C. A、B 均有
   D. 出现沉淀物是肉眼不可见的
   E. 上清液中无游离抗原抗体存在
6. 抗原与抗体反应最适宜的 pH 为
   A. 2.5 ～ 4.5　B. 5 ～ 6
   C. 6 ～ 9　D. 7 ～ 9
   E. 不需要最适 pH
7. 影响抗原抗体反应的因素包括
   A. 电解质　B. 抗原和抗体
   C. 温度　D. pH
   E. 以上都是
8. 抗原抗体反应的前带现象是指
   A. 抗体过量　B. 抗原过量
   C. 凝集明显　D. 沉淀物明显
   E. 溶血明显
9. 抗原抗体反应的后带现象是指
   A. 抗体过量　B. 抗原过量
   C. 凝集明显　D. 沉淀物明显
   E. 溶血明显
10. 抗原抗体反应的特点包括
   A. 特异性　B. 比例性
   C. 可逆性　D. 阶段性
   E. 以上都是

（叶　霞）

第9章

免疫原和抗血清的制备

学习目标

1. 掌握 多克隆抗体、单克隆抗体与免疫佐剂的概念；单克隆抗体技术的基本原理、制备流程和应用。

2. 熟悉 免疫原的制备方法及意义。

3. 了解 免疫血清的制备过程；基因工程抗体的优点、种类和应用。

抗原和抗体是免疫反应的基本物质，也是免疫学检测的两大重要因素。抗原的纯化是制备特异性抗体的前提条件，抗体作为重要的免疫效应分子，广泛应用于临床疾病的诊断、研究、治疗和预防中。因此，抗原和抗体的制备在免疫学检测和免疫学研究中是很重要的技术。

第1节 免疫原的制备

免疫原（immunogen）是能引发主动免疫反应的抗原。在适当条件下，将免疫原注射于动物体内能够诱发产生抗体。合格的免疫原是制备高质量抗体的前提条件。免疫原分类方式多种多样，从物理性状上可分为颗粒性抗原及可溶性抗原，化学性质而言又可分为蛋白质抗原、多糖抗原和核酸抗原等，因此免疫原的制备方法不尽相同。一般来说，免疫原制备的基本过程包括材料选取及预处理、细胞的粉碎、提取纯化免疫原、鉴定免疫原及浓缩或冷冻干燥保存。

一、颗粒性免疫原的制备

人和各种动物的血细胞、微生物和寄生虫细胞及各种细胞器均为颗粒性免疫原。颗粒性免疫原免疫原性强，一般不诱发免疫耐受，只需将分离或培养的细胞用生理盐水洗涤去除杂质，调整到一定浓度即可应用。常用的颗粒性免疫原有绵羊红细胞和细菌免疫原。

（一）绵羊红细胞的制备

取无菌新鲜绵羊红细胞，以无菌生理盐水洗涤3次（2000r/min离心，每次10分钟），最后配成1×10^6/ml或2%～5%的细胞悬液，即可应用。有溶血现象者应弃去。

（二）细菌免疫原的制备

细菌免疫原包括菌体抗原、鞭毛抗原等，多用典型菌株的液体或固体纯培养物经集菌后处理。制备鞭毛抗原需选用有动力的菌株，菌液用0.3%～0.5%甲醛处理即可；菌体抗原则需要100℃加温2～2.5小时去掉鞭毛抗原后应用。为保证安全使用，细菌悬液中应检查无活菌存在。菌液浓度应视需要而定。

二、可溶性免疫原的制备

可溶性免疫原包括蛋白质、糖蛋白、脂蛋白、核酸等，这些免疫原大多来源于人和动物的组织或细胞，通常需要先将组织或细胞破碎，再经一定的方法提取和纯化，才能获得所需的可溶性免疫原。

（一）组织细胞粗抗原的制备

1. 器官组织细胞抗原的制备　取新鲜或低温保存的器官或组织，及时清除脂肪组织、结缔组织和大血管，内脏器官还应用生理盐水灌洗，去除血管内残留的血液。将处理好的器官组织在冰浴中切成小块后进行粉碎。粉碎方法有两类：高速捣碎法和研磨法。

2. 细胞抗原的制备　制备各类细胞抗原都需要破碎细胞。不同类型细胞如正常组织细胞、传代培养的细胞或细菌细胞，其破碎的方法和条件亦有所不同。

（1）酶处理法：在一定条件下，溶菌酶、蜗牛酶、纤维素酶、半纤维素酶和蛋白酶等能够消化溶解细菌、真菌和细胞。

（2）反复冻融法：通过骤然冷冻使细胞内水分结晶以及细胞内外溶剂浓度突然改变而破坏细胞。冻结融化，如此反复多次，大部分组织细胞及细胞内的颗粒可被融破。

（3）超声波破碎法：利用超声波的机械振荡产生压力使细胞破碎。组织细胞与微生物的破碎均可采用此法。

（4）自溶法：利用组织细胞和微生物的自身酶系，在一定的 pH 和温度下使细胞裂解。动物组织细胞自溶的温度常选 0 ～ 4℃，而微生物常选室温（22 ～ 25℃）。

（5）表面活性剂处理法：在适当的温度、pH 及低离子强度的条件下，表面活性剂与脂蛋白形成微泡，使细胞膜通透性改变致细胞溶解。常用的表面活性剂有十二烷基磺酸钠（SDS）、二乙胺十六烷基溴、苯扎溴铵、聚山梨酯等。本法作用较温和，多用于细菌的破碎。

（二）蛋白质免疫原的制备

不同种类的蛋白质，其分子质量、结构和理化性质不同，因而应根据目的蛋白质特有的性质采用有针对性的方法进行分离纯化。

1. 超速离心法　是利用抗原相对密度特点进行分离的方法，常用于分离亚细胞成分及大分子蛋白质。超速离心可分为差速离心和梯度离心，前者是低速与高速离心交替进行，分离大小差异较大的抗原。梯度离心是利用样品中各颗粒在一定密度梯度介质（蔗糖、甘油、氯化铯等）中沉降速度或漂浮速度不同，使具有不同沉浮速度的物质位于不同密度的梯度层内。

2. 选择性沉淀法　根据不同蛋白质理化性质上的差异，使用各种沉淀剂或改变某些外界条件迫使蛋白质抗原成分沉淀，从而达到纯化的目的。其方法常用盐析沉淀法、有机溶剂沉淀法、聚合物沉淀法等。盐析沉淀法为经典的蛋白质纯化分离技术，是利用各种蛋白质在不同盐浓度中有不同溶解度进行分段提取的方法，具有方法简单、有效、不影响免疫原活性等优点，是最常用又简便的分离方法。常用盐析剂为 330 ～ 500g/L 饱和度的硫酸铵。

3. 凝胶过滤　凝胶过滤又名分子筛色谱，凝胶是具有三维空间多孔网状结构的物质，经处理平衡后，装入色谱柱内作为分子筛的支撑物。当含有各种分子的样品液缓慢流经凝胶柱时，大分子物质不易进入凝胶微孔中，在凝胶颗粒之间的空隙很快由上至下通过，首先被洗脱出来；小分子物质能进入凝胶颗粒的微孔内，需反复洗脱才缓慢地流出，因而蛋白分子按分子大小被分离。

4. 离子交换色谱　利用一些带电离子基团的纤维素或凝胶吸附带有相反电荷的蛋白质免疫原，因各种蛋白质的等电点不同，所带电荷量不同，与纤维素或凝胶结合的能力有差别。当洗脱时，逐渐增加流动相的离子强度，加入的离子与蛋白质竞争纤维素上的电荷位点，使吸附的蛋白与离子交换剂解离，从而将不同特性的蛋白质洗脱分离。

5. 亲和色谱　亲和色谱是根据生物大分子间专一性亲和力而设计的色谱技术，如抗原和抗体、酶与配体、酶和酶抑制剂、激素与受体之间具有专一亲和力，在一定条件下，二者能紧密结合成复合物。若将已知一方固定在固相载体上，则可从溶液中特异性地分离和提纯另一方。该法的特点是特异性强、操作简单、提取物纯度高，是纯化免疫原常用而有效的方法。

（三）核酸免疫原的制备

核酸分子多数是半抗原物质，与适当载体连接可作为免疫原制备抗体。提取核酸的主要步骤是先破碎细胞，使核酸从细胞中游离出来，再用酚和氯仿抽提去除蛋白质，最后用乙醇沉淀核酸。

（四）脂多糖免疫原的制备

脂多糖（LPS）是革兰氏阴性菌细胞壁的重要成分，有多种生物学效应，常用苯酚法提取 LPS。

（五）纯化免疫原的鉴定、浓缩与保存

纯化免疫原的鉴定内容包括分子质量、含量、纯度和免疫活性鉴定等。鉴定方法较多，常用的有聚丙烯酰胺凝胶电泳法、结晶法、免疫电泳法和免疫双扩散法等。实际应用时需用几种方法联合进行鉴定。

免疫原经纯化后常需要进行浓缩，浓缩的方法可用吸收浓缩法、蒸发浓缩法与超滤浓缩法。浓缩后的免疫原可以在液态或干燥状态低温保存。液态保存时须加入防腐剂，如氯仿、叠氮钠、硫柳汞等。干燥状态保存较稳定，在 0 ～ 4℃条件下可保存数年。

三、半抗原免疫原的制备

半抗原是仅有抗原性而无免疫原性的物质，如多肽、甾体激素、核苷、某些药物等小分子物质均为半抗原。若将半抗原连接到大分子载体上成为完全抗原后就能刺激机体产生抗体。

（一）载体

可选作半抗原载体的有蛋白质、多肽聚合物、大分子聚合物等。

1. 蛋白质类载体 蛋白质是结构复杂的大分子胶体物质，是良好的载体。常用的有牛血清白蛋白（BSA）、人血清白蛋白（HSA）、卵白蛋白（OVA）和钥孔血蓝蛋白（KLH）等。其中牛血清白蛋白最为常用。蛋白质与半抗原的结合是通过游离氨基、羧基、酚基、巯基和胍基等活性基团的缩合进行。

2. 多肽聚合物 是人工合成的载体。常用的有多聚赖氨酸、二软脂酰赖氨酸、多聚混合氨基酸等。这些多聚物含与半抗原结合后，可诱导产生针对半抗原的高效价、高亲和力的抗体。

3. 其他载体 大分子聚合物如羧甲基纤维素、聚乙烯吡咯烷酮及活性炭等皆可与半抗原结合，加入弗氏完全佐剂可诱导动物产生良好的抗体。

（二）连接方法

半抗原与载体的连接方法有物理法和化学法。物理法是通过电荷和微孔吸附半抗原，吸附的载体有淀粉、聚乙烯吡咯烷酮、硫酸葡聚糖和羧甲基纤维素等。化学法是利用某些功能基团把半抗原交联在载体上。半抗原带有的化学基团不同，其化学连接方法也不同，带有游离氨基或游离羧基以及两种基团均有的半抗原，可直接与载体连接，连接方法有碳二亚胺法、戊二醛法等。无氨基与羧基的半抗原不能直接与载体连接，需要用化学方法使其转变为带有游离氨基或游离羧基的衍生物后才能与载体连接，常用琥珀酸酐法、一氯乙酸钠法等。

（三）半抗原免疫原的鉴定

半抗原与载体结合的数目与免疫原性密切相关，一般认为一个载体分子上至少要连接 20 个的半抗原分子，才能有效地刺激免疫动物产生抗体。因此，在半抗原与载体连接后，应测定连接到载体上的半抗原量。通常应用吸收光谱分析法测定，也可应用放射性核素标记半抗原掺入法。

考点： 颗粒型抗原的制备

第 2 节　免疫佐剂及其应用

免疫佐剂，简称佐剂，一类非特异性免疫增强剂，先于免疫原或与免疫原一起注入机体，可增强机体对免疫原的免疫应答或改变免疫应答类型的物质。佐剂为一类非特异性的免疫增强剂。佐剂本身可具有免疫原性，也可无免疫原性。

一、常用的佐剂种类

佐剂的种类很多，按其理化性质进行分类，常用种类见表 9-1。

表 9-1　常用的佐剂种类

分类	常用种类
无机佐剂	氢氧化铝、磷酸钙、磷酸铝、表面活性剂
有机佐剂	分枝杆菌、百日咳杆菌、短小棒状杆菌、脂多糖、胞壁酰二肽、细胞因子、热休克蛋白
合成佐剂	双链多聚腺苷酸 - 尿苷酸（polyA-U）、双链多肌胞苷酸（多聚肌苷酸 - 胞苷酸，polyI-C）
油剂	弗氏佐剂、矿物油、植物油

目前可安全地用于人体的佐剂只有氢氧化铝、明矾、polyI-C、胞壁酰二肽、细胞因子和热休克蛋白等。最常用于免疫动物的佐剂是弗氏佐剂（Freund’s adjuvant）。

二、佐剂的作用机制

佐剂能增强免疫原的免疫原性，并能增强机体对免疫原刺激的反应性，而且能改变免疫应答的类型。其可能的作用机制有：①改变免疫原的物理性状，形成免疫原储存库，利于免疫原缓慢释放，延长免疫原在体内的存留时间，从而有效地刺激免疫系统；②活化抗原提呈细胞（APC），增强其抗原提呈能力，促使其释放细胞因子，调节及增强淋巴细胞应答能力；③刺激淋巴细胞增殖和分化，扩大和增强免疫应答的效应。

应用佐剂的目的是提高免疫原的免疫原性，以增强免疫应答。有些免疫原如可溶性蛋白经高度纯化后，免疫原性往往降低，因而，这些抗原在免疫动物时必须加入佐剂，以增加抗体的产生。在某些情况下，欲改变免疫原免疫应答类型，延长免疫原在免疫动物体内的存留的时间，或改变免疫原的分布，或增强局部对变应原的超敏反应等情况，都可考虑应用佐剂。应用佐剂也可能引起过强的免疫应答而造成免疫损伤，对于可预见的严重免疫病理反应慎重使用。

三、弗氏佐剂的制备

弗氏佐剂包括弗氏不完全佐剂和弗氏完全佐剂。弗氏不完全佐剂是由油剂（花生油或液体石蜡）和乳化剂（羊毛脂或吐温 -80）制成，在弗氏不完全佐剂中加入卡介苗即为弗氏完全佐剂。弗氏完全佐剂的作用较强，易在注射局部形成肉芽肿和持久溃疡，因而不适用于人体。

使用弗氏佐剂免疫动物前，需将佐剂和免疫原按体积比 1 ∶ 1 充分混合成油包水乳剂。乳化方法可用：①研磨法，先将佐剂加热倾入无菌乳钵，待冷后缓缓滴入卡介苗，边滴边按同一方向研磨，使菌体完全分散，再用同法加入免疫原，直到完全变成乳剂；②注射器混合法，用两个 5ml 注射器，在针头处用尼龙管连接，一侧为佐剂，另一侧为免疫原，装好后来回推动，经多次混合逐渐变为乳剂。此法能进行无菌操作，并节省免疫原与佐剂，但不易乳化完全。鉴定是否乳化完全的方法是将一滴乳剂滴入水中，若立即散开，则乳化不好，若不散开，则乳化完全。还可将乳化过的物质放置一段时间出现油水分层也说明未乳化完全。

第3节 抗血清的制备

目前临床应用的抗体按其制备的原理分为三类：一类为传统方法制备的免疫血清（抗血清），是利用免疫原免疫动物，从动物血清中获得的针对抗原多种表位的抗体，称多克隆抗体（PcAb）；第二类是通过杂交瘤技术制备的针对抗原分子中一种抗原表位的抗体，称单克隆抗体（McAb）；其三是利用基因工程技术制备的抗体，称基因工程抗体（GeAb）。

抗血清的制备大致分为三个阶段，即免疫原的制备、动物免疫和血清的分离纯化与鉴定。动物免疫应选择适宜的动物及设计切实可行的免疫方案，如免疫原的剂量、剂型、注射途径、免疫次数、免疫间隔及免疫动物的生理状态等，这些均与免疫效果密切相关。

一、免疫动物的选择

制备免疫血清的接种动物主要有哺乳类和禽类。常用的有家兔、绵羊、马、豚鼠和鸡等。动物种类的选择主要根据免疫原的生物学特性和所需抗体的数量和用途而定，具体选择时应考虑以下因素。

（一）动物种属的选择

一般而言，免疫原来源与免疫动物种属差异越大，免疫原性越强，免疫效果越好。同种系或亲缘关系越近，免疫效果越差（如鸡与鸭）。

（二）动物个体的选择

免疫动物个体必须适龄、健康、无感染性疾病，体重符合要求，如家兔应选择6月龄以上，体重2～3kg为宜。一般选用雄性动物，雌性动物尤其是妊娠动物可因诸多因素影响抗体的产生。

（三）免疫原的性质

不同性质的免疫原，适宜的动物亦不相同。蛋白质类免疫原对多数动物皆适合，常选用家兔和山羊。但若动物体内含有蛋白质免疫原类似物质，则对这些动物免疫原性极差，如IgE对绵羊，多种酶类（如胃蛋白酶等）对山羊，胰岛素对家兔免疫后不易出现抗体。此时可以改变免疫原的剂型及选择另类动物如豚鼠等进行试验。其他类免疫原如类固醇激素免疫时多选用家兔，而酶类免疫多用豚鼠。

（四）抗血清的要求

根据免疫的动物种类不同，所获抗血清分为R（rabbit）型及H（horse）型。R型抗血清是用家兔及其他动物免疫产生的抗体，抗原抗体反应比例合适范围较宽，适用于诊断试剂。H型抗血清是用马等大型动物免疫获得的抗体，抗原抗体反应比例合适，范围较窄，一般用作免疫治疗。除依据抗血清的用途选择动物外，也可从所需抗体的数量考虑，抗体需求量大，可选用马、绵羊等大型动物，抗体需量少，可选用家兔或豚鼠。

二、免疫方案的制订

确定免疫动物后，应依据免疫原的性质设计适当的免疫方案（图9-1），包括免疫原的剂量、接种途径、免疫间隔时间及佐剂的应用等，这些因素均关系到免疫的成功与否。

（一）免疫原的剂量

免疫原剂量的选择应考虑其免疫原性强弱、分子质量大小、动物的个体状态、免疫途径和免疫佐剂种类等因素。免疫原剂量过大或过小都可使动物产生免疫耐受，在一定范围内，免疫原的用量越大，免疫反应越强，产生的抗体效价越高。用半抗原性免疫原时，半抗原的载体应始终相同，避免影响抗体的产量或改变抗体类别。

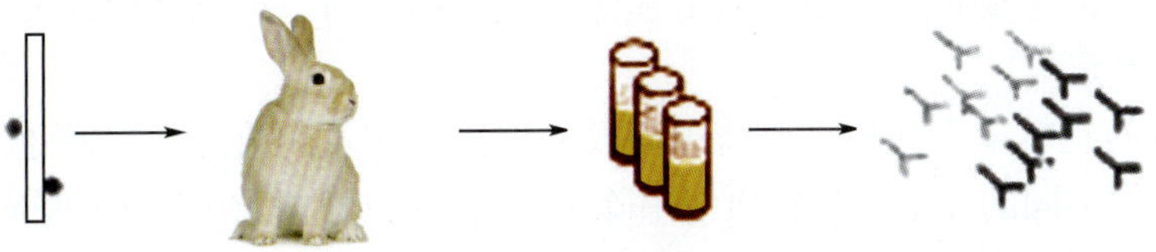

图 9-1　免疫血清制备示意图

（二）免疫途径

免疫原的进入途径决定了免疫原的吸收、分布和代谢速度。免疫途径多种多样，常用的途径有皮内注射、皮下注射、肌内注射、静脉注射、腹腔注射、脾脏注射、淋巴结注射。对免疫原的吸收速度为：静脉 = 脾脏 = 淋巴结＞腹腔＞肌内＞皮下＞皮内。途径的选择应考虑免疫原的生物学及理化特性，如激素、酶及毒素等免疫原，一般不宜静脉注射。免疫时皮下及皮内常采用多点注射，包括脚掌、腋窝淋巴结周围及背部两侧、耳后及颌下等处。静脉及腹腔注射，免疫原能很快进入血液，常用于颗粒性免疫原及其加强免疫。宝贵免疫原可选择淋巴结内微量注射，仅需 10 ～ 100μg 免疫原，可获得比较好的免疫效果。半抗原宜用皮内多点注射。

（三）免疫间隔时间

免疫间隔时间也是影响抗体产生的重要因素之一。尤其是首次与第二次免疫间隔很重要，首次免疫后，动物机体处于识别免疫原和 B 细胞增殖阶段，若很快进行第二次注射，相当于第一次免疫原剂量过大，易造成免疫耐受。一般间隔 7 ～ 20 天为佳。两次以后的每次间隔一般为 7 ～ 10 天，不能太长，以防止刺激变弱，抗体效价不高。免疫的总次数多为 5 ～ 8 次。半抗原的免疫间隔要求较长，有的报告 1 个月，有的达 40 ～ 50 天。由于免疫原及动物的差异，可先进行预试验，寻求最佳剂量和间隔时间。

此外，免疫前应测试动物体内是否存在针对注入免疫原的抗体，免疫后应认真做好编号、标记、管理与记录，注意动物的体温、体重、呼吸与粪便是否正常，注射部位的变化及是否有其他异常表现等。

三、动物采血法

动物免疫 3 ～ 5 次后，可取少量血清检测抗体效价与特异性，测试合格后，应在末次免疫后 5 ～ 7 天及时采血分离血清。若抗血清效价不理想，可追加免疫 1 ～ 2 次后再行采血。在采血前动物应禁食 24 小时，防止血脂过高。目前常用采血方法有三种。

1. 颈动脉放血法　该法采血量较多，常用于家兔、绵羊、山羊等动物的采血。一般一只家兔可放血 50 ～ 100ml。放血时应避免速度过快，否则动物很快死亡，取血量减少。

2. 心脏采血法　此法常用于家兔、豚鼠、大鼠等小动物采血。将动物仰卧或垂直位固定，于左胸去毛消毒，触摸胸壁探明心脏搏动最明显处，将注射器在预定部位刺入，刺中心脏有明显的搏动感，抽取血液。一般 1 只家兔 1 次可取血 20 ～ 30ml。本法要求操作熟练，否则穿刺不当，易引起动物死亡。

3. 静脉采血法　家兔可用耳中央静脉，绵羊和山羊用颈静脉。该法可多次进行，因此可采集较多的血液，如绵羊颈静脉采血，一次能采血 300ml，采血后立即回输 10% 葡萄糖生理盐水，能在短时间恢复动物的体能，三天后仍可采血 200 ～ 300ml。让动物休息一周，加强免疫一次，又可采血 2 次。如此，一只绵羊可获血液 1500 ～ 2000ml。小鼠眼底静脉丛取血，1 次可获 0.1 ～ 0.3ml 血液，小鼠还可采取摘除眼球或断尾法甚至断头法采血。

四、抗血清的分离、纯化与鉴定

采集的动物血液应及时分离血清，分离方法常采用室温自然凝固法，放置在 37℃下温育 1 小时，然后置于 4℃冰箱中过夜，待血块收缩后，分离收取血清。抗体效价高低、特异性强弱及亲和力大小是判断抗血清质量优劣的主要标准。免疫血清在保存或应用之前，纯化之后以及在动物免疫的后期都必须进行抗体活性的鉴定。

纯化抗血清的目的是尽量去除免疫血清中与目的抗体不相关的成分，以避免杂抗体对特异性抗体的干扰。因此，应根据不同的要求，从抗血清中除去干扰成分或提取相应的免疫球蛋白。

（一）单价特异性抗体的提取

单价特异性是指抗血清只与其特异性抗原发生反应。因免疫原不纯，抗血清可出现杂抗体。纵然用高纯度的 IgG 免疫动物，抗血清仍有抗重链及抗轻链抗体。此外，有些目的蛋白质与其他蛋白质黏合在一起，难以分开，免疫得到的抗血清总是含有抗其他蛋白的杂抗体。除去杂抗体的方法有两种。

1. 亲和色谱法 将杂抗原交联到琼脂糖凝胶 4B 上，让抗血清通过亲和色谱柱，杂抗体被吸附在柱上，流出液则是单价特异性抗体。

2. 吸附法 将含有杂抗原混合液制成固相吸附剂，直接加到抗血清中，杂抗体与抗原吸附剂结合被除去。上清液则为无杂抗体的单价特异性抗体。有时因杂抗体多需吸附几次才能完全去除。

（二）IgG 类抗体的纯化

免疫动物的抗血清中，主要含有特异性 IgG。纯化后的特异性 IgG 类抗体常用于标记免疫或其他免疫技术中，如 ELISA，用于包被的抗体主要是特异性 IgG。纯化的 IgG 类抗体，可用硫酸铵盐析法获得，也可用凝胶过滤法获取，还可采用离子交换色谱法与亲和色谱法提取。用酶解法可制备 $F(ab')_2$ 片段。

（三）抗血清的鉴定

抗血清的鉴定主要是检测抗体的效价、特异性、纯度与亲和力。

1. 抗血清效价的测定 抗血清效价是指血清中所含抗体的浓度或含量。可用相对效价或绝对效价定量。测定效价的方法很多，包括试管凝集反应、琼脂扩散试验、ELISA 和放射免疫法等。目前常用的是放射免疫法和琼脂双向扩散。放射免疫法测定的效价极为精确，是以不同稀释的抗血清与标记抗原混合，孵育 24 小时后，测定其结合率，以结合率为 50% 的血清稀释倍数为效价。琼脂双向扩散是根据抗原与抗体在琼脂中由高浓度向低浓度扩散，两者相遇所形成抗原抗体复合物沉淀线的位置来判断抗体效价。

2. 抗体特异性的鉴定 抗体的特异性是指抗体对相应的抗原及结构相似抗原的识别能力。鉴定方法常用双向免疫琼脂扩散技术，在琼脂板上打两排孔，一排放含有同一种抗原的抗原粗提物和纯化抗原，另一排加待检抗血清，扩散 18 ～ 24 小时后，观察两排孔间出现的沉淀线。若抗血清与粗抗原及纯抗原之间皆出现一条沉淀线，而且两条线融合，证明此动物已产生单价特异性抗体。如与纯化抗原出现一条，与粗抗原出现多条沉淀线，而其中一条沉淀线与纯抗原沉淀线融合，表示免疫成功，但有杂抗体存在。若没有沉淀线，表示免疫失败。

3. 抗体纯度的鉴定 由于抗原纯化不彻底或其他原因，使制备的抗血清含有杂蛋白，为去除杂蛋白的干扰，需对抗体进行纯度鉴定。鉴定方法可用 SDS- 聚丙烯酰胺凝胶电泳（SDS-PAGE）、双向琼脂扩散、免疫电泳等方法。依据出现的电泳区带与沉淀线分析抗体的纯度。

4. 抗体亲和力的鉴定 抗体亲和力是指抗体与抗原结合的强度，常以亲和常数 K 表示。一般采用平衡透析法、ELISA 和放射免疫技术等进行测定。亲和力鉴定对抗体的筛选、确定抗体的用途、验证抗体的均一性都具有重要意义。

五、抗血清的保存

为了使用方便，抗血清除菌后一般用小份包装保存，保存的方法常用 3 种：① 4℃保存，液体状态下保存于普通冰箱，可存放 3 ～ 6 个月，效价高时，可放一年，若放置过长，应重新鉴定效价。保存时需加入 1 ～ 2g/L NaN_3 和一定浓度的甘油，前者用以防腐，后者可延长保存期。②低温保存，存于 –20 ～ –40℃，在 3 ～ 5 年内效价下降不明显，应避免反复冻融，否则效价明显降低。③真空干燥，用真空冻干机除去抗血清的水分，使最后制品内水分＜ 0.2%，封装后可长期保存，在冰箱中可保存 5 ～ 10 年。

第 4 节　单克隆抗体与基因工程抗体的制备

单克隆抗体（McAb）：由单一 B 细胞或杂交瘤细胞克隆产生的只识别一种抗原表位的特异性抗体（图 9-2）。单克隆抗体理化性状均一、生物活性专一、纯度高、易于标准化，利用 B 细胞杂交瘤技术可大量制备单克隆抗体。

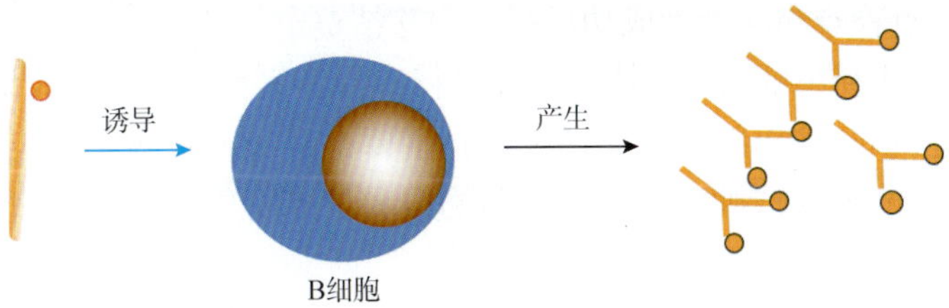

图 9-2　单克隆抗体产生示意图

一、杂交瘤技术的基本原理

理论上，免疫后的 B 淋巴细胞能分泌产生抗体，然而 B 细胞无法在体外无限繁殖；骨髓瘤细胞（一种浆细胞的瘤细胞）可大量无限繁殖，但不能产生特异性抗体。因此，借助细胞融合技术，将骨髓瘤细胞与经抗原免疫的小鼠脾细胞融合产生杂交瘤细胞，此杂交瘤细胞既保留了骨髓瘤细胞体外培养无限增殖的特性，又继承了 B 细胞可合成和分泌特异性抗体的能力。将这种杂交瘤细胞进行培养增殖，可制备针对一种抗原表位的特异性单克隆抗体。

二、单克隆抗体制备的基本方法

单克隆抗体的制备过程（图 9-3）：抗原提纯、免疫小鼠及脾细胞的收集、骨髓瘤细胞制备、骨髓瘤细胞与脾细胞的融合、选择杂交瘤细胞及抗体检测、杂交瘤的克隆化与冻存、单克隆抗体制备、纯化与鉴定等步骤。

考点：单克隆抗体的制备

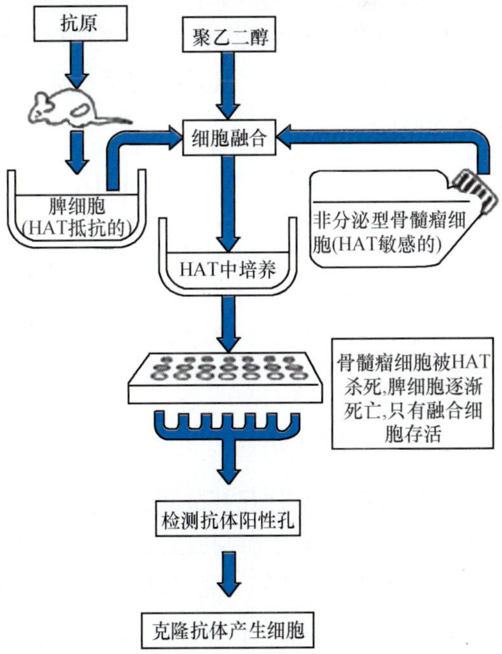

图 9-3　单克隆抗体的制备过程示意图

注：HAT 是含次黄嘌呤（H）、氨基蝶呤（A）和胸腺嘧啶核苷（T）的培养基

三、单克隆抗体的临床应用

单克隆抗体优点：①高度特异性，只针对一个抗原表位，很少发生交叉反应；②高度均一性，单一杂交瘤细胞株产生，理化性状高度均一。缺点：①对环境敏感，单克隆抗体易受环境 pH、温度和盐浓度的影响；②弱凝

集反应和不呈现沉淀反应，这是因为单克隆抗体仅针对单一抗原表位，所以限制了其适用范围。目前单克隆抗体已广泛用于生物学、医学的多个领域。

1. 作为检验医学诊断试剂，用于疾病诊断

（1）各类病原体的诊断：作为免疫学诊断试剂，McAb 广泛用于酶联免疫吸附试验、免疫荧光技术、放射免疫分析、免疫组化技术等，已有大量商品化诊断试剂盒生产。如通过酶联免疫吸附试验对乙型肝炎病毒、丙型肝炎病毒、疱疹病毒等微生物和寄生虫感染进行诊断。

（2）肿瘤的诊断和分型：肿瘤特异性抗原和肿瘤相关抗原的检测可用于肿瘤的诊断、分型及定位。尽管目前尚未制备出肿瘤特异性抗原的单克隆抗体，但对肿瘤相关抗原 [如甲胎蛋白（AFP）、癌胚抗原（CEA）、肿瘤碱性蛋白] 的单克隆抗体早已用于临床检验。

（3）机体微量成分的测定：应用单克隆抗体，可对机体的多种微量成分进行测定，如人绒毛膜促性腺激素、黄体激素、碱性磷酸酶、茶碱、地高辛等。这对判断受检者健康状态、诊断疾病和临床治疗均具有实际意义。

（4）淋巴细胞表面标志的检测：由于淋巴细胞某些分化抗原仅存在某一特定类型的细胞表面，因此，可用特异性单克隆抗体检测不同阶段出现的分化抗原，将淋巴细胞分为不同亚群；另外应用单克隆抗体对 HLA 进行位点检查与配型为成功进行器官移植奠定了基础。

2. 用于疾病治疗 目前利用单克隆抗体对疾病进行治疗已取得了很大的成果。

（1）用于肿瘤的靶向治疗和放射免疫显像技术：主要是将 McAb 同化疗药物或者放疗物质偶联，利用 McAb 能特异性结合病原体或肿瘤抗原，将药物或者放疗物质运送至肿瘤组织，发挥靶向作用，直接杀伤肿瘤细胞。

（2）抑制自身免疫反应，用于自身免疫性疾病的治疗：用抗细胞因子单克隆抗体，通过清除激活的细胞，阻滞其功能；或将升高的促炎症细胞因子水平降至正常而抑制过度的免疫病理学反应。

（3）作为免疫抑制剂，用于移植排斥反应：用抗细胞表面分子的 McAb，可抑制同种免疫反应，主要用于移植排斥反应的防治，如莫罗单抗（muromonab-CD3）是美国食品药品监督管理局（FDA）批准用于肾移植患者防止排斥反应的鼠源型 McAb。

3. 抗原的分类与纯化 单克隆抗体只与抗原分子上单一表位结合，只要得到针对某一成分的单克隆抗体，利用它作为配体，将其固定在层析柱上，做成亲和层析柱，即可从复杂的混合物中分离、纯化这一特定抗原成分。如用单克隆抗体亲和层析柱，从粗制的干扰素中提取人白细胞干扰素，纯度可提高 5000 倍。

四、基因工程抗体制备技术

基因工程抗体（genetic engineering antibody，GeAb）又称重组抗体、第三代抗体，是指利用重组 DNA 及蛋白质工程技术对编码抗体的基因按不同需要进行加工改造和重新装配，经转染适当的受体细胞所表达的抗体分子。该抗体保留了天然抗体的特异性和主要生物学活性，减少或去除了无关结构，降低了鼠源抗体对人体的不良反应，具有更广泛的应用前景。

（一）人源化抗体

人源化抗体又称互补决定区移植抗体、重构型抗体，是将小鼠抗体分子的互补决定区序列移植到人抗体可变区框架中而制成的抗体。此抗体可明显降低由鼠源单克隆抗体所致的人抗鼠抗体反应。

1. 人 - 鼠嵌合抗体 通过基因工程技术将鼠源性抗体的可变区与人抗体的恒定区融合而成的抗体。这种抗体 C 区是人源性，V 区是鼠源性，因此称为人 - 鼠嵌合抗体，此抗体既保持了原来鼠单抗的特异性、亲和力，又减少了其对人体的免疫原性。这种抗体含 75% ～ 80% 人源成分，20% 鼠源成分，在人体内的半衰期明显延长。此类基因工程抗体研究最多，技术较成熟。目前已批准在临床用于治疗非霍奇金淋巴瘤的嵌合抗体就属于此类。

2. CDR 移植抗体　虽然嵌合抗体的免疫原性明显低于鼠单克隆抗体，但由于 V 区是鼠源性，还可诱发人抗鼠免疫反应。为了进一步降低抗体的免疫原性，在嵌合抗体的基础上又构建了新的人源化抗体，即用基因工程技术将鼠单克隆抗体 V 区的 CDR 序列移植至人源抗体的 CDR 区，替代人源抗体 CDR，即为 CDR 移植抗体。使构成抗原结合部位的轻重链各 3 个 CDR 区为鼠源，其余均为人源。该类抗体因涉及 CDR 的移植，又称为 CDR 植入抗体、改型抗体。该抗体为第二代人源化抗体，对人的免疫原性大大降低，但与抗原的亲和力也有所下降。因此，设计 CDR 植入抗体的关键在于选择合适的人抗体重链和轻链作为鼠 CDR 的移植框架。

3. 完全人源化抗体　完全人源化抗体是最理想的抗体分子，不含任何鼠源成分。此种抗体不仅完全避免了在人体内诱发抗鼠抗体的产生，且特异性、亲和力不受影响，毒副作用小，已成为治疗性抗体药物发展的必然趋势。目前通过人杂交瘤技术、EB 病毒转化 B 淋巴细胞技术、噬菌体显示技术、转基因小鼠抗体制备技术和单个 B 细胞抗体制备技术等，制备完全人源化单抗体已成为可能。

（二）小分子抗体

小分子抗体是指利用重组技术制备的分子质量小，具有抗原结合功能的抗体分子片段。包括：抗原结合片段（Fab 段）、可变区片段（Fv）、单链抗体、单区抗体等。其中单链抗体（single-chain variable fragment，ScFv）是一种重要的基因工程抗体，方法是从杂交瘤细胞、致敏 B 细胞或非致敏 B 细胞中提取 mRNA 或者细胞总 RNA，利用反转录聚合酶链反应（RT-PCR）分别扩增抗体重链和轻链的编码基因，通过一段寡核苷酸分子连接，在细胞中表达产生的抗体。该抗体只有一条氨基酸链，所以称为单链抗体，分子小，仅为完整 IgG 的 1/6，免疫原性低、穿透力强、无 Fc 端，能较好地保持亲和性并易于进行基因改造，是抗体与抗原结合的最小单位。单链抗体的问世解决了 Fv 抗体的稳定性问题，单一链的结构大大增加了 Fv 片段的稳定性。

（三）其他基因工程抗体

1. 双特异性抗体（BsAb）　是指同时能与两种不同特异性抗原发生结合的抗体。BsAb 的一个臂上的抗原结合部位与靶细胞表面的抗原结合，另一个臂上的抗原结合部位可结合特定的药物或效应细胞，从而直接将药物或者效应细胞导向靶细胞抗原，发挥导向及载体效应，使所连接物质准确无误地聚集于靶组织，具有特异性高、用量少、副作用小的优点。双特异性抗体是基因工程抗体的一种，现已成为抗体工程领域的热点，在肿瘤的免疫治疗中具有广阔的应用前景。

2. 催化抗体　亦称抗体酶，是一类具有催化能力的免疫球蛋白，即通过一系列化学与生物技术方法制备出的具有催化活性的抗体，它既具有相应的抗体的免疫活性，又可以像酶那样催化多种化学反应，包括酰胺水解、酰基转移、光诱导反应、氧化还原反应等。

3. 抗体融合蛋白　抗体融合蛋白是利用基因工程方法重组表达抗体的分子片段与其他活性蛋白融合的产物，抗体融合蛋白既具有单链抗体结合抗原的能力，也具有融合蛋白的生物学活性。例如，将 Fv 片段与某些毒素、酶、细胞因子基因拼连，通过这些抗体的引导，可将其生物活性物质导向靶细胞特定部位，称为“生物导弹”。

4. 噬菌体抗体　噬菌体抗体库技术是近年发展起来的一项新的基因工程抗体技术。它是将体外克隆的抗体基因片段插入噬菌体载体，转染工程细菌进行表达，然后用抗原筛选即可获得特异的单克隆噬菌体抗体的一种技术。

目标检测

单项选择题

1. 细菌的菌体免疫原常规的制备方法是
   A. 75% 乙醇处理　B. 100℃加温 2 小时处理
   C. 0.5% 甲醛处理　D. 1% 氯化钙处理
   E. 2% 氯仿处理
2. 要粗提某种蛋白抗原，最常用又简便的分离方法是
   A. 盐析沉淀法　B. 凝胶过滤法
   C. 离子交换层析法　D. 免疫亲和层析法
   E. 免疫电泳法
3. 制备人工抗原时，最常用于偶联半抗原的载体是
   A. 免疫球蛋白　B. 人甲状腺球蛋白
   C. 人血清白蛋白　D. 牛血清白蛋白
   E. 葡萄球菌 A 蛋白
4. 蛋白质抗原首次免疫接种后，最好间隔多长时间再进行第二次免疫
   A. 7 ～ 20 天　B. 10 ～ 20 天
   C. 20 ～ 30 天　D. 30 ～ 60 天
   E. 三个月
5. 鉴定抗体的效价，最好采用下列哪一种方法
   A. 间接凝集试验　B. 单向免疫扩散法
   C. 双向免疫扩散法　D. 免疫亲和层析法
   E. 聚丙烯酰胺凝胶电泳法
6. 弗氏完全佐剂的组成
   A. 液体石蜡 + 羊毛脂
   B. 羊毛脂 + 氢氧化铝
   C. 液体石蜡 + 卡介苗 + 氢氧化铝
   D. 卡介苗 + 氢氧化铝 + 羊毛脂
   E. 卡介苗 + 液体石蜡 + 羊毛脂
7. 颗粒性抗原免疫接种方法一般采用
   A. 淋巴结注射　B. 静脉注射
   C. 皮内注射　D. 皮下注射
   E. 肌内注射
8. 免疫小鼠采血通常采用
   A. 心脏采血或断尾法
   B. 颈动脉放血或断尾法
   C. 颈静脉或摘除眼球采血
   D. 摘除眼球或断尾法
   E. 耳静脉采血或摘除眼球
9. 需要较长时间（5 ～ 10 年）保存抗体，最好采用
   A. 4℃保存　B. –10℃保存
   C. –20℃保存　D. –30℃保存
   E. 真空干燥保存
10. 在 HAT 选择培养基中可长期存活者是
    A. 细胞多聚体
    B. 融合的脾细胞与瘤细胞
    C. 融合的瘤细胞与瘤细胞
    D. 未融合的瘤细胞
    E. 未融合的脾细胞
11. 单克隆抗体是指
    A. 单个骨髓瘤细胞增殖产生的抗体
    B. 单个 B 淋巴细胞增殖产生的抗体
    C. 单个杂交瘤细胞增殖产生的高度纯一的抗体
    D. 单个抗体通过克隆化，产生大量抗体
    E. 由单一组织细胞产生的抗体

（张　凯）

第10章 凝集反应

学习目标

1. **掌握** 凝集反应的概念、类型及各类型凝集反应的原理。
2. **熟悉** 各类型凝集反应的临床应用。
3. **了解** 各类型凝集反应的优缺点和载体相关知识。

第1节 凝集反应的基本特点

一、凝集反应的概念

颗粒性抗原（如细菌、红细胞等）或表面覆盖了分子性抗原（或抗体）的颗粒状物质（如人O型红细胞、聚苯乙烯胶乳颗粒等）与相应抗体或抗原发生特异性结合，在一定电解质参与下出现肉眼可见的凝集现象，即凝集反应。

二、凝集反应的特点和形成机制

（一）凝集反应的特点

1. 传统凝集反应中，抗原通常为颗粒性抗原或可溶性抗原连接载体形成的致敏颗粒。
2. 反应时间较短，需几分钟到十几分钟。
3. 当抗原抗体比例合适时，会形成大型免疫复合物，肉眼可见，反应产物为凝集物。
4. 传统凝集反应中抗原大，反应面积小，为使抗体分子不致过多，反应时通常需要稀释抗体。
5. 凝集反应具有阶段性通常分为两个阶段：①抗原抗体特异性结合阶段，此阶段仅需数秒至数分钟，反应体系中抗原与对应抗体相互识别并结合，但不出现肉眼可见的现象。②可见凝集反应阶段，此阶段需要数分钟至数小时，甚至更长时间，抗原抗体复合物在适当电解质和离子强度等环境因素影响下，发生进一步聚集、交联，出现肉眼可见的凝集现象。实际上这两个阶段难以严格分开，所需反应时间也受多种因素影响。

（二）凝集现象的形成机制

细菌和红细胞等颗粒性抗原在弱碱性溶液中通常带负电荷，周围吸引一层与之牢固结合的正离子，外面又排列一层松散的负离子层，构成一个双层离子云。在松散层内界和外界之间的电位差形成Z电位。溶液中的离子强度越大，Z电位也就越大。Z电位使颗粒相互排斥。当抗体与相应抗原特异性结合时，抗体的交联作用克服抗原颗粒表面的Z电位，而使颗粒聚集在一起。但当抗体分子太小，不足以克服相当厚度的离子云层时，则不能使颗粒聚集。因此在凝集反应中，IgM类型抗体作用比IgG类型抗体要大许多倍。IgG类型抗体常出现不完全反应即不可见的抗原抗体反应。IgG类型抗体可与抗原牢固结合，但因其分子较小，桥联作用较弱而不能形成明显肉眼可见的凝集现象。因此，在实验过程中，为促使凝集现象的出现，可采取增加蛋白质或电解质降低溶液中离子强度以缩短颗粒间的距离、加入右旋糖酐或葡聚糖等增加溶液的黏滞度、用胰酶或神经氨酸酶处理改变细胞的表面化学结构等处理方法。

三、凝集反应的类型

凝集反应根据参与的抗原性质不同、使用材料和检测对象等不同，分直接凝集、间接凝集和其他凝集反应。

考点：凝集反应的概念和特点

第2节 直接凝集反应

细菌、红细胞等天然颗粒性细胞抗原，在适当电解质参与下可直接与相应抗体特异性结合出现肉眼可见的凝集现象，称为直接凝集反应。1896年，法国医生 Widal 利用伤寒患者血清与伤寒杆菌发生特异性凝集现象，成功诊断了伤寒病，即肥达试验。1900年，Landsteiner 在特异性血凝现象的基础上发现了人类 ABO 血型，并因此获得诺贝尔生理学或医学奖。常用的直接凝集反应有玻片凝集和试管凝集。通常凝集反应中的抗原称为凝集原，抗体称为凝集素。

一、技术类型

（一）玻片凝集试验

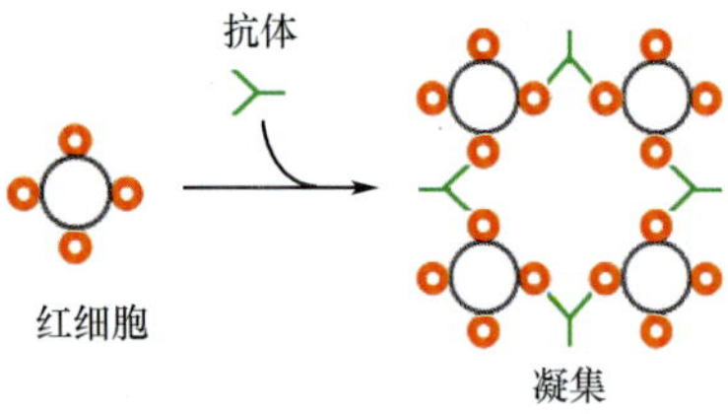

图 10-1 血型鉴定反应原理

玻片凝集试验（玻片法）为定性检测方法，是在玻片上进行的直接凝集反应。一般用已知抗体作为诊断试剂，与待检颗粒抗原如细菌或红细胞悬液等混匀在玻片上，数分钟后即可用肉眼观察反应结果，出现颗粒凝集的为阳性反应，说明待检颗粒抗原与已知抗体相对应，发生了特异性结合，如血型鉴定反应原理（图 10-1）。

（二）试管凝集试验

试管凝集试验（试管法）是在试管内进行的直接凝集反应，通常是用已知颗粒性抗原作为诊断试剂检测未知抗体。方法是将定量的已知颗粒性抗原悬液与一系列倍比稀释的待检血清等量混合，静置一段时间后，根据各管的凝集情况，判断待检血清中抗体的有无及其效价，为半定量反应（图 10-2）。通常以产生明显凝集现象的最高血清稀释度作为待检血清中抗体的效价。

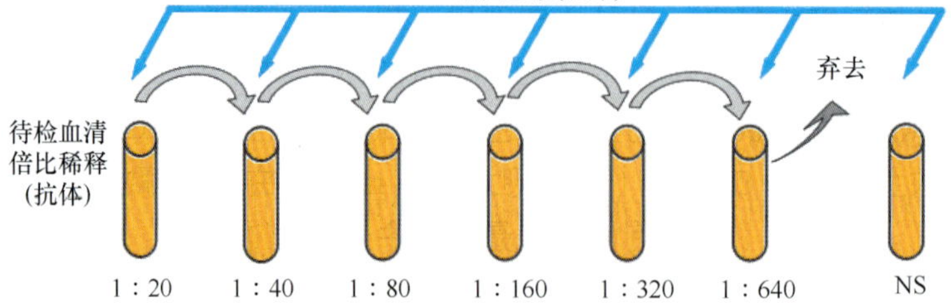

图 10-2 试管凝集试验待检血清稀释方法

考点：玻片凝集试验、试管凝集试验的原理

二、临床应用

1. 玻片凝集试验 此技术为定性检测技术，操作简便，反应迅速，但敏感性较低。主要用于细菌菌种的鉴定、分型以及ABO血型抗原的鉴定等。

2. 试管凝集试验 该技术是一种经典的半定量检测技术，操作简单，敏感性不高。但由于其对反应条件要求低，目前仍被广泛应用。需要注意的是抗体效价不是血清抗体的浓度，但是可以反映血清中抗体的相对含量，与血清抗体浓度呈正相关。临床上主要用于辅助诊断疾病或进行流行病学调查，如辅助诊断伤寒和副伤寒的Widal反应（肥达试验）、辅助诊断斑疹伤寒和恙虫病等立克次体病的外-斐反应（Weil-Felix反应）、辅助诊断布鲁氏菌病的瑞氏反应（Wright反应）等。

案例 10-1

患者，男，学生，15岁。不规则发热半月余，体温38～40℃，无畏寒、寒战，伴食欲不振、腹胀，近日出现精神恍惚、谵妄，听力下降，在当地不规则用过青霉素、氨苄西林治疗。查体：体温40℃，脉搏100次/分，血压98/79mmHg，心肺无异常，腹软，右下腹轻压痛，肝右肋下0.5cm，脾左肋下1cm，胸、腹部见淡红色玫瑰疹。血常规：WBC4.0×10^9/L，中性粒细胞（N）0.65，淋巴细胞（L）0.35。

问题： 1. 该患者可能的诊断是什么？

2. 该患者要确诊最好进行什么检查？

第3节 间接凝集反应

一、间接凝集反应及其载体

将可溶性抗原（或抗体）吸附或偶联在适当大小的颗粒性载体（不影响抗原或抗体的特性）表面，然后再与相应抗体或抗原发生特异性结合反应，在适当电解质存在的条件下，出现肉眼可见的凝集现象，称为间接凝集反应或被动凝集反应。由于载体颗粒增大了可溶性抗原（或抗体）的反应面积，其敏感性高于沉淀反应，因此在临床上被广泛用于可溶性抗原与抗体的检测。

（一）载体的特点

良好载体应具备以下的基本特点：①吸附或偶联抗原（或抗体）后，不影响抗原或抗体的性质。②在生理盐水或缓冲液中无自溶或自凝现象。③颗粒大小均匀。④相对密度与介质相似，短时间内不沉淀。⑤无化学或血清学活性。⑥能直接吸附或通过偶联剂牢固结合抗原或抗体，不易散开。

（二）载体的种类

载体的种类很多，如聚苯乙烯乳胶、白陶土、活性炭、人和动物红细胞、某些细菌等。在间接凝集反应中，常用的载体颗粒有动物或人的红细胞（间接血凝试验）、细菌、惰性颗粒如聚苯乙烯乳胶（间接胶乳凝集试验）、明胶颗粒、活性炭颗粒（间接炭凝试验）、离子交换树脂等。人O型红细胞和绵羊红细胞表面有大量的糖蛋白受体，极易吸附某些抗原物质，而且大小均匀，吸附性能好，尤其是绵羊红细胞容易获得，应用更加广泛。

通常把已知抗原或抗体吸附或偶联的载体颗粒称为致敏颗粒。不同抗原或抗体对载体的要求、处理方法和致敏的方式不同。例如，红细胞吸附多糖类抗原较好，而吸附蛋白质抗原或抗体性能较差，且致敏后的红细胞不易保存，所以常在致敏前将红细胞醛化，醛化后的红细胞不易溶血，易于保存，吸附蛋白质的能力也增强，血凝反应的效果基本上与新鲜红细胞相似。醛化红细胞能耐受60℃加热，并可反复冻融不破碎，在4℃可保存3～6个月，在-20℃可保存1年以上。聚苯乙烯胶乳颗粒先经羧化制备成带化学活性基团的颗粒，再与抗原或抗体交联，明显增加其稳定性和均一性。临床上最常用的是以红细胞为载体的间接血凝试验和以聚苯乙烯胶乳为载体的间接胶乳凝集试验（表10-1）。

表 10-1 常用载体颗粒的比较

载体	原理	凝聚性能	敏感性	稳定性	均一性
新鲜红细胞	吸附多糖能力好，吸附蛋白质的能力差	好	好	差	差
醛化红细胞	较强的蛋白质吸附能力	好	好	较好	较好
聚苯乙烯胶乳	带负电荷，物理性吸附蛋白质	较差	差	差	好
羧化聚苯乙烯胶乳	共价键交联	较差	差	好	好

间接凝集反应根据致敏所用的试剂和反应方法，分为正向间接凝集反应、反向间接凝集反应、间接凝集抑制反应三种类型。

二、技术类型

（一）正向间接凝集试验

正向间接凝集试验是将已知可溶性抗原与载体颗粒结合，作为诊断试剂，测定未知抗体，出现凝集现象为阳性，无凝集现象为阴性（图 10-3）。

（二）反向间接凝集试验

反向间接凝集试验是将已知抗体吸附于载体上，作为诊断试剂，测定未知可溶性抗原，出现凝集现象为阳性，无凝集现象为阴性（图 10-4）。

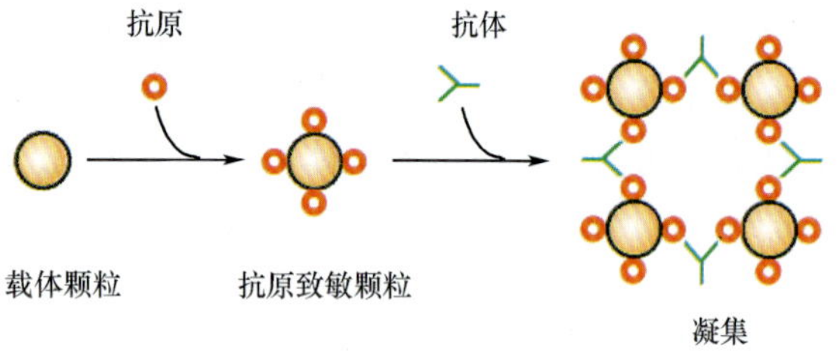

图 10-3 正向间接凝集反应原理

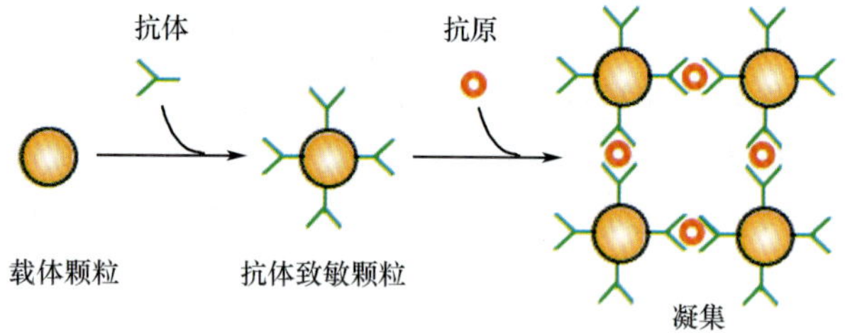

图 10-4 反向间接凝集试验原理

（三）间接凝集抑制试验

间接凝集抑制试验是预先用可溶性抗原封闭抗体的抗原结合位点，使吸附在载体上的可溶性抗原不能与抗体结合而不出现凝集现象。

在检测时先加入被检标本和已知抗体混合，再加入已知可溶性抗原致敏的载体。若被检标本中有可溶性抗原与已知抗体先行结合，则占据了抗体的抗原结合位点，使得后加入的致敏载体颗粒无抗体结合，结果致敏载体颗粒不能凝集，为阳性。若标本中无待测抗原，已知抗体的抗原结合位点即可与后加入的致敏载体颗粒结合，结果致敏载体颗粒凝集，为阴性（图 10-5）。间接凝集抑制试验既可用于测定可溶性抗原，也可用于测定抗体。如胶乳凝集抑制反应，用于检测孕妇尿液中的 HCG，协助诊断早期妊娠。

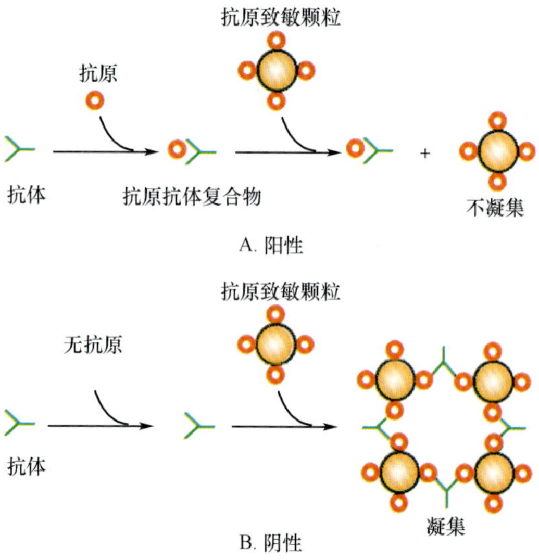

图 10-5 间接凝集抑制试验原理

考点：正向间接凝集、反向间接凝集试验和间接凝集抑制试验的原理

三、临床应用

正向间接凝集试验一般用于检测抗体，如间接胶乳凝集试验检测类风湿因子（RF）、间接炭凝试验检测梅毒反应素等。方法简便、快速、特异性强，结果容易判断。缺点是易发生非特异性凝集现象。反向间接凝集试验常用于检测乙型肝炎病毒表面抗原（HBsAg）、甲胎蛋白（AFP）、新型隐球菌荚膜抗原等，该反应方法具有简单易行、特异性强，结果容易判断等优势。间接凝集抑制试验如妊娠免疫诊断试验是临床常用的经典胶乳凝集抑制试验，具有操作方法简便、快速、特异性强、结果清晰、易观察判断等优点。

案例 10-2

患者，女，35 岁。5 年前开始两手关节肿胀疼痛伴晨僵。近一年来，指关节、腕关节均变形。检查：生命体征正常。实验室检查：Hb100g/L。血沉（ESR）加快。RF 滴度＞1 ∶ 20。X 线胸片示：胸腔积液；X 线关节片示：指关节、腕关节骨质疏松，关节间隙变窄。初步诊断为类风湿关节炎、胸腔积液。

问题： 1. 为什么该患者诊断为类风湿关节炎？

2. 采用什么方法进行辅助诊断？

第 4 节　抗球蛋白试验

抗球蛋白试验由英国免疫学家 Coombs 于 1945 年建立，故又称为 Coombs 试验，是检测抗红细胞不完全抗体的一种实验技术。所谓不完全抗体，多半是 7S 的 IgG 类抗体，能与相应的抗原牢固结合，但在一般条件下不出现肉眼可见现象。Coombs 利用抗人球蛋白抗体作为第二抗体，连接与红细胞表面抗原结合的不完全抗体，使红细胞凝集。

一、技术类型

根据试验原理不同分为直接 Coombs 试验和间接 Coombs 试验两种类型。

（一）直接 Coombs 试验

直接 Coombs 试验是用于检测结合在红细胞表面的不完全抗体的试验。患者体内抗红细胞抗原的不完全抗体与红细胞表面抗原结合形成致敏红细胞，但不完全抗体不能使致敏红细胞互相连接而出现肉眼可见的凝集物。当加入抗人球蛋白抗体（完全抗体）时，便与红细胞表面的不完全抗体结合，在致敏红细胞之间搭桥，出现红细胞凝集现象（图 10-6）。

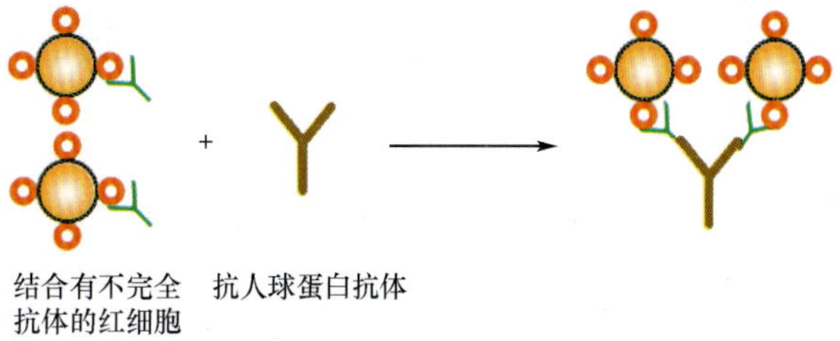

图 10-6 直接 Coombs 试验原理

（二）间接 Coombs 试验

间接 Coombs 试验即用已知的不完全抗体检测待检红细胞上相应的抗原，或用已知红细胞抗原检测待测血清中相应的游离不完全抗体。将待检血清与具有相应抗原的红细胞反应，若待检血清中含有相应的不完全抗体，红细胞被致敏，再加入抗人球蛋白抗体就可出现肉眼可见的红细胞凝集现象（图 10-7）。

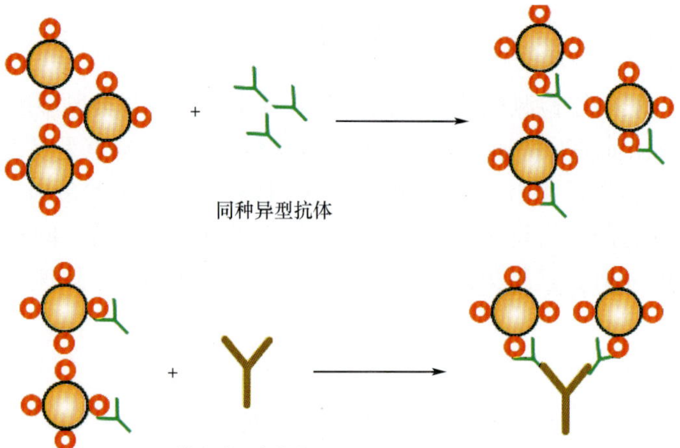

图 10-7 间接 Coombs 试验原理

考点：直接 Coombs 试验和间接 Coombs 试验原理

二、临床应用

直接 Coombs 试验是一种极为敏感的检查不完全抗体的实验技术，也是 Rh 血型物质检测的确证试验。凡酶法或其他方法检测红细胞为 Rh^- 时，不应轻率地作出确定，必须用抗球蛋白试验进行证实，以排除弱阳性。本试验可用玻片法做定性测定，也可用试管做半定量分析，主要用于新生儿溶血病、输血反应、自身免疫性溶血性贫血等疾病的诊断或辅助诊断。

间接 Coombs 试验多用于检测母体抗 -Rh 抗体，以便早发现和避免新生儿溶血病的发生。此外也可用于检测输血、应用血制品、器官移植所致的免疫性血型抗体及交叉配血等。

案例 10-3

患儿，男，3 天。第一胎，足月顺产，出生 18 小时发现皮肤黄染，吃奶好。查体：反应好，皮肤巩膜中度黄染，血清胆红素 257μmol/L（15mg/dl），肝右肋缘下 2cm，子血型“B”，Rh 阳性，母血型“O”，Rh 阳性，直接抗球蛋白试验弱阳性。

问题：该患者可能的诊断是什么？

第 5 节 协同凝集试验

一、试验原理

协同凝集试验是利用反向间接凝集反应的原理检测可溶性抗原的试验技术，是用金黄色葡萄球菌作为载体。金黄色葡萄球菌细胞壁成分中的 A 蛋白能与人和多种哺乳动物（猪、兔、羊、鼠等）血清中 IgG 类抗体的 Fc 段非特异性结合，IgG 的 Fc 段与 SPA 结合后，两个 Fab 段暴露在葡萄球菌表面，仍保持其抗体活性和特异性，当与特异性抗原相遇时，即可发生特异性结合而出现凝集现象。在此凝集试验中，金黄色葡萄球菌菌体为 IgG 抗体的载体（图 10-8）。

二、临床应用

协同凝集试验特异性强、灵敏度高，具有试剂用量少、快速、方便且不需特殊仪器设备等优点，是一种简便的血清学反应技术。临床上常用于脑脊液、血液、尿液和其他分泌物中病原体的快速鉴定和分型，也可用于细胞型微生物可溶性产物的检测。

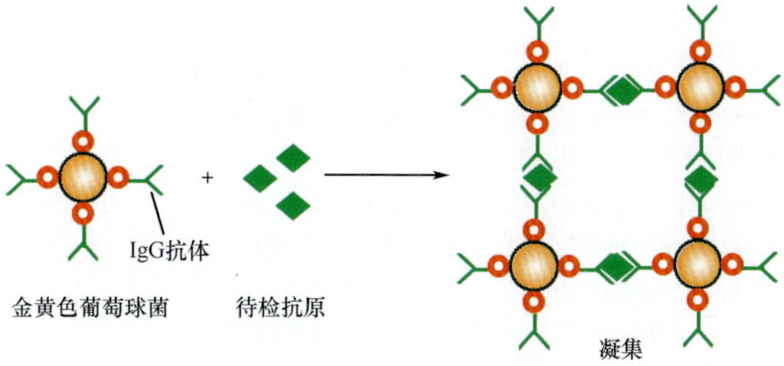

图 10-8 协同凝集试验原理

考点：协同凝集试验原理

链接 冷凝集试验

肺炎支原体感染引起的原发性非典型性肺炎患者血清中常含有较高的寒冷红细胞凝集素简称冷凝集素，它能与患者自身红细胞或 O 型人红细胞在 4℃条件下发生凝集，在 37℃时又呈可逆性完全散开，称为冷凝集试验。冷凝集试验主要用于由肺炎支原体引起的原发性非典型性肺炎的辅助诊断。多数支原体肺炎患者发病后第二周血清中冷凝集素效价达 1 ∶ 32 以上，一次检查凝集效价＞1 ∶ 64 或动态检查升高 4 倍以上时，有诊断意义。

第 6 节　凝集反应的方法评价

凝集反应是经典的抗原抗体反应，此方法具有快速、敏感、操作简便、无需特殊的实验设备等特点，而且可用于各种抗原或抗体的检测，因此在临床检验中广泛应用。对于抗原的检测，临床上常用反向间接凝集试验检测病原体的可溶性抗原和各种蛋白质成分，如胶乳凝集抑制试验用于检测绒毛膜促性腺激素，间接血凝集试验用于检测纤维蛋白原等。协同凝集试验用于细菌、腺病毒及流感病毒等鉴定和细菌可溶性产物如外毒素的检测等。而对于抗体的检测，直接凝集反应的方法至今还用于临床红细胞 ABO 血型、Rh 血型鉴定及交叉配血。Coombs 试验除了广泛应用于血液病的检测外，还可采用专一特异性的抗球蛋白抗体如抗 -IgG 抗体、抗 -IgA 或抗 -IgM 及抗补体抗体，来分析结合于红细胞上的不完全抗体的免疫球蛋白亚类等。

凝集反应还可检测各种病原生物（如细菌、病毒等）感染后产生的抗体，如直接凝集反应诊断或辅助诊断伤寒和副伤寒杆菌感染的肥达试验；胶乳凝集试验用于检测抗链球菌溶血素 O 抗体、抗梅毒螺旋体抗体等。另外，凝集反应还可用于检测自身免疫性疾病的抗体，如检测类风湿因子、抗 -DNA 抗体和抗甲状腺球蛋白抗体等。不同类型凝集试验的特点比较见表 10-2。

表 10-2　不同类型凝集试验的特点比较

方法类型	原理	临床应用	方法评价
玻片凝集试验	抗原抗体在玻片上的直接凝集	血型的鉴定、菌种诊断或分型	简便、快速，敏感性低，多用于定性
试管凝集试验	定量抗原与系列倍比稀释的血清在试管内发生的直接凝集	血型的鉴定、交叉配血、辅助诊断伤寒的肥达试验、斑疹伤寒外 - 斐反应等	操作简单，敏感度不高，是半定量反应
正向间接凝集试验	用已知抗原致敏载体，检测标本中相应抗体的间接凝集	检测病原微生物相关抗体（如抗链球菌溶血素 O 抗体、抗梅毒螺旋体抗体、抗军团菌抗体、抗血吸虫抗体）和自身免疫病相关抗体（如类风湿因子、抗 -DNA 抗体、抗甲状腺球蛋白抗体）等	操作简单、快速，敏感度和特异性均高

续表

方法类型	原理	临床应用	方法评价
反向间接凝集试验	用已知抗体致敏载体，检测标本中相应抗原的间接凝集	新型隐球菌荚膜多糖抗原的检测等	操作简单、快速，敏感度和特异性均高
间接凝集抑制试验	用已知抗原致敏载体，检测标本中是否存在与致敏抗原相同的可溶性抗原的间接凝集	人绒毛膜促性腺激素（HCG）、抗流行性感冒病毒抗体等检测	敏感度高于间接凝集反应
协同凝集试验	用已知抗体致敏金黄色葡萄球菌作为诊断试剂，检测可溶性抗原的间接凝集	适用于细菌、病毒等的直接检测	操作简单、快速，便于临床推广
抗球蛋白试验	利用抗球蛋白抗体连接红细胞表面的不完全抗体，使红细胞凝集	新生儿溶血病、溶血性输血反应、自身免疫性溶血性贫血等	检测不完全抗体的经典方法

目标检测

单项选择题

1. ABO 血型鉴定常采用
A. 间接凝集试验　B. 间接凝集抑制试验
C. 玻片凝集试验　D. 试管凝集试验
E. 反向间接凝集试验

2. 试管凝集试验判定抗体效价（滴度）的依据是
A. 抗原和抗体达最适比例时的抗体稀释度
B. 产生明显凝集现象的最高抗原稀释度
C. 产生明显凝集现象的最高抗体稀释度
D. 产生明显凝集现象的最低抗体稀释度
E. 产生明显凝集现象时的凝集块状态

3. 直接凝集反应与间接凝集反应的根本区别是
A. 参与反应介质中电解质的浓度不同
B. 参与反应的 pH 不同
C. 前者采用可溶性抗原致敏颗粒，后者采用颗粒性抗原
D. 前者采用颗粒性抗原，后者采用可溶性抗原致敏载体颗粒
E. 判断结果是在抗原抗体反应的不同阶段

4. 以未出现凝集现象为阳性结果的试验是
A. 正向间接凝集试验　B. 反向间接凝集试验
C. 协同凝集试验　D. 间接凝集抑制试验
E. Coombs 试验

5. 有关胶乳凝集试验叙述不正确的是
A. 所用载体为聚苯乙烯胶乳
B. 胶乳颗粒吸附 IgG 或可溶性抗原
C. 是间接凝集试验
D. 是直接凝集试验
E. 可分为试管法和玻片法

6. Coombs 试验的基本原理是
A. 抗球蛋白抗体与红细胞结合导致凝集
B. 抗球蛋白抗体与不完全抗体结合导致凝集
C. 抗球蛋白抗体与完全抗体结合导致凝集
D. 抗球蛋白抗体与黏附在红细胞膜上的不完全原抗体结合导致凝集
E. 抗球蛋白抗体与黏附在红细胞膜上的完全抗体结合导致凝集

7. Coombs 试验直接法和间接法的主要区别是
A. 直接法检测完全抗体，间接法检测不完全抗体
B. 直接法是凝集反应，间接法是沉淀反应
C. 直接法主要检测 IgG 型抗体，间接法主要检测 IgM 型抗体
D. 直接法检测红细胞上黏附的不完全抗体，间接法检测血清中游离的不完全抗体
E. 两者结果判断方法不同

8. 以金黄色葡萄球菌作为载体颗粒的试验是
A. 胶乳凝集试验　B. 协同凝集试验
C. 明胶凝集试验　D. Coombs 试验
E. 间接凝集抑制试验

9. 下列哪一项不属于玻片凝集试验
A. 菌种鉴定　B. 血清学分型
C. 人类 ABO 血型鉴定　D. 定量检测前筛选反应
E. 血清抗体效价测定

（张其霞）

第11章 沉淀反应

学习目标

1. 掌握　掌握沉淀反应的概念及特点、凝胶内沉淀试验种类及原理、免疫电泳技术种类及原理。
2. 熟悉　免疫浊度测定的原理、免疫电泳的应用、影响免疫沉淀试验的主要因素。
3. 了解　各种沉淀方法的技术要点。

沉淀反应（precipitation）是指可溶性抗原与相应抗体在适当条件下（电解质、pH 和温度）发生结合，出现的肉眼可见的沉淀物的现象。可溶性抗原包括细菌培养滤液、外毒素、组织浸出液、血清蛋白、核酸等可溶性的小分子物质。

从 1897 年 Kraus 发现鼠疫耶尔森菌的培养液能与相应抗血清产生沉淀反应开始到 20 世纪 70 年代免疫浊度法的出现，经过不断地改进和发展，沉淀反应适应了现代测定快速、简便和自动化的要求，既可定性也能定量检测。现代免疫标记技术多是在沉淀反应的基础上建立起来的，沉淀反应是免疫学检测技术的核心技术。此外，免疫沉淀技术已广泛应用于特定蛋白质的分离研究中，也在分子及基因等领域发挥重要作用。

第 1 节　沉淀反应的基本特点

免疫沉淀试验在临床检测中广泛应用，根据沉淀反应的介质和检测方法不同分为液相内沉淀试验、凝胶内沉淀试验和凝胶免疫电泳试验三大类型。根据沉淀反应基本原理发展出多种免疫检测方法，具有基本共同特点。

考点：方法类型及反应特点

免疫沉淀反应的特点包括阶段性、特异性、抗原的可溶性及抗体的选择等。

1. 阶段性　沉淀反应分两个阶段，第一阶段为抗原抗体发生特异性结合，此阶段可在几秒到几十秒内形成可溶性小复合物，肉眼不可见。第二阶段形成可见的免疫复合物，如沉淀线、沉淀环，此阶段约几十分钟到数小时完成。此阶段受抗原抗体比例、分子大小、绝对浓度、亲和力及电解质浓度和反应温度的影响。

2. 特异性　免疫沉淀反应为抗原与相应抗体发生特异性结合反应的过程，因此具有特异性。

3. 抗原性质　参与免疫沉淀反应的抗原必须为可溶性抗原。

4. 抗体的选择　基于免疫网络学说（immunologic network theory）的沉淀反应原理，参与反应的大多数抗体为二价，天然抗原为多价，两者可相互交联成具有立体结构的巨大网格状聚集体，出现肉眼可见的沉淀物。多克隆抗体可与抗原表面不同表位结合，易交联成网状结构而发生沉淀；单克隆抗体只能结合抗原的单一表位，不易形成交联。因此，多克隆抗体适用于免疫沉淀反应，而单克隆抗体不适用。

第 2 节　液相内沉淀反应

液相内沉淀反应（fluid phase precipitation test）是指可溶性抗原与相应抗体在含有电解质的液相介质中反应，形成肉眼可见的沉淀物。根据实验方法不同，免疫复合物呈现的沉淀现象不同，液相内沉淀反应分为环状沉淀反应、絮状沉淀反应和免疫比浊分析。

一、技术类型

（一）环状沉淀试验

环状沉淀（ring precipitation）试验是 Ascoli 于 1902 年建立的，又称为 Ascoli 试验。其方法是将抗原溶液叠加在细玻璃管内的抗体液面上，抗原抗体在液面交接处特异性结合形成白色环状沉淀。因抗血清蛋白浓度高，相对密度较抗原大，所以两液交界处可形成清晰的界面。此处抗原抗体反应生成的沉淀在一定时间内不下沉，在两液交界处呈现白色环状沉淀则为阳性反应。

该试验主要用于鉴定微量抗原，如法医学中鉴定血迹，流行病学用于检查媒介昆虫体内的微量抗原等，亦可用于鉴定细菌多糖抗原。此方法操作简单，但灵敏度低、分辨率差，且只能定性，不能作两种以上抗原的分析鉴别，目前已多被其他方法取代。

（二）絮状沉淀试验

絮状沉淀（flocculation precipitation）试验是抗原与相应抗体相结合，在电解质的存在下，形成絮状沉淀物。此法操作简单。设备要求低，但灵敏度低，受抗原抗体比例影响明显，目前多用于抗原抗体反应最适比的测定，常见有：

1. 抗原稀释法　抗原进行一系列稀释与恒定浓度抗血清反应。

2. 抗体稀释法　抗体进行一系列稀释与恒定浓度抗原反应。

3. 方阵滴定法　又称为棋盘滴定法，为了保证抗原抗体在最适比例条件下进行反应，达到最大沉淀反应的效果，就必须对抗原和抗体最佳工作浓度做出选择。将上述抗原稀释法和抗体稀释法结合起来，将抗原抗体同时进行系列倍比稀释，根据出现最大沉淀时的抗原、抗体稀释度确定抗原抗体反应的最适比。

（三）免疫比浊度分析

免疫比浊度分析（immunoturbidimetry）本质上属于液体内的沉淀反应，其特点是将现代光学测量仪器、自动化检测系统和免疫沉淀反应相结合，可进行液体中微量抗原、抗体及小分子半抗原定量检测。

当可溶性抗原与相应抗体在两者比例合适时，抗原抗体在特殊缓冲液中快速形成抗原抗体复合物，使反应液出现浊度，如形成的复合物增加，反应液的浊度随之增加，与一系列的标准品对照，即可计算出受检物的含量。

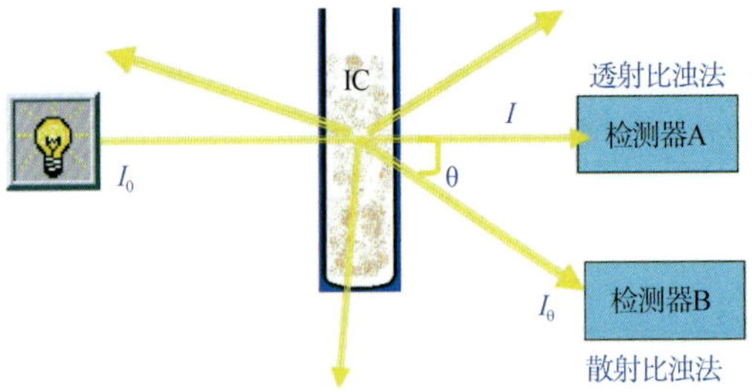

图 11-1　透射比浊度法和散射比浊度法光路示意图（I_0 为入射光的强度，I 为透射光强度，$I_θ$ 为散射光强度）

按照仪器设计的不同分为透射比浊度法、散射比浊度法、免疫胶乳比浊度法。测定方法又可分为速率法和终点法。透射比浊度法和散射比浊度法光路示意图见图 11-1。

1. 透射比浊度法　根据朗伯 - 比尔（Lambert-Beer）定律，当光线通过抗原抗体反应系统时，由于溶液中存在抗原抗体复合物，光线被吸收，引起透射光减少。利用透射比浊仪测量出由于反射、吸收或散射引起的入射光衰减，其浊度以吸光度 A 表示，A 值反映了入射光与透射光的比率。在保持抗体过量的情况下，吸收的量和复合物的量成正比。方法步骤如下：

（1）将待检标本和抗原标准品（各 5 个浓度梯度）做适当稀释，分别加至测定管中。

（2）加入适当过量抗体，充分混匀。

（3）孵育一定时间后测定各管吸光度值。

（4）以标准品抗原含量为横坐标，吸光度为纵坐标，绘制标准曲线。

（5）根据待测标本的吸光度值，从标准曲线中可查出对应抗原含量。

2. 散射比浊度法 其原理是指定波长的光通过溶液遇到免疫复合物时，光线被折射，发生偏转。偏转角度可以从 0° ～ 90°，这种偏转的角度可因光线的波长和复合物大小不同而有所区别。散射光的强度与复合物的含量成正比，即待测抗原越多，形成的复合物也越多，散射光也越强。同时也和散射夹角成正比，和波长成反比。其散射光强度经软件分析即可转换为待测抗原的含量。由于散射免疫比浊法测定的是散射光信号，避免了透射光中所含有的吸收、散射、折射等多信号成分的影响，所以散射免疫比浊法的灵敏度与特异性均好于透射免疫比浊法。测定方法有终点法和速率法两种。

（1）终点法：是在抗原抗体反应达到平衡时，即复合物形成后作用一定时间，通常是 30 ～ 60 分钟，复合物浊度不再受时间的影响，但又必须在聚合产生絮状沉淀之前进行浊度测定。具体为：①将待检标本和抗原标准品（各 5 个浓度梯度）做适当稀释，分别加至测定管中。②加入适当过量抗体，充分混匀。③孵育一定时间后比浊，测定散射光强度。④以标准品抗原含量为横坐标，散射光强度值为纵坐标，绘制标准曲线。⑤根据待测标本的散射光强度，从标准曲线中可查出对应抗原含量。

（2）速率法：是在抗原抗体结合反应的过程中，在单位时间内两者结合的速度。速率法是测最大反应的速度，即反应达到顶峰时的峰值。抗原抗体结合反应在几十秒内得出结果，峰值的高低与抗原的量成正比，峰值出现的时间和抗体浓度、抗原抗体的亲和力直接相关。速率法的灵敏度和特异性都比终点法好。具体为：①将待检标本与不同浓度抗原标准品做适当稀释，分别加至测定管中。②加入一定量抗体，立即比浊，记录速率单位（RU）。③以标准品抗原含量为横坐标，RU 值为纵坐标，绘制标准曲线。④根据待测样本的 RU 值，查出相应抗原含量。

但是，必须指出的是免疫浊度法存在难以克服的钩状效应。即在定量抗体中加入抗原量达到最佳比例时，形成的免疫复合物量最大，反应速度最快。如继续加入抗原，形成免疫复合物的量不但不再增加，反而减少；反之，在定量抗原中加入抗体，在抗体过量时也会产生同样的现象。这种后带（抗原过量）和前带（抗体过量），统称为钩状效应（hook effect）。钩状效应可以产生假象的弱阳性或假阴性结果。

3. 免疫胶乳比浊度法 在上述比浊法中，免疫复合物产生量过少时均难以形成浊度，除非放置很长时间。如要使其形成较大的复合物，则抗原抗体用量也较大，不符合微量化的要求。因此，为了提高免疫比浊反应的灵敏度，解决快速反应及微量化的要求，发展了免疫胶乳比浊法。

基本原理是将抗体吸附在一种大小适中、均匀一致的胶乳颗粒（一般为 0.2μm）表面，制成致敏胶乳颗粒，当遇到相应抗原时，胶乳颗粒表面抗体与抗原特异性结合，发生交联反应，形成免疫复合物，引起乳胶颗粒凝集。具体为：

（1）用稀释液将待测抗原和抗原标准品稀释。

（2）将抗体致敏胶乳溶液分别与待测抗原、不同浓度的抗原标准品反应一段时间，测吸光度值。

（3）以抗原标准品量为横坐标、吸光度值为纵坐标绘制标准曲线，根据标本的吸光度值可查出抗原含量。

二、临床应用

经典的免疫沉淀试验如环状、絮状免疫沉淀试验因操作烦琐、敏感度低、精密度差、反应时间长及无法实现自动化等目前已使用较少。随着现代科学技术的不断发展，自动化免疫浊度分析仪的出现，实现了快速检测和自动化检测。免疫比浊度技术已经成为临床广泛使用的一种可以对微量抗原物质进行定量检测的高灵敏度、快速的免疫检测技术。

透射免疫比浊度法的灵敏度是单向琼脂扩散方法的 5 ～ 10 倍，具有操作简便、结果准确、灵敏度高、重复性好等优点，可以在特定蛋白分析仪上自动检测，也可在全自动生化分析仪上设置参数进行检测分析。但该法相对于其他免疫标记技术来说，灵敏度还不算太高，且耗时相对较长，因此，透射免疫比浊度类的自动分析仪用于免疫测定已趋于减少，目前该测定原理主要用于非免疫检测的设备，如生化分析仪等，多用于血清特定蛋白，如 IgG、IgM、IgA、C3、C4、CRP 等检测。

终点散射免疫比浊度法是当今免疫化学分析中比较先进的方法，可用自动化仪器测定，但反应时间较长，灵敏度在微克（μg/L）水平，高于透射免疫比浊度法。

速率散射比浊度法测定的是抗原抗体反应的第一阶段，其优点是快速、敏感度高及精密度高；检测不必等到抗原抗体达到平衡，大大节省反应时间，每小时可检测标本数十份，灵敏度可达 ng/L 水平。由于测定的是速率散射信号，理论上讲不受本底散射信号的干扰，使检测的准确度大大提高。

免疫胶乳比浊度法为一种带载体的免疫比浊度法，其敏感性大大高于一般的比浊方法。该法敏感度高，精确度和灵敏度均较好，操作简便，可自动化。所用仪器与分光光度计、自动化生化分析仪可通用。

随着近年来免疫检验技术的飞速发展，特定蛋白测定的结果与临床疾病诊断及预后判断的关系越来越密切，进一步推动了各仪器厂家对自动化特定蛋白仪的开发和创新。目前透射免疫比浊度和散射免疫比浊度等方法已常规运用于临床特定蛋白的检测，相关仪器已广泛应用于国内各级医院，成为临床免疫检测的重要手段之一。

第 3 节　凝胶内沉淀反应

凝胶内沉淀反应（gel phase precipitation test）是利用可溶性抗原和相应抗体在凝胶内扩散，形成浓度梯度，在抗原与抗体浓度比例恰当的位置形成肉眼可见的沉淀线或沉淀环。凝胶支持物的种类有琼脂、琼脂糖、葡聚糖或聚丙烯酰胺凝胶等。不同分子质量的物质在凝胶中扩散速度不同，可用以识别不同待测物分子质量的差别。

一、技术类型

（一）单向琼脂扩散试验

在琼脂内均匀混入定量抗体，待测抗原从局部向琼脂内自由扩散，如抗原和相应抗体结合，则形成沉淀环，沉淀环的大小与抗原浓度呈正相关。用标准品测定绘制标准曲线图，根据沉淀环的大小可查待检标本中抗原的含量（图 11-2）。

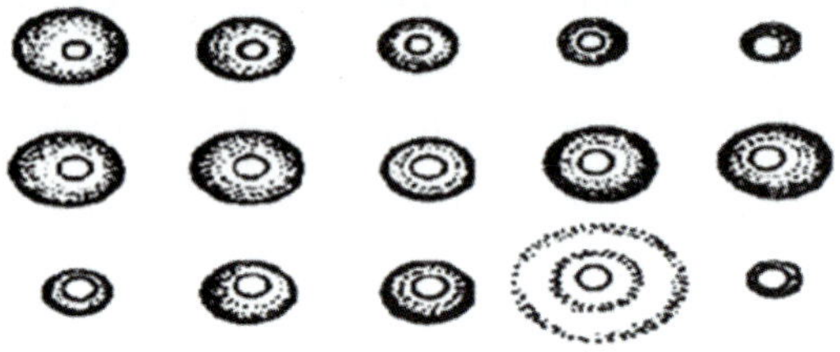

图 11-2　单向琼脂扩散示意图

方法步骤：将抗体或抗血清混入 0.9% 琼脂糖内，未凝固前倾注成平板，然后在上打孔，将抗原加入孔中，放 37℃让其自由扩散，24 ～ 48 小时后可见孔周围出现沉淀环，测定环的直径或面积计算标本中待测抗原的浓度。

单向琼脂扩散试验注意事项：①抗血清必须特异性强、效价高、亲和力强，在良好条件下保存。②每次测定都必须作标准曲线。③每次测定时必须用质控血清作质控。④注意双环现象（出现了两种抗原性相同的成分）。⑤应用单克隆抗体测量多态性抗原时，测定值偏低；用多克隆抗体测量单克隆病时，测定值偏高。

（二）双向琼脂扩散试验

将抗原和抗体溶液分别放在凝胶不同的对应孔中，在凝胶内抗原和抗体各自向对方自由扩散，在最恰当的比例处形成抗原抗体沉淀线，根据沉淀线的位置、形状及对比关系，可对抗原或抗体作出定性分析。

方法步骤：在琼脂板上相距 3 ～ 5mm 打对孔，或者梅花孔、双排孔、三角孔等。在相应孔中加入抗原或抗体，待其自由扩散后，抗原、抗体形成可见的沉淀线。

二、临床应用

（一）单向琼脂扩散试验

单向琼脂扩散试验是一种稳定、简便的定量检测抗原的方法，无需仪器设备，其重复性和线性均较好，但其灵敏度稍差。过去临床上常用于 IgG、IgA、IgM、C3、C4 等血浆蛋白的测定，目前已被免疫浊度测定等技术取代。

（二）双向琼脂扩散试验

双向琼脂扩散试验操作简便、无需特殊设备，特异性高，结果可靠，成本低廉。但其灵敏度低且只能定性不能定量。双向琼脂扩散试验的主要应用有以下几点。

1. 抗原或抗体的定性分析 用已知的抗体（或抗原）检测未知的抗原（或抗体），反应后出现沉淀线，表明标本中含有相应的抗原（或抗体），无沉淀线说明抗原抗体不对应或比例不合适。

2. 分析抗原和抗体的相对浓度和相对分子质量 根据沉淀线的位置和形状，沉淀线靠近浓度低的一方，弯向分子质量大的一方，可作如下分析。①抗原、抗体相对浓度的分析：沉淀线靠近抗原孔，提示抗体量大，沉淀线靠近抗体孔，提示抗原量大。②抗原、抗体相对分子质量的分析：抗原或抗体在琼脂内自由扩散，其速度受分子质量影响。分子质量小者，扩散快，反之较慢。由于慢者扩散圈小，局部浓度较大，形成沉淀线弯向分子质量大的一方，如图 11-3 所示。

A：Ag、Ab 浓度及相对分子质量相近；B：Ag、Ab 浓度相近，相对分子质量 Ag < Ab；C：Ag、Ab 浓度相近，相对分子质量 Ag > Ab；D：相对浓度 Ag > Ab，相对分子质量相近；E：相对浓度 Ag > Ab，相对分子质量 Ag < Ab；F：相对浓度 Ag < Ab，相对分子质量 Ag > Ab。

考点：双向琼脂扩散试验的临床应用

3. 分析抗原的性质 按三角形打孔排列，两孔加抗原，一孔加抗体。受检的抗原性质可能完全相同、部分相同、完全不同，沉淀弧可分别出现完全融合、部分融合、不融合三种情况，如图 11-4 所示。

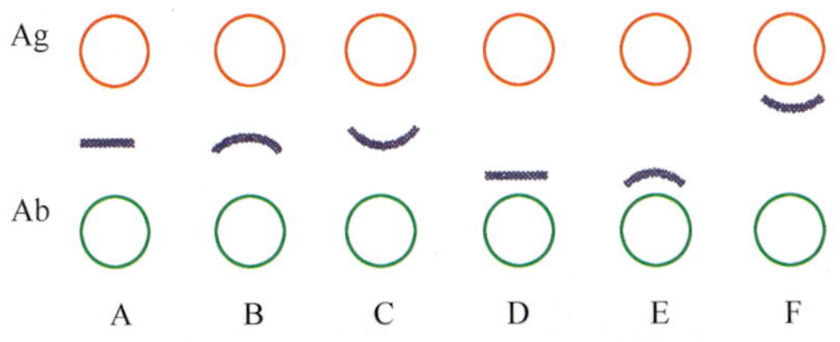

图 11-3 沉淀线的位置、形状与抗原抗体浓度及分子量的关系

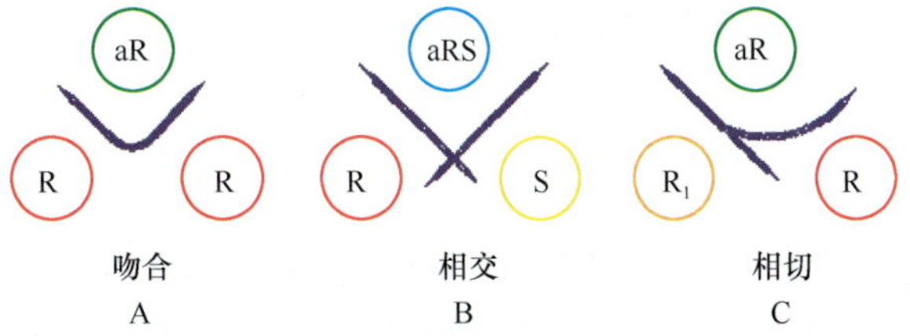

图 11-4 双向琼脂扩散试验沉淀线形状与两种抗原性质关系图

A. 两种抗原完全相同；B. 两种抗原完全不同；C. 两种抗原部分相同

R、S 代表待检抗原；aR、aRS 代表对应抗体

4. 抗体效价的测定 按梅花形打孔排列，中间加抗原，周围加不同稀释度的相应抗体，经自由扩散，形成沉淀线。抗体效价是抗原、抗体经自由扩散形成沉淀线，出现沉淀线的最高抗体稀释度为该抗体的效价。如图 11-5 所示，该抗体效价为 1 ∶ 16。

5. 抗原或抗体纯度鉴定 用混合抗原或抗体鉴定抗体或抗原的纯度。若仅出现一条沉淀线，表示待测抗原或抗体纯，若出现多条沉淀线，说明不纯。

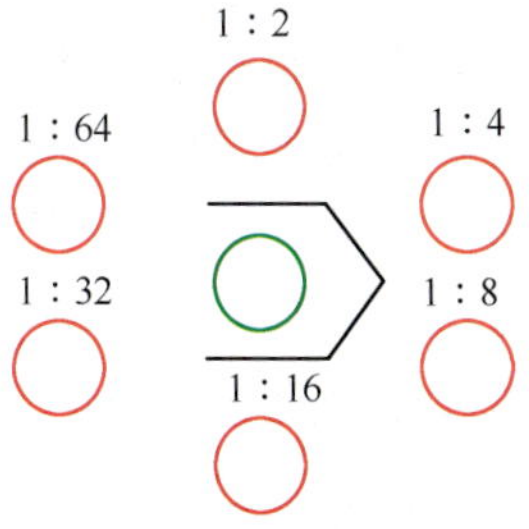

图 11-5 抗体效价滴定结果示意图

第 4 节 凝胶免疫电泳技术

凝胶免疫电泳技术是电泳分析与沉淀反应相结合的产物，是将抗原及抗体反应的高度特异性、电泳技术的高分辨力相统一，将凝胶内电泳与免疫扩散相结合的一项免疫学技术。具有微量、快速检测的特点。

免疫电泳技术实质上是在直流电场作用下的凝胶扩散试验。它的原理是将凝胶扩散置于直流电场中，在一定的条件下，抗原及抗体离解成为带正电或负电的电子，在电场中向异相电荷的电极移动，所带净电荷量越多、颗粒越小，泳动速度越快，反之则慢。由于电流加速了抗原、抗体的运行速度，缩短了两者结合的时间，加快了沉淀现象的产生。当有多种带电荷的物质电泳时，由于静电荷不同，而区分成不同区带，使抗原决定簇不同的成分得以区分。

考点：常见凝胶电泳技术类型

一、技术类型

（一）对流免疫电泳技术

对流免疫电泳原理是将双向扩散试验与电泳相结合的在直流电场中的定向加速的免疫扩散技术。

方法步骤：在琼脂板上打两排孔，左侧各加入待测抗原，右侧孔内加入相应抗体，抗原在阴极侧，抗体在阳极侧。通电后，在 pH8. 6 的琼脂凝胶中带负电荷的蛋白质抗原泳向阳极抗体侧，而抗体借电渗作用流向阴极侧，在两孔间相遇而发生特异性结合，在比例合适处形成沉淀线。本法敏感度比双向扩散试验高 8 ～ 16 倍。

对流免疫电泳常用于抗原或抗体的性质、效价和纯度的测定。IgG 在对流免疫电泳中比较特殊，4 个亚型有不同的表现：IgG3 和 IgG4 与一般蛋白质相同，泳向正极；而 lgG1 和 IgG2 因其带电荷少，受电渗作用力大于电泳，而向负极移动。这就形成了 IgG 的特殊电泳形式，一部分泳向正极，另一部分泳向负极，在抗体孔两侧都有抗体存在，所谓对流只是部分的电渗作用所致。此法不适合抗原为免疫球蛋白或抗原抗体迁移率接近的情况。

（二）火箭免疫电泳技术

火箭免疫电泳原理是将单向琼脂扩散试验与电泳相结合的定向加速的免疫扩散技术。

实质上是加速度的单向扩散。当待测抗原在含有适量抗体的琼脂板中泳动时，在抗原与抗体达到适当比例时，形成大的不溶性免疫复合物而沉淀，此沉淀物不再移动，未与抗体结合的抗原可穿过此沉淀，继续向前迁移并形成新的沉淀，随着抗原的减少，沉淀带越来越窄，形成火箭状沉淀，峰形高度与抗原量呈正相关。当琼脂中抗体量固定时，以不同浓度的抗原泳动的沉淀峰高度绘制标准曲线，可根据沉淀峰的高度计算出待测抗原的浓度。反之，可检测抗体的含量。

（三）免疫电泳技术

免疫电泳技术是将区带电泳与双向琼脂扩散试验相结合的一种免疫分析技术。检测原理是先用区带电泳技术将蛋白质抗原按其所带电荷、分子质量和构型的不同，在凝胶中电泳成若干区带，已分离成区带的各种抗原成分与抗体槽中的相应抗体在两者比例合适处形成弧形沉淀。

方法步骤：将待测标本与标准抗原分别加入两侧孔内进行琼脂区带电泳，各蛋白质抗原成分因分子质量及电泳迁移率不同，分离成若干肉眼不可见的区带，然后将抗体放入槽内进行自由扩散，根据抗原电泳位置、含量及与抗体比例不同，而出现不同位置、不同形状和不同大小的沉淀线。待测样品与已知抗原相比较，可对待测样品的成分及性质进行分析。

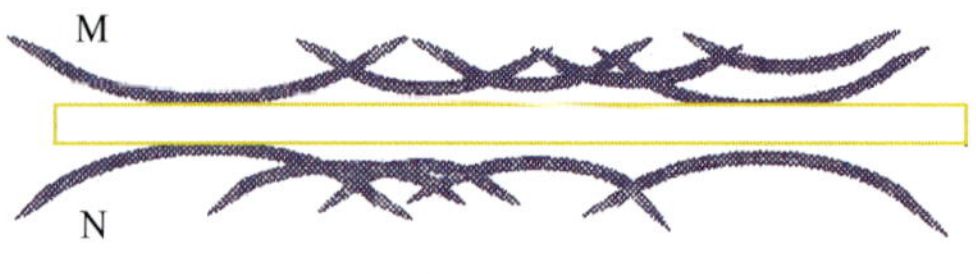

图 11-6 免疫电泳结果示意图

M：骨髓瘤患者血清；N：健康人对照血清

此技术为定性试验，目前主要用在纯化抗原和抗体成分的分析及正常和异常免疫球蛋白的识别与鉴定，如多发性骨髓瘤患者血清在免疫电泳后，可观察到异常的 M 蛋白沉淀弧（图 11-6）。但其扩散时间长，影响因素多，结果较难分析。

链接 M 蛋白

M 蛋白是浆细胞或 B 淋巴细胞单克隆大量增殖时所产生的一种异常免疫球蛋白，常出现于恶性淋巴瘤、巨球蛋白血症、多发性骨髓瘤患者的血或尿中，其本质是免疫球蛋白或其片段（轻链、重链等）。M蛋白的测定依赖于免疫学方法。首先应采用血清蛋白区带电泳，以证实M蛋白的存在，然后进行免疫球蛋白测定和免疫电泳，做进一步的定量分析和分类测定。

（四）免疫固定电泳技术

免疫固定电泳技术是区带电泳与免疫沉淀反应相结合的技术。检测原理类似于免疫电泳，是将血清蛋白质在琼脂糖凝胶介质上电泳后，再将抗血清直接加入电泳后蛋白质区带表面，或将浸有抗血清的滤纸贴于其上，抗原抗体被免疫固定。经漂洗、染色、脱色和干燥后，根据电泳移动距离分离单克隆组分，可对各类免疫蛋白及其轻链进行分型（图11-7）。

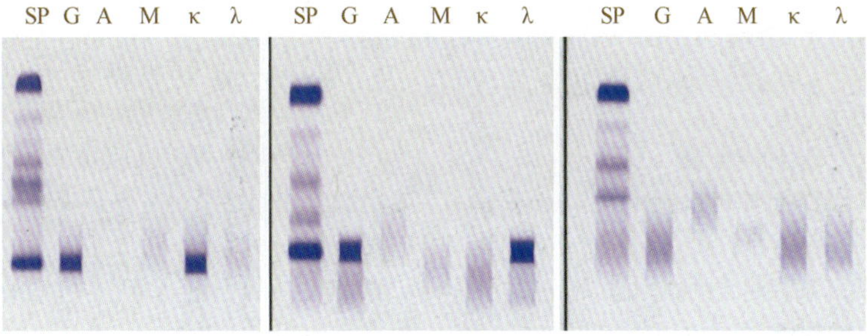

图11-7 免疫固定电泳结果图

免疫固定电泳技术因其分辨力强、敏感度高、结果易于分析，现常用于鉴定迁移率相近的蛋白和M蛋白，如免疫球蛋白轻链，尿液、脑脊液等中的微量蛋白、游离轻链、补体裂解产物等。临床最常用于M蛋白的鉴定与分型，并已列入临床实验室的常规检测工作。

（五）交叉免疫电泳技术

用琼脂糖作支持物，先将抗原经电泳展开，然后在同一玻板上浇注含抗体的琼脂糖凝胶，在后一个凝胶中进行第二次电泳（与第一次电泳方向垂直）。这种方法实际上是在凝胶电泳后进行免疫电扩散。不同抗原形成互相独立的峰状免疫沉淀，至最适抗原与抗体比值处停止运动，沉淀峰的高度和面积与抗原量成比例关系。用此法可进行各种抗原的定量测定。

二、临床应用

随着自动化免疫电泳仪的推出，免疫电泳技术在临床上的应用也变得更加广泛。对流免疫电泳与火箭免疫电泳技术因存在电渗作用，目前已不推荐使用。免疫电泳可用于分析纯化抗原和抗体的成分和正常及异常免疫球蛋白的识别与鉴定，但其扩散时间长，影响因素多，结果较难分析。免疫固定电泳最大的优势是分辨率强、敏感度高、操作周期短、结果易分析。目前已应用于半自动、全自动电泳分析仪上。随着各种自动化分析仪的发展，基于沉淀反应的免疫比浊分析及免疫电泳技术在科研与临床检测中得到了更广泛的应用。

第5节 沉淀反应的方法评价

临床常用免疫沉淀试验方法众多，不同的方法各有其优势和劣势。经典的免疫沉淀试验如絮状免疫沉淀试验、单向琼脂扩散试验、双向琼脂扩散试验均可用于抗原抗体性质、效价、纯度及分子质量和浓度的分析，但因其有诸多无法克服的缺点，如操作烦琐、敏感度低、精密度差、反应时间长及无法自动化等，现临床检测中这些方法应用已逐渐减少。

随着自动化免疫浊度分析仪的出现和发展，免疫浊度分析检测中得到广泛应用。目前免疫浊度法主要用于蛋白质及微量蛋白的测定。散射免疫比浊试验具有自动化程度高、快速、灵敏、准确等特点，目前以散射免疫比浊为原理的特定蛋白分析仪已在临床检验广泛开展。而透射免疫比浊试验经过胶乳增强技术的改进，广泛应用于全自动生化分析仪上，实现高速、灵敏、自动化。

免疫固定电泳具有分辨率强、灵敏度高、结果易于分析等特点，常用于M蛋白及免疫球蛋白轻链的鉴定。

目标检测

一、单项选择题

1. 单向琼脂扩散试验可用于
   A. 抗体定性　B. 抗体定量
   C. 抗原定性　D. 抗原定量
   E. 抗体效价滴定
2. 双向琼脂扩散试验出现多条沉淀线的原因是
   A. 抗原抗体过剩　B. 抗原抗体相等
   C. 抗原抗体缺乏　D. 抗原抗体不纯
   E. 抗原抗体分子质量不等
3. 双向琼脂扩散试验中，抗原含量较大，反应沉淀线应
   A. 靠近抗原孔　B. 靠近抗体孔
   C. 在两孔之间　D. 沉淀线弯向抗原孔
   E. 呈多条沉淀线
4. 速率散射比浊度法测定的散射信号值产生于
   A. 单位时间内最大量的免疫复合物
   B. 单位时间内免疫复合物形成的最快时间段
   C. 单位时间内免疫复合物形成的最稳定时期
   D. 抗体过剩期形成的免疫复合物
   E. 小分子不溶性免疫复合物颗粒
5. 对于血清中数种蛋白质抗原成分的分析，常用
   A. 免疫电泳法　B. 双向扩散试验
   C. 单向扩散试验　D. 火箭免疫电泳
   E. 对流免疫电泳
6. 免疫电泳是
   A. 区带电泳与双向免疫扩散相结合的技术
   B. 电泳与单向免疫扩散相结合的技术
   C. 电泳与单向免疫扩散相结合的技术
   D. 区带电泳与免疫沉淀反应相结合的技术
   E. 电泳与环状沉淀反应相结合的技术
7. 免疫电泳的结果，主要是观察
   A. 沉淀环的直径
   B. 沉淀弧的长短
   C. 沉淀峰的高度
   D. 沉淀线的数目、形状和位置
   E. 沉淀弧的方向
8. 沉淀反应不包括
   A. 单向琼脂扩散试验　B. 环状沉淀试验
   C. 免疫浊度试验　D. 火箭免疫电泳
   E. 玻片凝集试验
9. 免疫浊度的本质是
   A. 液体内定性检测
   B. 琼脂内定性检测
   C. 液体内沉淀反应
   D. 待测物含量与反应液的浊度成反比
   E. 肉眼观察浊度的含量
10. 沉淀反应中的钩状效应是因为
   A. pH 过高　B. pH 过低
   C. 温度过高　D. 抗原过量
   E. 时间过长

二、简答题

1. 简述沉淀反应与凝集反应的异同。
2. 简述凝胶免疫电泳技术的原理及类型。

（周　洁）

第12章

免疫酶标技术

学习目标

1. **掌握** 掌握酶联免疫吸附试验的原理、技术类型及临床应用。
2. **熟悉** 其他免疫酶标技术的原理及临床应用。
3. **了解** 酶标记物的制备。

免疫酶标技术是三大经典免疫标记技术的一种，它以酶标记的抗原（抗体，也称酶标记物）作为主要试剂，酶标记物既保留了酶对底物的催化活性，又保留了抗原（抗体）的免疫学活性。当酶标抗原（抗体）与相应抗体（抗原）反应后，通过酶对底物的显色反应来对抗体（抗原）进行定性、定位或定量分析。免疫酶标技术将抗原抗体反应的特异性与酶催化反应的专一性、高效性相结合，具有灵敏度高（可达 ng/ml 至 pg/ml 水平）、特异性强、准确性好的特性，且具有酶标记物有效期长、试剂价格低廉、操作简便等优点。随着单克隆抗体技术、化学发光技术、生物素 - 抗生物素蛋白系统（又称生物素亲和素系统）等相关技术的发展，酶免疫技术亦不断改进与更新，其灵敏度、特异性和自动化程度得到进一步提升，在医学和生物学领域的应用也日益广泛。

免疫酶标技术分为酶免疫组织化学和酶免疫测定（enzyme immunoassay，EIA）两类（图 12-1）。

1. 酶免疫组织化学 主要用于组织切片或其他标本中的抗原（抗体）的定位分析。

2. 酶免疫测定 主要用于液体标本中抗原（抗体）的定性或定量分析。根据抗原抗体反应过程中是否需要将游离的酶标记物和结合了抗原（抗体）的酶标记物分离，又分为均相酶免疫测定和非均相（或异相）酶免疫测定两种类型。根据是否采用固相载体吸附抗原（抗体），非均相酶免疫测定分为液相酶免疫测定和固相酶免疫测定两类，固相酶免疫测定中具代表性的是酶联免疫吸附试验（enzyme-linked immunosorbent assay，ELISA）。

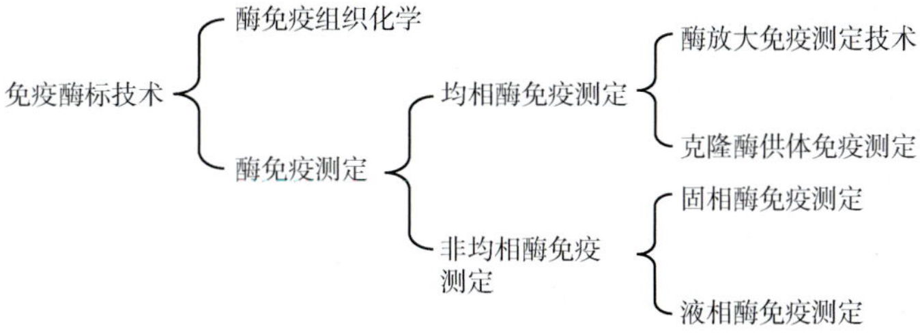

图 12-1 免疫酶标技术的分类

考点：非均相酶免疫测定

第 1 节 酶和酶标记物

酶标记物的质量直接影响免疫酶标技术的检测质量。自然界的酶种类繁多，用于标记的酶应具备以下条件：①催化活性高，催化专一性高，纯度高；②性质稳定，其活性不受待测标本中其他成分的影响；③易与抗原（抗体）偶联，偶联后不影响抗原（抗体）的免疫学活性；④酶和催化的底物价廉易得，对人体和环境无害；⑤酶催化底物后的产物易于测定，且测定方法简便易行、敏感、精确。

一、常用的酶及其底物

ELISA 中常用的酶和相应的底物如下所示（表 12-1）。

表 12-1 常用的酶及其相应底物

酶	来源	分子质量	最适 pH	酶活性（U/mg，37℃）	相应底物	显示颜色	检测波长
辣根过氧化物酶（HRP）	辣根	40kDa	5～7	4500	OPD	黄棕色	492nm
					TMB	黄色	450nm
					DAB	棕色	
碱性磷酸酶（ALP）	牛小肠黏膜	100kDa	9～10	1000	pPNP	黄色	405nm
葡萄糖氧化酶（GOD）	黑曲霉菌	186kDa	4～7	200	OPD	黄棕色	492nm
β-D- 半乳糖苷酶	大肠杆菌	540kDa	6～8	600	4-MUG		420nm

（一）常用的酶

目前，最常用于酶免疫技术的酶是辣根过氧化物酶（HRP）和碱性磷酸酶（ALP）。

1. 辣根过氧化物酶 HRP 是一种糖蛋白，因来源于植物辣根而得名。HRP 的纯度用纯度数（RZ）表示，即 HRP 在 403m 与 275mm 处的吸光度之比。RZ 值越大，酶的纯度越高。高纯度的 HRP，其 RZ 值应大于 3.0。酶活性以单位（U）表示，即 1 分钟将 1μmol 的底物转化为产物所需的酶量。RZ 值与酶的活性无关，酶变性后，RZ 值不变，但活性降低，因此选择酶制剂时，酶活性比 RZ 值更重要。HRP 分子质量小、性质稳定、易标记、易保存、溶解性好、供氢体底物种类多、价廉易得，是目前 ELISA 和酶免疫组化技术中最常用的酶。

2. 碱性磷酸酶 ALP 是一种磷酸酯的水解酶，从大肠埃希菌提取的 ALP 分子质量为 80kDa，最适 pH 为 8.0。从牛小肠黏膜提取的 ALP 分子质量为 100kDa，最适 pH 9.6。后者的活性高于前者。ALP 敏感性高于 HRP，空白值也较低，但由于其不易透入细胞，稳定性及标志物的收率低，且价格高，不易获得高纯度制剂，因此其国内应用不及 HRP 广泛。含磷酸盐的缓冲液对 ALP 有抑制作用，因此检测过程中不能使用磷酸盐缓冲溶液（PBS）温育或洗涤以防止酶失活。

3. 其他标记酶 葡萄糖氧化酶（GOD）、*β-D-* 半乳糖苷酶、葡萄糖 -6- 磷酸脱氢酶、溶菌酶、青霉素酶、苹果酸脱氢酶等亦可作为标记酶。

（二）常用的底物

1. HRP 的底物 HRP 催化的反应式为：$DH_2+H_2O_2 \rightarrow D+2H_2O$，$DH_2$ 为供氢体，亦称为底物，H_2O_2 为受氢体。HRP 对受氢体有很强的专一性，仅作用于 H_2O_2、小分子醇过氧化物和尿素过氧化物。可作为 HRP 的底物较多，在 ELISA 中常用的有以下几种。

（1）四甲基联苯胺（TMB）：经酶作用后由无色变为蓝色，目测颜色对比度鲜明，用硫酸终止反应后呈黄色（TMB 氧化产物联苯醌在 450nm 有最大吸收峰）。TMB 的水溶性差，但其稳定性好，呈色反应无需避光，无致癌性，是目前 ELISA 中应用最广泛的底物。

（2）邻苯二胺（OPD）：与酶反应后呈橙黄色，用硫酸终止反应后呈棕黄色，在 492nm 有最大吸收峰。OPD 的灵敏度高，比色方便，但其应用液性质不稳定，配制后需在 1 小时内使用，显色过程须避光且有致癌性，目前已基本不用。

（3）其他底物：二甲基联苯胺（DAB）、2，2′- 联氮双（3- 乙基 - 苯并噻唑啉 -6- 磺酸）二铵盐（ABTS）、5- 氨基水杨酸（5-ASA）均是 HRP 的底物。

2. ALP 的底物 ALP 的常用底物是对硝基苯磷酸酯（*p*-NPP），与酶作用后的产物为黄色的对硝基酚，最大吸收峰为 405nm，用氢氧化钠终止反应后仍为黄色且可稳定一段时间。

3. 其他酶的底物 葡萄糖氧化酶的常用底物为葡萄糖。*β-D-* 半乳糖苷酶的常用底物为 4- 甲基伞形酮 -*β-D-* 半乳糖苷（4-MUG），经酶水解后产生荧光物质 4- 甲基伞形酮（4-MU），其敏感性较 HRP 高 30 ～ 50 倍。

考点：酶和酶作用底物

二、酶标记物的制备

酶标记的抗体或抗原是免疫酶标技术的重要试剂。制备酶标记物的抗原要求纯度高、免疫原性强，抗体须特异性好、亲和力高、效价高、比活性高、易于分纯及批量生产。标记时可根据具体方法选择不同的抗体组分，如单克隆抗体、多克隆抗体或经纯化的提取组分，如 Ig 的 Fab 片段、$F(ab')_2$ 片段等。

（一）标记方法

在制备标记物时，根据酶结构的不同而采取不同的方法。选用的标记方法一般应符合下述特点：方法简单，重复性好，产率高；保持酶和抗原（抗体）的免疫学活性；酶结合物稳定，本身不发生聚合，较少形成酶与酶、抗体与抗体或抗原与抗原的聚合物。目前常用的标记方法有以下两种。

1. 戊二醛交联法 戊二醛是常用的双功能交联剂，具有两个活性基，可分别与酶和抗体（抗原）分子上的氨基结合形成酶 - 戊二醛抗体（抗原）复合物。此方法可分为一步法和两步法。一步法是将酶、抗体（抗原）与戊二醛同时反应连接而成，该法操作简便，可用于 HRP、ALP 标记抗体（抗原），但酶标记物产率低，易发生酶标记物的自身聚合，且酶与酶、抗体与抗体之间也可发生交联，影响标记物的质量。两步法是先将酶与过量的戊二醛反应，让酶分子的氨基与戊二醛的一个醛基结合，除去未与酶结合的戊二醛后，再加入抗体（抗原），与戊二醛分子的另一个活性醛基结合，形成酶 - 戊二醛 - 抗体（抗原）结合物，该法酶标记物均一，标记效率高于一步法 10 倍左右，且不发生自身聚合。

2. 改良过碘酸钠法 过碘酸钠可将 HRP 中与酶活性无关的多糖羟基氧化为活泼的醛基，后者与抗体分子中的游离氨基结合形成 Schiff 碱；再加入硼氢化钠后即生成稳定的酶标记物。常在标记前先用二硝基氟苯（DNFB）封闭酶蛋白上的 *α*- 氨基和 *ε*- 氨基，以防止酶蛋白氨基与醛基反应发生自身偶联。此法可将约 70% 的过氧化物酶和几乎 99% 的 IgG 偶联，与戊二醛法比较，酶标记物的产率大大提高，是目前 HRP 标记抗原（抗体）最常用的方法，但仅用于 HRP 的标记。

（二）酶标记物的纯化与鉴定

标记反应完成后，应除去反应溶液中的游离酶、游离抗体（抗原）、酶聚合物及抗体（抗原）聚合物，游离酶会增加非特异显色，游离抗体（抗原）与酶标记抗体（抗原）的竞争作用会降低特异性染色的强度。因此，常需要对酶标记物进行纯化，常用的纯化方法有葡聚糖凝胶层析法和饱和硫酸铵沉淀法等。

酶标记物的鉴定包括标记物中酶活性、抗体（抗原）的免疫活性及酶标记率的测定。常用免疫电泳或双向扩散法鉴定免疫活性，出现沉淀线表示标记物中的抗体（抗原）具有免疫活性。沉淀线经生理盐水反复漂洗后，滴加酶的底物，若沉淀线显色，表示标记物中的酶具有活性，亦可用 ELISA 测定酶活性。酶标记率过高影响酶和抗体（抗原）活性，过低则会降低敏感性。酶标记率的测定常用分光光度法，分别测定酶标记物中酶和抗体（抗原）的蛋白含量，然后按公式酶的标记率 =（酶量 / 加入酶量）×100% 或酶的标记率 =A_{403nm}/A_{280nm} 计算其标记率。

考点：酶标记抗体或抗原

第 2 节　酶联免疫吸附试验

1971 年由瑞典学者 Engvall 和 Perlmann、荷兰学者 Anton Schuurs 和 Weenmen 创立的酶联免疫吸附试验，是一种广泛用于检测液体标本中微量物质的方法。ELISA 和其他免疫方法一样，都是以抗体和抗原的特异性结合为基础，其差别在于 ELISA 以酶或辅酶作为标记物来标记抗原或抗体，用酶促反应的放大作用来显示初级免疫学反应。

ELISA 最大的特点是利用聚苯乙烯微量反应板（或球）吸附抗原或者抗体使之固相化，在其中进行免疫反应和酶促反应。ELISA 具有简便、快速、敏感、易于标准化等优点，已成为最广泛应用的免疫标记技术之一。

考点：基本原理、方法类型及反应原理

一、基本原理

在不影响抗原（抗体）免疫活性的条件下，将已知抗体或抗原吸附在固相载体（常为聚苯乙烯）表面，按照一定的程序加入待测抗原（抗体）及酶标记抗体（抗原），在固相载体表面进行抗原抗体反应，再用洗涤的方法将结合在固相载体上的抗原抗体复合物与液相中的其他游离成分分开。加入酶的底物后，通过酶对底物催化的显色反应，对标本中抗原或抗体进行定性或定量分析。

二、技术类型

ELISA 既可检测抗原，又可检测抗体。根据检测目的不同，ELISA 有以下常用类型。

（一）双抗体夹心法检测抗原

双抗体夹心法是检测抗原最常用的方法。适用于至少有两个抗原决定簇的较大分子的抗原的检测，临床常用于检测乙肝病毒表面抗原（HBsAg）、甲胎蛋白（AFP）、人绒毛膜促性腺激素（HCG）等。

1. 原理　将已知抗体包被固相载体，待测标本中的相应抗原与固相抗体结合形成固相抗体 - 待测抗原复合物，洗涤去除其他未结合物质，然后加入酶标抗体，形成固相抗体 - 待测抗原 - 酶标抗体夹心复合物，充分洗涤去除未结合的酶标抗体。加入底物后显色，根据显色反应的程度定性或定量分析待测抗原的含量（图 12-2）。

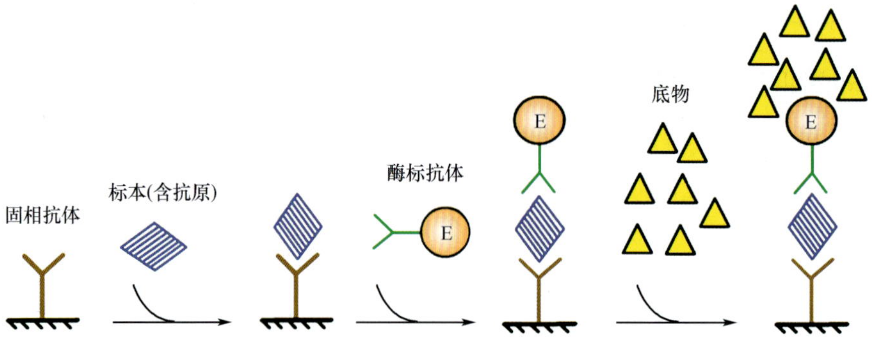

图 12-2　双抗体夹心法检测抗原

注：E 为酶

2. 方法学评价　该法用于检测多价抗原，不能用于单价抗原和半抗原的检测，并且检测不同的抗原需制备不同的酶标抗体。另外，应注意类风湿因子（RF）的影响，RF 能与多种动物的 IgG Fc 段结合。如果待测标本中含有 RF，可同时与固相抗体和酶标抗体结合而产生假阳性结果。可用抗体的 $F(ab')_2$ 或 Fab 片段作为酶标记抗体，以消除 RF 的干扰。

（二）双位点一步法检测抗原

1. 原理 在双抗体夹心法的基础上，使用针对抗原分子上两个不同的抗原决定簇的单克隆抗体，分别作为固相抗体和酶标抗体，将待测标本和酶标抗体同时加入，两步并作一步进行反应，形成固相抗体 - 待测抗原 - 酶标抗体复合物，充分洗涤后，然后加入底物显色后进行抗原的定性或定量测定（图 12-3）。

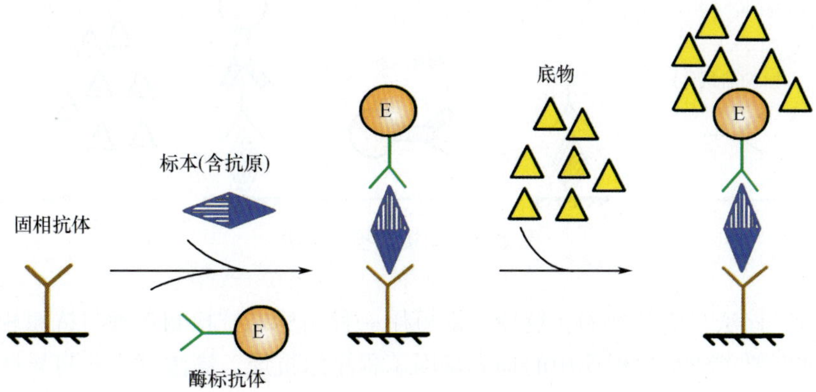

图 12-3 双位点一步法检测抗原

2. 方法学评价 一步法简化了操作流程，缩短了反应时间。高亲和力的单克隆抗体的运用，亦显著提高了检测的敏感性和特异性。当待测标本中抗原的浓度过高时，过量抗原将分别与固相抗体和酶标抗体结合而不形成夹心复合物，使待测抗原的检测结果低于实际含量，出现钩状效应（hook effect）。钩状效应严重时甚至出现假阴性结果，必要时可将待测标本适当稀释后再测定。

（三）竞争法检测抗原

1. 原理 酶标抗原和待测抗原竞争结合固相抗体。标本中待测抗原量越多，结合的固相抗体越多，则酶标抗原结合的固相抗体越少，加入底物时显色越浅；反之，则显色越深。即底物显色程度与待测标本中抗原的含量成反比（图 12-4）。

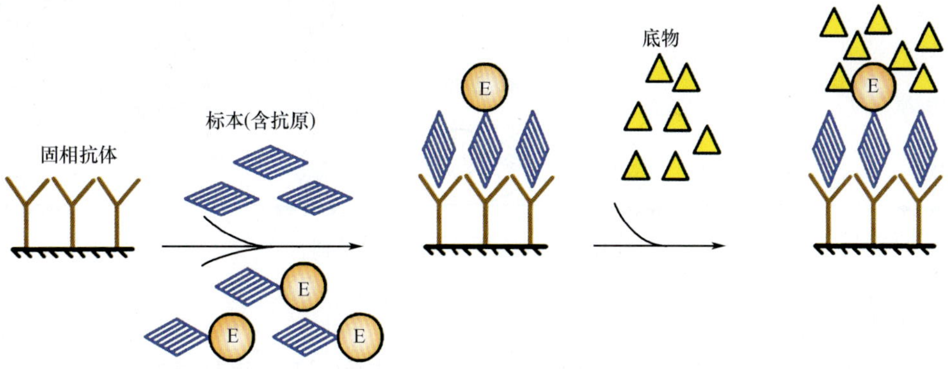

图 12-4 竞争法检测抗原图

2. 方法学评价 此法主要用于检测小分子抗原及半抗原。

（四）间接法检测抗体

间接法是测定 IgG 类抗体最常用的技术，目前应用最多的是检测丙肝病毒（HCV）抗体、抗 HIV 抗体、抗梅毒螺旋体抗体等。也可用于检测 IgM 类抗体，其酶标二抗为抗人 μ 链抗体。

1. 原理 将已知抗原包被于固相载体上，待测标本中相应抗体分别与固相抗原、酶标抗抗体（即酶标二抗，二抗为针对待测抗体的抗体）结合，形成固相抗原 - 待测抗体 - 酶标二抗复合物，加底物显色，根据显色深浅确定待检抗体的含量（图 12-5）。

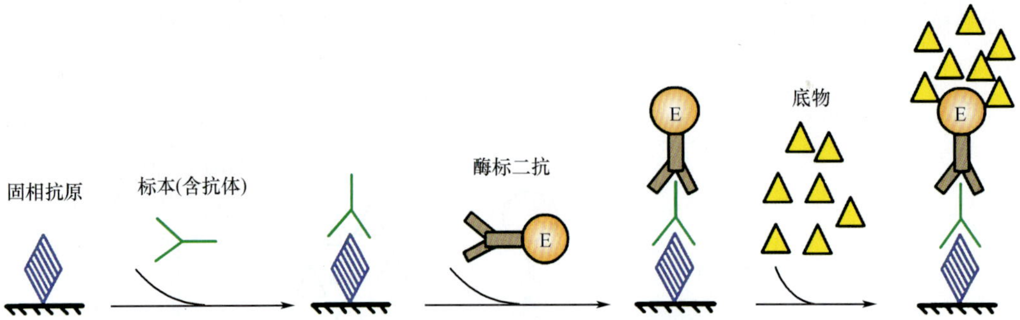

图 12-5 间接法检测抗体

2. 方法学评价 该法只需变换固相抗原，即可用一种酶标二抗检测各种与抗原相应的抗体。间接法对固相抗原的纯度要求较高，现使用的均为基因工程重组抗原。高浓度的非特异性 IgG 抗体可吸附于固相载体从而产生假阳性反应，测定时常需将待测标本做一定稀释，以避免非特异性 IgG 对检测的干扰。

（五）双抗原夹心法检测抗体

此法也是检测抗体常用的方法，临床上常用于乙肝病毒表面抗体（HBsAb）的检测，其原理类似于双抗体夹心法，操作步骤亦基本相同。用已知抗原包被固相载体，待测标本中的相应抗体可分别与固相抗原、酶标抗原结合，形成固相抗原 - 待测抗体 - 酶标抗原复合物，加底物后显色，显色深浅与待测抗体的含量成正比（图 12-6）。

该法亦可采用一步法。由于机体产生 IgG 抗体的量有限，一般不会因抗体过多而出现钩状效应。

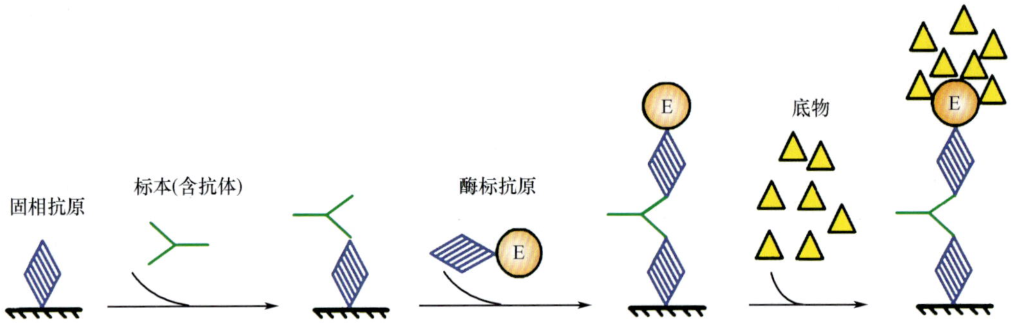

图 12-6 双抗原夹心法检测抗体

（六）竞争法检测抗体

抗体的检测一般不采用竞争法。当抗原中的杂质难以去除不能获得足够的纯化抗原，或对应的抗原结合特异性不稳定时，则可采用竞争法检测抗体。临床上检测乙型肝炎病毒核心抗体（HBcAb）和乙型肝炎病毒 e 抗体（HBeAb）均采用了竞争法，但二者具体的操作模式有差别。

1. 竞争法检测 HBcAb 将 HBcAg 包被于固相载体形成固相抗原，加入待测标本和酶标抗体，使待测标本中的抗体与酶标抗体竞争结合固相抗原，洗去未结合的物质，加入底物形成有色产物，显色深浅与待测标本中相应抗体的含量成反比（图 12-7）。

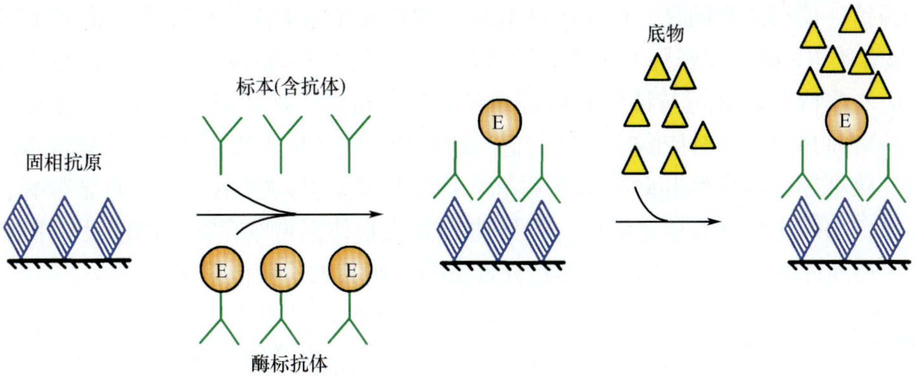

图 12-7 竞争法检测 HBcAb

2. 中和竞争法检测 HBeAb 将单克隆 HBeAb 包被于固相载体形成固相抗体，加入待测标本及已知基因工程重组 HBeAg，使待测标本中的 HBeAb 与固相抗体竞争结合 HBeAg，加入酶标多克隆 HBeAb，使酶标 HBeAb 与结合于固相抗体上的 HBeAg 结合，最后加入底物显色。显色深浅与标本中待检抗体含量成反比（图 12-8）。

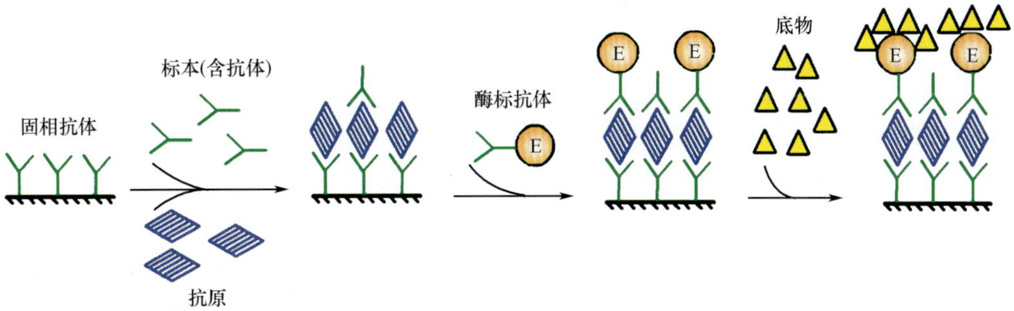

图 12-8 竞争法检测 HBeAb

（七）捕获法检测抗体

捕获法又称反向间接法，临床上最常用于病原体急性感染时特异性 IgM 抗体的检测，如急性甲型肝炎时患者血清中抗 HAV-IgM 的检测，急性乙型肝炎时抗 HBc-IgM 及 TORCH 系列的 IgM 的检测等。

1. 原理 先将抗人 IgM 抗体（抗人 IgM μ 链抗体）包被于固相载体，待测标本中的特异性 IgM 和非特异性 IgM 抗体多被固相抗体捕获。再依次加入特异性抗原、与抗原相对应的酶标抗体，形成固相抗人 IgM 抗体 - 待测的特异性 IgM 抗体 - 抗原 - 酶标抗体复合物。最后加底物显色后根据显色深浅检测待测标本中特异性 IgM 抗体的含量（图 12-9）。

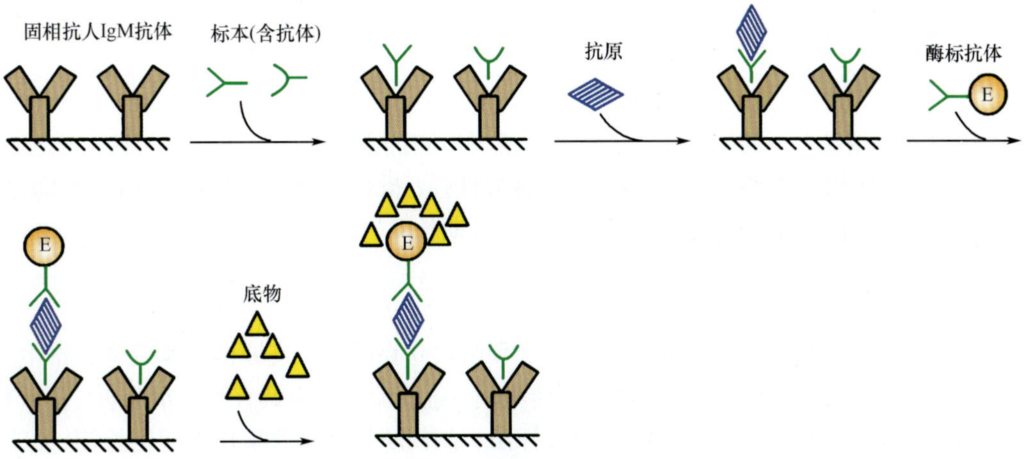

图 12-9 捕获法检测抗体

2. 方法学评价 值得注意的是，标本中的IgM类RF及其他非特异IgM会干扰待测标本中IgM类抗体的检测。IgM类RF能与固相抗人μ链抗体结合，亦能与加入的酶标抗体（动物源性的IgG）结合，导致假阳性反应。非特异IgM可与特异IgM竞争结合固相抗体，从而影响检测的灵敏度。故采用捕获法检测特异性IgM抗体时，须对待测样本进行适当的稀释，使产生干扰作用的非特异IgM的含量减少。在病原体的急性感染期，特异性IgM的效价很高，标本稀释对其检测不会产生明显影响。某些病原体如乙型肝炎病毒（HBV）的慢性感染阶段，特异性IgM类抗体仍持续存在，即使没有非特异IgM的干扰，直接检测（待测样本不稀释）标本中的特异性IgM，则其效价要低很多。

链 接 传染病感染的窗口期

以机体被病原体感染，到可以在机体检测出病原体、抗原、抗体或基因片段，这段时间称为窗口期。这段时间虽检测不出异常，但却具有传染性。不一样的病原体窗口期长短不一。许多人把窗口期误认为是疾病的潜伏期，实际上，窗口期与潜伏期是完全不一样的两个概念。窗口期是感染病原体后不能透过检测方法诊断的一段时间，而潜伏期是感染病原体后没有出现临床症状的一段时间。

三、ELISA的反应载体与试剂

（一）ELISA的反应载体

固相酶免疫测定法需将抗体（抗原）吸附在固相载体上，抗原抗体反应在固相载体上进行，经洗涤除去游离的标记物，即可对结合于固相载体上的抗原抗体复合物进行测定，以确定标本中抗原（抗体）的含量。将抗体（抗原）固定在固相载体表面的过程称为包被，亦即将抗体（抗原）固相化，固相化的抗体（抗原）仍保持其原有的免疫活性。

ELISA最常用的固相载体是由聚苯乙烯或聚氯乙烯制成的微量反应板，国际通用的标准板形是8×12的96孔式，便于标本的批量检测和少量标本的分析，并用酶标仪迅速测定结果。此外，还可与自动化仪器配套使用，利于各操作步骤的标准化。优质的微量反应板应吸附性能好，空白值低，孔底透明度高，各板之间、同一板各孔之间性能相近。

考点：固相载体

（二）ELISA的试剂

ELISA中有三种必要的试剂，固相抗体（抗原）、酶标抗原（抗体）和酶的底物。已包被抗原或抗体的固相载体称为免疫吸附剂，是ELISA的核心试剂；酶标抗原（抗体）是ELISA最关键的试剂。

四、方法学评价与临床应用

（一）方法学评价

ELISA是目前应用最广泛的酶免疫测定技术，既可检测抗原，又可检测抗体；能进行定性、定量、定位分析，且易与其他相关技术结合；敏感性高、特异性强；操作简便、无放射性污染、不需昂贵仪器、便于自动化和标准化；酶标试剂稳定、便于保存、有效期长。

（二）临床应用

1. 病原生物及其抗体检测 用于细菌、病毒、真菌、立克次体、支原体、螺旋体、寄生虫等多种病原生物抗原及其相应抗体的检测，以辅助诊断传染病、进行流行病学调查和病情分析、预后判断等。如链球菌、淋病奈瑟菌、伤寒沙门菌、结核分枝杆菌、幽门螺杆菌和布鲁氏菌等的检测；肝炎病毒、风疹病毒、疱疹病毒、轮状病毒、人类免疫缺陷病毒、SARS 病毒等的检测；弓形虫、阿米巴、疟原虫的检测，以及霍乱弧菌、大肠埃希菌、铜绿假单胞菌和破伤风梭菌毒素、葡萄球菌肠毒素与沙门菌毒素的检测。

2. 蛋白质检测　各种免疫球蛋白、补体、肿瘤标志物 [如 AFP、CEA、前列腺特异性抗原（PSA）等]、各种血浆蛋白、同工酶等。

3. 激素检测　如 T_3、T_4、促甲状腺素、HCG、雄激素、黄体生成素、胰岛素、皮质醇等。

4. 其他物质的检测　自身抗体、循环免疫复合物、凝血因子 I 及药物、毒品、兴奋剂等。

考点：酶免疫测定的应用

案例 12-1

患者，男，35 岁。5 年前有急性黄疸肝炎史，经治疗后好转，近来乏力、食欲缺乏，体检发现：巩膜轻度黄染，有肝掌，慢性肝病面容，肝肋下 2cm，脾肋下可触及。

问题：1. 该女性患什么疾病？

2. 临床需进行什么项目检测？分别用什么方法？

第 3 节　其他免疫酶标技术

一、均相酶免疫测定

均相免疫技术属于竞争结合分析方法，其原理是：未标记抗原和酶标记抗原与限量抗体竞争结合，酶标抗原与抗体结合形成酶标抗原抗体复合物后，标记酶活性将增强或减弱，在不分离结合和游离的酶标记物的情况下，直接测定反应系统中总酶活性的改变，即可推算出待测标本中抗原的含量。

1. 酶扩大免疫分析技术（EMIT）　EMIT 的基本原理是酶标半抗原与特异性抗体结合后，标记酶与抗体密切接触，酶的活性被抑制。检测时，酶标半抗原与待测半抗原竞争结合特异性抗体，待测半抗原量越多，游离的酶标半抗原越多，酶活性越高，加入底物后吸光度越高。EMIT 操作简便快速，适合自动化分析，应用广泛，不仅可检测药物、激素、毒品、兴奋剂等半抗原或小分子抗原，亦可测定大分子蛋白质、病毒及细胞性抗原成分。

2. 克隆酶供体免疫分析（CEDIA）　CEDIA 的基本原理是利用基因重组技术制备 *β-D-* 半乳糖苷酶的两个片段，大片段称为酶受体（EA），小片段称作酶供体（ED），两者单独存在均没有酶活性，但在一定条件下结合形成四聚体则具有酶活性。当待测标本中的抗原和 ED 标记的抗原竞争结合特异性抗体时，形成两种抗原抗体复合物。由于空间位阻效应，ED 标记的抗原与抗体结合后，不再与 EA 结合；反应平衡后，游离的 ED 标记抗原与 EA 结合形成具有活性的酶。加入底物，测定酶活性，酶活性的大小与待测标本中抗原的含量呈正相关。CEDIA 主要用于药物和小分子物质的测定。

综上，均相免疫测定主要用于小分子激素和半抗原（如药物）等的测定。由于不需将结合的和游离的酶标抗原分离，在简化操作步骤的同时，也减少了分离操作误差，并且易于自动化分析，使其灵敏度可达 10^{-9}mol/L。但待测样品中非特异的内源性酶、酶抑制剂和交叉反应物可干扰检测，由于采用竞争性结合分析原理，该法的灵敏度不及非均相酶免疫测定。

考点：均相酶免疫测定

二、液相酶免疫测定

液相酶免疫测定亦属非均相免疫酶标技术，依据待测抗原加样顺序和温育反应时相不同可分为平衡法和非平衡法两种类型。平衡法中，待测抗原、酶标抗原和特异性抗体相继加入反应体系后，进行温育，反应达到平衡后再加入二抗，离心沉淀后测定沉淀物（酶标抗原 - 抗体 - 二抗复合物）中的酶活性，沉淀物中酶活性与待测抗原的含量呈负相关。非平衡法则将待测抗原和特异性抗体混合温育，反应达到平衡时再加入酶标抗原，第二次温育后，再进行分离测定。一般来说非平衡法的灵敏度更高。

三、固相膜酶免疫技术

固相膜免疫技术是以微孔滤膜作为固相载体的酶免疫技术。常用的固相膜为硝酸纤维素膜（NC膜）、聚乙烯吡咯烷酮（PVDF）等。

（一）斑点酶免疫技术

1. 斑点酶免疫吸附试验（Dot-ELISA） Dot-ELISA 试验原理和方法类型与 ELISA 基本相同，但其固相载体为 NC 膜，酶催化底物形成不溶性有色沉淀物沉积在 NC 膜上而使 NC 膜染色。常用的检测方法有间接法、夹心法和竞争法等。以间接法为例，其操作步骤为：①加少量抗原于 NC 膜上，干燥后封闭；②滴加待测标本，标本中的待测抗体与膜上的抗原特异性结合，洗涤；③滴加酶标二抗，形成抗原 - 抗体 - 酶标二抗复合物；④最后滴加底物，NC 膜上出现肉眼可见的有色斑点即为阳性（图 12-10）。

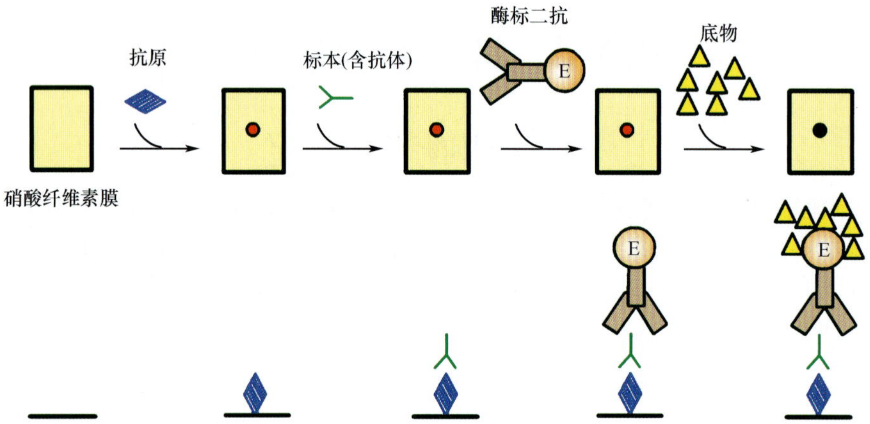

图 12-10 斑点酶免疫吸附试验

Dot-ELISA 的优点是 NC 膜吸附蛋白能力强，微量抗原（或抗体）即可吸附完全，故敏感性较普通 ELISA 高 6 ～ 8 倍。若将 NC 膜剪成膜条并在同一张膜条上点有多种抗原，将整个膜条与同一份血清反应，则可同时获得对多种抗体的检测结果，故其试剂用量小，较 ELISA 节约 5 ～ 10 倍。试验和结果判断不需特殊设备条件。吸附有抗原或抗体的 NC 膜及膜上的结果均可长期保存（–20℃可达半年）。缺点是操作烦琐，特别是洗涤的操作，只能定性检测而不能定量分析。

2. 斑点酶免疫渗滤试验（DIEFA） DIEFA 是在 Dot-ELISA 的基础上发展建立的。该法亦以 NC 膜为固相载体，抗原抗体反应和洗涤在微孔滤膜上以渗滤的方式进行。DIEFA 的渗滤装置由塑料小盒、NC 膜（已点加抗原或抗体）和吸水纸组成，所有反应均在此渗滤装置上进行，其原理和操作与 ELISA 基本相同。以双抗体夹心法测 HCG 为例，具体操作是：①在小孔内加待测标本，待渗入，如标本中有 HCG，则与 NC 膜上的抗 HCG 结合，洗涤；②加酶标抗体，形成抗 HCG-HCG- 酶标抗 HCG 复合物；③滴加底物，膜上出现有色斑点即为阳性结果。

DIEFA 操作简便快速，结果易于观察，敏感性和特异性高。在 DIEFA 基础上发展建立的斑点金免疫渗滤试验以胶体金代替酶作为标记物，省略了酶对底物的催化反应，更加简便快速（详见金免疫技术）。

（二）免疫印迹试验

免疫印迹试验（IBT），又称酶联免疫电转移印迹法（EITB）或蛋白质印迹法（WB），是一种将凝胶电泳的高分辨力与抗原抗体反应的高特异性、高敏感性相结合的技术，即将凝胶电泳分离的蛋白质转移至固相载体，再借助酶免疫、放射免疫等技术测定。IBT 主要分三步完成。

1. SDS-PAGE 将待测标本进行 SDS-PAGE，标本中的不同蛋白质组分因分子质量的不同而分离，得到不同的蛋白质区带，此时因未染色，蛋白质条带肉眼不可见。

2. 电转移 通过转移电泳（电泳参数：低电压 100V，高电流 1 ～ 2A，通电 45 分钟），将各区带的蛋白质抗原原位转移至 NC 膜（相当于在固相载体上包被抗原），此时蛋白质条带肉眼仍不可见。

3. 酶免疫定位 依次加入特异性抗体和酶标二抗，形成抗原 - 抗体 - 酶标二抗复合物，加入酶作用的底物，形成不溶性有色产物，使区带染色（图 12-11），阳性反应的条带清晰可辨，根据 SDS-PAGE 时加入的分子质量标准，即可确定各蛋白质组分的分子质量。

商品化的 IBT 试剂盒中，前两步已由厂家完成，只需进行第三步即可完成检测。

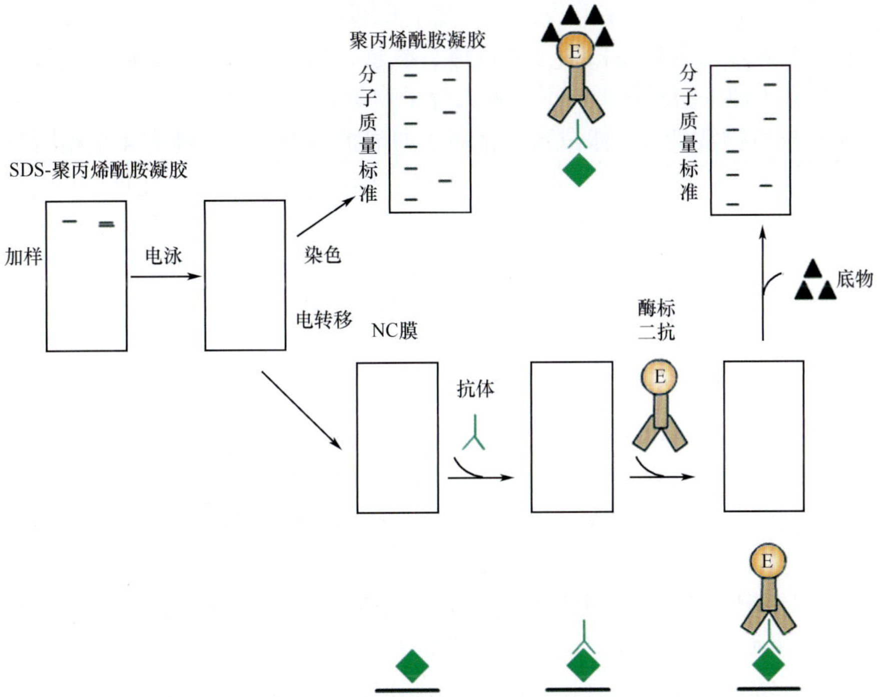

图 12-11 免疫印迹法原理

免疫印迹试验能分离分子大小不同的蛋白质并确定其分子质量，是检测蛋白质特性、表达与分布的一种最常用方法，已成为检测组织、细胞蛋白质表达的金标准，常用于多种病毒抗原或抗体的检测，并用于疾病的诊断，如用于 HIV 感染的确认试验、检测抗 ENA 抗体等。

（三）重组免疫结合试验

重组免疫结合试验（RIBA）与 IBT 相似。不似 IBT 需通过电转移将蛋白质条带转移至 NC 膜上，RIBA 直接将各种特异性抗原成分以横线条形式分别包被在 NC 膜上，放于特制的长条四槽反应盘中与标本（一抗）和酶标二抗温育和洗涤，最终加底物显色，条带显色则提示待测标本中存在和包被抗原相对应的特异性抗体。根据条带粗细和显色深浅，亦可粗略估计特异性抗体的效价。

RIBA 非常适合于抗原成分复杂的病原体的抗体的分析，如 HCV 的抗原成分较复杂，包括特异性的非结构区抗原、结构区抗原、核心抗原和非特异性的 G 抗原等，RIBA 已用于检测与分析血清中抗 HCV 抗体。此外，也用于检测抗 HIV 抗体。

第 4 节　生物素 - 亲和素系统在免疫酶标技术中的应用

（一）生物素 - 亲和素系统

生物素 - 亲和素系统（biotin-avidin system，BAS）是 20 世纪 70 年代末逐步发展起来的一种新型生物反应放大系统。生物素（biotin，B）和亲和素（avidin，A）是一对具有极强亲和力的物质，二者结合迅速且极其稳定。BAS 既可偶联抗原抗体等大分子物质，且不影响其活性，又可被酶、荧光素、放射性核素标记，使 BAS 标记技术比常规酶免疫技术、荧光免疫技术及放射免疫技术的灵敏度更高，为微量抗原（抗体）的检测开辟了新途径。

1. 生物素　又称维生素 H 或辅酶 R，是广泛分布于动植物组织中的小分子生长因子，常可从含量较高的卵黄和肝组织中提取。将生物素的羧基加以化学修饰后，可制成带有多种活性基团的衍生物——活化生物素。活化生物素能与各种蛋白质（如抗体、激素、酶）、多肽、多糖、核酸、荧光素、放射性核素及胶体金等结合（即生物素化），不影响大分子物质的原有活性。

2. 亲和素　又称抗生物素蛋白、卵白素，存在于卵清蛋白中，是一种由 4 个相同亚基组成的碱性糖蛋白。每个亲和素分子可结合 4 个生物素分子，且二者间的亲和力极强，比抗原与抗体间的亲和力至少高 1 万倍，且具有高度特异性和稳定性，其稳定性不受试剂浓度、pH 环境及蛋白质变性剂等的影响。

3. 链霉亲和素（streptavidin，SA）　SA 是链霉菌培养过程中分泌的一种蛋白质。一个 SA 分子也能结合 4 个生物素分子，在检测中 SA 发生的非特异性结合远较亲和素低。

（二）BAS-ELISA 的技术类型

BAS 与 ELISA 组合建立的 BAS-ELISA，利用生物素与亲和素间的高亲和力多级放大，极大地提高了测定的敏感性（比普通 ELISA 高 4 ～ 16 倍）。BAS-ELISA 借助亲和素 - 生物素 - 酶复合物，通过酶催化底物显色，追踪生物素标记的抗原（抗体），可检出相应的抗体（抗原）。BAS-ELISA 主要有三种技术类型。

1. BA-ELISA　以标记亲和素连接生物素化大分子反应体系，称为标记生物素 - 亲和素法（LAB）或生物素 - 亲和素法（BA）。用酶标记亲和素（链霉亲和素）与免疫复合物中的生物素化抗体结合，加底物显色后即可定性或定量检测抗原（抗体）。BA-ELISA 直接法以酶标亲和素直接连接生物素化抗体，BA-ELISA 间接法中生物素化的抗体为抗抗体（二抗），由于间接法增加了一级抗原抗体反应，可提高检测灵敏度，故其应用范围更广。

（1）直接 BA-ELISA 检测抗原：①抗体包被于固相载体上；②加入待测标本，同时设标准、空白对照、阳性对照和阴性对照，温育，洗涤；③加入稀释的生物素化抗体，温育，洗涤；④加入稀释的 HRP 标记的亲和素，温育，洗涤；⑤加入相应底物并充分显色，再加硫酸终止反应；⑥酶标仪上测定吸光度值（图 12-12）。

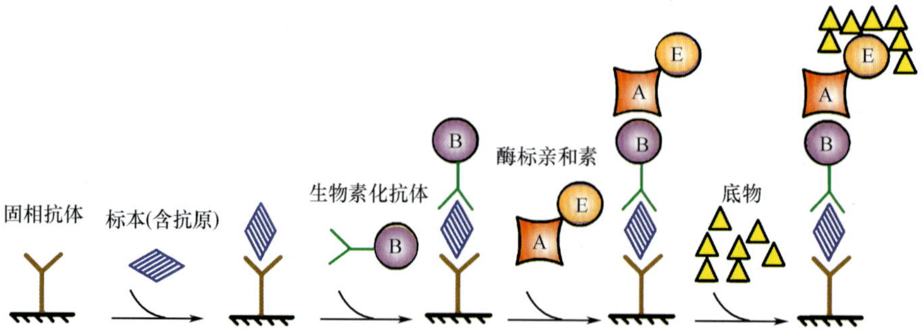

图 12-12　直接 BA-ELISA 检测抗原

（2）间接BA-ELISA检测抗体：①抗原包被于固相载体上；②加入待测标本，同时设标准、空白对照、阳性对照和阴性对照，温育，洗涤；③加入经稀释的生物素标记二抗，温育，洗涤；④加入稀释的HRP标记的亲和素，温育，洗涤；⑤加入相应底物，使其充分显色，再加硫酸终止反应；⑥酶标仪上测定吸光度值（图12-13）。

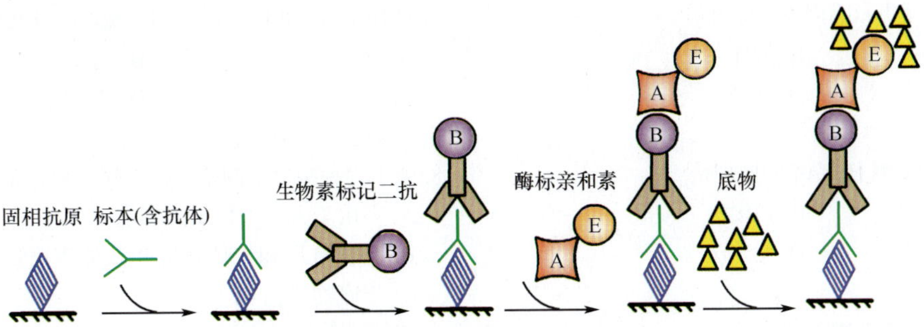

图12-13 间接BA-ELISA检测抗体

2. BAB-ELISA 是桥联亲和素-标记生物素（BAB）技术在ELISA中的应用。即以游离的亲和素（链霉亲和素）作为桥联剂，分别与抗原抗体复合物中生物素化的抗体、酶标记的生物素结合，加底物显色后对抗原或抗体进行定性或定量测定的技术（类似于BA-ELISA），也分为直接与间接两类，间接法灵敏度更高（图12-14）。

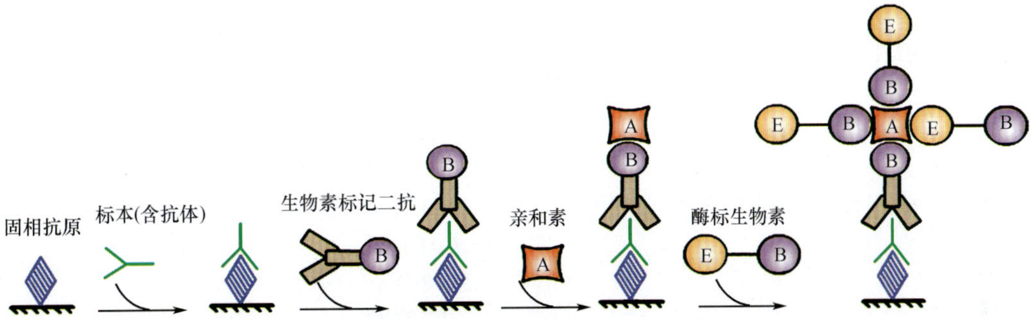

图12-14 BAB-ELISA

3. ABC-ELISA 是亲和素-生物素-过氧化物酶复合物（ABC）技术在ELISA中的应用，是在BAB-ELISA基础上的改良，原理与BAB-EMSA法基本相同，只是亲和素和酶标生物素需要先按一定比例形成ABC复合物，这种网络结构结合了大量的酶分子，当亲和素尚未被酶标生物素饱和时，生物素化抗体即可与之结合。因此，将ABC应用于ELISA可极大地提高酶在抗原抗体反应场所的浓度，使该法的检测敏感性明显提高。同样，此法也分为直接与间接两类（图12-15）。

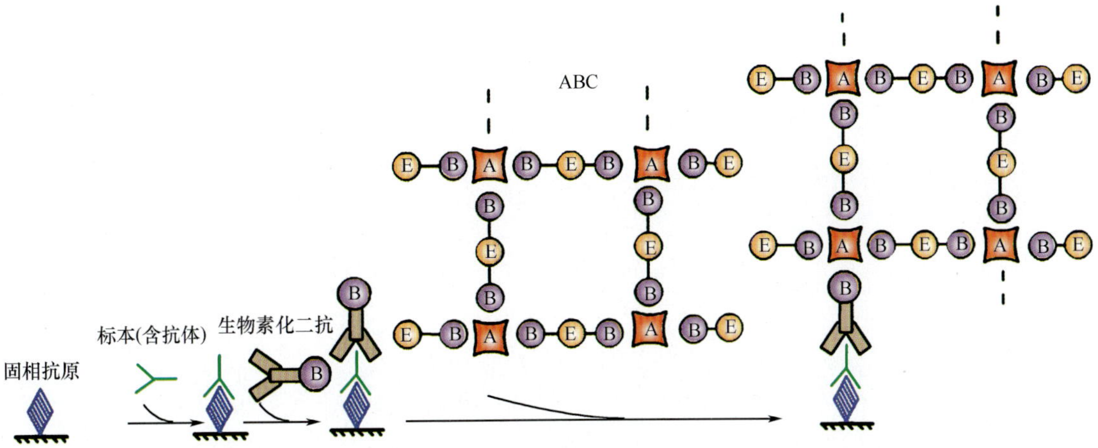

图12-15 ABC-ELISA

目标检测

一、单项选择题

1. ELISA 测定过程中影响因素应除外
   A. 振荡　B. 加样
   C. 保温　D. 洗涤
   E. 照射
2. 临床上用 ELISA 测 HBsAg 的原理是
   A. 双抗体夹心法　B. 间接法
   C. 双抗原夹心法　D. 竞争法
   E. 直接法
3. ELISA 目前最常用的固相载体是
   A. 琼脂糖　B. 聚苯乙烯
   C. 玻璃　D. 硅橡胶
   E. 塑料
4. ELISA 操作过程中导致空白对照孔显色加深的主要原因是
   A. 加样不准　B. 保温时间不准
   C. 洗涤不彻底　D. 包被固相的 Ab 量过少
   E. 时间过久
5. 目前 ELISA 中应用最广泛的底物是
   A. OPD　B. ABTS
   C. TMB　D. 5-ASA
   E. *p*-NPP
6. 免疫酶标技术是根据何种特性分为均相和非均相两类技术的
   A. 抗原特性
   B. 抗体特性
   C. 抗原抗体反应后是否需要分离结合和游离酶标记物
   D. 酶的稳定性
   E. 载体特性
7. TMB 经 HRP 作用后，加入硫酸终止反应后变为
   A. 绿色　B. 红色
   C. 橙黄色　D. 黄色
   E. 蓝色
8. 关于均相酶免疫测定，以下哪一项是正确的
   A. 多用于大分子物质的测定
   B. 酶标抗原和抗体在固相载体表面形成复合物，作用于底物显色
   C. 需要分离结合和游离酶标记物
   D. 常利用酶标记抗原与抗体结合后的空间位阻降低酶活性
   E. 酶标抗原与待测抗原竞争结合抗体，故最终酶活力的大小与标本中抗原量呈负相关
9. ELISA 间接法是用于
   A. 酶标记抗原用于检测抗体
   B. 酶标记抗抗体用于检测抗体
   C. 酶标记抗抗体用于检测抗原
   D. 酶标记抗体用于检测抗原
   E. 酶标记抗原用于检测抗原
10. 1 分子亲和素可结合几分子生物素
    A. 1 分子　B. 2 分子
    C. 3 分子　D. 4 分子
    E. 8 分子

二、简答题

1. 简述 ELISA 的基本原理和技术类型。
2. 简述 ELISA 的临床应用。

（旷兴林）

第 13 章

免疫荧光技术

学习目标

1. **掌握** 常用的荧光物质、荧光免疫显微技术的基本原理及方法类型；荧光抗体染色与结果判断。
2. **熟悉** 荧光抗体的制备、时间分辨荧光免疫分析及荧光偏振免疫分析。
3. **了解** 流式细胞仪的基本结构、流式细胞术的特点。

免疫荧光技术是将抗原抗体反应与荧光检测技术相结合而建立的一种最早的免疫标记技术，具有高度的特异性、敏感性和直观性。以荧光素标记已知的抗体或抗原，制成荧光素标志物，再用这种荧光抗体（或抗原）作为探针，荧光检测仪检测抗原抗体复合物中的特异性荧光信号，从而对抗原或抗体进行定性、定位或定量分析。免疫荧光技术分为荧光抗体技术和荧光免疫分析两大类。

1941 年 Coons 等首次采用荧光素成功地进行了标记，这种以荧光物质标记的抗体检测特异性抗原的一种免疫标记技术称为荧光抗体技术。传统的荧光抗体技术需借助荧光显微镜直接观察结果，故又称为荧光免疫显微技术。荧光免疫分析是在荧光抗体技术的基础上进一步发展起来的，以荧光物质标记的特异性抗体或抗原来分析鉴定，用于液体标本中的抗原或抗体进行自动化定量检测，现已广泛应用于临床检测和科学研究。其分类方法如下所述（图 13-1）。

- 免疫荧光技术
  - 荧光抗体技术（检测组织或细胞中抗原或抗体）
  - 荧光免疫分析（检测体液中微量物质）
    - 时间分辨荧光免疫分析（TRFIA）
    - 荧光偏振免疫分析（FPIA）
    - 荧光酶免疫分析（FEIA）

图 13-1 免疫荧光技术的分类

第 1 节 荧光及荧光标记物的制备

一、荧光的基本知识

1. 荧光 处于基态的某些化学物质从外界吸收并储存能量（如光能、化学能等）而跃迁到激发态（高能级状态，不稳定），当其从激发态恢复至基态时，过剩的能量以电磁辐射的形式发射，此即发光。在极短时间内发射出的波长大于激发光波长的光称为荧光。荧光发射的特点是产生荧光的分子或原子在接受能量后即刻引起发光，一旦供能停止，荧光现象将随之消失。

2. 荧光效率 荧光分子不会将全部吸收的光能都转变成荧光，荧光效率是指荧光分子将吸收的光能转变成荧光的百分率，在一定范围内，荧光强度与激发光强度呈正相关，即激发光越强，荧光越强，但过强的激发光会使荧光很快褪去。荧光强度除受激发光强度影响外，也与激发光的波长有关。

不同的荧光物质各有其特定的吸收光谱和发射光谱（荧光光谱），即在某一特定波长处有最大吸收峰和最大发射峰。选择激发光波长最接近荧光物质的最大吸收峰处的波长，且测定光波长设定在最接近最大发射峰处，检测到最高的荧光效率。

3. 荧光寿命 荧光物质被激发后所产生的荧光衰减到一定程度所用的时间，称为荧光寿命。激发光消失，荧光现象随之消失。不同荧光物质的寿命不同，延时测定可消除某些非特异性荧光，此即时间分辨免疫荧光测定的理论基础和优势所在。

4. 荧光猝灭 荧光物质在理化因素（如紫外线照射、高温、酚、碘溶液等）作用下，发射荧光减弱甚至消退称为荧光猝灭。这是由于激发态分子的电子不能恢复到基态，所吸收的能量无法以荧光的形式发射。一些化合物有天然的荧光猝灭作用而被用作猝灭剂，以消除不需要的荧光。因此保存荧光物质应注意避免光（特别是紫外光）的直接照射和与其他化合物的接触。在免疫荧光技术中常用一些非荧光的色素物质如亚甲蓝、碱性复红、伊文思蓝或低浓度的高锰酸钾、碘溶液等对标本进行复染，以减弱非特异性荧光，使特异荧光更明显。

5. 荧光偏振 指荧光物质发出的荧光，其电场矢量方向介于自然光与偏振光之间的现象。

二、常用的荧光物质

1. 荧光色素 许多物质都可产生荧光现象，但并非都可用作荧光色素。只有那些能产生明显的荧光并能作染料使用的有机化合物才能称为荧光色素或荧光染料。

常用的荧光色素（荧光素）如表 13-1 所示。

表 13-1 常用荧光素的荧光特点

荧光物质	最大吸收光谱（nm）	最大发射光谱（nm）	荧光颜色	应用
异硫氰酸荧光素（FITC）	490 ～ 495	520 ～ 530	黄绿色	荧光抗体法、荧光偏振免疫分析、流式细胞术
四乙基罗丹明（RB200）	570	595 ～ 600	橘红色	双标记荧光抗体法、FITC 衬比染色
四甲基异硫氰酸罗丹明（TRITC）	550	620	橙红色	双标记荧光抗体法、FITC 衬比染色或单用
藻红蛋白（PE）	488	575	红色	流式细胞术、与 FITC 共用 488nm 激发光双标记荧光抗体法
碘化丙啶（PI）	488	620	橙红色	流式细胞术
藻红蛋白 - 德州红（ECD）	488	620	橘红色	流式细胞术
藻红蛋白 - 花青苷 5（PeCy5）	488	670	红色	流式细胞术
藻红蛋白 - 花青苷 7（PeCy7）	488	755	深红色	流式细胞术
别藻青蛋白（APC）	633	670	红色	双激发管的仪器分析
Eu^{3+} 螯合物	340	613	镧系发光	时间分辨免疫荧光测定

（1）异硫氰酸荧光素（FITC）：为黄色或橙黄色结晶粉末，易溶于水或乙醇等溶剂，可呈现明亮的黄绿色荧光。有两种同分异构体（其中异构体 I 是应用最广泛的荧光素）。其主要优点为：①人眼对黄绿色较为敏感；②通常标本中的绿色荧光少，降低荧光染色时背景干扰。

（2）四乙基罗丹明（RB200）：为橘红色粉末，不溶于水，易溶于乙醇和丙酮。性质稳定，可长期保存，呈橘红色荧光。

（3）四甲基异硫氰酸罗丹明（TRITC）：呈橙色荧光。与 FITC 的翠绿色荧光对比鲜明，可配合用于双重标记或对比染色，但荧光效率较低。

2. 其他荧光物质

（1）酶作用后产生荧光的物质（荧光底物）：某些化合物本身无荧光效应，但经酶作用后形成具有强荧光的物质。例如，4- 甲基伞酮 -*β*-*D* 半乳糖苷，受 *β*- 半乳糖苷酶的作用分解成 4- 甲基伞酮后可发出荧光，激发光波长为 360nm，发射光波长为 450mm。其他如 ALP 的底物 4- 甲基伞酮磷酸盐和

HRP 的底物对羟基苯乙酸等，可用于荧光酶免疫分析。

（2）镧系螯合物：某些三价镧系元素如铕（Eu^{3+}）、铽（Tb^{3+}）、铈（Ce^{3+}）等的螯合物经激发后也可发射特征性的荧光，其中以 Eu^{3+} 应用最广。Eu^{3+} 螯合物的激发光波长范围宽，发射光波长范围窄，荧光衰变时间长，最适合用于时间分辨荧光免疫分析。

三、荧光标记抗体的制备

荧光标记抗体即荧光素或镧系螯合物与已知的特异性抗体以化学共价键结合而形成的物质，是免疫荧光技术的关键试剂。

（一）抗体要求

用于标记的抗体要求纯度高、特异性强、亲和力高、效价高，常采用单克隆抗体。所用抗血清中不含有针对标本中正常组织的抗体，一般需经纯化提取 IgG 后再作标记。

（二）标记方法

常用标记蛋白质与荧光素的方法有搅拌法和透析法两种，以 FITC 标记为例，比较见表 13-2。

表 13-2　常用的荧光抗体标记方法

比较	标记方法	方法学评价
搅拌法	蛋白质溶液在磁力搅拌下加入 FITC 溶液中	适用于蛋白质含量较高、标记体积大的抗体溶液，标记时间短，荧光素用量少，但易引起较强的非特异性荧光染色
透析法	蛋白质溶液装入透析袋后置于含 FITC 的缓冲液中过夜	适用于蛋白含量较低、体积小的抗体溶液，标记均匀，标记时间较长，非特异性荧光染色较低，但荧光素用量多

（三）影响因素

1. 蛋白含量　以 20 ～ 25mg/ml 为宜，浓度过低，标记过慢；浓度过高，标记效果不好。在实践中，以较高的蛋白浓度为宜。

2. pH　以 pH8.8 ～ 9.5 为最宜。pH 过低，标记速度慢；pH ＞ 10，抗体易变性，色素分解。

3. 温度和时间　温度 4 ～ 25℃均可。温度高，标记时间短；温度低，则标记时间长，温度与时间成正比。透析法建议以 4℃及较长时间反应为宜。

4. 荧光素的纯度　不低于 75%。

（四）标记抗体的纯化

标记后的溶液包括蛋白质与荧光素的结合体、游离的荧光素、游离的蛋白质等的混合物。抗体标记完成后，需进一步纯化。主要采用透析法（用于处理蛋白含量低的标记物）或凝胶过滤法（用于处理蛋白含量高的荧光抗体溶液），去除未结合游离的荧光素；采用阴离子交换层析法，去除荧光素未结合和结合过度的抗体；动物肝粉吸收法，去除特异性交叉反应或非特异性反应的物质。

（五）标记抗体的鉴定

1. F/P 值鉴定　荧光素与蛋白质的结合比率即为 F/P 值，是评估荧光抗体的一项重要指标。F/P 值以 1 ～ 2 为合适，1 ～ 3.5 为合格。比值过高，表明抗体分子结合荧光素越多，易出现非特异性反应；比值过低，敏感性差。检查组织或细胞抗原成分，F/P 值以 1 ～ 2 为宜；检查细菌涂片，F/P 值以 2 ～ 3 为宜。

2. 抗体特异性　检测抗体特异性可用免疫电泳测定，若出现特异性沉淀线，在紫外线照射下可发出强烈荧光。

3. 抗体效价的测定 用琼脂双扩散法对抗体效价进行滴定，效价＞1 ∶ 16 以上较为理想。

（六）荧光抗体的保存

为防止抗体活性降低和荧光猝灭，制备好的荧光抗体应小量分装，注意避光保存。4℃保存半年以上，–20℃保存 2 ～ 3 年，真空干燥后可长期保存。最好加入 0.01% 的硫柳汞或 0.1% 的叠氮钠防腐，稀释后的抗体 4℃保存 1 ～ 3 天，不宜长时间保存。

第 2 节 荧光免疫分析

荧光免疫分析是利用荧光性物质标记抗原或抗体，通过荧光检测跟踪抗原抗体反应，从而测定抗体或抗原含量的方法。目前常用的荧光免疫分析技术类型有时间分辨荧光免疫分析和荧光偏振免疫分析。

一、时间分辨荧光免疫分析

以常用荧光素作为标记物的荧光免疫分析技术易受本底荧光、激发光源的杂射光等影响而限制灵敏度，检测结果有一定偏差，因此可克服普通荧光免疫分析缺陷的时间分辨荧光免疫分析应运而生。

（一）基本原理

时间分辨荧光免疫分析（TRFIA）以镧系元素作为标记物，标记抗体或抗原，检测标本中的相应抗原或抗体。镧系元素铕（Eu^{3+}）螯合物所发射的荧光寿命长，在测定特异性荧光时，可通过延迟检测时间而将标本或环境中的非特异性荧光扣除，使其具有良好的信噪比。TRFIA 的测定原理见图 13-2。

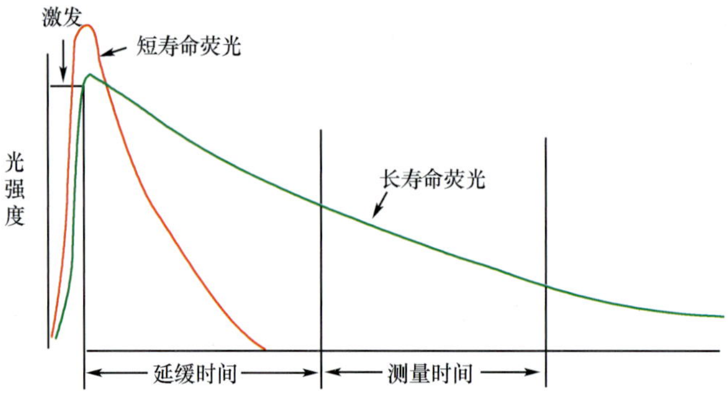

图 13-2 TRFIA 测定原理示意图

（二）技术类型

1. 双抗体夹心法 将待检抗原与固相抗体结合，再与 Eu^{3+} 标记的抗体结合，形成固相抗体 - 待测抗原 -Eu^{3+} 标记抗体夹心复合物，在酸性增强液的作用下，复合物上的 Eu^{3+} 从免疫复合物中解离并形成新的微粒，在 340nm 激发光的照射下，游离出的 Eu^{3+} 螯合物可发射 613nm 的荧光。经时间分辨荧光分析仪测定并推算出待检抗原的含量（图 13-3）。

2. 竞争法

（1）固相抗体竞争法：将待检抗原和 Eu^{3+} 标记抗原与固相抗体发生竞争性结合，温育洗涤后在固相中加入荧光增强液，测定荧光强度，所测得的荧光强度与待检抗原的含量呈反比。

（2）固相抗原争法：将待检抗原和固相抗原竞争性结合定量的 Eu^{3+} 标记的抗体，温育洗涤后在固相中加荧光增强液，测定荧光强度，所测得的荧光强度与待检抗原含量呈反比。

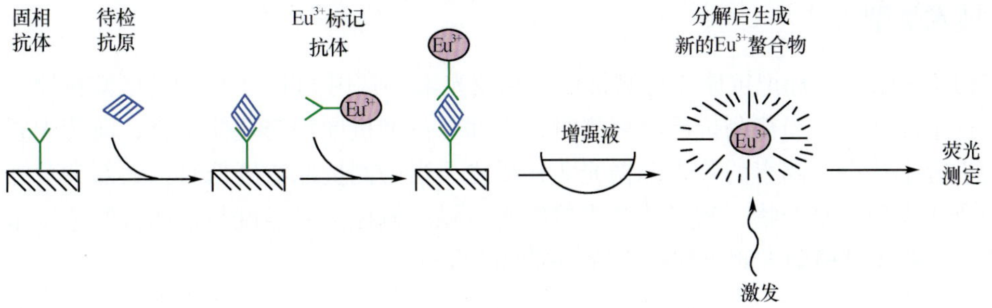

图 13-3　双抗体夹心法 TRFIA 原理示意图

（三）方法评价与临床应用

1. 方法评价　与其他免疫分析技术相比，TRFIA 具有独特的优点：能很好地消除背景荧光的干扰，其荧光信号测量特异性强、灵敏度高；标记结合物稳定、有效期长；稳定性好、分析简便快速；无放射性污染、易于自动化；是目前具有发展前途的超微量物质分析技术。其不足之处：检测试剂、容器及环境中的镧系元素离子可引发污染，导致检测本底增高。

2. 临床应用

（1）内分泌激素的检测：采用 TRFIA 竞争法测定血清中孕酮、雄二醇、睾酮、甲状腺激素、前列腺素等。

（2）肿瘤标志物的检测：采用 TRFIA 非竞争法检测促甲状腺激素、血清胰岛素、血清癌胚抗原、血清甲胎蛋白、乙型肝炎表面抗原等肿瘤标志物。

（3）免疫活性细胞的检测：TRFIA 可用于检测某些免疫细胞 [NK、淋巴因子激活的杀伤细胞（LAK）、Tc 等] 的活性。

（4）病原微生物的检测和分析：目前已广泛用于乙型肝炎病毒、风疹病毒、流感病毒、副黏病毒、轮状病毒、脑炎病毒、呼吸道合胞病毒、人类免疫缺陷病毒、出血热病毒和梅毒螺旋体等抗原抗体以及某些细菌和寄生虫抗体的检测。

二、荧光偏振免疫分析

荧光偏振免疫分析（FPIA）为一种定量免疫分析技术，是利用抗原抗体竞争反应原理，根据荧光素标记抗原与其抗原抗体复合物之间荧光偏振程度的差异，在医学中常用来监测体液中小分子物质如药物、激素的含量。

（一）基本原理

荧光物质经蓝偏振光（485nm）照射后，吸收光能激发恢复至基态过程中，发出单一平面的偏振荧光（525nm），荧光强弱程度与荧光分子大小呈正相关，与其受激发时转动的速度呈负相关。当荧光标记的小分子抗原与其相应抗体结合后，形成的大分子在溶液中旋转速度变慢，荧光偏振强度增大。FPIA 根据荧光标记抗原和其抗原抗体复合物之间荧光偏振程度的差异，用竞争法测量溶液中小分子的含量（图 13-4）。

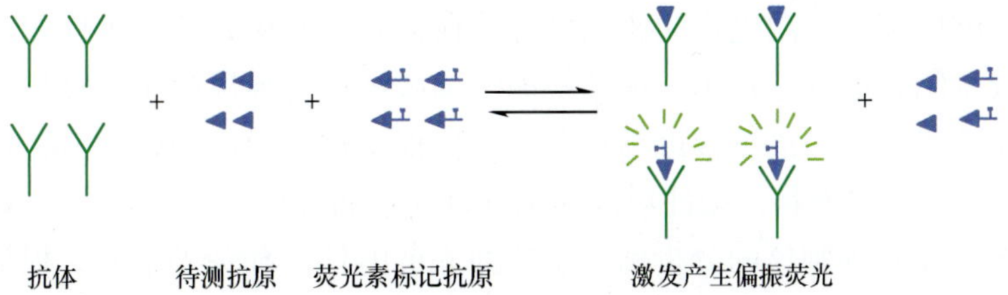

图 13-4　荧光偏振免疫分析原理示意图

（二）技术类型

采用均相竞争法：未标记抗原（待测抗原）和荧光素（常用 FITC）标记的已知抗原，两者与特异性抗体发生竞争性结合。当待测抗原浓度高时，大部分待测抗原均与抗体结合，而荧光素标记的抗原多呈游离的小分子状态，测得的荧光偏振光弱；反之，当待测抗原浓度低时，大部分荧光素标记的抗原与抗体结合成大分子复合物，测得的荧光偏振光就强。偏振荧光强度与待测抗原浓度呈反比关系，通过制备的标准曲线可精确推测出样品中待测抗原的含量。

（三）方法评价与临床应用

荧光偏振免疫分析的优点：样品用量少；荧光标志物稳定、使用寿命长；方法重复性好、灵敏度高；简便快速、易于全自动化；在监测血药浓度方面，具有独到的优势，尤其适合小分子的药物和激素检测。缺点：仪器设备昂贵，试剂盒专属性强，不适用于检测大分子抗原物质，其灵敏度较非均相荧光免疫测定低。

三、荧光酶免疫分析

以碱性磷酸酶（ALP）标记抗体（抗原）与待检抗原（抗体）反应，借助酶反应分解荧光底物，其产物经 360nm 激发光照射，发出 450nm 的荧光，通过测定荧光强度确定待检抗原或抗体的含量。固相荧光酶免疫分析避免了血清和其他生物样品的背景荧光干扰。

第 3 节　流式细胞检测技术

流式细胞术（FCM）是以流式细胞仪为检测工具，荧光素标记抗体结合相应细胞，用激光束激发单行流动的细胞，根据细胞所携带荧光（强度或类别）进行分选或分析的技术。FCM 综合运用了激光技术、计算机技术、流体喷射技术、光电测量技术、显微荧光光度测定技术、分子生物学和免疫学等多门学科的知识。

FCM 可高速分析上万个细胞，并可同时检测一个细胞的多个参数，具有快速准确、精度高等优点，在保持细胞的结构和功能不被破坏的状态下，借助荧光标记物，获取多种信号对细胞进行定量分析和分选，已逐渐成为临床检验工作中的常规检测手段之一。

一、流式细胞仪检测原理

（一）基本结构

流式细胞仪主要由液流系统、光学系统和数据处理系统组成（图 13-5），具有分选功能的流式细胞仪还包括分选系统。流式细胞术的分析和分选功能主要涉及光学原理、光电转换原理及测试原理三部分。

（二）检测原理

流式细胞仪的检测原理是以激光作为激发光源，保证其具有更好的单色性与激发效率；利用荧光染料与单克隆抗体技术结合的标记技术，保证检测的灵敏度和特异性；用计算机系统对流动的单细胞悬液中单个细胞的多个参数信号进行数据处理分析，保证了检测速度与统计分析精确性。因而，能同时从一个细胞上获取多种参数资料，保证对该细胞进行详细的分析。

1. 细胞分析原理　流式细胞仪的分析信号主要为光散射信号和荧光信号，根据光信号转换成的电压信号的强弱进行细胞分析和分选。不同光信号由相应的检测系统接受并转换成电信号，经放大后进入计算机系统进行数据的处理和分析，并以图像和数据的形式输出。流式细胞仪就是根据细胞流经光照射区时的电压信号强弱来检测和分析细胞。

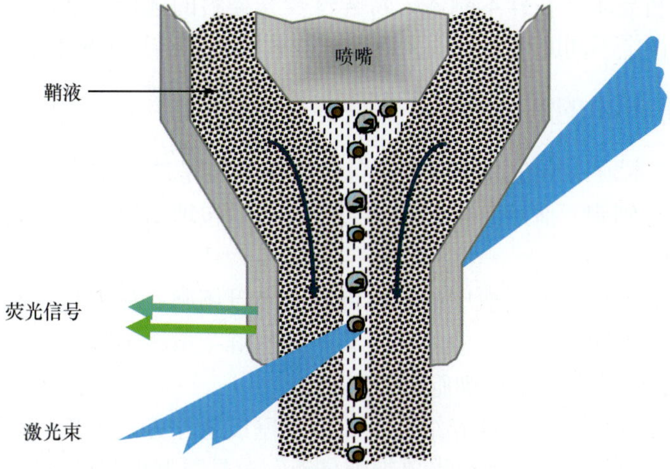

图 13-5 流式细胞仪流动室模拟图

2. 细胞分选原理 带有分选装置的流式细胞仪方可进行细胞分选。根据细胞流经激光照射区时的电脉冲信号的强弱，可检测和分析细胞，根据所测定的各种参数从细胞群体中分离出具有某种特征的细胞，此即细胞分选（图 13-6）。

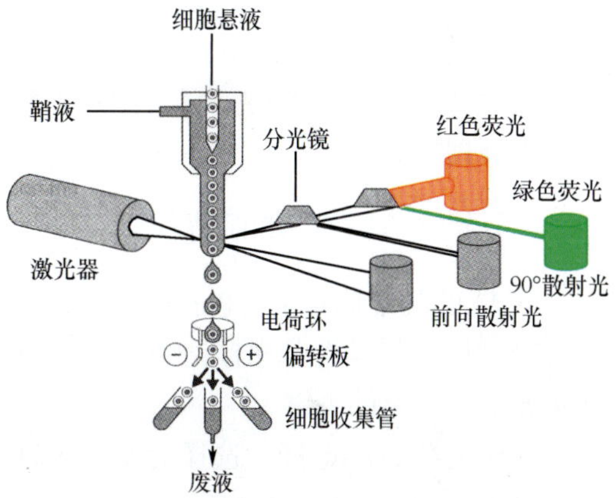

图 13-6 流式细胞仪分析原理示意图

（三）FCM 的技术特点

FCM 具有以下特点：①分析速度快，分析速度以每秒可分析的细胞数来表示，一般可达到每秒数千个甚至上万个细胞；②荧光测量灵敏度高，每个细胞上只需带有 1000～3000 个荧光分子即能被检测出来；③多参数分析，继而同时分析单个细胞或生物颗粒的多种特征；④测量精度高，在细胞悬液中检测细胞的变异系数更小，分辨率更高；⑤分选细胞的纯度高，可达到 99% 以上；⑥在适宜条件下能保持细胞或微粒结构及功能不被破坏，对细胞无损性定性或定量分析和分选。

（四）FCM 的注意事项

在科研和临床检验的定量分析过程中，应明确 FCM 各项工作环节的影响因素，并进行严格的质量控制才能保证实验数据的准确性和可靠性。

1. 影响因素 环境温度、pH、固定剂、非特异性荧光等。

2. 其他注意事项

（1）细胞浓度：上机前的细胞浓度应为 1×10^6/ml，过低直接影响检测结果。

（2）非封闭特异性结合位点：常用 0.5% 牛血清白蛋白和 1% 胎牛血清封闭非特异性位点。

（3）荧光抗体染色应避光，染色后需充分洗涤，注意混匀、低速离心，减少细胞碎片和重叠细胞。

（4）对照设置：采用与抗体来源同型匹配的无关对照和荧光抗体的本底对照。

（5）结果判定：判定时应减去荧光本底，用拟合曲线方法从实验组的曲线峰值减去对照组的曲线峰值，以保证定量分析结果的准确性。

二、流式细胞仪免疫分析技术要求

根据不同的检测分析要求，在样本制备、特异性荧光染料的选择与染色、对照的设置等方面应严格掌握。根据分析目的设定不同的技术要求，以保证获取的检测结果正确可靠。

（一）FCM 单细胞标本的制备

用于 FCM 测定的样本须是单细胞悬液，制备单细胞悬液是进行流式细胞分析最关键的一步。单细胞悬液主要来源于培养细胞、血液、新鲜实体组织及石蜡包埋组织等，不同来源的样本单细胞悬液的制备方法也各异。

1. 外周血单细胞悬液制备 外周血中的单核细胞、淋巴细胞、粒细胞及血小板是最常检测的细胞成分。为减少检测时的干扰因素，常在检测前将某一细胞群（单核细胞或血小板）从血液中分离并制成单细胞悬液，再进行标记染色单个核细胞的分离制备。

2. 培养细胞的单细胞悬液制备 培养细胞一般以贴壁或悬浮方式生长。对贴壁型细胞，需在蛋白酶消化使细胞从玻璃壁上脱落，经处理获得单细胞悬液；对悬浮型细胞可直接处理获得单细胞悬液。

3. 新鲜实体组织单细胞悬液制备 新鲜实体组织应先破坏组织间的胶原纤维，水解组织间的黏多糖，分解组织间的蛋白质，但分离细胞时不可损伤细胞。目前最常用酶消化法、机械法、化学法和表面活性剂法等处理实体组织。

4. 石蜡包埋组织单细胞悬液制备 常用的制备方法有二甲苯脱蜡法、组织清洁剂脱蜡法和甲氧 - 双氧水处理法等。

（二）FCM 样品的荧光染色

FCM 的测定信号主要包括散射光信号和荧光信号两种，荧光信号可由细胞的自发荧光产生，也可由待测细胞经特异性荧光标记染色后受激光激发而产生。故而特异性荧光染料的选择和标记染色是保证荧光信号产生的关键。

1. 荧光染料的选择 选择荧光染料时，须依据流式细胞仪的激光光源的发射光波长。最常用的染料有 FITC、PE、PI、ECD 等。

2. FCM 荧光染色的方法 FCM 中常用的荧光染色方法包括直接免疫荧光染色法和间接免疫荧光染色法。

（1）直接免疫荧光染色法：常用于对细胞表面标志的染色分析。选用直接针对细胞表面抗原特异性的单克隆荧光抗体，一种抗体只针对一个抗原。该法特异性强，荧光标记的干扰因素少，判定结果简单，但需购买多种荧光标记的单克隆抗体，费用较昂贵。

（2）间接免疫荧光染色法：尤其适用于一些研究分析，如检测一些新的未知抗原。其基本原理是用未标记的已知特异性抗体（一抗）与待测抗原反应后，用荧光素标记的二抗（针对一抗的抗体）进行标记染色，再检测分析荧光素标记的二抗所发射的荧光信号，用以鉴定标本中的待测抗原。该法敏感性高、通用性广，一种荧光标记的二抗即可检测各种与特异性一抗相应的抗原。但操作烦琐，干扰因素较多，易产生非特异性染色，结果判断有时较为困难。

（3）多参数分析时荧光抗体的组合标记：目前 FCM 多采用多色标记，如两色标记、三色标记、四色标记甚至五色或六色标记。多色标记简便省时、节约成本，但多数情况下需自己组合荧光标记的单克隆抗体。

3. 细胞自发荧光 未经荧光标记的细胞，在受到激光照射后所激发的荧光称为自发荧光。大部分哺乳动物细胞内的吡啶或黄素类核苷酸均存在自发荧光，用紫外线或蓝光激发可产生蓝色或绿色荧光。每种细胞都有不同水平的自发荧光，易引起信号干扰，导致假阳性结果，特别是用 FITC 标记染色。临床检测工作中，尤应重视细胞自发荧光对检测分析结果的干扰。

三、流式细胞术的临床应用

FCM 现已广泛地应用于基础科学研究和临床检测。通过对细胞表面的抗原成分的标记，对细胞进行多参数检测，并区分细胞的各种特性，为疾病的临床诊断和治疗提供有效的帮助。

（一）淋巴细胞及其亚群的分析

对各类淋巴细胞的 CD 抗原进行测定，可判断患者的免疫功能状态，了解免疫相关性疾病的发病机制。

1. T 细胞及亚群分析 用三色标记的单克隆荧光抗体，通过 FCM 可实现对 T 细胞及其亚群的精确分类。Th 细胞表达 $CD3^+$、$CD4^+$、$CD8^-$；$CD8^+$T 细胞表达 $CD3^+$、$CD4^-$、$CD8^+$。

2. B 细胞及亚群分析 外周血中成熟 B 细胞主要表达 CD19、CD20、CD21、CD22 分子。若同时检测 CD5 分子，可将 B 细胞进一步分为 B1 细胞和 B2 细胞。

3. NK 细胞分析 其主要的表面标志包括 CD16 和 CD56。目前，临床上常用三色荧光抗体标记将 $CD3^-$、$CD16^+$、$CD56^+$ 淋巴细胞定为 NK 细胞。

（二）白血病免疫分型

利用单克隆抗体检测白血病细胞表面和细胞质内的抗原，通过表型分析以了解白血病细胞的分类和分期，是研究白血病分化抗原和白血病分类诊断的重要手段。正常血细胞在其从造血干细胞开始分化、发育、成熟的过程中，其细胞膜、细胞质或细胞核的抗原在分化成熟的过程不断改变，并表现出与各系细胞及其分化程度相关的特异性，这些抗原又称为造血细胞分化抗原。如髓系细胞的 MPO、CD33、CD13、CD14、CD15、CD117 等抗原；巨核细胞系的 CD41、CD61 抗原；红细胞系的 GLY-A 抗原；T 细胞的 CD2、CD3、CD4、CD5、CD7、CD8 等抗原；B 细胞的 CD19、CD20、CD21、CD22 等抗原。白血病细胞即是造血细胞在某一个分化阶段的大量积累，同时可表达与分化阶段相应的造血细胞分化抗原，故而可用造血细胞分化抗原来标记并检测白血病细胞。

（三）在免疫血液病中的应用

1. 阵发性睡眠性血红蛋白尿症（PNH） 患者的血细胞膜上缺乏多种糖化肌醇磷脂结合蛋白（GPI 锚蛋白）如 C3 转化酶衰变加速因子（CD55）、反应性溶血膜的抑制物（CD59）。以 FCM 检测外周血红细胞、白细胞及网织红细胞膜上的 CD55 和 CD59 可诊断 PNH。

2. 免疫性血小板疾病和中性粒细胞减少症 FCM 检测原发性血小板减少性紫癜和中性粒细胞减少症患者血液中的抗血小板抗体和抗白细胞抗体，可用于上述疾病的临床诊断。

（四）在艾滋病监测中的应用

艾滋病（AIDS）的特征性免疫诊断指标是 T 细胞总数减少，T 细胞亚群 CD4/CD8 比例倒置，$CD4^+$T 细胞绝对计数显著下降甚至检测不到；但 $CD8^+$T 细胞数量可正常或增加，NK 细胞计数减少或活力降低，B 细胞正常。采用三参数荧光标记进行 FCM，可对外周血 T 细胞及其亚群进行分析，并通过动态监测 T 细胞亚群对 HIV 携带者及 AIDS 患者进行鉴别。

（五）其他临床应用

FCM 检测血小板膜表面受体，可用于血栓性疾病的诊断；通过网织红细胞分析监测贫血的严重程度；FCM 亦广泛用于肿瘤研究，通过检测肿瘤患者外周血淋巴细胞表达的肿瘤耐药相关蛋白（MDR），可分析患者对化疗药物是否出现耐药性，从而提示更改治疗方案。此外，FCM 的交叉配型可用于骨髓移植和干细胞移植后的免疫监测，以及分析细胞周期及细胞凋亡的发生与否、分析染色体核型等。

目标检测

一、单项选择题

1. 荧光效率指
   A. 荧光分子产生光的强度
   B. 荧光分子将吸收的光能转变为荧光的百分率
   C. 物质产生荧光的效率
   D. 特异性荧光和非特异性荧光的强度比
   E. 荧光分子接受激发光后，产生的荧光色调
2. FITC 在紫外光的激发下，所产生的荧光为
   A. 灰蓝色　　B. 黄绿色
   C. 橙色　　D. 橘红色
   E. 黄色
3. 荧光素与抗体间通过什么结合成荧光素标记抗体
   A. 范德瓦耳斯力　　B. 氢键
   C. 离子键　　D. 共价键
   E. 静电引力
4. 免疫荧光技术的不足之处在于
   A. 有特异性荧光的干扰
   B. 荧光会猝灭
   C. 能定性检测抗体或抗原
   D. 能定位抗原
   E. C+D
5. FCM 的荧光信号由被检细胞上标记的特异性荧光染料受
   A. 荧光激发后产生　　B. 红外光激发产生
   C. 紫外光激发产生　　D. 发光物质激发产生
   E. 激光激发产生
6. 在临床检验中，主要用于测定各种激素、蛋白质、酶及病毒抗原的检测技术为
   A. 荧光偏振免疫分析
   B. 荧光抗体技术
   C. 时间分辨荧光免疫分析
   D. 底物标记荧光免疫测定
   E. 流式细胞术
7. 最适于时间分辨荧光免疫分析的荧光素为
   A. 藻红蛋白
   B. 四甲基异硫氰酸罗丹明
   C. 四乙基罗丹明
   D. 异硫氰酸荧光素
   E. 镧系元素铕（Eu^{3+}）
8. 免疫荧光技术中，应用最广泛的金属元素为
   A. Eu　　B. Th
   C. Ce　　D. Au
   E. Zn
9. FCM 最关键的实验步骤是
   A. 荧光染料的选择与标记
   B. 单克隆抗体的选择
   C. 单细胞悬液的制备
   D. 反应条件的确定
   E. 流式细胞仪参数的设定

二、简答题

1. 简述荧光抗体技术的基本原理。
2. 简述时间分辨荧光分析法的原理及其临床应用。
3. 简述 FCM 的临床应用。

（谢　璟）

第14章

放射免疫技术

学习目标

1. **掌握** 放射免疫技术的概念、基本类型及原理、临床应用。
2. **熟悉** 放射免疫分析与免疫放射分析的区别。
3. **了解** 常用放射性核素标志物的制备。

放射免疫技术是使用放射性核素作为示踪物质，将放射性核素的高敏感性与抗原抗体反应的高特异性相结合的一种技术，该技术的高灵敏度能够定量检测具有重要生物意义而又极微量的物质，如激素、维生素、抗原、抗体、肿瘤标志物、药物、病原微生物等。经过几十年的发展，目前放射免疫技术主要包括放射免疫分析（radioimmunoassay，RIA）和免疫放射分析（immunoradiometric assay，IRMA），广泛应用于临床医学检验领域，同时为其他免疫标记技术的发展奠定了重要的基础。

链接 放射免疫分析技术的历史与发展

美国核物理学家Yalow和同事在研究胰岛素和胰岛素抗体的免疫反应时，以放射性碘标记胰岛素来测定糖尿病患者血浆胰岛素的含量，从此创立了放射免疫分析技术。Yalow荣获1977年诺贝尔生理学或医学奖。1968年，Miles和Heles将放射性核素标记在抗胰岛素抗体上，并采用固相吸附的方式除去游离标记抗体，进而检测牛血清中胰岛素获得成功。为区别经典的RIA，该方法被命名为免疫放射分析或免疫放射度量分析。

第1节　放射性核素标记物的制备

放射免疫技术的建立基础是放射性核素标记物的制备，放射性核素标记物是指放射性核素标记在目的抗原或抗体上所形成的放射性标记抗原或抗体，放射性核素标记物的质量优劣直接影响检测结果，是放射免疫分析试剂盒的主要组成成分。

一、放射性核素

放射性核素是指能自发衰变为其他原子核、或发生核能态变化，变化时伴有射线发出的核素。放射性核素在核衰变的时候可放射出α射线、β射线、γ射线。目前最常用的是γ型放射性核素 ^{125}I，具有以下优点：①化学性质比较活泼、标记方法简单，且容易获得高比活性的标记物；②在衰变过程中放射出γ射线，易测量且效率高；③半衰期适中，约60天，且废弃物较容易处理。缺点：①原物质的化学结构被改变了，可能影响其免疫活性；②较容易发生辐射损伤而使标记抗原变性；③标记物应用时间只有6～8周，作为商品化的试剂盒来说货架期太短。

二、放射性核素标记物的制备

1. 抗原（抗体）的要求

（1）用于标记的抗原必须是高纯度的抗原，蛋白质抗原可以直接进行标记，非蛋白质抗原或半抗原（如甾体类激素或药物分子）需要进行必要的修饰才能用于标记。

（2）抗体的质量直接影响分析的灵敏度和特异性，用于标记的抗体必须具有高亲和力、高效价、高特异性、高纯度，可以是单克隆抗体，也可以是多克隆抗体。

2. 标记方法

（1）直接标记法：又称氯胺 T 法（Ch-T），是最常用的标记方法，本方法操作简便、结合效率高。但为避免标记过程中损伤被标记物的生物学活性，应注意：①使用无还原剂的高比放射活性碘源（$Na^{125}I$）；②抗原或抗体用量（5 ～ 20μg），Ch-T 用量要低；③反应总体积小于 200μl，反应时间为 1 ～ 2 分钟，pH 以 7.4 ～ 7.6 为宜。

（2）间接标记法：又称连接法，此法可用于缺乏酪氨酸的肽类及某些蛋白质的标记，如甾体类化合物、环核苷酸、前列腺素等。此法优点是避免氧化剂和蛋白质直接接触，对蛋白质活性影响较小；缺点是操作复杂，标记蛋白质的比放射活性明显低于氯胺 T 法。

3. 标记物的纯化 合格的标志物需在标记后进行仔细的分离纯化，去除游离的 ^{125}I 和其他杂质（如过度标记的标志物）。可采用凝胶层析法、离子交换法、凝胶过滤法、高效液相层析法、电泳法及透析法等。

4. 标记物的鉴定 放射性标志物的质量指标包括放射化学纯度、比放射活性和免疫活性。

（1）放射化学纯度：是指在标志物中结合在抗原（或抗体）上的放射活性占该标志物总放射性的百分比。因只有结合在抗原（或抗体）上的部分才是直接参与反应的部分，因此一般要求放射化学纯度大于 95%。

（2）比放射活性：是指单位质量标志物中所含的放射性强度，也可理解为每分子抗原（或抗体）平均所结合放射性原子数目，常用 Ci/g、Ci/mmol 或 Bq/g 表示。比放射活性可直接影响竞争性分析的敏感度，标志物的比放射活性越高，方法越敏感。但比放射活性过高时，辐射损伤大，标志物免疫活性受影响，且储存稳定性差。比放射活性可通过计算法和自身置换法获得。

（3）免疫活性：是指标记物与待测抗体结合的能力，反映标记过程中被标志物抗原的免疫活性受损情况。免疫活性改变意味着标记抗原与非标记抗原对同一抗体的反应不同，也就失去了支持放射免疫分析的基础。免疫活性的测定方法是用少量的标记抗原加过量的抗体，反应后测定标记抗原与抗体相结合的复合物（B）的放射强度，并计算与加入的总抗原标志物（T）的放射强度的百分比（B/T）。一般要求 B/T 大于 80%，该值越大代表抗原损伤越少。

链 接 放射性检测的防护

从事放射性工作的人员要具有保证自身和公众的健康和安全、保护环境不受污染的意识。在工作中必须要按《放射卫生防护标准》的要求，本着安全、经济、合理的原则，对实验室采取综合性卫生防护措施。实验室要注意通风，操作时要做好个人的防护，如穿工作服，戴手套、帽子等，并在指定的地点严格按照操作规程进行；测量完毕，对于放射性的废弃物要按规定处理等。

第 2 节 放射免疫技术

放射免疫技术主要包括放射免疫分析（RIA）和免疫放射分析（IRMA）两种类型。

一、技术类型

（一）放射免疫分析

放射免疫分析是利用特异抗体与标记抗原和非标记抗原的竞争结合反应，通过测定放射性复合物计算非标记抗原的一种超微量分析技术。

1. 检测原理　RIA 属于竞争性分析，放射性核素标记的小分子抗原（Ag^R）和待测抗原（Ag）对特异性抗体（Ab）具有同等结合力，当三者同时存在于同一反应体系时，定量的 Ag^R 和标本中的 Ag 相互竞争结合限量的 Ab。Ag^R 和 Ab 是固定的，所以放射性核素标记抗原与抗体相结合的复合物（B）的放射强度随着 Ag 的变化而变化。Ag 增加，相应地结合较多的 Ab，从而抑制 Ag^R 和 Ab 的结合，使 B 减少，游离的标记抗原（F）的放射强度相应增加，即 Ag 的量与 B 的量呈反比函数关系，而与 F 呈正比函数关系（图 14-1）。

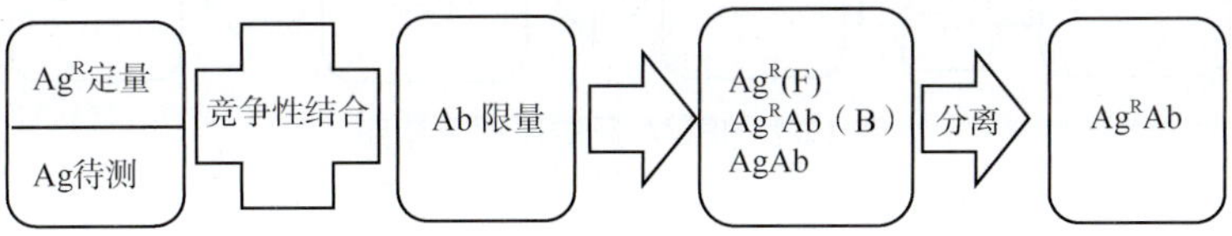

图 14-1　RIA 反应原理示意图

2. 技术要点

（1）抗原抗体反应：将抗原（标准品和待测标本）、标记抗原和抗体按顺序定量加入试管中，在一定条件下（温度、时间、pH）反应，使竞争抑制反应达到平衡。不同含量的抗原和不同抗体对反应的温度和时间要求不同。如待测标本抗原含量较高，理化性质稳定，与抗体的亲和常数较大，可选择较高的温度（15～37℃）进行较短时间（数小时）的反应；反之，应在低温（4℃）进行较长时间（20～24 小时）的反应才能形成较为牢固的抗原抗体复合物。

（2）方法类型：RIA 有两种竞争模式。①平衡法：Ag^R、Ag、Ab 三者同时加入反应体系中，达到平衡后分离 B 与 F，方法稳定，但敏感性稍差。②非平衡法：先将 Ag 和 Ab 充分反应，达到平衡后再加入 Ag^R 竞争与 Ab 结合，敏感性提高，但稳定性不如平衡法。

（3）分离技术：在 RIA 反应中，标记抗原和特异性抗体的含量极少，形成的 B 不能自行沉淀，与 F 同时存在于体系中，需使用沉淀剂使 B 彻底沉淀，从而实现其与 F 分离后测量的目的。制备剂量标准曲线，获取待测抗原含量。因此，分离效果将直接影响测定结果的准确性和测量重复性。常用的分离方法有活性炭吸附法、聚乙二醇（PEG）沉淀法、双抗体法、PR 试剂法等。①活性炭吸附法：用活性炭吸附小分子游离抗原，而大分子的放射性核素标记抗原抗体复合物留在溶液中，以达到分离的目的。主要用于小分子抗原或药物的分离；②聚乙二醇（PEG）沉淀法：PEG 能够非特异性地沉淀复合物等大分子蛋白质，而不沉淀小分子抗原，制备方便，沉淀完全，但是非特异性结合率比双抗体法高，受温度、pH、离子强度影响较大；③双抗体法：是 RIA 中最常用的方法，利用第二抗体和 B 中的抗体结合，形成抗原 - 第一抗体 - 第二抗体组成的免疫复合物，离心沉淀分离 B 与 F。本法分离特异性强，重复性好，缺点是第二抗体与第一抗体反应需时长，且用量大，增加检测成本；④ PR 试剂法：即双抗体 -PEG 法，融合双抗体法和 PEG 法的优点，节省了两者用量，且分离快速、简便，是目前广泛应用的方法。

（4）数据处理：经 RIA 可测到的数据包括每管加入总抗原标志物（T）的放射强度、标记抗原与抗体相结合的复合物（B）的放射强度或游离的标记抗原（F）的放射强度。B、F 分离后即可进行放射性强度的检测。以标准品的不同浓度（常用对数 log）做横坐标，以各浓度点测量的放射性强度参数或用计算机参数做纵坐标，绘制标准曲线。待测标本应做双管，取均值代入标准曲线，根据待测抗原管的放射性强度计算待测抗原浓度。

（二）免疫放射分析

免疫放射分析是利用过量的放射性核素标记抗体与待测抗原形成复合物，分离除去多余的游离抗体，通过测量抗原抗体复合物的放射性计算待测抗原量的分析技术。原理跟ELISA相似，只是标志物换为放射性核素，最后检测放射性强度。

1. 检测原理 免疫放射分析是将放射性核素（^{125}I）标记在抗体上，用过量的标记抗体与待测抗原进行非竞争性免疫结合反应，采用固相吸附方式对B和F进行分离，去除剩余的游离标记抗体，抗原标记抗体复合物的放射性强度与待测抗原的量成正比，通过检测免疫复合物的放射性，从而得到待测标本的浓度。IRMA反应原理见图14-2。

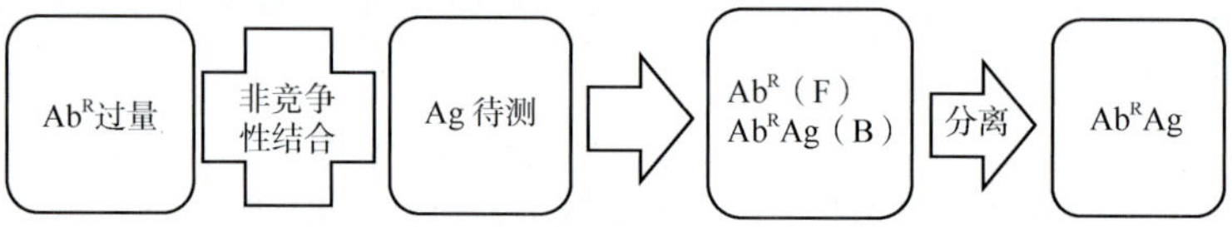

图14-2 IRMA反应原理示意图

2. 技术要点

（1）抗原抗体反应：IRMA技术的重点是抗体包被，目前有商用试剂盒可供直接使用。将包被抗体的反应管中加入待测抗原和标记抗体，在一定条件下孵育至反应达到平衡。

（2）方法类型：主要有单位点法、双抗夹心法及双标记抗体法三种类型。

1）单位点法：先用过量标记抗体与待测抗原进行反应，反应平衡后，再加入固相抗原免疫吸附剂，吸附游离得到标记抗体，离心去除沉淀，测定上清液中的放射性强度。本方法敏感度与特异性都一般，目前基本不再采用。

2）双抗夹心法：本方法是目前最常用的方法，反应需要两种抗体，一种抗体吸附在固相载体上，另一种标记上放射性核素，先用固相抗体与抗原反应，再加入过量的标记抗体，与已结合于固相抗原的另一抗原决定簇结合，形成固相抗体-抗原-标记抗体复合物，经过洗涤，分离游离的标记抗体，测定固相载体上的放射性（图14-3）。检测得到的放射性含量与抗原含量呈正相关。此法敏感度高，特异性好，结果稳定，但是需要过量的抗体。

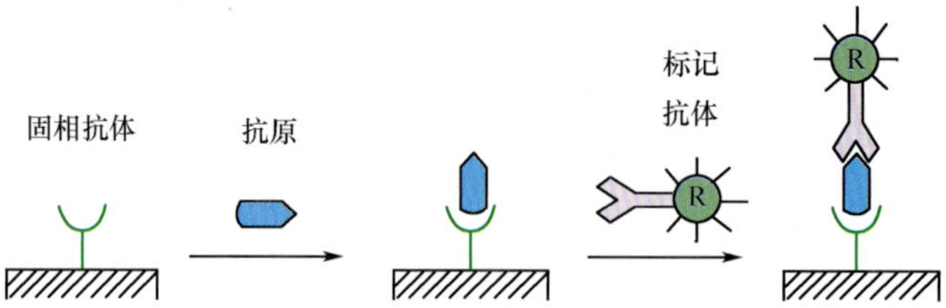

图14-3 双抗夹心法IRMA原理示意图

3）双标记抗体法：该方法要求待测抗原有三种以上抗原决定簇，抗体至少有三个不同结合位点，其中一个用作分离，另外两个位点标记上放射性核素，最后检测抗原抗体复合物的放射性强度，本法进一步提高了IRMA的灵敏度。

（3）分离技术：IRMA主要采用固相吸附的方法分离B与F，操作简单方便。固相吸附也成包被，用pH9.6碳酸盐缓冲液将预包被抗体稀释到3～10μg/ml，室温过夜，弃包被缓冲液并洗涤，加入1%牛血清白蛋白溶液封闭，经过上述处理后的塑料试管经真空干燥备用。

（4）数据处理：IRMA检测到的抗原抗体复合物放射性强度与待测抗原含量呈正相关，以标准品浓度做横坐标，放射性强度做纵坐标绘制标准曲线，即可计算出待测抗原浓度。

（三）放射免疫分析与免疫放射分析的比较

RIA 与 IRMA 是放射免疫技术中的两种重要类型，方法上各具特点，见表 14-1。

表 14-1 RIA 与 IRMA 的区别

比较项	RIA	IRMA
标志物	抗原	抗体
抗体用量	限量	过量
反应模式	竞争性分析	非竞争性分析
反应时间	较慢	较快
分离技术	PEG、双抗体法等	固相吸附法
测量范围	较窄	较宽
敏感度	较低	较高
应用范围	小分子半抗原	常用于大分子抗原或抗体

二、方法评价与临床应用

（一）RIA 灵敏度高

能够检测出 μg/L 甚至 ng/L、pg/L 的微量物质。主要应用于小分子质量和大分子质量物质的检测，如各种激素（甲状腺激素、性激素、胰岛素等）、微量蛋白质、肿瘤标志物（如 AFP、CEA、CA125 等）和药物（如地高辛、巴比妥类药物、吗啡等）。现在很多检测项目均有商品化试剂盒供应，且仪器设备价格并不高，在国内得到广泛应用。但是放射性核素对人体具有一定的辐射作用，废弃物的储存和销毁会对环境造成一定的污染，因此操作时必须加以注意。除此之外，放射性核素的半衰期较短，导致试剂盒的有效期较短，导致 RIA 在实际应用中有诸多不便，特别是近年来由于其他标记技术的飞速发展，自动化程度不断提高，RIA 逐渐被取代。

（二）IRMA 反应中标记抗体是过量的

IRMA 反应是非竞争性的，反应速度比 RIA 快，采用固相吸附分离，不需离心，有效节省检测时间；一个抗原分子可结合多个抗体，特异性更强，稳定性更好，灵敏度比 RIA 提高了 10 ～ 1000 倍。缺点是抗体是过量的，用量较大，且抗体纯化较难，所以一般采用单克隆抗体。临床上多用于两个抗原决定簇以上的大分子肽类或蛋白质，如内分泌学中测定胰岛素、生长激素、甲状旁腺激素、血管紧张素、泌乳素、孕酮、前列腺素等；在传染病学方面，广泛用于乙肝抗原亚型分类；临床免疫学中测定 IgG、IgE 及抗 DNA 抗体；在肿瘤学方面主要检测肿瘤标志物，如癌胚抗原、甲胎蛋白等；在药理学方面主要检测药物中毒和药学代谢，如吗啡、氯丙嗪、苯妥英钠等，是一个反应速度较快、操作简便的方法。

目标检测

一、单项选择题

1. 放射免疫技术间接标记法的缺点是
   A. 添加基团可能影响被标志物的免疫
   B. 标志物化学纯度低
   C. 降低标志物的免疫活性
   D. 标志物的比放射活性低
   E. 降低标志物的亲和力
2. 最常用的 RIA 标志物是
   A. ^{131}I　　B. ^{125}I
   C. ^{14}C　　D. ^{3}H

E. ^{32}P

3. 关于 RIA，下列说法正确的是
   A. 标记抗原限量　B. 标记抗体限量
   C. 抗体限量　D. 标准抗原限量
   E. 待测抗原限量
4. 关于 IRMA 的说法正确的是
   A. 反应中加入过量的标记抗原
   B. 反应中加入定量的标记抗原
   C. 反应中加入过量抗体
   D. 反应中加入过量的标记抗体
   E. 反应中加入定量的标记抗体
5. RIA 中抗原抗体复合物的放射性强度与待测抗原之间的关系为
   A. 正比关系　B. 反比关系
   C. 函数关系　D. 曲线关系
   E. 正弦关系
6. 下列有关放射免疫分析的叙述中，错误的是
   A. 以放射性核素作为标记物
   B. 是一种定量检测
   C. 主要用于抗原检测
   D. 形成的免疫复合物中的放射强度与待测抗原含量成正比
   E. 定量分析时需同时作标准管
7. 在放射免疫分析中，B/（B+F）表示（注：B 为结合态的标记抗原，F 为游离态的标记抗原）
   A. 结合态的标记抗原与总的标记抗原之比
   B. 结合态的标记抗原与游离的标记抗原之比
   C. 总标记抗原与抗原抗体复合物之比
   D. 结合态的抗原与总的抗体之比
   E. 结合态的抗原与总的抗原之比
8. 在 RIA 反应系统中，参与反应的有标记抗原、已知抗体和待测抗原，对这三种成分的要求是
   A. 只需固定标记抗原量
   B. 待测抗原要先标记
   C. 标记抗原和已知抗体的量都是固定量
   D. 只需固定已知抗体的量
   E. 三者的量均需固定
9. 关于 RIA，正确的是
   A. 标记一定量的抗原
   B. 标记过量的抗体
   C. 标记过量的抗原
   D. 属于非竞争抑制结合
   E. 无须分离结合与游离的抗原
10. 放射免疫非竞争性结合分析法中常用放射性核素标记
    A. 标准品　B. 待测抗原
    C. 抗体　D. 沉淀剂
    E. 定量抗原
11. 在 RIA 中，错误的是
    A. 标记抗原
    B. 反应体系中抗体是过量的
    C. 反应体系中抗体是限量的
    D. 待测物是抗原
    E. 放射强度与待测抗原的浓度成反比

二、简答题

1. 简述放射免疫技术的评价及应用。
2. 比较放射免疫分析与免疫放射分析之间的区别。

（张　苗）

第 15 章

胶体金免疫技术

学习目标

1. **掌握** 胶体金、免疫金的概念；斑点金免疫层析试验的原理和临床应用。
2. **熟悉** 胶体金的特性；斑点金免疫渗滤试验的原理。
3. **了解** 胶体金和免疫金的制备。

金免疫技术是以胶体金作为示踪物应用于抗原抗体的一种免疫标记测定技术。目前在医学检验中广泛应用的是胶体金标志物与膜载体配合形成特定的测定模式，如斑点金免疫层析试验和斑点金免疫渗滤试验，以其简便、快捷、安全、无需特殊的仪器设备等特点而成为临床医学检验快速诊断领域中的主要检测方法，是当今“即时检验”的主要技术之一。

链接

胶体金作为标志物用于免疫组织化学始于 1971 年，Faulk 等应用电镜免疫胶体金染色法（IGS）观察沙门菌，此后他们把胶体金和多种蛋白质结合。1974 年 Romano 等将胶体金标记在第二抗体（马抗人 IgG）上，建立了间接免疫胶体金染色法。1978 年 Geoghega 发现了胶体金标记物在光镜水平的应用。之后，许多学者进一步证实胶体金能稳定迅速地吸附蛋白质，而蛋白质的生物活性无明显改变。它可以作为探针进行细胞表面和细胞内多糖、蛋白质、多肽、抗原、激素、核酸等生物大分子的精确定位，也可以用于日常的免疫诊断，进行免疫组织化学定位，因而在临床诊断及药物检测等方面的应用已受到广泛的重视。

第 1 节　胶体金与金标记物

一、胶体金的特性

胶体金也称金溶胶，是金盐被还原成金原子后形成的金颗粒悬液。胶体金颗粒由一个基础金核（原子金 Au）及包围在外的双离子层构成，紧连在金核表面的是内层负离子（$AuCl_2^-$），外层带正电荷的 H^+ 分散在胶体间溶液中，由于静电作用，金颗粒之间相互排斥而悬浮成为一种稳定的胶体状态，称为胶体金。

（一）胶体特性

金颗粒大小多为 1 ～ 100nm，微小金颗粒稳定地、均匀地、呈单一分散状态悬浮在液体中，成为胶体金溶液。胶体金因此具有胶体的多种特性，特别是对电解质的敏感性。电解质能破坏胶体金颗粒的外周水化层，从而打破胶体的稳定状态，使分散的单一金颗粒凝聚成大颗粒，而从液体中沉淀下来。某些蛋白质等大分子物质具有保护胶体金、加强其稳定性的作用。

（二）呈色性

胶体金颗粒大小不同，呈色不同。最小的胶体金（2 ～ 5nm）是橙黄色的，中等大小的胶体金（10 ～ 20nm）是酒红色的，较大的胶体金（30 ～ 80nm）则是紫红色的。根据这一特点，用肉眼观察胶体金的颜色可粗略估计金颗粒的大小。

（三）光吸收性

胶体金在可见光范围内有单一光吸收峰，波长（λ_{max}）为 510 ～ 550nm，随胶体金颗粒大小而变化，大颗粒胶体金的 λ_{max} 偏向长波长；反之，小颗粒胶体金的 λ_{max} 则偏于短波长，因此测定胶体金吸收峰波长变化可粗略估计金颗粒的大小。表 15-1 所列为部分胶体金的 λ_{max}。

表 15-1　100ml 氯金酸中枸橼酸三钠加入量与胶体金粒径的关系

胶体金颗粒（nm）	1% 枸橼酸三钠加入量（ml）	胶体金特性	
		呈色	λ_{max}
16	2.00	橙色	518nm
24.5	1.50	橙红	522nm
41	1.00	红色	525nm
71.5	0.70	紫色	535nm

二、胶体金的制备

（一）制备原理

胶体金的制备多采用还原法。氯金酸（$HAuCl_4$）是主要还原材料，常用还原剂有枸橼酸钠、鞣酸、维生素 C、白磷、硼氢化钠等。氯金酸在还原剂的作用下，聚合成一定大小的金颗粒，形成带负电荷的金颗粒悬液。根据还原剂类型及还原作用的强弱，可以制备 0.8 ～ 150.0nm 不等的胶体金。最常用的制备方法为枸橼酸盐还原法。

（二）技术要点

（1）取 100ml 0.01% $HAuCl_4$ 溶液加热至沸腾。

（2）搅动下准确加入一定量的 1% 枸橼酸三钠溶液。

（3）此时可观察到淡黄色的氯金酸溶液在枸橼酸三钠加入 2 分钟后很快变灰色，继而转成黑色，随后逐渐稳定成红色。继续加热煮沸 15 分钟。

（4）冷却至室温后用蒸馏水恢复至原体积。

此法可制备 16 ～ 147nm 粒径的胶体金。制备时加入的枸橼酸三钠的量不同可获得不同大小金颗粒。表 15-1 列举了制备 4 种不同粒径胶体金时枸橼酸三钠的用量。

（三）注意事项

（1）氯金酸易潮解，应干燥、避光保存。在配制其水溶液时，最好将整个小包装一次溶解。

（2）氯金酸对金属有强烈的腐蚀性，因此在配制氯金酸水溶液时，不应使用金属药匙称量氯金酸，并避免接触天平秤盘。

（3）用于制备胶体金的蒸馏水应是双蒸水或三蒸水，或者是高质量的去离子水。

（4）用以制备胶体金的玻璃容器必须是绝对清洁的，用前应先经酸洗并用蒸馏水冲净。最好是经硅化处理的。硅化方法是用 5% 二氯甲硅的氯仿溶液浸泡数分钟，用蒸馏水冲净后干燥备用。

（四）胶体金的鉴定和保存

胶体金的制备并不难，但要制备高质量的胶体金却也并非易事。因此对每次制备的胶体金要加以鉴定，主要检查指标有颗粒大小、粒径的均一程度及有无凝集颗粒等。粒径大小可通过日光观察胶体金的颜色和用分光光度计测定其最大吸收波长来粗略估计，还可作电镜观察并进行显微摄影，可以较精确地测定胶体金颗粒的平均粒径。一般需测量 100 个以上的胶体金颗粒，然后用统计学方法处理，计算胶体金颗粒的平均直径及标准差，平均直径反映颗粒大小，标准差说明颗粒是否均匀一致。良好的胶体金应清亮透明，若制备的胶体金浑浊或液体表面有漂浮物，提示制备的胶体金有较多的凝集颗粒。

胶体金在洁净的玻璃器皿中室温下可稳定保存 3 个月，4℃可稳定保存半年，应避免低温冻存。

三、金标记物的制备

（一）免疫金的特性

胶体金可以和蛋白质等大分子物质结合，用于免疫测定时胶体金与抗原或抗体结合，这类胶体金结合物常称为免疫金复合物，或简称免疫金（immunogold）。而在免疫组织化学技术中，则称为金探针。

胶体金颗粒表面带有一层负电荷，与蛋白质表面的阳性电荷通过静电感应吸附。因此，环境 pH 和离子强度是影响吸附的主要因素，其他如胶体金颗粒的大小、蛋白质的分子质量及蛋白质浓度等也会影响蛋白质的吸附。

（二）技术要点

1. 胶体金溶液的 pH 调整　用 K_2CO_3 或 HCl 调节胶体金溶液的 pH 至选定值。原则上可选择待标记蛋白质等电点，也可略为偏碱。但通常最适反应 pH 需经多次试验才能确定。

2. 蛋白质最适标记量的确定　将待标记的蛋白质储存液作系列稀释后，分别取一定量加到胶体金溶液中，另设一管不加蛋白质的对照管，5 分钟后加入 NaCl 溶液，混匀后静置 2 小时，未加蛋白及加入的蛋白量不足以稳定胶体金的试管，即呈现由红变蓝的聚沉现象，而加入蛋白量达到或超过最低稳定量的试管则胶体金的红颜色不变。其中含蛋白量最低的试管即为稳定胶体金的必需蛋白量。在此基础上再加上 10% ～ 20% 的蛋白量即为稳定所需蛋白质的实际用量。

3. 标记过程　在磁力搅拌下，将 1/10 体积的合适浓度的蛋白质溶液加于胶体金溶液中，放置室温反应数分钟。加入浓度为 1% 的 PEG（分子量 2000）或 5%BSA 以饱和游离的胶体金。

4. 去除上清液中未结合的蛋白质　离心条件视胶体金颗粒的粒径而异。5nm 金颗粒可选用 40 000r/min 离心 1 小时；8nm 金颗粒用 25 000r/min 离心 45 分钟；14nm 金颗粒用 25 000r/min 离心 30 分钟，40mm 金颗粒用 15 000r/min 离心 30 分钟。轻吸上清液。沉淀用含 PEG 或 BSA 的缓冲液悬浮，恢复原体积后再离心。如此洗涤 2 ～ 4 次，以彻底除去未结合的蛋白质。

（三）注意事项

1. 在调节胶体金的 pH 时应注意，胶体金会阻塞 pH 计的电极，不可直接将电极插入胶体金溶液中，宜先用终浓度为 0.1% 的 PEG 稳定胶体金后，再检测胶体金的 pH。

2. 盐类成分能影响胶体金对蛋白质的吸附，并可使胶体金聚沉，因此待标记蛋白质溶液若含有较高的离子浓度，应在标记前先用低离子强度的蒸馏水透析去盐。

3. 免疫金的保存：免疫金复合物最终用稀释液配制成工作浓度保存。稀释液通常是加入稳定剂的缓冲液。缓冲溶液常用中性的 PBS 或 Tris 缓冲液。

多种蛋白质、葡聚糖、PEG2000、明胶等均为良好的高分子稳定剂，PEG 和 BSA 是最常用的稳定剂。稳定剂的作用主要是保护胶体金的稳定性，使之便于长期保存；还可防止或减少免疫金复合物的非特异性吸附反应。稳定剂的合理选择是十分重要的，不适当的稳定剂有时也会导致非特异性反应。

考点：胶体金的制备、免疫金的制备

第 2 节 斑点金免疫渗滤试验

一、检测原理

斑点金免疫渗滤试验（DIGFA）是以硝酸纤维素膜为载体，并包被了抗原或抗体，利用微孔滤膜的可滤过性，依次滴加标本、免疫金及洗涤液，因微孔滤膜贴置于吸水材料上，故抗原抗体反应和洗涤在特殊的渗滤装置上以液体渗滤过膜的方式迅速完成。阳性结果在膜上呈红色斑点。

考点：斑点金免疫渗滤试验的检测原理

二、技术类型

1. 方法类型

（1）双抗体夹心法：将特异性抗体包被在硝酸纤维素膜的膜片中央。当滴加标本时，标本中待测抗原被膜上抗体捕获，其余无关蛋白等滤出膜片。其后加入的胶体金标记抗体与已结合在膜上的抗原相结合，加洗涤液洗涤后，因胶体金本身呈红色，阳性反应即在膜中央显示红色斑点（胶体金聚集）。

（2）间接法：将抗原包被在硝酸纤维素膜的膜片中央，依次滴加待测标本、洗涤液、金标抗体，再加洗涤液洗涤，阳性反应即在膜中央显示红色斑点（胶体金聚集）。该法由于人血清标本中非目的 IgG 的干扰，易产生假阳性结果，临床上较少用。

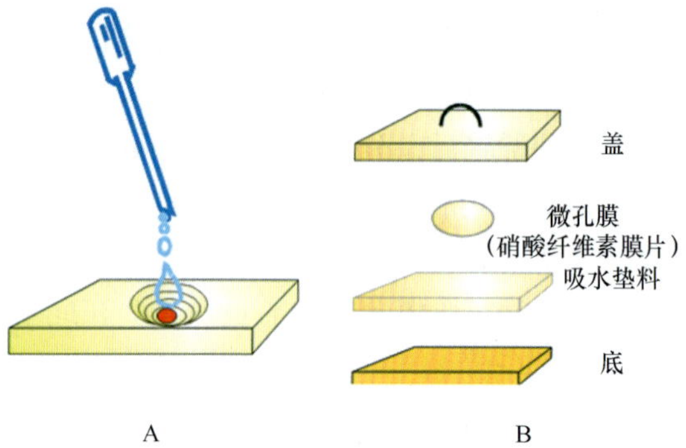

图 15-1 斑点金免疫渗滤试验示意图

A. 操作示意图；B. 渗滤装置分解图

2. 技术要点

（1）试剂盒组成：①渗滤装置（胶体金反应板），是斑点金免疫渗滤试验试剂盒中主要组成成分之一，由塑料小盒、吸水垫料和点加了抗原或抗体的硝酸纤维素膜片三部分组成（图 15-1）。②胶体金标志物。③洗涤液。④抗原参照品或抗体阳性对照品。

（2）操作要点：①将渗滤装置（胶体金反应板）平放在实验台面上，于小孔内滴加待测标本 1 ～ 2 滴，待完全渗入。②于小孔内滴加胶体金标志物 1 ～ 2 滴，待完全渗入。③于小孔内加洗涤液 2 ～ 3 滴，待完全渗入。④在膜中央显示清晰的淡红色或红色斑点者判为阳性反应；反之，无斑点则为阴性反应。斑点呈色的深浅与待测抗原（抗体）含量相关。

（3）注意事项：①试剂盒从冰箱拿出后需先恢复至室温再打开包装。②血清从反应孔正中央垂直加入。③待反应板上的液体完全渗透后，立即加入下一种液体。既要防止渗透不全，又须避免反应膜干枯。④结果判定，以即时观察为准，若长期保存，将反应板正面朝下放置即可。⑤检测完毕后，未用的反应板要立即放入自封袋中密闭冷藏，切忌冷冻。

三、方法评价与临床应用

本法具有操作简便、快速，操作人员不需技术培训，无需特殊仪器设备，可单份测定，样品用量极小，试剂稳定、便于保存与运输等特点，因此特别符合“即时检验”项目的要求。

斑点金免疫渗滤试验目前主要作为快速筛查的检测手段，对阳性的和可疑的结果还需要做更细致可靠的检查。

目前该技术在临床医学检验主要应用的范围包括以下几方面：激素检查，如 HCG、FSH 等的检测；疾病普查和流行病学调查，如甲型肝炎、乙型肝炎、丙型肝炎、艾滋病、结核病、寄生虫感染等；急重症患者的快速诊断，如肌酸激酶同工酶（CK-MB）、肌钙蛋白等；肿瘤筛查和早期诊断，如甲胎蛋白、癌胚抗原等；毒品的检查，如检测尿液中的可卡因、吗啡、苯丙胺等，并有继续发展的趋势。

第 3 节 斑点金免疫层析技术

一、检测原理

斑点金免疫层析试验（DICA）是用胶体金标记技术和蛋白质层析技术结合的以微孔滤膜为载体的快速的固相膜免疫分析技术。其原理与 DIGFA 基本相同，不同点是 DICA 测试中滴加在膜一端的标本溶液受载体膜的毛细管作用向另一端移动，如层析一般、而非渗滤作用。标本在移动过程中被分析物与固定于载体膜上某一区域的抗体或抗原结合而被固相化、无关物则越过该区域而被分离，然后过胶体金的呈色条带来判读实验结果。

考点：斑点金免疫层析试验的检测原理

案例 15-1

某女，30 岁，已婚，停经 40 天，出现头晕、乏力、嗜睡、恶心、呕吐等症状，于是从药店买来早早孕试纸条，检查晨尿，发现早早孕试纸条出现两条红色线条，呈阳性反应，于是到医院做进一步检查。

问题：1. 早早孕试纸条阳性能说明该女子怀孕了么？

2. 该检测方法的实验原理是什么？

二、技术类型

1. 双抗体夹心法 试剂条上端（A）和下端（B）分别粘贴吸水材料，G 处为金标抗体，紧贴其上为硝酸纤维素膜条。硝酸纤维素膜条上有两个反应区域，T 处为测试区，包被有特异抗体；C 处为参照区，包被有羊抗鼠。测定时将试纸条 A 端浸入液体标本中，A 端吸水材料即吸取液体向上端移动，流经 G 处时使干片上的金标抗体复合物复溶，若标本中有待测特异抗原则形成金标抗体抗原复合物，此抗原抗体复合物流至测试区即被固相抗体所捕获，在 T 处膜上显出红色反应线条。过剩的金标抗体继续前行，至参照区与固相羊抗鼠 IgG 结合（免疫金复合物中的单克隆抗体为小鼠 IgG），C 处显出红色质控线条；反之，阴性标本则无反应线条，而仅显示质控线条（图 15-2）。

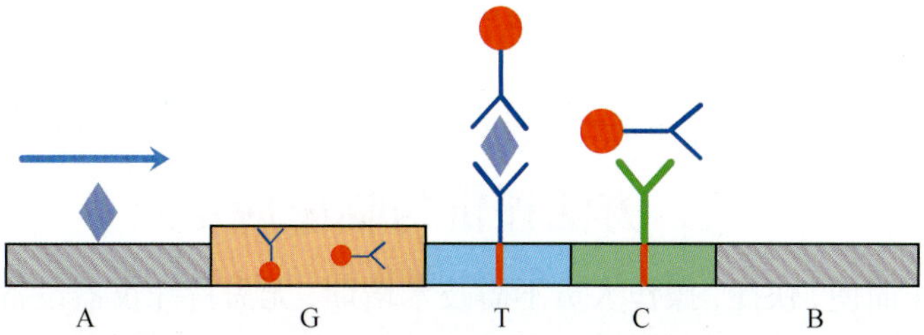

图 15-2 免疫层析试验双抗体夹心法原理示意图

2. 竞争法 G 处为金标抗体，T 处包被标准抗原，C 处包被抗抗体。测试时，待测标本加于 A 端，若标本中含有待测抗原，流经 G 处时结合金标抗体，当混合物移至 T 处时，因无足够游离的金标抗体与膜上标准抗原结合，T 处无红色线条出现，实验结果为阳性，游离金标抗体或金标抗体复合物流经

C 处，与该处的抗金标抗体结合出现红色的质控带；若标本中不含待测抗原，金标特异性抗体则与 T 处标准抗原结合，在 T 处出现红色线条，实验结果为阴性，而质控带仍然出现红色线条（图 15-3）。

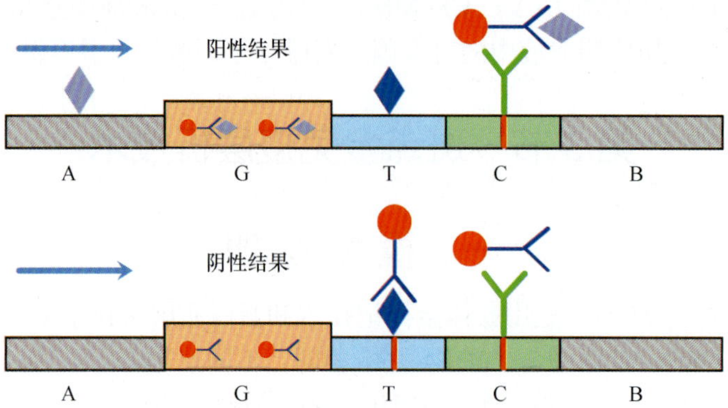

图 15-3　免疫层析试验竞争法原理示意图

3. 间接法　为了消除待测血清标本中大量非目的 IgG 与特异性 IgG 竞争结合金标记抗人 IgG，降低试验敏感性，胶体金间接免疫层析法测抗体常设计成反流免疫层析法（图 15-4）。

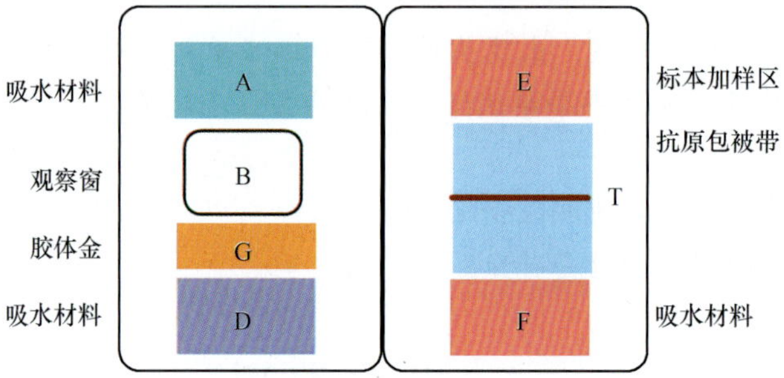

图 15-4　金免疫层析试验间接法原理示意图

测试卡分成可左右折叠的两部分，右面中央纵向有 NC 膜条，膜上包被有抗原线 T，E 处为与蛋白结合的有色染料，F 处为吸水材料；左面中央开有观察窗口 B，G 处固定有金标记羊抗人抗体，A、D 处为吸水材料。测定时先将缓冲液加在 D 处层析至 G 处使金标物复溶，然后将标本加在 E 处使其与染料一起在膜的层析作用下向 F 端移动，若标本中有待测抗体存在，则与膜上抗原结合形成抗原抗体复合物，待有色染料延伸至膜上标记线处时，在 F 处加缓冲液，合上测试卡，A 的强大吸水作用使膜上液体反向流动，标本中非特异性 IgG 及无关物被洗回 E 处，随后而来的金标羊抗人抗体与抗原抗体复合物结合，出现棕红色线条。无棕红色线条出现则表明血清中无特异性抗体。该法有效地排除了非特异性抗体对测试的干扰。

考点：斑点金免疫层析试验的方法类型

三、方法评价与临床应用

DICA 的优点是操作简便、快捷，操作人员不需技术培训，无需特殊仪器设备，试剂稳定、便于保存。但其灵敏度不及酶标法和化学发光免疫测定法。斑点免疫层析试验不能准确定量，故临床上只能作为定性或半定量试验，目前主要应用于检测正常体液中不存在的物质（如感染性疾病抗原、抗体及毒品）和正常含量极低而在特殊情况下异常升高（如 HCG、AFP 等）的物质。近年来，由于制备技术的改进和实际原料的提高，应用范围更加广阔。进一步提高金免疫测定技术的敏感性、特异性，实现多元检测、定量或半定量检测是未来胶体金技术发展的方向。

目标检测

一、单项选择题

1. 金免疫技术由 Faulk 等始创，最初用于
   A. 金免疫电镜染色
   B. 金（银）免疫光镜染色
   C. 斑点金免疫渗滤试验
   D. 斑点金免疫层析试验
   E. 金免疫定量检测
2. 有关胶体金颗粒大小特性的描述正确的是
   A. 胶体金颗粒越大，λ_{max} 越小
   B. 胶体金溶液呈色与胶体金颗粒大小无关
   C. 胶体金颗粒越大，呈色越深
   D. 胶体金颗粒大小与制备时枸橼酸三钠加入量无关
   E. 胶体金颗粒大小与制备时枸橼酸三钠的加入量呈正相关
3. 关于胶体金保存的描述，正确的是
   A. 置于洁净的玻璃器皿中
   B. 加防腐剂不利于保存
   C. 使用时为提高标记效率不必低速离心去除凝集颗粒
   D. 保存过程产生少量胶体金凝集颗粒就会影响以后胶体金的标记
   E. 应于干燥处避光保存
4. DIGFA 间接法测血清标本中抗体，导致假阳性结果的主要原因为
   A. 血清标本中非目的 IgG 的干扰
   B. 血清标本中非目的抗原的干扰
   C. 洗涤不充分
   D. 反应时间过长
   E. 反应时间过短
5. DICA 竞争法测小分子抗原（a），层析条的待测样品结果判读处应包被
   A. 胶体金标记抗 a 抗体
   B. 标准抗原（a）
   C. 抗免疫金抗体
   D. 抗 a 抗体
   E. 小鼠 IgG
6. DICA 双抗体夹心法测大分子抗原（b），层析条的待测样品结果判读处应包被
   A. 胶体金标记抗 b 抗体
   B. 抗 b 抗体
   C. 抗免疫金抗体
   D. 标准抗原（b）
   E. 人血清 IgG
7. 用于包被斑点金免疫层析试验载体膜质控（线）的物质是
   A. 抗免疫金抗体
   B. 人白蛋白
   C. 待测抗原标准品
   D. 胶体金标记抗体
   E. 胶体金颗粒
8. 关于斑点金免疫层析试验双抗体夹心法结果正确的判读是
   A. 仅出现一条棕红色质控条带者为试验结果阳性
   B. 出现两条棕红色条带者为试验结果阳性
   C. 出现棕红色质控条带者为试剂失效
   D. 必须在 5 分钟内观察结果
   E. 仅在实验区出现一条棕红色条带者为试验结果阳性
9. 关于斑点金免疫层析试验竞争法结果正确的判读是
   A. 仅出现一条棕红色质控条带为阴性
   B. 出现两条棕红色条带为阳性
   C. 无棕红色质控条带出现为试剂失效
   D. 都无棕红色条带出现即为阳性
   E. 出现一条棕红色条带即为阳性
10. DICA 间接法测血清抗体，常设计成反流免疫层析法的主要目的是
   A. 缩短反应时间　　B. 减少样品用量
   C. 提高灵敏度　　D. 提高特异性
   E. 减少血清中非特异性免疫球蛋白对实验结果的干扰

二、简答题

1. 简述斑点金免疫渗滤试验的原理及临床应用。
2 简述斑点金免疫层析试验的原理及技术类型。

（刘琳琳）

第16章

化学发光免疫技术

学习目标

1. 掌握 化学发光、化学发光剂的概念；常用的化学发光剂；化学发光免疫分析和电化学发光免疫分析的基本原理与临床应用。

2. 熟悉 直接化学发光免疫分析的基本原理；化学发光酶免疫分析的基本原理。

3. 了解 发光的概念；化学发光标记物的制备。

发光免疫技术是将发光分析和免疫反应相结合而建立起来的一种检测微量抗原或抗体的新型标记免疫分析技术，通过测定发光强度实现被检测物质的定量。

化学发光免疫测定（chemiluminescent immunoassay，CLIA）技术由 Halmann 等在 20 世纪 70 年代末建立，并于 20 世纪 90 年代快速发展，成为继免疫荧光技术、放射免疫技术及免疫酶标技术后发展的一项新的免疫测定技术，在生物医学领域广泛应用。

第1节 概 述

发光是指分子或原子中的电子吸收能量后，由较低能级的基态跃迁到较高能级的激发态，然后再返回基态并释放光子的过程。根据形成激发态分子的能量来源不同可分为光照发光、生物发光和化学发光三种。

考点：化学发光概念

光照发光（photoluminescence）是指发光剂（荧光素）经短波长的入射光照射后，电子吸收能量跃迁到激发态，在其恢复至基态时，发射出较长波长的可见光（荧光）的过程。

生物发光（bioluminescence）是指发生在生物体内的发光现象，如萤火虫的发光，反应底物为萤火虫荧光素，在荧光素酶的催化下，利用 ATP，生成激发态氧化型荧光素，它在恢复基态时多余的能量以光子的形式释放出来。

化学发光（chemiluminescence）是伴随化学反应过程产生的光发射现象。由化学反应激活的中间体回到电子基态时，其能量以光子的形式释出。

化学发光免疫分析检测系统包括免疫反应系统和化学发光分析系统，在抗原抗体特异性反应过程中，伴随化学发光反应过程而产生光的发射现象。化学发光反应是以化学反应为基础，化学反应的首要条件是发光物质吸收化学能而处于激发态的分子或原子必须能释放出光子，这个反应过程叫直接化学发光，或处于激发态的分子或原子将能量转移到另一物质的分子上并使该分子激发，当这种分子回到基态时释放出光子，这个过程叫间接化学发光。反应过程可简单描述如下：

直接化学发光：

$$A+B \rightarrow C^{※}$$
$$C^{※} \rightarrow C+h \cdot \gamma$$

间接化学发光：

$$A+B \rightarrow C^{※}$$
$$C^{※}+D \rightarrow C+D^{※}$$
$$D^{※} \rightarrow D+h \cdot \gamma$$

其中，A、B、D 为化学发光反应物；C 为化学发光生成物；※ 为激发态；h 为普朗克常量；γ 为光子的频率化学发光反应必须满足以下条件：①该化学反应必须能够提供足够的激发能，并由某一步骤单独提供；②反应过程中的化学能量至少能被一种物质所接受并生成激发态；③激发态分子必须具有一定的化学发光量子效率并释放出光子，或者能够转移它的能量给另一分子，使之进入激发态并释放出光子。

第 2 节 化学发光剂和标记技术

一、化学发光剂

化学发光免疫分析中的发光物质是在化学发光反应中参与能量转移并最终以发射光子的形式释放能量的化合物，称为化学发光剂或发光底物。在化学发光免疫分析应用中最常采用的是发光剂的氧化发光，这些物质大多是有机化合物。要作为化学发光剂必须满足：①其发光是由发光物质的氧化反应所产生。②产生的光量子效率高。③不影响反应体系中抗原或抗体的活性。④能与抗原或抗体形成稳定的偶合物。⑤对环境或人体无毒性。化学发光免疫分析的发光物质常分为两类，一类是作为标记物，直接标记在抗原或抗体上，在化学反应过程中发光；另一类是作为底物，在酶（ALP、HRP）的催化作用下发光。

考点：化学发光剂的种类

（一）直接化学发光剂

直接化学发光剂在发光免疫分析过程中不需酶的催化作用，直接参与发光反应，通常采用吖啶酯、异鲁米诺衍生物 [*N*-（4- 氨基丁基）-*N*- 乙基异鲁米诺（ABEI）] 等作为示踪物质直接标记抗原或抗体分子形成发光标记物，采用纳米微球为固相载体的分离方式，通过碱性液诱导结合标记物发光，并通过测定发光强度实现对超微量物质的定量分析。

吖啶酯类（acridinium ester，AE）包括吖啶酯Ⅰ、吖啶酯Ⅱ和吖啶酯Ⅲ，在碱性条件下被 H_2O_2 氧化，发出波长为 470nm 的光，发光类型为辉光型，是一类具有很高的发光效率的发光剂，可用于半抗原和蛋白质的标记。其发光反应过程见图 16-1。

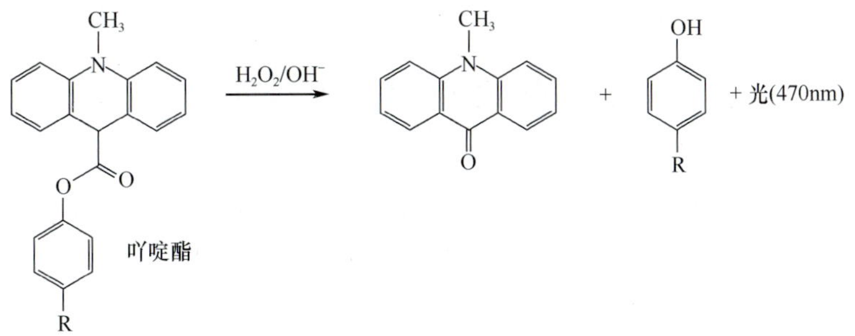

图 16-1 吖啶酯发光反应原理

（二）酶促化学发光剂

需要酶的催化作用才能发光的发光剂称为酶促反应发光剂，该类发光剂在化学发光免疫测定中作为底物，通过底物发光检测抗原抗体的浓度。酶促发光反应的主要优点是只要标记酶相同，底物可以兼容，与 ELISA 反应类似。

1. 鲁米诺及异鲁米诺衍生物（ABEI） 是最常用的一类化学发光剂。鲁米诺在碱性条件下和过氧化物酶的催化下，生成激发态中间体，当其回到基态时发射波长为 425nm 的光。早期用鲁米诺直接标记抗原（或抗体），但标记后发光强度降低而使灵敏度受到影响。近来用过氧化物酶标记抗体，进行免疫反应后利用鲁米诺作为发光底物，在过氧化物酶和起动发光试剂（NaOH 和 H_2O_2）作用下，鲁米诺发光，发光强度依赖于酶免疫反应中酶的浓度。其发光反应过程见图 16-2。

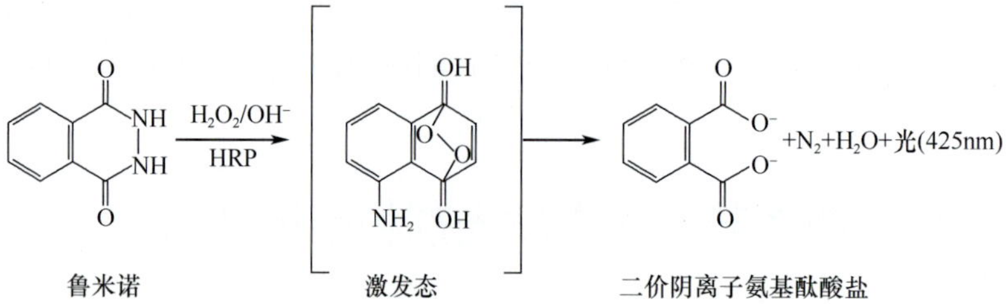

图 16-2 鲁米诺发光反应原理

2. 金刚烷（AMPPD） 其分子结构中包含起稳定作用的金刚烷基，发光基团为芳香基团和酶作用的基团，在酶及启动发光试剂作用下引起化学发光。AMPPD 在 ALP 作用下，磷酸酯基水解脱去一个磷酸基，得到一个中等稳定的中间体 AMPD，AMPD 经分子内电子转移裂解为一分子的金刚烷酮和一分子处于激发态的间氧苯甲酸甲酯阴离子，当其回到基态时产生 470nm 的光，可持续几十分钟。其发光反应过程见图 16-3。

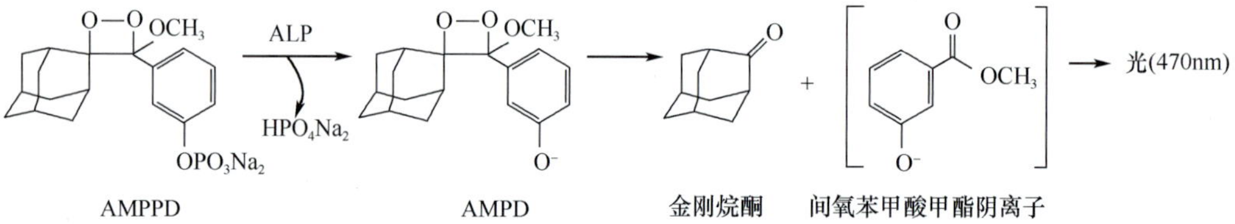

图 16-3 AMPPD 发光反应原理

（三）电化学发光剂

电化学发光免疫分析通常以三联吡啶钌 $[Ru(bpy)_3]^{2+}$ 作为示踪物质标记抗原或抗体，并采用纳米微球为固相载体的分离方式，以三丙胺（TPA）作为电子供体组成反应系统，通过电场作用诱导结合标记物发光，通过测定发光强度实现对超微量物质的定量分析。三联吡啶钌可直接标记抗原或抗体，与 TPA 一起组成反应系统，反应迅速，在反应过程中，激发态的三联吡啶钌分子衰减时发出波长为 620nm 的光。

二、发光剂的标记技术

在化学发光免疫测定中，需要将发光剂或参与发光反应的酶类物质，通过化学手段与抗原或抗体共价连接，参与偶联反应的两种物质分别称为标记物和被标记物。所用标记物有两类，一类是直接用发光物质如吖啶酯等标记抗体或抗原；另一类是以催化剂（如 HRP 和 ALP 等）标记抗体或抗原。

（一）标记方法

常用的标记方法及原理见表 16-1。

表 16-1 发光剂的标记技术种类

标记方法	标记原理
碳化二亚胺（EDC）缩合法	常用的缩合剂有 1-（3- 二甲氨基丙基）-3- 乙基碳二亚胺（EDC）和二环己基碳二亚胺（DCC），用于蛋白质分子中的游离羧基或游离氨基的标记
重氮盐偶联法	芳香胺与 $NaNO_2$ 和 HCl 反应生成重氮盐，该重氮盐能直接与蛋白质的酪氨酸残基上酚羟基邻位反应，形成偶氮化合物
过碘酸盐氧化法	利用过碘酸盐氧化糖蛋白中糖基的邻二羟基成为醛基，再通过醛基与发光剂的伯氨基反应形成 Schiff 碱，后者经硼氢化钠还原—N═C—键成为稳定结合物

续表

标记方法	标记原理
混合酸酐法	标记物或被标记物分子结构中含有羧基，在三乙胺或三正丁胺等存在下，与氯甲酸酯反应，生成活泼的混合酸酐中间体，混合酸酐能与另一分子的氨基反应形成酰胺键连接的化学发光标记物
琥珀酸酐法（环内酸酐法）	利用环内酸酐与分子中的羟基或氨基反应形成半酯或半酰胺，再经碳化二亚胺法或混合酸酐法使其与另一分子中的氨基作用形成酰胺键，标记物与被标记物通过琥珀基连接在一起
N- 羟基琥珀酰亚胺活化法	蛋白分子中羧基通过 *N*- 羟基琥珀酰亚胺活化，再与发光剂的氨基偶联形成酰胺键的发光标记物
戊二醛法	戊二醛作为一种双功能交联剂，可通过两个醛基分别与标记物和被标记物的伯氨基形成 Schiff 碱，通过一个五碳桥偶联成发光标记物
三联吡啶钌标记	主要用于电化学发光免疫分析试剂的制备中，包括电化学发光剂的标记和抗原或抗体的固相化，应用了多种先进技术。三联吡啶钌（$[Ru(bpy)_3]^{2+}$）必须经过化学修饰，即通过活性基团与 $[Ru(bpy)_3]^{2+}$ 中的吡啶基反应，形成具有活性的衍生物后才能与抗原或抗体形成结合物

（二）影响标记的因素

影响标记的因素包括：①发光剂的选择，如使用氨基苯二酰肼类发光剂作为标记物时，应优先选用带有侧链的衍生物如氨丁基乙基异鲁米诺。②被标记蛋白质的性质，如抗原作为被标记物时，应具有较高的纯度和免疫学稳定性；抗体作为被标记物时，应具有较高的效价。③标记方法的选择，不论直接法还是间接标记法都有其独特的反应条件和适用对象。④原料比，制备发光剂 -IgG 结合物时，IgG ：发光剂：交联剂的摩尔比（克分子比，mol ： mol ： mol）会影响结合物的发光效率。⑤标记率，每一种发光剂对应于被标记物都有最佳标记率，标记物选择不好，会造成标记率低、不易保存等现象。⑥温度，如对于较稳定的小分子标记物，温度影响较小；当被标记物是抗原或抗体等大分子（蛋白质）时，由于蛋白质的热不稳定性，应尽量选择较低的温度，避免蛋白质在标记过程中丧失活性。⑦纯化与保存，多数经偶联反应制备的结合物，使用前都需用透析法、凝胶过滤法或盐析法等进行及时的纯化。结合物一般可分装保存于 –70℃，最好冷冻干燥保存，这样可保存数年而不丧失活性。

第 3 节　化学发光免疫分析技术

化学发光免疫分析技术根据其发光物质的发光特点，可分为化学发光免疫测定（即直接化学发光免疫分析，CLIA）、化学发光酶免疫分析（CLEIA）和电化学发光免疫分析（ECLIA）三种类型。

考点：基本原理、方法类型及反应原理

一、化学发光免疫测定

（一）基本原理

化学发光免疫测定是用化学发光剂直接标记抗原或抗体的免疫分析方法。常用的化学发光剂为吖啶酯类化合物和异鲁米诺衍生物（ABEI）。吖啶酯通过启动发光试剂（NaOH 和 H_2O_2）作用而快速、强烈地闪烁发光，且发光在 1 秒内完成。其作为标记物在化学发光免疫分析中的优点是：①化学反应简单、快速、无需催化剂；②非特异性结合少，本底低，检测小分子抗原采用竞争法，大分子抗原则采用夹心法；③灵敏度高，与大分子结合不会减少所产生的光量。

（二）检测方法

1. 将预先包被有抗原或抗体的磁珠与样品混合，在孵育过程中，样品中的被分析物与磁珠上的抗原或抗体结合，形成磁珠抗原抗体复合物。

2. 孵育后，磁铁将磁珠抗原抗体复合物吸附在反应杯的管壁上，清洗去除未结合的物质，然后继续进行测定。

3. 磁珠抗原抗体复合物在反应杯中与吖啶酯标记的连接物反应，反应结束后，清洗去除未结合的物质。

4. 加入预激发液（H_2O_2）进行本底读数，预激发液用于建立一个酸性环境，防止能量的过早释放、磁珠的凝集以及将吖啶酯从反应复合物中脱离下来，为吖啶酯的下步反应做准备，然后加入激发液（NaOH），吖啶酯在过氧化物和碱性溶液中发生氧化反应，产生 470nm 的光，仪器光电系统检测并计算分析物的浓度。

化学发光免疫分析测定原理见图 16-4。

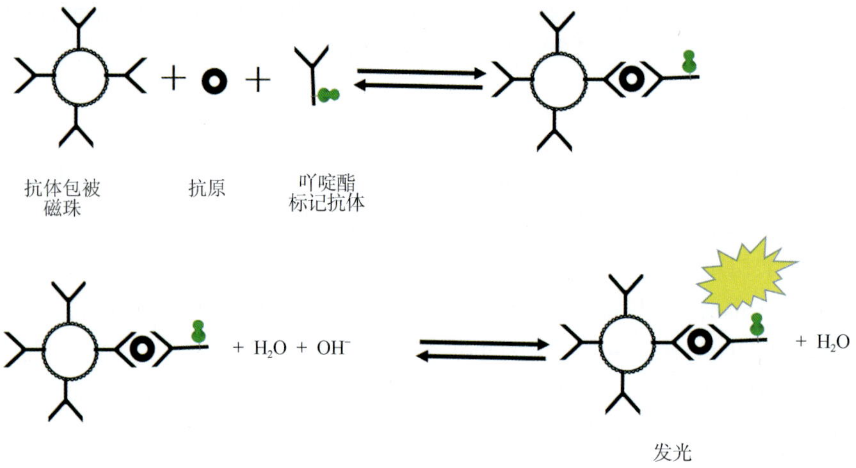

图 16-4 化学发光免疫测定原理

二、化学发光酶免疫分析

用参与催化某一化学发光反应的酶如 HRP 或 ALP 标记抗原或抗体，在与待测标本中相应的抗原（抗体）发生免疫反应后，形成固相包被抗体 - 待测抗原 - 酶标记抗体复合物，经洗涤后，加入底物（发光剂），酶催化和分解底物发光，检测光信号，再经计算机数据处理，得出待测物的浓度。其分析过程与 ELISA 基本相同，操作步骤与酶免疫分析基本相同，但检测灵敏度是酶免疫分析的 5×10^5 倍。CLEIA 常用的标记酶有 HRP 和 ALP，HRP 的发光底物为鲁米诺及其衍生物，ALP 的发光底物为 3-（2-螺旋金刚烷）-4- 甲氧基 -4-（3- 磷氧酰）- 苯基 -1，2- 二氧环乙烷二钠盐（AMPPD）。

（一）HRP 标记的化学发光酶免疫分析

1. 基本原理 用 HRP 标记抗原或抗体进行免疫反应后，以鲁米诺为发光底物，在过氧化物酶和启动发光试剂的作用下，鲁米诺发出波长为 425nm 的光。有些全自动免疫发光分析仪，采用生物亲和素技术和增强化学发光技术，用 HRP 标记抗原或抗体，以锥形小杯为固相载体，鲁米诺（luminol）为发光底物，同时加入化学发光增强剂（三氯四羟乙酰苯胺），增加化学发光强度，延长发光时间。

2. 检测方法 其反应基本过程为：①向链霉亲和素包被的锥形小杯中加入待测标本和生物素标记的特异性抗体，反应过程中，链霉亲和素与生物素结合，生物素标记的抗体与待检样本中的抗原结合，形成链霉亲和素 - 生物素抗体 - 抗原复合物，洗涤去除多余的未结合物。②加入 HRP 标记的抗体，经温育反应，形成链霉亲和素 - 生物素抗体 - 抗原 -HRP 抗体复合物，并固定在小杯壁上。③加入 H_2O_2，化学发光增强剂和鲁米诺，结合在固相载体上的 HRP 在强氧化剂的作用下将化学发光增强剂激活，同时催化和激活鲁米诺发射光子。④鲁米诺的发光强度与待测样本中抗原的含量呈正相关，经计算机处理得出待检物中抗原的含量。

（二）ALP 标记的化学发光酶免疫分析

1. 基本原理　与 HRP 标记的 CLEIA 不同点是以 ALP 为标记物，进行免疫反应后以 AMPPD 为发光底物。AMPPD 在 ALP 作用下产生 470nm 的光。

2. 检测方法　以 ALP 为标记酶，固相载体为微磁珠。其反应基本过程为：向反应杯中加入待测标本和 ALP 标记的特异性抗体或抗原，待测物与固相载体发生免疫反应，形成固相包被抗体 - 待检抗原 - 酶标记抗体复合物，加入发光底物 AMPPD，ALP 使 AMPPD 水解脱去一个磷酸根基团而产生 470nm 的光，经计算机处理得出待检物的含量。

化学发光酶免疫分析的特点是：①属酶免疫测定范畴，测定过程与 ELISA 相似，仅最后一步酶反应的底物为发光剂和测定的仪器为光信号检测仪；②酶标记抗原或抗体结合稳定；③发光底物鲁米诺，金刚烷发出的光稳定，持续时间长，便于记录和测定。

化学发光酶免疫分析原理见图 16-5。

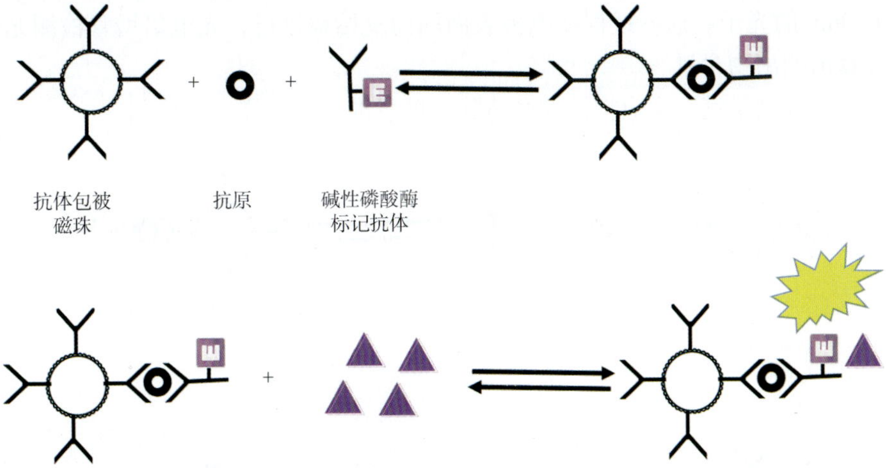

图 16-5　化学发光酶免疫分析原理

三、电化学发光免疫分析

电化学发光免疫分析是化学发光免疫分析技术中的新一代标记免疫分析技术，是电化学发光和免疫测定相结合的产物。

（一）基本原理

在电极表面由电化学引发的特异性化学发光反应，包括电化学和化学发光两部分。在电化学发光免疫分析中常采用直接法，以三联吡啶钌 $[Ru(bpy)_3]^{2+}$ 标记抗原或抗体，通过免疫反应和由电化学引发的特异性化学发光反应，其发出的光强度由检测器检测并自动计算出被测定物样品的浓度。

目前，采用链霉亲和素 - 生物素包被技术，以磁性颗粒作为载体，利用生物素 - 链霉素亲和素的牢固结合力、免疫放大能力和反应系统中的磁分离功能，使免疫反应在微球表面快速进行。并且，电发光过程产生许多光子，使光信号得以增强，检测灵敏度大为提高，可达到检测浓度小于 1pmol/L 的超微量物质，线性范围可达 6 个数量级。

（二）检测方法

以双抗体夹心法为例介绍 ECLIA 的测定过程。

1. 将 $[Ru(bpy)_3]^{2+}$ 标记抗体、生物素标记抗体与待测血清（含相应抗原）同时加入反应体系中，37℃孵育一定时间后完成反应，生成 $[Ru(bpy)_3]^{2+}$ 标记抗体 - 抗原 - 生物素标记抗体复合物。

2. 在上述反应体系中加入链霉亲和素包被的磁性颗粒，37℃再次孵育一定时间后，$[Ru(bpy)_3]^{2+}$标记抗体-抗原-生物素标记抗体复合物与包被链霉亲和素的磁颗粒结合，形成$[Ru(bpy)_3]^{2+}$标记抗体-抗原-生物素标记抗体-包被链霉亲和素的磁颗粒复合物，以及未结合的$[Ru(bpy)_3]^{2+}$标记抗体和生物素标记抗体-包被链霉亲和素的磁颗粒复合物。

3. 将上述混合溶液吸进流动测量室，混合溶液中含磁性颗粒的复合物被流动测量室下装载的可移动磁铁吸附在电极表面，其余反应物被冲出流动测量室，此时流动测量室内仅有$[Ru(bpy)_3]^{2+}$标记抗体-抗原-生物素标记抗体-包被链霉亲和素的磁颗粒复合物。

4. 接着含TPA的缓冲液进入测量室，同时电极加电，化学发光剂$[Ru(bpy)_3]^{2+}$和电子供体TPA在阳电极表面同时各失去一个电子发生氧化反应。二价的$[Ru(bpy)_3]^{2+}$被氧化成三价。TPA被氧化成阳离子自由基TPA+，并迅速自发地脱去一个质子（H^+），形成自由基TPA·。由于$[Ru(bpy)_3]^{3+}$是强氧化剂，自由基TPA·是强还原剂，两个高反应基团在电极表面迅速反应，$[Ru(bpy)_3]^{3+}$被还原成$[Ru(bpy)_3]^{2+}$，TPA·自身被氧化成二丙胺和丙醛。接着激发态的$[Ru(bpy)_3]^{2+}$衰减成基态的$[Ru(bpy)_3]^{3+}$，同时发射波长620nm的光子。这一过程在电极表面周而复始地进行，光电倍增管检测光强度，计算机根据标准曲线计算出测出物含量。

5. 终止电压，冲洗测量室，反应物被彻底清除，即可准备下一样本的检测。

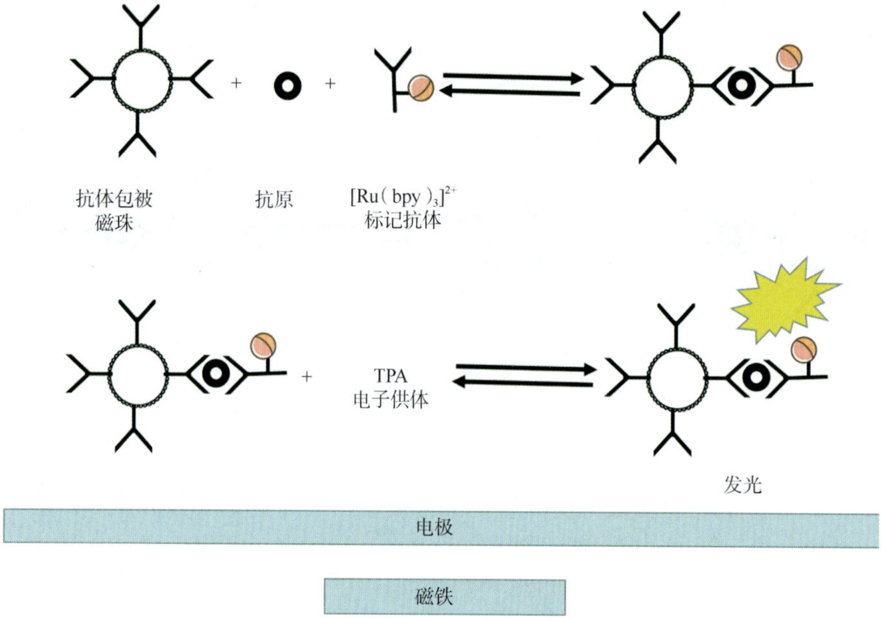

图16-6　电化学发光免疫分析原理

四、方法评价与临床应用

化学发光免疫分析自20世纪70年代问世以来，因检验稳定性好、报告时间短、易于全自动化和不污染环境等特点，逐步替代传统的酶联免疫分析技术，同时，磁微粒化学发光技术也逐渐取代早期的微孔板式化学发光检测技术。

发光免疫分析技术的主要优点包括：①灵敏度高，可达nmol/ml、pg/ml水平，如化学发光底物（如AMPPD）可检测出的碱性磷酸酶的浓度比显色底物要灵敏5×10^5倍。②线性范围宽，发光强度在4～6个量级之间与测定物质浓度间呈线性关系。③光信号持续时间长，如辉光型的CLIA产生的光信号持续时间可达数小时甚至一天，简化了实验操作及测量。④分析方法简便快速。⑤结果稳定、误差小。⑥安全性好，无放射性污染，且试剂使用有效期相对较长，可长达1年以上，有效期长可节约成本，也利于推广应用。

化学发光免疫分析技术的检测范围极为广泛，临床应用见表16-2。

表16-2 发光免疫分析技术的临床应用

检测项目	检测内容
肿瘤标志物类	糖类抗原、甲胎蛋白等
激素类	甲状腺激素、性激素、生长激素等
糖尿病	胰岛素、C肽等
贫血类	叶酸、维生素B_{12}等
产前筛查	检测母体血清中甲胎蛋白（AFP）、血清人绒毛膜促性腺激素（HCG）、抑制素A（Inh-A）和非结合雌三醇（uE_3）、妊娠相关蛋白A（PAPP-A）等
心血管系统	肌酸激酶同工酶、地高辛、肌红蛋白、心肌肌钙蛋白-I等
感染标志物	肝炎病毒感染后抗原抗体、糖尿病检测指标如C肽、胰岛素等，性传播疾病抗体如梅毒抗体、HIV抗体等
过敏性疾病	总IgE、特异性IgE等
骨代谢	骨胶原酶、脱氧吡啶啉等
治疗药物监测	茶碱、环孢素、巴比妥、地高辛等

链接 闪光型和辉光型的概念

化学发光反应的发光类型通常分为闪光型（flash type）和辉光型（glow type）两种。闪光型发光时间很短，只有零点几秒到几秒。辉光型又称持续型，发光时间从几分钟到几十分钟，或几小时至更久。闪光型的样品必须立即测量，必须配以全自动化的加样及测量仪器。辉光型样品的测量可以使用通用型仪器，也可以配有全自动化仪器。

目标检测

一、单项选择题

1. 在化学发光免疫分析中，直接作为标记物的发光物质是
   A. HRP　B. 金刚烷酮
   C. AMPPD　D. 吖啶酯
   E. ALP
2. 常用的碱性磷酸酶（ALP）化学发光底物为
   A. 鲁米诺或其衍生物　B. AMPPD
   C. 4-MUP　D. 吖啶酯
   E. 三联吡啶钌
3. 化学发光免疫分析不包括
   A. 直接化学发光反应
   B. 化学发光酶免疫分析
   C. 增强化学发光酶免疫分析
   D. 电化学发光免疫分析
   E. 免疫荧光分析

二、名词解释

1. 化学发光免疫分析
2. 电化学发光免疫分析

三、简答题

1. 电化学发光免疫分析的基本原理。
2. 化学发光免疫分析的特点。

（苏　琰）

第 17 章

免疫组织化学技术

学习目标

1. 掌握 免疫组织化学技术的种类、基本过程及结果判断，酶免疫组织化学技术与荧光免疫组织化学技术的基本原理。

2. 熟悉 免疫组织化学技术的定义、标本处理和质量控制。

3. 了解 免疫组织化学抗体的处理；荧光显微镜技术；酶免疫组织化学技术、荧光免疫组织化学技术的方法评价及临床应用。

免疫组织化学技术（immunohistochemistry technique）又称免疫细胞化学技术，简称免疫组化技术，是指用标记的特异性抗体在组织细胞原位通过抗原抗体反应和组织化学的呈色反应，对相应抗原进行定性、定位、定量测定的一项免疫检测技术。它将免疫反应的特异性、组织化学的可见性和分子生物学技术的敏感性等结合在一起，借助显微镜（包括荧光显微镜、电子显微镜）的显像和放大作用，在细胞、亚细胞水平检测各种抗原物质（如蛋白质、多肽、酶、激素、病原体及受体等）。

第 1 节　免疫组织化学技术的要求

根据标记物的不同，免疫组织化学技术可分为荧光免疫组织化学技术、酶免疫组织化学技术、免疫金（银）组织化学技术、亲和组织化学技术、免疫电镜组织化学技术等。不同的免疫组织化学技术，各自具有独特的试剂和方法，但其基本技术原理相似。近几年来，分子生物学基因探针、核酸分子杂交、原位聚合酶链式反应（PCR）、原位端粒重复序列扩增法、组织芯片、冷冻细胞芯片、显微切割技术、活细胞原位荧光杂交等新技术与免疫组织化学相结合，使免疫组织化学技术进入一个新的发展阶段。

免疫组化技术的基本过程包括：①抗原的提取与纯化；②标记抗体的制备；③标本的处理与制备；④染色；⑤结果观察。其中，最为关键的步骤是染色。

一、标本的处理

组织材料的处理对于免疫细胞组织化学技术至关重要。在组织细胞材料准备的过程中不仅要求保持组织细胞形态的完整，更要保持组织或细胞成分的抗原性。

（一）标本的主要来源

1. 活体组织　各种实验动物和人体活检组织。标本应取材于病变组织及病变与正常组织交界处，一般取材大小为 1cm×1cm×0.2cm。取材时应剔除脂肪和钙化区，否则会影响切片，出现假阳性或假阴性结果。材料必须新鲜，搁置时间过久蛋白质会分解变性，导致细胞自溶及细菌的滋生，影响检测。

2. 各种体液及穿刺液标本　量少可直接涂片或经离心后取沉淀物涂片。

3. 培养细胞　培养的细胞经离心沉淀后作细胞涂片，载玻片上的单层培养细胞可直接固定，吹干后保存备用。

（二）标本的固定

1. 标本固定的目的　良好的固定是免疫组化结果准确可靠的重要保证，固定的意义在于：①使细胞内蛋白质凝固，终止细胞内酶分解反应，防止细胞自溶，保持细胞形态和结构；②保存组织细胞的抗原性；③防止标本脱落；④除去妨碍抗体结合的类脂，便于保存；⑤抑制组织中细菌的繁殖，防止组织腐败和后续组织制备中的细胞结构和成分的改变。标本的固定应以不损伤细胞形态、不干扰固定后抗原的识别和结合为原则。

2. 固定剂的选择　标本固定必须根据其性质及所进行的组织化学反应选择适当的固定剂。蛋白质类抗原，可用乙醇或甲醇固定；微生物抗原可用丙酮或三氯化碳固定；如需除去病毒的蛋白质外壳，可用胰蛋白酶；多糖类抗原可用 10% 甲醛固定或以微火加热固定；如有黏液物质存在，应用透明质酸酶等处理除去；类脂丰富的组织进行蛋白、多糖抗原检测时，需用有机溶剂（乙醚、丙酮等）处理除去类脂。

3. 固定的方法

（1）浸泡法：适用于动物标本、尸检标本及临床活检标本等，是最常用的固定方法。

（2）蒸气法：血液、细胞涂片及某些薄膜组织可用锇酸或甲醛蒸汽固定。

（3）注射、灌注固定法：主要适用于动物实验标本。

（4）微波固定法：经微波固定的组织具有收缩较小、核膜清晰、染色质均匀、分辨清晰等特点。

（三）制片

免疫组化技术中所用的标本主要有细胞标本和组织标本两大类，前者包括组织印片、细胞爬片和细胞涂片，后者包括石蜡切片和冷冻切片。石蜡切片是研究形态学的主要制片方法，不仅能够较好地保持组织形态，而且能作连续切片；不仅有利于各种染色的对照观察，还能进行长期存档，供回顾性研究。而冰冻切片则能较完好地保存抗原的免疫活性。

二、抗原的处理

在制片过程中，由于广泛的蛋白交联可使组织中某些抗原决定簇发生遮蔽，致使抗原信号减弱或消失。因此，须使组织抗原决定簇重新暴露，此即抗原修复。

（一）常用的抗原修复方法

常用的方法有加热抗原修复法和酶消化法两种。经大量试验验证，加热抗原修复法优于酶消化法。

1. 高压抗原修复法　常用于一些较难修复的抗原，适用于大批切片的加热处理。

2. 微波法　将石蜡切片置于缓冲液中，凭借微波辐射产生的高热效应及高速分子运动能量解开交联蛋白，暴露被掩盖的抗原决定簇。

3. 煮沸法　利用热效应恢复抗原性。

4. 酶消化法　根据消化能力强弱可分为强消化酶（如胃蛋白酶）、中度消化酶（如胰蛋白酶）和轻度消化酶（如无花果蛋白酶），但已较少用。

5. 盐酸水解法　操作中应注意掌握盐酸浓度、水解温度及水解时间，以最大程度暴露抗原而又不破坏抗原性为目的。

（二）抗原修复液的选择

抗原修复液有多种，目前首选枸橼酸盐缓冲液（pH6.0），其优点是染色背景清晰，适合于大多数抗体。三羟甲基氨基甲烷（Tris，pH7.0 ～ 8.0）和乙二胺四乙酸（EDTA，pH8.0）对部分抗原修复效果较强，但其染色背景同时加深，若使用不当易造成假阳性结果。

三、抗体的处理

（一）抗体的选择

1. 单克隆抗体与多克隆抗体 单克隆抗体特异性强，亲和力相对弱，检测抗原灵敏度相对较低；而多克隆抗体特异性稍弱，抗体的亲和力强、灵敏度高，易出现非特异性染色。

2. 抗体的来源 一般家兔来源的抗体多为多克隆抗体；而小鼠来源的抗体多为单克隆抗体。其中，第一抗体和第二抗体的选择要匹配。如一抗是小鼠来源，那么第二抗体应为抗小鼠的（羊、兔等来源均可）。

3. 抗体类型的选择 一般而言，第一抗体为 IgM，第二抗体须选 IgM；第一抗体为 IgG，则第二抗体选择 IgG。

（二）抗体的稀释

抗体的稀释需通过预实验摸索抗体的最佳稀释度，以达到最小背景染色下的最强特异性染色。

（三）抗体的保存

抗体浓度越高（浓度大于 10mg/ml），越稳定，越易保存，必要时加终浓度为 0.01% ～ 0.15% 的 NaN_3 以延长保存时间。酶标记抗体不能用 NaN_3，否则会抑制酶的活性。

四、免疫组织化学的结果判断

（一）对照的设立

设立对照的目的在于证明和肯定阳性结果的特异性，主要针对第一抗体进行设立。

1. 阳性对照 采用已知抗原阳性的标本与待检标本同时进行免疫组织化学染色，对照切片的阳性将证明整个染色程序的正确，特别在待检标本呈阴性结果时，阳性对照尤为重要。

2. 阴性对照 用确定不含已知抗原的标本作对照，与待检标本同时进行免疫组织化学染色，结果应呈阴性。只有在阴性对照成立时，方可判定检测结果。主要目的在于排除假阳性。

3. 其他 空白、替代、吸收或阻断试验均为确证试验。

（二）阳性结果

阳性细胞的显色可位于细胞质、细胞核和细胞膜表面。免疫组织化学的呈色深浅可反映抗原存在的数量，作为定性、定位和定量的依据。阳性细胞可呈散在、灶性或弥散性分布。阳性表达有强弱、多少之分，哪怕只有少数细胞阳性（只要是在抗原所在部位）也应视为阳性表达。

（三）阴性结果及抗原不表达

阴性结果不能简单地认为抗原不表达，因为染色方法的灵敏度有高有低，有时可因灵敏度不够而出现阴性反应。

（四）特异性和非特异性显色的鉴别

1. 分布位置 特异性反应常分布于特定抗原部位，如细胞质、细胞核和细胞表面，具有结构性。非特异性反应无一定的分布规律，常为切片边缘、刀痕或皱褶部位，坏死或挤压的细胞区域，常成片均匀着色。

2. 显色程度 特异性反应由于细胞内抗原含量不同，显色强度不一。如果细胞之间显色强度相同或者细胞和周围结缔组织的着色无明显区别，常提示为非特异性反应。

3. 其他　组织块过大，中心固定不良也会导致非特异性显色，有时可见非特异性显色和特异性显色同时存在，过强的非特异性显色背景可影响结果判定。

（五）免疫组织化学结果与苏木精 - 伊红染色（HE）切片结果

当样本的免疫组化检查结果与 HE 切片诊断不一致时，应结合临床资料，如性别、年龄、X 线等影像学及实验室结果综合分析，不能简单地用免疫组织化学检查结果否定 HE 切片诊断。

链 接　免疫组化染色结果的评分标准

免疫组织化学染色结果的判定评分标准：阳性细胞在病变范围内表达的百分比＜ 5% 为 0 分；5% ～ 25% 为 1 分；26% ～ 50% 为 2 分；＞ 50% 为 3 分。染色强弱计分，无色为阴性 0 分；淡黄色染色为弱阳性 1 分；棕黄色染色为阳性 2 分；棕褐色染色为强阳性 3 分。按照“阳性细胞＋染色强弱”计总分，总分 0 分为阴性（–），1 ～ 2 分为弱阳性（+），3 ～ 4 分为中等阳性（+），5 ～ 6 分为强阳性（+++）。

考点：免疫组织化学技术的基本过程及结果判断

五、质量控制

（一）试剂质量控制

抗体的质量是免疫组织化学染色成功的关键。使用前应了解抗体（第一抗体和第二抗体）的特异性和敏感性；通过预实验决定抗体的最佳稀释度；在已知阳性和阴性的标本上观察实验结果与实际情况相符程度。此外，试剂的质量控制还包括对试剂的复溶、试剂的有效性、合适的稀释度、稀释剂、孵育温度和孵育时间等。

（二）操作过程质量控制

1. 实验操作　需严格按照标准化操作程序（SOP）进行。直接染色法可选择空白试验和替代试验；间接法、三步法可采用替代试验和吸收试验进行质量控制。

2. 标本的质量　控制标本的留取、保存、固定和处理对免疫组织化学染色至关重要。用于质量控制的标本包括阴性、阳性或自身组织对照三种类型。质控品的设置有助于监控标本制备、操作过程、染色步骤、试剂质量等问题引起的误差。有时需要对标本进行前处理，以消除内源性过氧化物酶对染色结果的干扰。

（三）技术设备、仪器和器具的质量控制

需定期对相关设备、仪器（含基本实验液体）和器具进行校准。与实验操作相关的工具如吸管、试管、微量移液器等需进行严格的消毒和处理，以减少对抗体污染的机会。

第 2 节　酶免疫组织化学技术

酶免疫组织化学技术是在一定条件下，应用酶标记抗体（抗原）与组织或细胞标本中的抗原（抗体）发生反应，催化底物显色，借助光学显微镜（或电镜）观察标本中抗原（抗体）的位置和性质，也可通过图像分析技术进行定量分析。酶免疫组织化学技术可分为酶标记抗体免疫组织化学技术和非标记抗体酶免疫组织化学技术两种类型。

考点：酶免疫组织化学技术常见类型与基本原理

一、标本制作

常用的标本有组织切片、组织印片和细胞涂片等，其固定及标本制作方法见本章第 1 节。

二、酶标记抗体的免疫组织化学染色

借助交联剂共价键将酶直接连接在抗体上，酶标记抗体与靶抗原反应后，通过酶对底物的特异性催化作用，生成不溶性有色产物，沉淀在靶抗原所在位置，达到对抗原定位、定性及定量检测的目的。常用的方法有直接法和间接法。

（一）直接法

直接法即将酶直接标记在特异性抗体上，与组织细胞内相应的抗原进行特异性反应，形成抗原 - 抗体 - 酶复合物，加酶作用底物显色。

（二）间接法

间接法即将酶标记在第二抗体上，先将第一抗体（特异性抗体）与相应的组织抗原结合，形成抗原抗体复合物，再用第二抗体（酶标记的抗抗体）与复合物中的第一抗体结合，形成抗原 - 抗体 - 酶标记抗抗体复合物，加酶作用底物显色。

三、非标记抗体的酶免疫组织化学染色

在非标记抗体的酶免疫组织化学技术中，首先用酶免疫动物，制备效价高、特异性强的抗酶抗体（第三抗体），通过免疫学反应将抗酶抗体与组织抗原联系在一起。该方法避免了酶标记时对抗体的损伤，同时也提高了方法的敏感性。主要有以下几种技术类型。

（一）酶桥法

酶桥法是用抗酶抗体作为第三抗体，通过桥抗体（第二抗体），将第一抗体与第三抗体连接起来，形成酶联的抗原抗体复合物，加底物显色。酶桥法的敏感性有所提高，但操作较为复杂。酶桥法原理示意图见图 17-1。

（二）过氧化物酶 - 抗过氧化物酶（PAP）法

PAP 法为酶桥法的改良，首先将酶桥法的第三抗体（抗酶抗体）与酶组成可溶性复合物（PAP 复合物，图 17-2）。该复合物由 2 个抗酶抗体和 3 个过氧化物酶分子组成，呈五角形，非常稳定。通过桥抗体（第二抗体），将第一抗体与 PAP 复合物的抗酶抗体连接起来，此时要求特异性第一抗体与第三抗体的动物种属相同。与酶桥法相比，PAP 法操作简单；PAP 复合物结构稳定，避免了酶桥法中标记易脱落的弊端；敏感性高。PAP 法原理示意图见图 17-3。

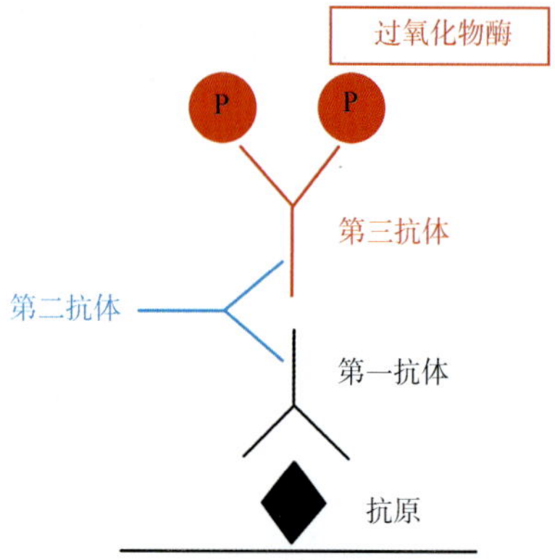

图 17-1 酶桥法原理示意图

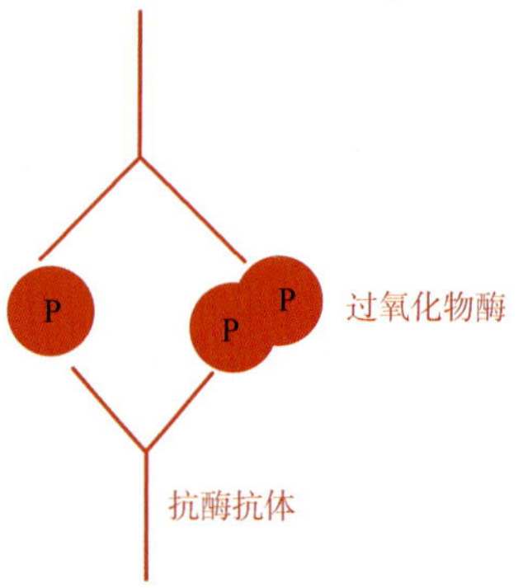

图 17-2 PAP 复合物

（三）双桥 PAP 法

双桥 PAP 法为 PAP 法的改良。通过两次连接桥抗体和 PAP 复合物，双桥可结合更多的 PAP 复合物于抗原分子上，以增强敏感性。这种放大方式重复使用桥抗体，使桥抗体与 PAP 复合物中抗酶抗体的未饱和的 Fc 段结合，或桥抗体与特异性第一抗体尚未饱和的 Fc 段结合。双桥 PAP 法原理示意图见图 17-4。

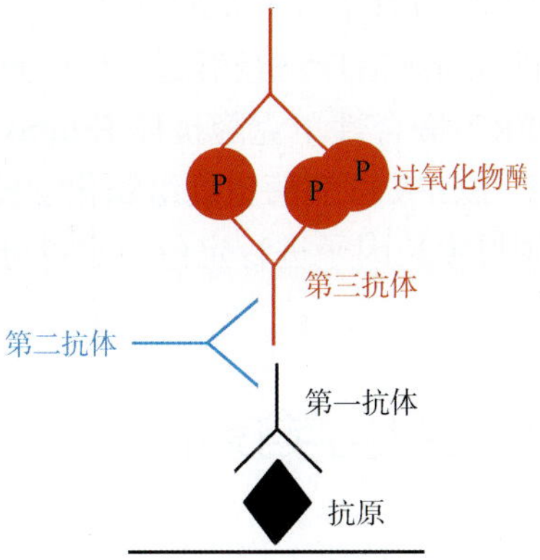

图 17-3　PAP 法原理示意图

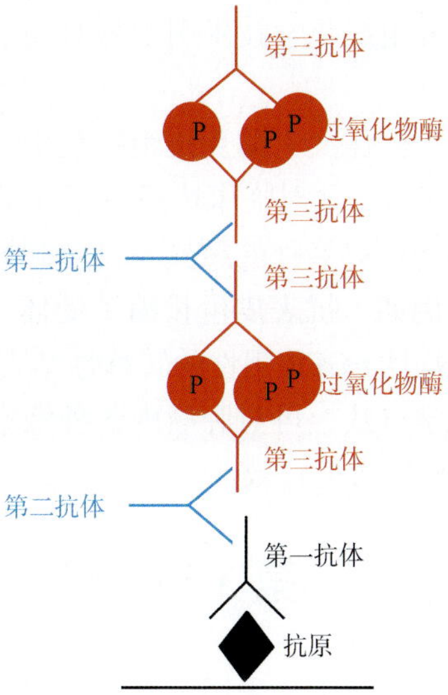

图 17-4　双桥 PAP 法原理示意图

（四）碱性磷酸酶 – 抗碱性磷酸酶（APAAP）法

HRP 是免疫组织化学的首选酶，但有些组织细胞含内源性过氧化物酶，一定程度上限制了 HRP 的广泛应用。骨髓等造血组织由于含有大量的类过氧化物酶，染色时不宜使用 HRP 结合物。APAAP 法就是用 ALP 代替 HRP 建立的碱性磷酸酶（ALP）- 抗碱性磷酸酶（AAP）法，简称 APAAP 法，其技术要点与 PAP 法相似。

四、方法评价及临床应用

（一）方法评价

1. 酶免疫组织化学技术具有染色标本可长期保存、可用普通光镜观察结果、可观察组织细胞的细微结构等优点，尤其是非标记抗体酶法的敏感性更优于荧光免疫技术。

2. 酶标记抗体的免疫组织化学染色中直接法的优点在于操作简便及特异性强，缺点是敏感性低，制备的抗体种类有限。间接法的优点是敏感性高，制备一种酶标第二抗体可用于检测多种抗原或抗体。缺点是特异性不如直接法，操作较烦琐。

3. 非标记抗体的酶免疫组织化学染色由于酶不是标记在抗体上，而是经抗原抗体反应与抗酶抗体结合，避免了酶标抗体的缺点，提高了方法的敏感性。尤其是双桥 PAP 法是当今免疫组化技术中敏感性较高的方法。该技术既可检测抗原，又可检测抗体。

（二）临床应用

由于酶免疫组织化学技术的特点，其在临床诊断中有广泛的应用前景。

1. 提高病理诊断的准确性　采用酶免疫组织化学技术对组织中的肿瘤抗原进行识别、定位，可大大提高肿瘤的诊断水平。

2. 癌基因蛋白的临床应用 癌基因的活性可通过癌蛋白的 mRNA 及蛋白水平变化显示，采用酶免疫组织化学方法可对这些癌蛋白进行定位和定量检测，以探讨其临床意义。

3. 对肿瘤细胞增生程度的评价 实践证明以酶免疫组织化学技术对瘤细胞增生抗原进行定位和定量检测来判断肿瘤细胞增殖的活跃程度最为简便可靠，如利用 Ki-67、增殖细胞核抗原（PCNA）等抗体可判断肿瘤的增生程度。

4. 发现微小转移灶 用常规病理组织学方法要在组织中辨认出单个或几个转移性肿瘤细胞是不可能的，而采用酶免疫组织化学技术则十分有助于微小转移灶的发现，这对于肿瘤的进一步治疗和预后都十分有意义。

5. 在肿瘤分期上的意义 酶免疫组织化学技术有助于临床上判断肿瘤是原位还是浸润发生，以及有无血管、淋巴管转移，这对临床选择治疗方案、评估预后有十分重要的意义。

6. 指导肿瘤靶向药物治疗的意义 目前肿瘤的靶向药物治疗已经引起人们的重视，许多靶向药物逐渐应用于临床。例如，抗表皮生长因子受体（EGFR）嵌合性单克隆抗体 Erbitux（cetuximab）可用于治疗标准化疗无效且 EGFR 阳性的转移性结直肠癌，EGFR 可用酶免疫组织化学技术检测。又例如，应用酶免疫组织化学方法，可对肿瘤内各种激素受体与生长因子进行定位、定量分析，用于判定他莫昔芬类药物对乳腺癌患者的疗效。

第 3 节 荧光免疫组织化学技术

荧光免疫组织化学技术是采用荧光素标记的已知抗体（抗原）作为探针，检测待测组织、细胞标本中的靶抗原（抗体），形成的抗原抗体复合物上带有荧光素，在荧光显微镜下可分辨出抗原（抗体）所在位置及性质，并可利用荧光定量技术计算其含量，实现对抗原（抗体）定位、定性和定量分析。

一、标本制作

（一）标本类型

1. 涂片和印片 血液、细菌培养物、脑脊液、体腔渗出物和细胞悬液等均可简单地涂抹在载玻片上，干燥固定后就可用于荧光抗体染色。脑脊液、脏器（肝、脾、淋巴结等）、细菌菌落或尸体病变组织可把新鲜切面压印于载玻片上作成印片，经固定后再染色。

2. 组织切片

（1）冷冻切片：为了使抗原最大量地保存，首选的制片方法是冷冻切片，其优点是操作简单，组织的抗原性保存好，自发荧光较少，特异荧光强，同时适用于不稳定的抗原，缺点是组织结构欠清晰。

（2）石蜡切片：是研究形态学的主要制片方法，优点是组织细胞的精细结构显现清楚，但对抗原的保存量不如冷冻切片，并有组织自发荧光和非特异性荧光，需加酶消化处理。

3. 细胞培养标本 待培养的细胞如 HEp-2 和 HeLa 细胞在玻片上形成单层，固定后用作抗核抗体等检测的抗原片。还可使细胞单层生长在玻片上，再用病毒或患者标本感染，然后固定，用荧光抗体染色法检测病毒。

4. 活细胞 检查淋巴细胞表面抗原以及免疫球蛋白受体、癌细胞表面抗原、血清中抗癌细胞抗体等，均可用活细胞荧光抗体染色法。当同时观察细胞表面两种抗原的分布和相互关系时，可用双标记法进行染色。

（二）标本的保存

固定好的标本最好立即进行荧光抗体染色及镜检。若须保存，则应保持干燥，置 4℃以下保存。一般细菌涂片或器官组织切片经固定后可保存一个月以上。但病毒和某些组织抗原标本数天后就失去其抗原性，需在 –20℃以下保存。

二、荧光抗体标记及染色

（一）直接法

直接法是将特异性荧光抗体直接滴加于标本上，温育、洗涤、干燥后在荧光显微镜下观察。该法简便快速，且特异性强，常用于肾穿刺、皮肤活检和病原体检查。但敏感性偏低，且每种荧光抗体只能检查一种相应的抗原。原理示意图见图 17-5。

（二）间接法

间接法是用已知抗原细胞或组织切片，加待检血清，如果血清含有切片中某种抗原对应的抗体时，抗体与抗原结合，再用荧光第二抗体（荧光素标记的抗 IgG 抗体）与结合在抗原上的抗体反应，在荧光显微镜下可见抗原抗体反应部位呈现明亮的特异性荧光。此法是检验血清中自身抗体和多种病原体抗体的重要手段。原理示意图见图 17-6。

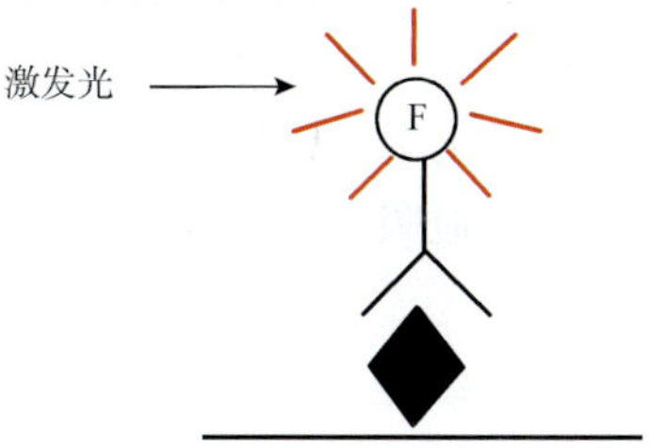

图 17-5　直接法原理示意图

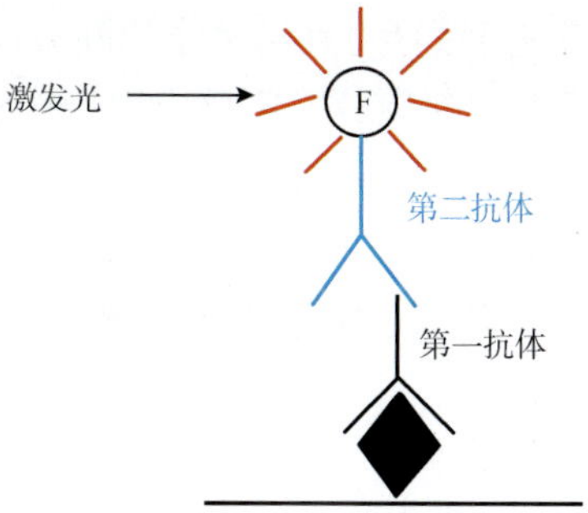

图 17-6　间接法原理示意图

（三）补体法

1. 直接检查组织内抗原抗体复合物方法　用抗补体 C3 荧光抗体直接作用组织切片，与其中结合在抗原抗体复合物上的补体反应，形成抗原 - 抗体 - 补体 - 抗补体荧光抗体复合物，在荧光显微镜下呈现阳性荧光的部位就是抗原抗体复合物上补体存在处，此法常用于肾穿刺组织活检等。

2. 间接检查组织内抗原方法　将新鲜补体与第一抗体混合同时加在抗原标本切片上，经 37℃孵育后，如发生抗原抗体反应，补体就结合在此复合物上，再用抗补体荧光抗体与结合的补体反应，形成抗原 - 抗体 - 补体荧光抗体复合物，此法优点是只需一种荧光抗体可适用于不同种属来源的第一抗体的检查。

（四）双重免疫荧光组织化学标记方法

在同一组织标本如需同时检查两种抗原可进行双重荧光染色，用两种不同的荧光素分别标记两种不同的特异性抗体，加在同一标本上孵育后，洗涤除去未结合的荧光抗体，在荧光显微镜下观察，若有两种对应的抗原存在，则标本片上会显示两种不同颜色的荧光。

三、结果判断

依据形态学特征和荧光亮度综合判定，荧光强度表示方法如下：“–”为无或仅见极微弱荧光；“+”为荧光较弱但能清楚可见；“++”为荧光明亮；“+++”为耀眼的强荧光。

案例 12-1

患者，女，24 岁，2014 年 4 月初突发高热 40℃，面部出现蝴蝶状红斑，双手近指关节肿痛，晨僵，血常规、尿常规，肝、肾功能正常，疑为系统性红斑狼疮，现需进行抗核抗体（ANA）的检测。

问题：临床检测 ANA 的方法有哪些，试述其原理及操作步骤，并进行方法学评价。

四、方法评价及临床应用

（一）方法评价

1. 优点 特异性强，快速，敏感性高；可用于组织学中抗原或抗体的定位、定性检查；能在荧光显微镜下清晰地显示其形态，直观性强。

2. 缺点 荧光容易消退难以制备永久性标本；需借助荧光显微镜观察结果，不利于普及推广；非特异性荧光常干扰结果判断，且结果判定人为影响因素大；技术程序相对比较复杂。

（二）临床应用

1. 在自身免疫性疾病中的应用 对自身免疫性疾病患者进行组织或器官的细针穿刺，用获得的组织细胞标本制片，检测组织中的自身抗体。补体荧光法等可检测抗原抗体复合物在组织器官细胞上的沉积位置，对了解肾小球性肾炎、类风湿关节炎病变部位与程度极有帮助。

2. 细菌和病毒的快速鉴定 在细菌学诊断方面，可用于淋病奈瑟菌、百日咳鲍特菌（百日咳杆菌）等的快速诊断。在病毒诊断领域，广泛应用于病毒和病毒抗原在感染细胞内的定位及病毒感染过程的研究。

3. 寄生虫的检测与研究 在寄生虫研究方面应用极广，可用于疟原虫、阿米巴原虫、利什曼原虫、纤毛虫、滴虫、钩虫、绦虫、蠕虫等的诊断工作。近年来在血吸虫及疟原虫方面研究较多，诊断效果肯定。

4. 细胞表面抗原和受体检测 如检测 T 细胞、B 细胞等细胞表面特征性的 CD 分子、抗原识别受体、补体受体等，对各类细胞进行鉴定和计数。

考点：荧光免疫组织化学技术常见类型与基本原理

第 4 节 其他免疫组织化学技术

一、亲和组织化学技术

亲和组织化学（affinity histochemistry）是利用两种物质之间的高度亲和力而建立的方法。一些具有双价或多价结合力的物质如外源凝集素（lectin）、生物素（biotin）和葡萄球菌 A 蛋白（staphylococcal protein A，SPA）等，对某种组织成分具有高亲和力，可以与蛋白质、荧光素、酶、放射性核素、铁蛋白及胶体金等结合，采用荧光显微镜、酶对底物的显色反应、放射自显影或电子显微镜，在细胞或亚细胞水平对相应亲和物质进行定位、定性或定量分析。常用于亲和组织化学的物质有外源凝集素与糖类、生物素与亲和素、SPA 与 IgG、阳离子与阴离子、配体与受体等。常用的亲和组织化学技术有生物素 - 亲和素法、葡萄球菌 A 蛋白法、凝集素法，链霉亲和素 - 生物素法，亲和组织化学技术敏感性高、操作简便、省时，可对抗原进行定性、定位或定量分析，结果准确清晰。

二、免疫标记电镜技术

免疫标记电镜技术（immunoelectron microscope，IEM）是利用高电子密度的颗粒性标志物（如铁蛋白、胶体金等）标记抗体，或用经免疫组织 / 细胞化学反应能产生高电子密度产物者（如辣根过氧化物酶）标记抗体，在电子显微镜下对抗原抗体反应中的高电子密度标记的抗原（抗体）进行亚细胞水平定位的技术。常用的 IEM 技术包括免疫胶体金染色法、免疫胶体铁细胞化学染色法和酶免疫电镜技术。IEM 较免疫组织化学在光镜下的定位更精确，可定位至细胞膜、细胞器，在探索病因、发病机制、组织发生等方面具有其独特的优点。

知识拓展

免疫组织化学技术的应用进展

免疫组织化学技术目前较多用于肿瘤的诊断、鉴别诊断等，然而该技术在临床其他病种中用之甚少，故在其他领域疾病的诊断或鉴别价值方面存在很大空间。但该技术也存在一定的局限性如存在假阳性和假阴性、染色后背景颜色过深，存在边缘效应等，因此需要技术人员的努力探索和相关研究，完善操作技术，才能充分发挥免疫组织化学技术在病理诊断中的作用。

目标检测

一、单项选择题

1. 抗原保存与修复的方法有
   A. 盐酸水解法　B. 酶消化法
   C. 微波法　D. 煮沸法
   E. 以上都是
2. 酶免疫组织化学技术中最常用的酶是
   A. 辣根过氧化物酶　B. 碱性磷酸酶
   C. 葡萄糖氧化酶　D. 乳酸脱氢酶
   E. 脲酶
3. 酶免疫组织化学检测技术中敏感性最高的是
   A. 直接法　B. 间接法　C. 酶桥法
   D. ABC 法　E. PAP 法
4. 酶桥法免疫组化检测技术中的桥抗体是指
   A. 酶标抗体　B. 抗酶抗体　C. 抗抗体
   D. 第三抗体　E. 第一抗体
5. 免疫荧光标记技术与酶免疫组织化学技术比较具有的优点是
   A. 敏感性更高
   B. 可用电镜观察
   C. 便于对细胞微细结构的分辨
   D. 可同时检测多种抗原
   E. 染色标本可长期保存
6. 免疫组化技术中非特异性染色的特点不包括
   A. 细胞和细胞间质均匀染色
   B. 染色无特定部位
   C. 染色具有结构性
   D. 某一片均匀着色
   E. 无分布规律
7. 下列关于酶免疫组织化学技术的叙述错误的是
   A. 敏感性比免疫荧光标记技术高
   B. 可用普通光学显微镜观察结果
   C. 不能用电子显微镜观察结果
   D. 便于对组织细胞微结构作分析
   E. 染色标本可长期保存
8. 石蜡包埋材料用酶处理的目的是
   A. 防止出现假阳性　B. 裸露抗原的决定簇
   C. 增大抗原的保存量　D. 分解蛋白质
   E. 消化石蜡表面
9. 免疫组织化学技术不包括
   A. 酶免疫组织化学技术　B. 荧光免疫组织化学技术
   C. 亲和组织化学技术　D. 电发光免疫组织化学技术
   E. 免疫标记电镜技术
10. 免疫组织化学技术中，必须保证组织材料
    A. 取材新鲜　B. 组织细胞形态的完整
    C. 抗原性不被破坏　D. 及时固定
    E. 以上都对
11. 为保证免疫组织化学技术需设立各种对照，其中不需要设置的是
    A. 替代试验　B. 补体对照
    C. 阳性对照　D. 阴性对照
    E. 吸收试验
12. 关于荧光免疫组化技术直接法描述错误的是
    A. 常用于抗核抗体的检测
    B. 荧光抗体直接加于标本上
    C. 每种荧光抗体只能检测一种抗原
    D. 特异性高
    E. 敏感性较低

（13 ～ 14 题共用备选答案）

A. 冷冻切片　B. 石蜡切片
C. 直接推片　D. 冷冻切片和石蜡切片
E. 干片法

13. 组织化学技术中最基本、最常用的制片方法是
14. 能最大限度保存抗原的制片方法是

二、简答题

1. 简述免疫组织化学技术的基本步骤。
2. 简述 PAP 法的基本原理。

（周秀萍）

第 18 章 免疫细胞的分离及其功能检测

学习目标

1. 掌握 外周血单个核细胞的分离；淋巴细胞及其亚群的分离纯化；T 细胞及其亚群的数量和功能检测；B 细胞的数量和功能检测；NK 细胞功能检测的方法和原理。

2. 熟悉 吞噬细胞的分离；中性粒细胞功能检测的方法和原理。

3. 了解 巨噬细胞功能检测的方法和原理。

免疫细胞是机体免疫系统的重要组成部分，所有参与免疫应答或免疫应答相关的细胞及其前体细胞都是免疫细胞。主要包括淋巴细胞（如 T 淋巴细胞、B 淋巴细胞、NK 细胞）、单核巨噬细胞、树突状细胞、中性粒细胞、嗜酸性粒细胞、嗜碱性粒细胞、红细胞和肥大细胞等。临床上各种类型的免疫缺陷病、自身免疫病以及肿瘤等疾病均可出现免疫细胞数量和功能的变化。因此，对免疫细胞进行分离和纯化，检测免疫细胞的数量、比例和功能，对临床疾病的诊断、病情变化、预后判断、疗效评价和疾病防治等方面具有重要意义。

链接 细胞治疗

细胞治疗是指利用某些具有特定功能的细胞的特性，采用生物工程方法获取和（或）通过体外扩增、特殊培养等处理后，使这些细胞具有增强免疫、杀死病原体和肿瘤细胞、促进组织器官再生和机体康复等治疗功效，从而达到治疗疾病的目的。

第 1 节 免疫细胞的分离技术

目前，免疫细胞分离技术正在向着越来越精细化和尖端化的方向发展，如免疫磁珠、流式细胞仪分离细胞亚群及表达特定抗原的免疫细胞群体等。但常规的密度梯度离心法分离外周血单个核细胞等技术仍因其简单、快捷、实用而被广泛使用，且常作为免疫磁珠、流式细胞仪等分离细胞前必不可少的基础准备和细胞富集方法。

一、密度梯度离心法

密度梯度离心法，是将样品加在惰性梯度介质中进行离心沉降或沉降平衡，在一定的离心力下把颗粒分配到梯度中某些特定位置上，形成不同区带的分离方法。此法的优点是：①分离效果好，可一次获得较纯颗粒；②适应范围广，能像差速离心法一样分离具有沉降系数差的颗粒，又能分离有一定浮力密度差的颗粒；③颗粒不会挤压变形，能保持颗粒活性，并防止已形成的区带由于对流而引起的混合。此法的缺点是：①离心时间较长；②需要制备惰性梯度介质溶液；③操作严格，不易掌握。

密度梯度离心法常用于外周血单个核细胞的分离。

二、免疫磁珠分离法

免疫磁珠（immunomagnetic beads，IMB）分离法是利用抗原抗体反应的特异性与磁珠特有的磁铁响应原理达到分离细胞目的的一种技术，为目前分离淋巴细胞亚群的常用技术。

这一方法的核心是在磁珠表面包被具免疫反应性的抗体进行抗原抗体反应，在细胞表面形成玫瑰花结，这些结合了磁珠的细胞一旦置于强大的磁场下，就会与其他未被结合的细胞分群，具超强顺磁场的磁珠脱离磁场后立即消失磁性，这样就可以筛选或去除所标记的细胞，从而达到阳性或阴性选择细胞的目的。这一技术已广泛运用于细胞及分子生物学，分离基因、靶细胞及造血干细胞等。其分离效果得到了免疫荧光、PCR、荧光原位杂交（FISH）及荧光激活细胞分选仪（FACS）等方法的确认。目前，利用全自动磁性细胞分选仪可通过直接和间接细胞分选法对各种类型细胞进行分选。此外，该仪器可与流式细胞仪联用，同时对细胞进行磁性和荧光标记，先用细胞分选仪进行磁性分选，再进行流式分选。上述方法尤其适用于稀有细胞的分选和分析。

免疫磁珠分离法的优点是操作简便、分离纯度高（可达 95% 以上）、细胞获得率高（可 90%）、重复性好、可与流式细胞仪联用等。缺点是要想获得均匀性好、超顺磁性、粒度适中、易于结合蛋白质的磁珠很难。该法的分离效果可与流式细胞仪媲美，但比后者操作简便、快速，且无特殊设备要求。

三、流式细胞仪分选法

该法是目前比较先进的细胞分离手段和方法。它可根据发射光的荧光强度和波长将发光颗粒亚群分开并可实现单克隆分选，分选后的细胞能直接用于培养、移植、核酸提取、单细胞 PCR 扩增或原位杂交等，可进一步进行细胞基因、蛋白、功能水平的研究和不同细胞之间的差异化研究。

该法分离细胞准确、快速，纯度高，回收率高，能保持细胞活力。随着流式细胞术的不断改进和提高，其应用范围也越来越广泛。各种血细胞具有独特的抗原，通过对不同的细胞表面抗原成分进行标记，进行多参数设置，可正确地判断出该细胞的属性，这对临床上诊断白血病具有重要作用。

四、细胞活力检测

总细胞中活细胞所占的百分比叫作细胞活力。在细胞群体中总有一些因各种原因而死亡的细胞，细胞活力检测可以根据检测要求进行分组。

细胞活性测定方法有锥虫蓝染色法、克隆（集落）形成法、放射性同位素掺入法、噻唑蓝溴化四唑（MTT）法等。其中最简便常用的方法是锥虫蓝染色法。锥虫蓝又称台盼蓝，是一种阴离子型染料，这种染料不能透过活细胞正常完整的细胞膜，故活细胞不着色，但死亡细胞的细胞膜通透性增加，可使染料通过细胞膜进入细胞内，使死细胞着色呈蓝色。

MTT 比色法，是一种检测细胞存活和生长的方法。当细胞受刺激发生增殖时，活细胞可摄入可溶性黄色染料 MTT，活细胞线粒体中的琥珀酸脱氢酶能使外源性 MTT 还原为水不溶性的蓝紫色结晶甲臜并沉积在细胞中，而死细胞无此功能。二甲基亚砜（DMSO）能溶解细胞中的甲臜，用酶联免疫检测仪在 490nm 波长处测定其光吸收值，可间接反映活细胞数量。MTT 法以其快速简便、不需要特殊检测仪器、无放射性同位素、适合大批量检测的特点，广泛用于一些生物活性因子的活性检测、大规模的抗肿瘤药物筛选、细胞毒性试验以及肿瘤放射敏感性测定等。

考点： 常用分离技术及应用

第 2 节　免疫细胞的分离

细胞分离是进行有关细胞免疫方面的检测中十分重要的技术。采用细胞分离技术可将待测免疫细胞从血液或组织中分离出来，目的是检测免疫细胞的数量和功能，观察机体的免疫状态及对免疫细胞进行生物学研究。目前分离免疫细胞的方法很多，主要是基于免疫细胞的理化性状、表面标志和细胞功能等方面的差异而设计的。分离细胞选用的方法应力求简便可行，旨在获得高纯度高收获率、高活力的细胞。

一、外周血单个核细胞的分离

外周血单个核细胞（peripheral blood mononuclear cell，PBMC）主要包括淋巴细胞和单核细胞，人PBMC主要来源于外周血。PBMC是免疫学实验中最常用的细胞材料，也是T细胞、B细胞分离纯化的细胞来源。

外周血单个核细胞体积、形态和密度与其他细胞不同（表18-1），红细胞和多核白细胞密度较大，而淋巴细胞和单核细胞的密度为1.075～1.090。因此，利用近于等渗的不同密度分离液进行密度梯度离心，可使各种血细胞按相应的密度梯度分层，从而收获PBMC。常用的分离液有Ficoll液和Percoll液，其中以Ficoll液最为理想。

表18-1 人体外周血中各类血细胞相对密度

细胞种类	相对密度
血小板	1.030～1.035
PBMC	1.075～1.090
多核白细胞	1.092
红细胞	1.093

（一）Ficoll分离法

1. 原理 Ficoll分离法是利用聚蔗糖-泛影葡胺（Ficoll-Hypaque）分层液分离单个核细胞的一种单次差速密度梯度离心的分离方法。分离液的主要成分是一种合成的蔗糖聚合物称聚蔗糖（商品名为Ficoll），具有高密度、低渗透压、无毒性的特点；另一种是泛影葡胺（商品为Hypaque），因此又称聚蔗糖-泛影葡胺（Ficoll-Hypaque）分层液。

不同动物血中的单个核细胞对分离液的密度要求各不相同，因外周血单个核细胞的相对密度在1.075～1.090，所以分离人外周淋巴细胞以密度为1.077±0.001的分层液最佳，可作为常规的淋巴细胞分层液。

2. 技术要点 Ficoll分离法的步骤是先将配制好的淋巴细胞分层液加入刻度离心管中，然后将肝素抗凝全血以Hanks液或磷酸盐缓冲溶液（PBS）等体积混合稀释后，用吸管沿管壁缓缓加入分层液中，使稀释的血液轻轻叠加在等量的分层液上，在两者之间形成一个清晰的界面。水平离心机2000r/min离心20分钟后，从离心管底部到液面依次为红细胞沉淀层、粒细胞层、分层液层、白膜单个核细胞层、血浆层（含血小板和破碎细胞）（图18-1）。

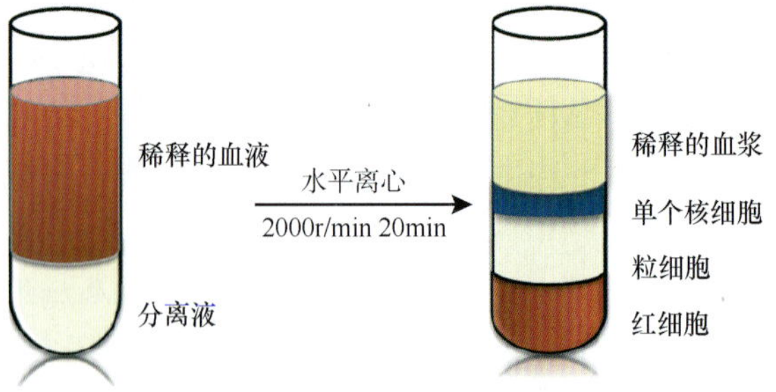

图18-1 Ficoll分层液离心后外周血细胞示意图

红细胞和粒细胞密度大于分层液，同时因红细胞遇到Ficoll而凝集成串钱状而沉积于管底。血小板则因密度小而悬浮于血浆中，唯有与分层液密度相当的单个核细胞密集在血浆层和分层液的界面中，呈白膜状。将吸管插入白膜层吸取该层细胞，洗涤离心，加入锥虫蓝染液，进行计数，观察细胞活力。锥虫蓝染色时，活细胞不着色，死细胞呈蓝色，通常检查200个细胞，活细胞率在95%以上者为佳。

3. 方法评价 本法是体外获得单个核细胞进行细胞培养的常用方法，操作简便、稳定。单个核细胞纯度可达95%，淋巴细胞占60%～70%，细胞活力可达95%以上。该法是目前分离单个核细胞最理想的方法。

（二）Percoll 分离法

1. 原理　Percoll 分离法是利用 Percoll 混悬液分离单个核细胞的一种连续密度梯度离心分离法。Percoll 是一种经聚乙烯吡咯烷酮（PVP）处理的硅胶颗粒，颗粒大小不一，经过高速离心后，可形成一个连续密度梯度，将相对密度不同的细胞分离纯化。Percoll 形成的梯度十分稳定，具有黏度低和无细胞毒性等优点，广泛用于细胞、亚细胞成分的分离。

2. 技术要点　用相对密度为 1.135 的 Percoll 原液与等量双离子强度的 PBS 均匀混合，高速离心后，可形成一个从液面到管理密度逐渐递增的连续密度梯度。然后将抗凝全血或已制备的单个核细胞悬液轻轻叠加在 Percoll 分层液上，低速离心 20 分钟后，可使相对密度不同的细胞按相应密度梯度分布。离心管液面到底部细胞可分为四层：表层为死细胞残片和血小板，底层为粒细胞和红细胞，中间有两层，上层富含单个核细胞（78%），下层富含淋巴细胞（98%）。

3. 方法评价　该法是纯化单核细胞和淋巴细胞的一种较好方法，淋巴细胞纯度高达 98%，单核细胞纯度可达 78%。但本法操作流程较长，步骤较多，需要一定的设备条件，实际使用受到限制。

考点：外周血单个核细胞的分离方法及原理

二、淋巴细胞及其亚群的分离

检测外周血淋巴细胞及其亚群的数量和功能可以判断机体的细胞免疫水平。因此，为了获得更纯的淋巴细胞，需除去单核细胞和其他杂质细胞。在实际工作中，往往还需要对不同的淋巴细胞及其亚群做进一步的分离纯化。

（一）淋巴细胞群的分离

为获取高纯度的淋巴细胞，需进一步去除 PBMC 悬液中的红细胞、血小板、单核细胞等杂质细胞。

1. 红细胞的去除　去除红细胞主要采用无菌蒸馏水低渗裂解法或 0.83% 氯化铵裂解法。

（1）低渗裂解法：根据红细胞在低渗环境中裂解的原理，加入适量无菌蒸馏水于 PBMC 悬液中，时间不超过 1 分钟，使红细胞快速肿胀裂解，随后加入等量的 1.8% NaCl 溶液恢复为等渗，经多次洗涤即可去除红细胞。

（2）氯化铵裂解法：在 PBMC 悬液中加入适量 0.83% 氯化铵溶液可裂解红细胞，经洗涤即可去除红细胞。

2. 血小板的去除　将 PBMC 悬液经过 2 ～ 3 次离心、洗涤即可去除绝大部分混杂的血小板。在某些疾病状态下，若外周血中血小板数量异常增多，可采用胎牛血清（FBS）梯度离心法（因胎牛血清可让单个核细胞通过而阻止血小板通过）去除 PBMC 中混杂的血小板。

3. 单核细胞的去除　根据密度梯度离心原理得到的淋巴细胞主要是在单个核细胞中，将获得的单个核细胞去除单核细胞才能较准确地代表淋巴细胞进行实验。去除单个细胞的方法主要有黏附法和磁铁吸引法。

（二）淋巴细胞亚群的分离

淋巴细胞占外周血白细胞总数的 20% ～ 40%，包括许多形态相似而表面标志和功能各异的细胞群，如 T 细胞、B 细胞及 NK 细胞等。为了深入研究 T 细胞、B 细胞及 NK 细胞的生物学特性和功能，实际工作中需要进一步分离纯化淋巴细胞亚群。主要根据淋巴细胞亚群的表面标志或功能进行分离纯化，以前应用较多的有绵羊红细胞（SRC）玫瑰花环形成法和尼龙棉分离法，近年来采用较多的有免疫磁珠法、流式细胞术分离法。

1. E 花环沉降法

（1）原理：成熟 T 细胞表面表达 CD2（又称 E 受体），可与绵羊红细胞（SRBC）发生结合，形成玫瑰花环样细胞团（E 花环）。形成 E 花环的 T 细胞因密度增大而沉积于试管底部，未形成花环的

B 细胞和单核细胞则分布于分层液界面，从而实现 T 细胞、B 细胞的分离。

（2）方法评价：该法简便易行，主要用于 T 细胞的分离，获得的 T 细胞纯度可达到 95% ～ 98%。但反应温度、时间等因素对 E 花环形成率有较大影响，且 SRBC 与细胞结合时可引起 T 细胞活化。

2. 尼龙棉分离法

（1）原理：本法的原理是利用 B 细胞和单核细胞具有易黏附于尼龙纤维表面，而 T 淋巴细胞不易黏附的特性，可将 T 细胞和 B 细胞分离。

（2）方法评价：该法操作简单快速，不需特殊设备，也不影响淋巴细胞活性，所获得的 T 细胞纯度达 90% 以上，B 细胞纯度可达 80%。该法常用于分离纯化小鼠及人 T 细胞。

3. 亲和板结合分离法 该法是利用抗体包被原理与亲和层析技术，将相应抗体包被于固相载体上，抗原阳性的淋巴细胞则与相应抗体结合，抗原阴性的细胞则存在于细胞悬液，再应用亲和层析技术分离淋巴细胞亚群。

此外还可以用免疫磁珠法和流式细胞术分离法进行分离（如前述）。

三、吞噬细胞的分离

吞噬细胞主要包括两类：一类是小吞噬细胞，即中性粒细胞；另一类是大吞噬细胞，即单核巨噬细胞系统。分离各类吞噬细胞、检测其功能活性有助于了解机体的免疫状态尤其是非特异性免疫功能状态。吞噬细胞的分离主要根据其表面标志和生物学特性，将吞噬细胞从外周血中分离出来。

（一）单核细胞的分离

从 PBMC 中分离单核细胞的方法主要有：① Percoll 密度梯度分离法；②流式细胞术分离法；③免疫磁珠分离法；④黏附法。因黏附法会影响单核细胞的功能甚至损伤单核细胞，不适用于单核细胞生物学活性的研究试验，适于去除单核细胞。前三种方法均不影响单核细胞活性，Percoll 密度梯度分离法获取细胞数量较少，用血量大，但流式细胞术分离法技术设备要求较高，目前较常用的为免疫磁珠分离法。

（二）巨噬细胞的分离

人巨噬细胞的分离采用斑蝥敷贴法。该法的基本原理是中药斑蝥乙醇浸液可刺激皮肤并在局部诱发无菌性炎症，导致巨噬细胞渗出。该法操作简便，可直接获取较纯的巨噬细胞，但对受试者皮肤有一定损伤，有时可起局部感染，应慎用。

（三）中性粒细胞的分离

由于红细胞、白细胞相对密度不同，两者的沉降速度也存在差异。右旋糖酐能将红细胞凝聚成串，使其快速沉降，白细胞则不受其影响，从而实现外周血中白细胞的分离。将上层白细胞，加入适量 0.83% 氯化铵溶液裂解红细胞，离心后取细胞沉淀，采用分离液（Ficoll-Hypaque）分离即可获得中性粒细胞。

第 3 节 免疫细胞检测

临床上免疫细胞的检测主要包括淋巴细胞表面标志物、数量与功能的检测、吞噬细胞的功能检测。

一、淋巴细胞表面标志的检测

人体内的淋巴细胞并不是功能单一的群体，但其在光学显微镜下的形态基本是一样的，因此主要依靠对其表面标志的检测，判断机体的免疫水平。常用于鉴定和检测计数淋巴细胞的表面标志是分化群抗原（CD），CD 抗原的鉴定和检测依赖于其相应的单克隆抗体。

（一）T 淋巴细胞表面标志的检测

T 细胞是参与机体细胞免疫反应的一群免疫细胞。所有的 T 细胞均有共同的标志性抗原，而不同功能的 T 细胞亚群又具有各自的标志性抗原。CD 抗原是其主要的表面标志，常见的有 CD2、CD3、CD4、CD8、CD27、CD28 等。

根据 T 细胞的免疫效应功能和表面 CD 分子表达至少可以将 T 细胞分为：$CD3^{+}CD4^{+}CD8^{-}$ 辅助性 T 细胞（Th 细胞）、$CD3^{+}CD4^{-}CD8^{+}$ 细胞毒性 T 细胞（Tc 细胞）和 $CD4^{+}CD25^{+}Foxp3^{+}$ 调节性 T 细胞（regulatory T cell，Tr 细胞）等几组亚群。Th 细胞占 T 细胞总数的 60% ～ 65%，Tc 细胞占 T 细胞总数的 30% ～ 35%。常用的检测方法有以下几种。

1. 抗体致敏细胞花环法 用针对某种 CD 抗原的单克隆抗体（如抗 CD3 抗体）吸附于醛化的红细胞上（致敏），加入待检的细胞悬液，单克隆抗体与相应的 CD 抗原结合使得红细胞与阳性受检细胞结合而形成玫瑰花样的花环，计数花环形成细胞并计算其在淋巴细胞中的比率。

2. 免疫细胞化学法 该法是以酶作为抗体标志物，采用细胞酶免疫组化技术完成，并常采用生物素-链霉亲和素放大系统提高灵敏度。在普通显微镜下观察，凡着色的细胞即为相应 CD 抗原阳性的细胞，计算阳性细胞占总计细胞的百分率进行定量分析。

3. 免疫荧光法 本法是采用荧光物质标记抗体，与分离得到的 PBMC 作用后，在荧光显微镜下观察，呈现荧光的细胞即为阳性细胞，计算阳性细胞占总计数细胞的百分率。

4. 流式细胞术 采用三色标记单克隆荧光抗体标记 PBMC，用流式细胞仪进行检测分析，可对 T 细胞及其亚群作出精确分类。

（二）B 细胞表面标志的检测

1. CD 分子的检测 B 细胞表面有 CD19、CD20、CD21、CD22 和 CD23 等分化抗原，其中有些是所有 B 细胞共有的，有些仅是活化 B 细胞所特有的。据此可用单克隆抗体，采用检测 T 细胞相同的荧光免疫法、免疫细胞化学法或流式细胞术对其进行检测。

2. SmIg 的检测 B 细胞表面的膜免疫球蛋白（SmIg）为 B 细胞所特有，是鉴定 B 细胞的可靠指标。常采用荧光免疫法或免疫细胞化学法，检测带有各种类型 SmIg 的 B 细胞，在人外周血中以带 SmIgM 的细胞最多。

（三）NK 细胞表面标志的检测

NK 细胞是参与机体免疫应答特别是肿瘤免疫应答的重要淋巴细胞。目前临床常采用三色荧光标记单克隆抗体标记 NK 细胞，在流式细胞仪上进行计数分析。NK 细胞表面至少存在 CD2、CD16、CD56、CD69、CD94、CD96、CD158a、CD159a、CD161 和 CD244 各种抗原，但均非 NK 细胞所特有。目前多以 $CD3^{-}$、$CD16^{+}$、$CD56^{+}$ 作为 NK 细胞的典型标志。

考点：T 淋巴细胞、B 淋巴细胞、NK 细胞的表面标志

二、淋巴细胞数量及功能检测

临床上常根据不同淋巴细胞的表面标志 CD 进行淋巴细胞及其亚群的数量检测。淋巴细胞功能测定可分为体内试验和体外试验。体外试验主要包括淋巴细胞增殖试验、细胞毒试验以及激活的淋巴细胞具有分泌细胞因子或抗体能力的相关试验。体内试验可通过皮肤实验间接反映 T 细胞的功能状态。

（一）T 细胞及其亚群的数量及功能检测

T 细胞及其亚群细胞表面含有 CD2、CD3、CD4 及 CD8 等分子，在临床实际工作中可利用荧光免疫法、流式细胞术、免疫组织化学法、细胞毒作用、花环技术等进行 T 细胞及其亚群的数量测定。

T细胞在抗原的刺激下，活化、增殖、分化为效应T细胞，效应T细胞可通过分泌细胞因子或细胞毒作用杀伤靶细胞、介导炎症反应，发挥细胞免疫效应。因此，可以用细胞增殖试验进行细胞功能测定。

1. T细胞数量检测

（1）间接荧光免疫法：根据T细胞表面的CD3可与抗CD3抗体发生反应，从而反映外周血T细胞数量和亚群的变化。该法操作要点为在PBMC悬液中加入抗CD3抗体，含有CD3的细胞与抗体发生结合，再加入荧光素标记的二抗，形成免疫复合物。采用荧光显微镜对荧光染色阳性细胞计数，或通过流式细胞仪进行检测，计算阳性细胞占总计数细胞的百分率。该法同样可以检测其他CD分子，进行淋巴细胞亚群的检测。

（2）免疫组织化学法：该法用酶（或胶体金）标记的特异性抗体与待测细胞结合，酶催化底物显色（或胶体金使银离子还原），光学显微镜下检测着色细胞并计算百分率。

（3）补体依赖细胞毒作用（CDC）试验：采用特异性抗淋巴细胞CD分子抗体与相应的淋巴细胞CD分子发生结合，激活补体，借助补体的细胞毒作用破坏细胞膜的完整性，加入染料，使之染色；无相应CD分子的细胞不受损伤，因而不着色。计数着色细胞，并计算T细胞及其亚群的百分率。

（4）花环技术：以E花环试验为例。T细胞表面具有能与绵羊红细胞表面糖肽结合的受体，称为E受体（CD2）。将T细胞与绵羊红细胞按一定比例混匀，置4℃至少2小时或过夜，T细胞表面的E受体能与绵羊红细胞结合形成以T细胞为中心四周环绕绵羊红细胞的花环样结构。显微镜检查计数可得总E花环形成率，即T细胞的百分率，参考值为50%～80%。

2. T细胞功能检测

（1）T细胞增殖试验：淋巴细胞在体外受特异性或非特异性抗原刺激后可发生增殖、转化为淋巴母细胞。T细胞表面含有丝裂原受体，在体外受到丝裂原或抗原的刺激作用后其细胞的代谢和形态可发生变化，出现细胞内酶活化蛋白质和核酸合成增加、细胞质扩大、核仁明显、染色质松散等现象，由淋巴细胞转变为淋巴母细胞。可通过淋巴细胞的转化来判断淋巴细胞对有关刺激的反应性与功能状态。

植物血凝素（PHA）、伴刀豆蛋白A（ConA）、美洲商陆丝裂原（PWM）等有丝分裂原以及破伤风类毒素、白喉类毒素、结核菌素纯化蛋白衍生物（PPD）和白假丝酵母菌等抗原性刺激物可用于体外刺激T细胞的转化。

目前主要采用形态学检查法、放射性核素^{3}H-TdR掺入法和MTT比色法检测T细胞的增殖状况。

1）形态学检查法：将分离的PBMC与适量的PHA混合，在37℃条件下培养72小时，取培养细胞做涂片染色镜检，计算淋巴细胞转化率。

2）^{3}H-TdR掺入法：当T细胞受到有丝分裂原或特异性抗原刺激后，在向淋巴母细胞转化的过程中可出现DNA的合成增加。由于胸腺嘧啶核苷（thymidine，TdR）是合成DNA的必需碱基物质。在细胞培养液中加入^{3}H标记的TdR，TdR会被增殖转化的细胞摄取、掺入新合成的DNA中。TdR掺入的量，可通过测定细胞的放射性强度，反映淋巴细胞的增殖情况。

3）MTT比色法（如前述）：在一定细胞数范围内，MTT结晶形成的量与细胞数成正比。

（2）T细胞介导的细胞毒试验：淋巴细胞介导的细胞毒性是$CD8^{+}$T细胞（Tc）的特性。Tc经抗原刺激后，可特异性杀伤具有相应抗原的靶细胞，导致靶细胞的溶解和破坏。一般采用^{51}Cr释放法检测Tc的细胞毒作用。

（3）体内试验：主要以皮肤试验为主，可检测受试者是否对某种抗原是否具有特异性免疫应答的能力，还可以检查受试者总体的细胞免疫应答状态。常见的皮肤试验包括结核菌素试验和PHA皮肤试验。

（二）B细胞数量及功能检测

B细胞不仅是重要的抗原提呈细胞，还能通过产生抗体发挥体液免疫功能。B细胞的数量检测主要基于 B 细胞表面存在膜免疫球蛋白（mIg）、CD 分子、小鼠红细胞受体等重要标志。B 细胞功能试验主要是检测 B 细胞在特异性抗原的作用下增殖能力和分泌某种抗体的能力。临床上检测抗体方法比较方便、成熟，故较少开展 B 细胞分泌抗体功能的检查。

1. B 细胞数量检测　主要有以下几种方法。

（1）mIg 的检测：mIg 是 B 细胞特有的表面标志，是鉴定 B 细胞的可靠标志。常采用荧光免疫法、免疫组织化学法、花环技术等进行检测（类似 T 细胞检测）。

（2）CD 分子的检测：B 细胞表面的分化抗原，有些是 B 细胞所共有，有些是仅存在于活化的 B 细胞。可将 CD5 作为 B 细胞亚群的分类标志，通过间接免疫荧光法、免疫组织化学法或流式细胞术等进行检测。

（3）IgG Fc 受体的检测：B 细胞表面含有 IgG Fc 受体，极易与抗原抗体复合物中抗体的 Fc 段发生结合。在一定条件下，用相应抗体致敏红细胞（EA）作指示物，能与带 IgG Fc 受体的 B 细胞结合形成 EA 花环，故称 EA 花环试验。但由于单核巨噬细胞、NK 细胞以及部分细 T 细胞也带有 IgG Fc 受体，故该法特异性较差。

2. B 细胞功能检测

（1）B 细胞增殖试验：某些分裂原和特异性抗原可刺激 B 细胞使其发生增殖，检测方法与 T 细胞增殖试验方法相似，可采用 ^{3}H-TdR 掺入法、MTT 法等。

（2）经典溶血空斑试验：为体外检测实验动物 B 淋巴细胞产生抗体能力的一种方法。

（三）NK 细胞数量和功能检测

NK 细胞能直接杀伤肿瘤细胞和病毒感染的细胞，具有细胞毒作用。通过对机体 NK 细胞的数量和功能检测，可评价机体非特异性免疫应答的状态。

1. NK 细胞数量检测　主要根据 NK 细胞表面的 CD3、CD56、CD16 等表面标志物进行数量测定，测定方法与 B 细胞、T 细胞类似，主要有荧光免疫法、免疫组织化学法、流式细胞术法。

2. NK 细胞功能检测　NK 细胞活性测定方法与 T 细胞类似，可采用形态学法、酶释法、荧光法、放射性核素释放法、流式细胞术等方法进行测定。

三、吞噬细胞的功能检测

（一）单核巨噬细胞功能检测

单核细胞具有吞噬大颗粒异物的特性，因此常选用鸡红细胞、白假丝酵母菌等作为吞噬颗粒。将巨噬细胞与颗粒悬液（如鸡红细胞）于体外 37℃温育一定时间，离心后取细胞涂片、染色、镜检，计算吞噬百分率和吞噬指数，即可评估人单核细胞的吞噬功能。

（二）中性粒细胞功能检测

1. 吞噬功能检测　将细胞悬液与金黄色葡萄球菌或白假丝酵母菌悬液混合，温育后涂片、固定和染色，在油镜下观察中性粒细胞对细菌的吞噬情况。

2. 杀菌功能检测　常用硝基蓝四氮唑（NBT）还原试验。

第 4 节　免疫细胞表面标志及其功能检测的临床应用

免疫细胞表面标志检测可以对细胞进行分类和数量检测，而免疫细胞功能检测反映的是细胞的活性，免疫细胞的数量和免疫细胞的活性共同构成了免疫的总体状态。

一、免疫细胞表面标志检测的临床应用

淋巴细胞表面标志检测技术相对成熟，因此，相比淋巴细胞功能检测更为常用。由于淋巴细胞亚群的变化是一个动态的过程，因此通过淋巴细胞计数是反映淋巴细胞功能颇有价值的指标。对 $CD4^+$ 和 $CD8^+$T 细胞的测定，有助于免疫缺陷疾病、自身免疫性疾病和移植排斥反应的监测。CD4/CD8 升高常见于自身免疫性疾病；而 CD4/CD8 降低常见于病毒感染、恶性肿瘤和再生障碍性贫血等。

二、免疫细胞功能检测的临床应用

因淋巴细胞的活性在不同的情况下可以有很大的差别，淋巴细胞计数并不能完全代表淋巴细胞的功能，因此对淋巴细胞的功能检测更具有临床价值。

对有关抗体的检测基本可以代表 B 细胞的功能，而对其他免疫细胞功能的评价，包括对 T 细胞、巨噬细胞和中性粒细胞的功能评价难度相对较大，目前还以体外试验为主。临床检测方法主要根据免疫细胞的增殖活性、分泌活性、杀伤活性等特性而进行实验设计，可反映机体免疫功能状态以及肿瘤、免疫缺陷病等疾病的诊断和疾病预后监测研究。

目标检测

一、单项选择题

1. 外周血单个核细胞主要是指
   A. 淋巴细胞
   B. 嗜酸性粒细胞
   C. 单核细胞
   D. 单核细胞、淋巴细胞
   E. 中性粒细胞
2. 最常用的外周血单个核细胞分层液是
   A. 聚蔗糖 - 泛影葡胺　B. 硅胶分层液
   C. 生理盐水　D. 蒸馏水
   E. 葡萄糖
3. 用 Ficoll 分层液分离外周血中单个核细胞是利用细胞的
   A. 相对密度大小　B. 体积大小
   C. 形态差别　D. A+B
   E. B+C
4. 具有黏附玻璃或塑料表面特性的细胞主要是
   A. T 细胞　B. B 细胞
   C. 粒细胞　D. 单核细胞
   E. 血小板
5. E 花环法用于
   A. T 淋巴细胞计数
   B. T 淋巴细胞功能检测
   C. B 淋巴细胞计数
   D. B 淋巴细胞功能检测
   E. T 淋巴细胞亚群检测
6. 下列各项用于反映 B 细胞功能的试验是
   A. 淋巴细胞转化
   B. 血清免疫球蛋白检测
   C. 迟发型超敏反应皮肤试验
   D. 移动抑制试验
   E. CD3 检测
7. 溶血空斑试验检测的是哪一种细胞的功能
   A. 粒细胞　B. T 细胞
   C. B 细胞　D. NK 细胞
   E. 巨噬细胞
8. 淋巴细胞活力测定方法是
   A. 瑞氏染色法　B. 煌焦油蓝染色法
   C. 锥虫蓝染色法　D. 甲紫染色法
   E. 甲苯胺蓝染色法

二、简答题

1. 简述 T 细胞、B 细胞、NK 细胞特征性表面标志物及检测方法。
2. 简述吞噬细胞常见功能检测方法。

（周　洁）

第19章

免疫检测技术的方法学评价与检验质量控制

学习目标

1. 掌握 免疫学检验的质量控制原则；精密度、准确度、变异系数、诊断灵敏度、诊断特异性、诊断效率等基本概念。

2. 熟悉 免疫检验室内质控数据的处理。

3. 了解 免疫学检验质量控制的意义，室内质控和室间质评的关系。

临床检验对临床医学具有十分重要的意义。检测所提供的相关结果直接影响临床医生对患者的诊断及治疗方案的选择。因此，准确、可靠的免疫学检验分析结果是患者生命健康的重要前提。做好质量控制，有助于为临床提供可信度高的检验结果，为医生的诊断、预后评估提供实验室依据，为患者提供更优质的服务。

第1节 免疫学检测的常用评价指标

一、诊断灵敏度、特异度与诊断效率

1. 诊断灵敏度（sensitivity of diagnosis） 是实际患病者正确地判断为阳性（真阳性）的百分率。

2. 诊断特异性（specificity of diagnosis） 是实际无病者正确地判断为阴性（真阴性）的百分率。

3. 诊断效率（efficiency of diagnosis） 是准确区分患者和非患者的能力，是所有检测结果中真正的阳性结果与真正的阴性结果所占的百分比。

4. 阳性预测值（positive predictive value，PPV） 是特定试验方法测得所有阳性结果中真阳性的百分率。

5. 阴性预测值（negative predictive value，NPV） 是特定试验方法测得所有阴性结果中真阴性的百分率。

6. 精密度（precision） 在规定条件下，对同一或类似被测对象重复测量所得示值或测量得值间的一致程度。是准确度的一个组成部分，表示测量的再现性，是保证准确度的先决条件。好的精密度是保证获得良好准确度的先决条件，但是高的精密度不一定能保证高的准确度。

7. 准确度（accuracy） 在一定实验条件下，多次测定的平均值与真值相符合的程度。准确度是精密度和正确度的综合，即准确度表示受偶然误差和系统误差的综合影响。

8. 变异系数（coefficient of Variation，CV） 表示一个变量变异程度大小的统计量，为标准差与平均数的比值，以百分数表示。

二、Cut-off值

医学上的Cut-off值是临界值或截断值，是阳性判断值的“阈值”。定性免疫检验中，决定结果的阴阳性的依据是Cut-off值。Cut-off值的设立方式有多种，合理准确地设立Cut-off值尤为重要。不同的检测项目，对应不同的疾病特征和试剂的预期用途，Cut-off值的选取会有所区别。在选择Cut-off值和报告检测结果时应该考虑敏感性、特异性或预测值。

因为不同年龄和不同人群的正常参考区间是不同的，所以需要确定不同人群的 Cut-off 值。试剂盒厂商应该注明推荐的 Cut-off 值是怎样确定的，以及在什么样的人群中确定的。同样，实验室应该对厂家的 Cut-off 值进行验证。理想的是，实验室在自己的人群中确定区间和 Cut-off 值。但是，偏离说明书的标准时应该谨慎。

考点：免疫学检测的常用评价指标的概念

第 2 节　免疫检验质量控制及其原则

一、概　　念

随着医疗水平的发展，临床免疫学检验应用也越来越广泛，随之对技术手段的要求越来越严格。质量保证（quality assurance，QA）或质量控制（quality control，QC）广义上是为使项目、过程或服务达到既定质量要求，并提供足够置信度而必须实行的所有计划的、系统的活动。其已广泛地应用于各个领域和行业，但赋予不同的具体内涵。在临床检验科，是指有效地控制所有影响检验报告质量的要素，确保检验质量，包括分析前中后的所有活动。

二、免疫检验质量控制的原则

一般情况下，检验流程分为分析前、分析中和分析后三个过程。

1. 分析前质量控制　是全面质量控制的基础和前提，是临床实验室质量管理体系的重要组成部分，需要医院各相关科室人员共同参与和配合。标本采集过程是保证标本质量的关键环节，是实验室检验质量管理的源头。临床实验室应制定各种标本的采集及运送的标准操作规程。

2. 分析中质量控制　是全面质量控制的关键过程。既要满足患者和临床的要求，又能充分实现实验室自身的价值，考虑成本、利益和风险的基础上使质量最佳化。测定过程严格按照标准操作规程进行。

3. 分析后质量管理　是全程质量控制的最后一道关口，是进一步完善检验工作，服务临床的延伸。检验结果的解释是咨询服务的核心内容。

第 3 节　免疫检验质量控制的内容

一、分析前的质量控制

分析前阶段是指标本的采集。标本的采集是临床检验分析前质量控制的重要环节，也是影响终末检验结果的重要因素。只有严格按照有关要求采集标本，才能为分析前质量保证创造条件。该阶段是从临床开出检验申请，患者准备、原始标本的采集、传送直至检验科接收并在实验室内部传递等全过程。实验室应制定检验前活动的文件化程序和信息，以保证检验结果的有效性。

（一）检验项目的申请

检验项目的申请是实验室检查的第一环节。遵循针对性、有效性、时效性及经济性的原则。准确打印检验申请单，内容包括患者姓名、年龄、性别、检验项目、条形码号等。如果这些内容一旦被漏填、忽视、错填或者填写不清，都会使检验人员在检验操作过程不能全面获取受检者信息，以至于不能对结果做出正确的判断，出现错报、漏报、误诊等情况。

（二）患者准备

患者准备包括患者的状态、饮食、药物、体位等各个因素。样本采集前应充分了解，并将相关要求和注意事项通过合适的途径告知患者，保证所采集的标本能真实客观反映当前的状态。

（三）标本的正确采集、传送和保存

标本采集人员和标本运送人员必须经过培训。

1. 标本采集　按照临床实验室制定的《标本采集手册》程序进行操作，主要涉及患者的准备、采集标本的器皿、抗凝剂和防腐剂、采集时间、体位、采集标本量、标本采集顺序等多种因素。采集时间对标本各种成分稳定性有影响。采集时一定要掌握正确的采集部位。采集时体位改变可引起某些指标的变化。采血最好选择坐位或卧位，从而确保安全。

血液标本采集应在临床诊疗操作前进行，严格遵守操作规程。标本采集后应尽快分离血清或血浆，并置 2 ～ 8℃冰箱冷藏，冷藏不超过 24 小时，不能在 24 小时内检测的标本，应贮存于 –20℃冰箱内，需长期贮存的标本应置于 –70℃冰箱。例如，止血带压迫时间不宜过紧、过长，也不要用力拍打穿刺部，采血人员应在穿刺入血管后立即放松止血带，以免引起血液淤滞，造成血管内溶血或血液某些成分的改变。防止溶血，因血液中细胞内外成分有很大差异，溶血后细胞内的物质向细胞外转移，导致 K^+ 及某些心肌标志物如超敏肌钙蛋白升高，严重影响结果的准确性。采集标本的器材一定要符合实验要求。正确使用抗凝剂并注意采血顺序。

2. 标本的传送和保存标本　自采集后送达检验科的过程即标本的传送。遵循检验项目标本前处理的送检要求，保证标本在运送途中的安全性，掌握发生意外时的处理措施。例如，对血液标本的传送应注意密闭、防震、防漏、防污染。标本应避免日光直接照射，防止如胆红素、尿酸等对紫外线敏感的物质因曝光分解而含量降低。标本采集后应及时送检，否则由于血细胞的代谢、气体交换及物质转移使血细胞内外多种成分发生变化，导致分析结果出现误差。

（四）其他影响分析前质量的因素

1. 标本接收的程序和内容，应制定相应的标本接收程序，保证送检标本具有代表性及检验结果的可信性和有效性。

2. 不合格标本的拒收标准和处理，同样需制定相应的程序。

3. 标本状态对结果的影响，应备注血脂、黄疸标本等。

4. 试剂的稳定性也至关重要。

二、分析中的质量控制

该阶段是从接收标本开始直至检测结果出来，主要包括仪器、试剂及检测过程中的质量控制等。要认真细致、完整准确整理质控报告，建立质量信息反馈制度，加强检验科与临床科室的沟通。

（一）检测中的质量控制

1. 仪器　检测使用的仪器应获得国家药品监督管理部门的批准。良好的仪器是确保检验结果的关键。检查周围环境是否影响仪器的运行，如温度、湿度等。仪器定期保养、维护和比对。检验方法和程序的分析性能验证内容应参考试剂盒说明书上明确标示的性能参数进行验证，至少应包括：检出限、符合率（采用国家标准血清盘或临床诊断明确的阴阳性样品各 20 份或与其他分析方法比对），如为定量方法应验证精密度（包括重复性和中间精密度）、分析测量范围、临床可报告范围、参考区间验证等内容；并应明确检验项目的预期用途，如筛查、诊断、确认。

2. 试剂　实验室应选用有国家批准文号的试剂，特殊项目如艾滋病抗体初筛试剂应有批检定合格证书。应保留制造商提供的试剂性能参数。检测项目的试剂一定要按规范流程操作，按试剂说明书来配制，要求妥善保存，专人专管，关注试剂的稳定性。

3. 检测过程中质量控制　临床检验作为一项以实验为基础的工作，一定要建立和完善客观全面的

质量管理体系，从而使检验分析的全过程都处于规范受控的状态。规范保存各项检验结果原始记录。一旦出现失控情况必须要有失控的记录及纠正措施。所有检验项目都应具有标准操作程序（standard operating procedure，SOP），应该具备可操作性及规范性、有效性。

4. 室内质量控制 检验人员按照一定的频度连续测定稳定样品中的特定组分，并采用一系列方法进行分析，按照统计学规律推断和评价本批次测量结果的可靠程度，以此判断检验报告是否可发出，及时发现并排除质量环节中的不满意因素。包括标准化分析程序的建立和实施、仪器设备的校准和维护、统计质量控制等。室内质控的基本内容包括质控物、质控图、控制规则及控制判断等。

5. 室间质量评价 多家实验室分析同一标本，由外部独立机构收集、分析并反馈实验室检测结果，评价实验室的检验工作质量及准确性，评价实验室间的可比性，发现自身问题并采取相应改进措施，为实验室认可提供依据。

（二）标准曲线与标准品

1. 标准曲线 指分析检测中一系列已知含量的物质与仪器响应 / 信号之间的关系，数学处理就是曲线方程，图形表示标准曲线。按 GB/T 22554—2010《基于标准样品的线性校准》推荐：①标准曲线的浓度范围应覆盖正常操作条件下的被测范围；②标准样品的组分尽量与被测样品组分一致；③标准样品的浓度值应等距离分布在被测量范围内；④标准样品的个数至少应有 3 个浓度；⑤每个标准点至少重复 2 次。

2. 标准品 用于生物检定或效价测定的标准物质，其特性量值一般按效价单位计。理想的标准品应该是纯品，但是由于特定分析物质具有同种型不均一性，所以相应的标准品也具备不均一性的特点。纯品的生产通常难以实现完全纯化，生化方法去除杂质会引起特定物质同种型的少量丢失，使用免疫亲和层析纯化，有可能引起某些蛋白的不可逆修饰。免疫检验中，适用于各种免疫测定的标准品的一般要求见表 19-1。

表 19-1 适用于各种免疫测定的标准品的一般要求

要求	一级标准	二级标准	三级标准
来源	单一	多个	多个
使用时间	10 ～ 20 年	1 ～ 5 年	1 年至数年
制备	纯化物质于含载体蛋白的缓冲液体中	纯化材料、混合血、原始提取物于含载体蛋白的缓冲液中	人工蛋白为基质的缓冲液
定制方法	多中心合作研究	免疫测定，与一级标准对比	免疫测定，与二级标准对比
储存方式	冻干	-70℃下冰冻	冰冻或可冻干

为保证检测结果的可比性，有些检测项目已建立国际标准。在检测时，应选用检测系统的制造商提供的溯源性文件，通过校准品逐级溯源到国际参考物质。通常国际参考物质为一级校准品，国家标准品为二级标准，可溯源至一级标准。二级标准可用来维持校准，三级标准品则通过与二级标准的比对而来，为通常使用的商品校准品。

从一级标准的值到最终试验所使用的校准品，几个校准步骤包括标准品和测定方法、缓冲液及其基质、稀释的控制、最终结果的统计学评价和质量控制等。不同的分析目标如血清蛋白、多肽激素或与载体蛋白结合的低分子质量激素等，其校准过程有所不同。

（三）半定量及定性免疫测定的质量控制

各免疫实验测定结果为阴性或阳性等，各类测定的质量控制要点是设定测定下限，对质控品进行质量控制，并与临床标本的测定同时进行，以判断检测方法的有效性。阴性对照的设置对于定性免疫检验是必要的。

三、分析后的质量控制

分析后阶段是检验后所有过程，包括结果审核、授权发布、结果报告与解释、检验后标本的保存、实验室产生的医疗废物的处理等。对于规模大、标本量多和自动化程度高的实验室为了提高检验效率会使用自动选择和报告系统，使用此系统需要建立文件化的标准和程序来确保其不会出现影响结果的漏洞。

（一）结果审核

目前的医学检验越来越系统，越来越自动化，检验人员之间的配合也越来越多。从受检者信息的录入、标本编号到分离、审核仪器操作、检验结果、发送检验报告单以及检验结果的信息反馈等各个环节环环相扣。上述各个环节都有可能出现错误，这就要求检验人员必须认真分析和核对检测结果，以便第一时间发现问题和错误并及时改正。在此基础上，还要强化检验结果的分析比较，一旦检验结果超出了医学水平，检验人员应当立刻与近期结果进行比较，有效分析各参数之间关系，并与临床资料作分析比较，必要时还要深入临床一线了解受检者情况及标本采集的具体状况，从而保证检测结果的合理、准确和有效。

（二）结果分析和解释

开展项目及临床意义的解释，检验组合项目结果的解释。一旦出现检验结果与临床不相符合的情况，检验人员应及时和临床医生进行沟通，找准症结，摸清情况。检验人员应当有针对性地根据检验结果对受检者结果进行客观全面的分析和解释。

（三）授权发布

保证结果的完整性、正确性、有效性和及时性，保护患者的隐私。建立和完善危急值报告制度。

危急值（critical value）是指某项或某类检验异常结果，而当这种检验异常结果出现时，表明患者可能正处于有生命危险的边缘状态，临床医生需要及时得到检验信息，迅速给予患者有效的干预措施或治疗，才可能挽救患者生命，否则就有可能出现严重后果，导致患者失去最佳抢救机会。

（四）检验后标本的保存与检索

各专业组作业指导书中应规定检测后标本的保存条件和保存时间。在保存期内，其保存的环境条件应得到保障，以保证标本性能稳定。检验科仅对在保存期内的标本进行复检或核对，不负责对超过保存期或无保存价值的标本进行复检或核对。

为了便于对保存的标本在需要时方便检索，可借助实验室自动化系统，需要时查询获取相关信息。

（五）检验后标本的处理

根据有关法律法规对二级生物实验室的要求，检验后标本按潜在生物危害的物品处理方式进行处理，防止交叉污染，保护环境。

第 4 节　质量控制的方法与评价

一、统计学质控方法

质量控制数据的统计学分析又被称为统计学质量控制。通过质量控制数据的统计学分析，可以及时发现误差及分析误差产生的原因，并采取纠正措施予以避免。为了提高临床检验水平，保证医疗质量和安全，必须强化实验室质量管理意识，做好室内质量控制评价和室间质量控制评价。在开展统计质量控制前，应尽量对可能产生误差的因素加以控制。

二、室内质量控制评价

室内质量控制（internal quality control，IQC）是为达到预先设定的质量要求，由实验室人员采用一系列操作技术和活动，连续评价本实验室测定工作的可靠程度，判断检验报告是否可发出的整个过程。室内质量控制是实验室质量控制保证体系中的基本要求之一。

通过检测和控制实验室常规工作的精密度，提高本实验室常规工作中样本检验的一致性，并确定当批的测定结果是否可靠，可否发出检验报告。

室内质量控制包括质控品、质控图、质控规则，以及失控的判断和处理等内容。

（一）人员的质量保证

每个实验室工作人员都应对质控的重要性、基础知识、质控的方法有较充分的了解，并在质控的实际过程中不断进行培训和提高，在实际工作中实验室应培养一些质控工作的技术骨干。

（二）试剂的质量保证

实验室应选用有国家批准文号的试剂，特殊项目如艾滋病抗体初筛试剂应有批批检定合格证书。应保留制造商提供的试剂性能参数。

（三）仪器和设备的质量保证

实验室应提供仪器校准清单、计划、校准状态；设备新安装时应按法规或制造商建议进行校准，并保留性能测试记录；投入使用之后的校准周期应按法规或制造商建议进行。

应按国家法规要求对强检设备进行检定。应进行外部校准的设备，如果符合检测目的和要求，可按制造商校准程序进行。应至少对分析设备的加样系统、检测系统和温控系统进行校准。

（四）室内质量控制总则

室内质量控制宜参考国家或者行业标准建立质量控制程序，内容包括但不限于：质控物的类型、浓度和检测频度；质控物位置；质控记录；质控规则。

1. 质控物 可为商品化质控物或自制质控物，每次实验应设置阴性、弱阳性和（或）阳性质控物。实验室在选择时应考虑类型（宜选择人血清基质，避免工程菌或动物源性等的基质）、浓度（弱阳性质控物浓度宜在 2 ～ 4 倍临界值，阴性质控物浓度宜 0.5 倍临界值左右）、稳定性（宜选择生产者声明在一定保存条件下如 2 ～ 8℃或 -20℃以下有效期为 6 个月以上）、均一性。

2. 质控频率 在每一个分析批内至少对质控品做一次检测。检测系统或试剂的厂商应推荐每个分析批使用质控品数量。用户根据不同情况，可增加或减少质控品测定次数。

3. 质控物位置 用户应确定每批内质控品的位置，原则是在报告一批患者检测结果前，应对质控结果作出评价。确定质控品的位置须考虑分析方法的类型及可能产生的误差类型。

4. 质控记录 应包括以下信息：检验项目名称，方法学名称，分析仪器名称和唯一标识，试剂生产商名称、批号及有效期，质控物生产商名称、批号和有效期；质控结果、结论。失控时，应分析造成失控的根本原因，采取纠正措施，必要时引入预防措施。

5. 质控判定规则 质控判定规则应确保试验的稳定性和检验结果的可靠性。

（1）肉眼判断结果的规则：阴、阳性质控物的检测结果分别为阴性和阳性即表明在控，相反则为失控。

（2）滴度（稀释度）判定结果的规则：阴性质控物必须阴性，阳性质控物结果在上下 1 个滴度（稀释度）内，为在控。

（3）数值或量值判定结果的规则：可以使用肉眼判断结果的规则；也可以使用统计学质控规则，至少利用一个偶然误差及一个系统误差规则。阴、阳性质控物的检测结果必须分别为阴性和阳性。

（五）定性免疫检验的室内质量控制

1. 定性检测项目的质控物选择　每次实验应设置阴性、弱阳性和（或）阳性质控物。例如，酶联免疫试验的试剂盒自带的阴性、阳性质控物仅为内对照，用于监控试剂的有效性和 Cut-off 的计算；选择商品化质控物或自制质控物作为外对照，用于监控实验的有效性。

2. 质控频率　每检测日或分析批，应使用弱阳性和阴性质控物进行质控。

3. 质控物位置　用户应确定每批内质控品的位置，如酶联免疫试验用质控物应随机放置且应覆盖检测孔位。

4. 质控记录　应包括信息同室内质量控制总则。

5. 质控判定规则　同室内质量控制总则。

（六）定量免疫检验的室内质量控制

1. 定量检测项目的质对质控品作一次检测。检测系统或试剂的厂商应推荐每个分析批使用质控品数量。质控物选择应至少使用两个浓度水平（正常和异常水平）的质控物。浓度推荐应结合项目的医学决定水平来选择。

2. 质控频率　在每一个分析批内至少测 1 次。用户根据不同情况，可增加或减少质控品测定次数。

3. 质控物位置　在用户规定批长度内，进行非连续样品检测，质控品放在标本检验结束前，可监测偏倚；如将质控品平均分布于整个批内，可监测漂移；若随机插于患者样品中，可检出随机误差。在任何情况下，都应在报告患者检测结果前评价质量控制结果。

4. 质控记录　要求同室内质量控制总则。

5. 质控判定规则　同室内质量控制总则。

（七）半定量免疫检验的室内质量控制

半定量免疫检验的室内控制多参照定量免疫检验的室内质量控制。

（八）室内质量控制方法

1. 即刻法　对于某些不是每天开展的项目或试剂盒有效期较短的项目可采用即刻性质控方法，只需连续测定 3 次，即可对第 3 次及以后的检验结果进行控制。计算出至少 3 次测定结果的均值（$\bar{X}$，平均数）和标准差（S）；计算出 SI 上限值和 SI 下限值：SI 上限 =（$x_{最大值}-\bar{X}$）/S，SI 下限 =（$\bar{X}-x_{最小值}$）/S；查 SI 值表，将 SI 上限和 SI 下限与 SI 值表中的数值进行比较。当检测的数据超过 20 个以后，可转入使用 Levey-Jennings 质控法进行质控，根据获得的 20 次质控测定结果，计算出均值，作为暂定靶值。

2. Levey-Jennings 质控法

（1）设定靶值（S/COV）：在开始室内质量控制时，首先设定质控品的靶值。各实验室应对新批号质控品的各个测定项目自行确定靶值。靶值必须在实验室内使用自己现行的测定方法进行确定。

先连续测定同一批的质控品 20 天，根据获得的 20 次质控测定结果，计算出均值，作为暂定靶值。以此暂定靶值作为下 1 个月室内质控图的靶值进行室内质控。1 个月结束后，将该月的在控结果与前 20 个质控测定结果汇集在一起，计算累积平均数（第一个月），以此累积的平均数作为下 1 个月质控图的靶值。重复上述操作过程，连续 3 ～ 5 个月。

常用靶值的设立：以最初 20 个数据和 3 ～ 5 个月在控数据汇集的所有数据计算的累积平均数作为质控品有效期内的常有靶值，并以此作为以后室内质控图的平均数。

（2）设定控制限：对新批号质控品应确定控制限，控制限通常以标准差倍数表示。

暂定标准差的设定：根据 20 次质控测定结果，计算出标准差，并作为暂定标准差。以此暂定标准差作为下 1 个月室内质控图的标准差进行室内质控。1 个月结束后，将该月的在控结果与前 20 个质控测定结果汇集在一起，计算累积标准差（第一个月），以此累积的平均数作为下 1 个月质控图的标准差。重复上述操作过程，连续 3 ～ 5 个月。

常用标准差的设定：以最初 20 次质控测定结果和 3 ～ 5 个月在控结果汇集的所有数据计算的累积标准差作为质控品有效期内的常用标准差，并以此作为以后室内质控图的标准差。

确定控制限：在求出均值及标准差后，再确定质控上限及质控下限。质控上限值为 $\bar{X}+3S$；质控下限值为 $\bar{X}-3S$ 为行动界限，若超出此线，应采取积极的行动，以求改善。

注：对于夹心法检测的项目，质控下限值不得小于 1.0，竞争法的质控上限值不得大于 1.0。

3. 绘制质控图及记录质控结果 根据质控品的靶值和控制限绘制 Levey-Jennings 质控图（单一浓度水平）。以 Y 轴为质控品的测定值，X 轴为测定次数 N。在 Levey-Jennings 质控图上 Y 轴刻度上一般提供 $\bar{X}\pm3S$ 的浓度范围。

4. 质量评估和改进计划

（1）建立书面的质量评估和改进体系计划，并规定专人负责质量管理工作。

（2）建立标准操作规程。

（3）建立质量控制分析体系及纠正措施。

考点：室内质量控制方法

（九）室内质量的局限性

室内质量控制可以确保每次测定与确定的质量标准一致，但不能保证在单个测定标本中不出现误差。

三、室间质量控制评价

室间质量评价（external quality assessment，EQA）是指按照预先规定的条件，由两个或多个实验室对相同或类似被测物品进行检测的组织、实施和评价。通过实验室之间的比对来判定实验室的检测能力。它既能考察本实验室结果的准确性，检查实验室室内质控的质量，同时还能了解自己实验室与其他实验室之间的差异。实验室应按 GB/T 20470 和 WS/T 414 的要求，每年向省级或省级以上室间质量评价计划组织者申请参加肿瘤标志物室间质量评价，并根据室间质量评价的建议来改进工作。EQA 作为 IQC 的补充，在临床免疫检验的质量保证是一个不可或缺的部分，EQA 的实施，将有力地促进免疫检验的标准化。

（一）室间质量控制的实现途径

EQA 是为确定实验室能力而进行的活动，可通过能力验证实验（PT）来实现。利用实验室间比对，按照预先制订的准则评价参加者的能力。当有的量值的溯源尚难实现或无法实现时，可利用能力验证来表明测量结果的可信性。能力验证作为一种合格评定活动，不仅可为合格评定机构从事特定的检测、校准和检验活动的能力提供客观证据，识别合格评定机构管理和技术能力可能存在的问题和风险，其也是认可机构加入和维持国际相互承认协议的必要条件之一。

（二）室间质量控制的实验步骤

EQA 是采用定期发放质控物至各实验室，收到室间质量评价样本后检查其是否有遗漏或破损的情况，如有不符样本及时与省、部中心联系。按照室间质量评价说明书妥善保存。

按照室间质量评价样本说明书上的建议测定日期，安排具体测定日期和负责测定人员，并将结果报至组织者（部、省临检中心）。

组织者通过统计分析将评价结果反馈给实验室，结合本室室内质量控制情况，发现问题，设法改进，不断提高检验质量。

（三）室间质量控制的局限性

由于国内常用的 PT 成绩是一种总和形式，可能包含多种变异，所以允许误差范围常大于实验室自有的偏差程度，容易出现检测结果与临床吻合度下降而 PT 成绩仍通过的现象。当然，这种质量评价结果反映不了实验室的真实测定情况。另一方面，对于偶尔不合格的室间质量评价结果，实验室应认真查找原因，识别整个活动过程中的不足。再者，即使室间质量评价结果是合格的，实验室也要分析趋势性，采取预防措施，为提高检验质量打下基础。室间质量评价的结果并不能反映分析前和分析后存在的多种问题。

第 5 节　实验室质量控制数据的管理和信息系统

一、质量控制数据的管理

质量控制数据的管理，应做到以下内容：首先，每天观察室内质量控制结果是否在控；其次，定期对室内质量控制数据进行汇总、分析和保存。各实验室每个月的月末，应将当月的所有质量控制数据汇总整理后存档保存，存档的质量控制数据包括以下几项。

（一）每月或规定时间内室内质量控制数据统计处理

每个月的月末、最后一批检测结果结束后或规定时间内，应对所有质量控制数据进行汇总和统计处理，计算的内容至少应包括以下几项。

（1）当月或规定时间内每个测定项目原始质量控制数据的均值、标准差和变异系数。

（2）当月或规定时间内每个测定项目除外失控数据后的均值、标准差和变异系数。

（3）当月或规定时间内及以前每个测定项目除外失控数据后的所有质量控制数据的累积均值、标准差和变异系数。

（二）每月或规定时间内室内质量控制数据的保存

每个月的月末或规定时间内，应将所有质量控制数据汇总整理后存档保存，存档的质量控制数据包括以下几项。

（1）当月或规定时间内所有项目原始质量控制数据。

（2）当月或规定时间内所有项目质量控制数据的质量控制图。

（3）所有计算的数据（包括均值、标准差、变异系数及累积的均值、标准差、变异系数等）。

（4）当月或规定时间内的失控报告单（包括违背哪一项失控规则，失控原因，采取的纠正措施）。

（三）每月或规定时间内上报的质量控制数据图表

每个月的月末或规定时间内，将所有质量控制数据汇总整理后，应将以下汇总表上报实验室负责人。

（1）当月或规定时间内所有测定项目质量控制数据汇总表。

（2）所有测定项目当月或规定时间内的失控情况汇总表。

（四）室内质量控制数据的周期性评价

每个月的月末或规定时间内，都要对当月或规定时间内室内质控数据的均值、标准差、变异系数及累积均值、标准差、变异系数进行评价，查看与以往各月的均值之间、标准差之间、变异系数之间是否有明显不同。如果发现有显著性的变异，就要对质量控制图的均值、标准差进行修改，并要对质量控制方法重新进行设计。

二、信息系统在免疫检验质控管理中的应用

随着实验室信息系统（laboratory information system，LIS）功能的发展及应用普及，实验室质量管理变得层次分明又有效，且能迅速地将有关检测信息自动发送，大量的原始数据得以汇总、分析和保存，这一过程的实现使免疫检验质控能随时查阅。结合最新的信息技术，加快实验室信息化建设和人员培养的步伐，增强信息系统在免疫检验质量管理中的影响力和作用。

实现记录功能，包括仪器操作、维护和校准，试剂的购买、保存和使用，人员培训，标本的接收、处理、保存和检测，室内质量控制及质量控制图，结果报告等。

实验室信息分级管理功能，实现权限分级管理。

目标检测

一、单项选择题

1. 诊断灵敏度指下列哪项的百分率
   A. 阳性　B. 阴性
   C. 真阳性　D. 真阴性
   E. 假阳性
2. 诊断特异性指下列哪项的百分率
   A. 阳性　B. 阴性
   C. 真阳性　D. 真阴性
   E. 假阳性
3. 室内质量控制反映实验室测定的
   A. 正确度　B. 分析误差
   C. 精密度　D. 灵敏度
   E. 快捷
4. 室间质量评价反映实验室测定的
   A. 正确度　B. 分析误差
   C. 精密度　D. 灵敏度
   E. 快捷
5. 免疫学检验的室内质量控制包括的环节有
   A. 标本采集和保存
   B. 标本的接收
   C. 确定检测系统的有效性
   D. 结果的审核、发出和解释
   E. 快捷性

二、简答题

简述室内质量控制的常见方法。

（肖　倩）

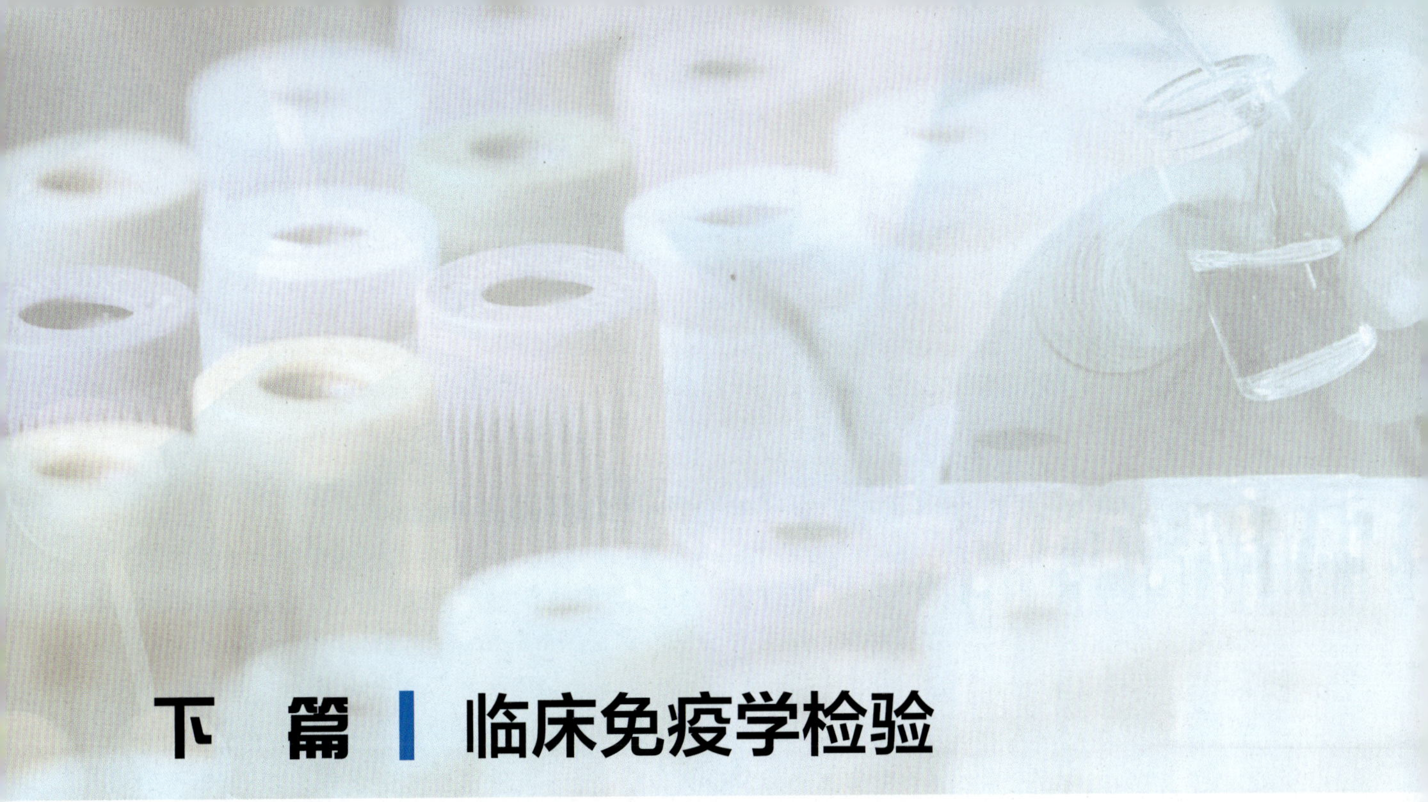

下篇 临床免疫学检验

下篇为临床免疫学检验部分，共有7章。重点介绍临床常见免疫相关性疾病的免疫学特征及免疫学诊断的意义，包括感染性疾病、自身免疫性疾病、超敏反应性疾病、肿瘤、器官移植等及其免疫学检验和临床意义等。通过本篇的学习，要求学生掌握临床免疫相关疾病的免疫学特征，能熟练应用常用的免疫学检验技术开展临床样本的检测；能针对不同的临床病例确定相关免疫学检测的项目，并能对检验结果进行合理的临床解释和分析。

第 20 章

常见感染性疾病及其免疫学检验

学习目标

1. **掌握** 感染性疾病的检测指标和免疫检测方法。
2. **熟悉** 感染性疾病免疫检测的临床意义。
3. **了解** 感染性疾病病原体的生物学特性。

感染（infection）是病原体以某种传播形式从传染源传播到易感者，并在宿主体内生长繁殖，释放毒素或导致机体内微生态平衡失调的病理生理过程。大多数病原体是由外界侵入的，受病原体侵袭力、致病力及宿主免疫状态等多种因素的影响，其破坏人体内的微生态平衡后出现感染性疾病。

抗感染免疫是机体抵抗病原生物及其有害产物，以维持生理稳定的功能。抗感染能力的强弱，除与遗传因素、年龄、机体的营养状态等有关外，还决定于机体的免疫功能。按感染对象来分，抗感染免疫包括抗细菌免疫、抗病毒免疫、抗真菌免疫、抗寄生虫免疫等。

第 1 节　细菌感染性疾病的免疫学检验

细菌感染后，检测宿主体内相应抗体的方法主要有：辅助诊断肠热症的肥达试验，辅助诊断立克次体病的外斐试验，诊断钩端螺旋体感染的显微镜凝集试验等直接凝集试验。此外还有酶联免疫吸附试验、胶乳凝集试验等。

检测细菌抗原的方法有：凝集试验（玻片凝集试验、胶乳凝集试验、协同凝集试验、反向间接凝集试验），免疫荧光技术，荚膜肿胀试验，酶联免疫吸附试验等。

非特异性凝集素的测定有：与原发性非典型性肺炎相关的冷凝集试验，用于诊断传染性单核细胞增多症的嗜异性凝集试验。

一、急性时相反应蛋白

（一）生物学特性

急性时相反应蛋白包括 C 反应蛋白（CRP）、血清淀粉样蛋白 A（SAA）、α_1- 抗胰蛋白酶（α_1-AT）、α_1- 酸性糖蛋白（α_1-AG）、结合珠蛋白（HP）、铜蓝蛋白（CER 或 CP）、C4、C3、纤维蛋白原（FIB）等。其血浆浓度在炎症、创伤、心肌梗死、感染、肿瘤等情况下显著上升。另外有 3 种蛋白质：前白蛋白（PA）、白蛋白（Alb）及转铁蛋白（TRF）则出现相应的降低。以上这类蛋白质统称为急性时相反应蛋白，这一现象可称为急性时相反应。这是机体防御机制的一部分，其详尽机制尚未十分清楚。

当机体处于炎症或损伤状态时，由于组织坏死及组织更新的增加，血浆蛋白质相继出现一系列特征性变化，这些变化与炎症创伤的时间进程相关，可用于鉴别急性、亚急性与慢性病理状态。例如，单纯的手术创伤，CRP 及 α_1-AT 在 6 ～ 8 小时内即上升，继之在 12 小时内 α_1-AG 上升。在严重病例继之可见到 α_1-AT、HP、C4 及纤维蛋白原的增加，最后 C3 及 CER 增加，2 ～ 5 天内达到高峰，同时伴有 PA、Alb 及转 TRF 的相应下降。

（二）测定方法

目前临床检测较多的是 CRP 和 SAA。CRP 由肝脏合成并释放入血，SAA 在肝脏中由激活的巨噬细胞和成纤维细胞合成。检测 CRP 多采用 ELISA 法、散射比浊法和透射比浊法，检测 SAA 则采用 ELISA 法、放射免疫法和免疫比浊法。均有全套商品试剂盒。

二、链球菌感染的免疫学检验

（一）生物学特性

链球菌溶血素 O 是 A 群链球菌的代谢产物之一，它是一种具有酶活性的蛋白质，能溶解红细胞，也能破坏白细胞和血小板。链球菌溶血素 O 具有很强的抗原性，机体受 A 群链球菌感染后可产生抗链球菌溶血素 O 抗体（ASO），这种抗体可以抑制溶血素 O 的溶血作用。通过测定血清中 ASO 水平，有利于 A 群链球菌感染的诊断。

A 群链球菌感染后 1 周，ASO 即开始升高，4 ～ 6 周可达高峰，并能持续数月，当感染减退时，ASO 值下降并在 6 个月内回到正常值，如果 ASO 值不下降，提示可能存在复发性感染或慢性感染。多次测定，抗体效价逐渐升高对诊断有重要意义；抗体效价逐渐下降，说明病情缓解。风湿热、急性肾小球肾炎、结节性红斑、猩红热、急性扁桃体炎等 ASO 明显升高。少数肝炎、结缔组织病、结核病及多发性骨髓瘤患者亦可使 ASO 增高。由于人们常与 A 群链球菌接触，正常人也存在低效价的抗体，通常当效价＞ 200U/ml 时，才被认为有诊断价值。

（二）测定方法

通过胶乳凝集试验测定血清中的 ASO 抗体效价，来判断患者有无 A 群溶血性链球菌感染，就称为抗链球菌溶血素 O 试验。85% ～ 90% 的患者感染后 2 周左右到病愈后数月至年余血清中均可测到 ASO。应用 ELISA 法可检测患者血清中的 IgM 型和 IgG 型 ASO 特异性抗体，IgM-ASO 多见于感染的急性期，IgG-ASO 见于恢复期。抗体效价逐步下降时为疾病缓解期，抗体恒定在高效价水平多为活动期。

三、伤寒沙门菌感染的免疫学检验

（一）生物学特性

沙门菌属肠杆菌科，可引起胃肠炎、伤寒、败血症及肠外灶性感染等多种综合征，统称为沙门菌感染。人类感染伤寒或副伤寒沙门菌后，经 1 ～ 2 周即可在血清中出现抗体，此种抗体与伤寒、副伤寒沙门氏菌相混合，在适当电解质参与下可出现凝集现象。肥达试验是检查患者是否被伤寒或副伤寒杆菌感染的一种检测方法，常用于伤寒、副伤寒的辅助诊断。

（二）测定方法

肥达试验是试管凝集反应，用伤寒沙门菌的 H（鞭毛）和 O（菌体）以及甲型（A）、乙型（B）与丙型（C）副伤寒沙门菌的标准诊断菌液与患者血清做凝集试验。

机体感染伤寒、副伤寒杆菌后会在体内产生相应抗体，即 O 抗体（IgM 型）、H 抗体（IgG 型），伤寒抗体常在病后 1 周左右出现，第 3 ～ 4 周阳性率最高，并可持续数月。正常人因隐性感染或预防接种，血清中可含有一定量的抗体。一般当 H 抗体凝集效价≥ 1 ∶ 160、O 抗体凝集效价≥ 1 ∶ 80、副伤寒凝集效价≥ 1 ∶ 80 时，才有诊断意义。病程中应每周复查一次，如患者 H 与 O 的抗体凝集效价均高于参考值或较原凝集价升高 4 倍以上，则患伤寒的可能性很大。若 H 抗体凝集效价高而 O 抗体凝集价低于正常值，则可能是以往预防接种疫苗的结果或非特异性回忆反应所致。若 O 凝集价高而 H 凝集价低于正常值，则可能是伤寒、副伤寒的早期或其他沙门菌感染。

四、结核分枝杆菌感染的免疫学检验

（一）生物学特性

结核菌素试验是应用结核菌素进行皮肤试验来测定人体对结核杆菌是否有变态反应的一种试验。用于试验的结核菌素是结核杆菌的蛋白成分，共有两种：一种是将结核杆菌培养液浓缩后的粗制品，称为旧结核菌素（即 OT），以此制品做皮试，又称 OT 试验；另一种是结核杆菌培养物的纯化制品，称为纯化蛋白衍生物（即 PPD）。目前一般采用后者。

（二）测定方法

结核菌素皮肤试验又称芒图（Mantoux）试验，即将 PPD 用无菌生理盐水稀释成不同浓度，取 0.1ml 注射于前臂掌侧皮内，72 小时（48 ～ 96 小时）检查反应情况，应注意局部有无硬节，不可单独以红晕为标准。若注射部位有针眼大的红点或稍有红肿，硬节直径＜ 5mm 或无反应为阴性。硬结平均直径≥ 5mm 者为阳性。硬结平均直径≥ 5mm，＜ 10mm 为一般阳性；硬结平均直径≥ 10mm，＜ 15mm 为中度阳性；硬结平均直径≥ 15mm 或局部出现双圈、水疱、坏死及淋巴管炎者为强阳性，提示可能有活动性感染。

（三）评价

结核菌素皮肤反应是迟发型超敏反应，表现为变态反应性炎症，在结核菌素注射部位形成硬结甚至发生水疱、坏死。阳性反应表明机体对结核杆菌有变态反应，过去曾感染过结核，但不表示患病，因接种过卡介苗的人也呈阳性反应。强阳性反应则表明可能有活动性感染，应进一步检查是否有结核病。阴性反应表明无结核菌感染，但应考虑以下情况：如受试者处于原发感染早期，尚未产生变态反应，或正患严重结核病，机体已丧失反应能力，或受试者正患其他传染病，在此类情况下，均可暂时出现阴性反应。

结核菌素试验可为接种卡介苗及测定免疫效果提供依据。结核菌素试验阴性者应接种卡介苗，接种后若反应转为阳性，即表示接种已产生免疫效果。但也有少数免疫力低下的人呈阴性或因技术原因而呈现假阴性。通常接种卡介苗后，若 PPD 皮试阴性，说明接种失败。结核菌素试验还可作为婴幼儿结核病诊断的参考，测定肿瘤患者的非特异性细胞免疫功能及在未接触过卡介苗的人群中调查结核病的流行情况。

第 2 节　病毒感染性疾病的免疫学检验

病毒入侵后能引起感染，同时病毒具有较强的免疫原性，能诱导机体产生免疫应答，有助于病毒的清除并预防再次感染。机体在感染病毒或接种病毒疫苗后，能产生针对病毒多种抗原成分的各类特异性抗体。

一、轮状病毒感染的免疫学检验

（一）生物学特性

轮状病毒（rotavirus，RV）是婴幼儿秋冬腹泻的主要病原体，常导致水电解质酸碱平衡紊乱，严重危害患儿健康甚至危及生命，因此临床越来越重视腹泻患者粪便中病原的检测。轮状病毒抗原的检测是人类轮状病毒感染的特异诊断。

（二）测定方法

轮状病毒抗原检测是诊断轮状病毒肠炎较敏感的方法，对临床诊断该病可提供有价值的依据。常用 ELISA 法、酶联免疫斑点试验对轮状病毒抗原进行检测，有全套的商品试剂盒市售。

二、肝炎病毒感染的免疫学检验

病毒性肝炎是法定传染病，具有传染性较强、传播途径复杂、流行广、发病率较高等特点，部分可演变成慢性，对人民健康危害甚大。

根据病原学诊断，常见引起感染的肝炎病毒有5种，即甲、乙、丙、丁、戊型肝炎病毒，分别引起甲、乙、丙、丁、戊型病毒性肝炎。其中，甲型和戊型主要表现为急性肝炎，乙、丙、丁型主要表现为慢性肝炎，并有可能发展为肝硬化和肝细胞癌。

案例 20-1

某成年女性，因黄疸、弥漫性上腹痛和全身瘙痒 2 周入院。尿液为暗褐色，粪便为灰白色并伴有恶臭。体格检查：表现为黄疸，右肋部有触痛，肝大。实验室检查：血浆胆红素 145μmol/L，ALT 216U/L，AST 292U/L。尿胆原（–），尿胆红素（++）。肝炎病毒分析：抗 HAV-IgM 为阳性。

问题： 1. 结合病史，该病例是否诊断为传染性甲型肝炎？

2. 临床一般采用哪些免疫学检验方法检测上述抗体？

（一）甲型肝炎病毒感染的免疫学检验

甲型肝炎病毒（hepatitis A virus，HAV）是甲型肝炎的病原体，主要经粪 - 口途径传播感染。甲型肝炎的实验室诊断主要依赖对血清中特异性抗体的检测、抗原检测、病毒分离及分子诊断技术作为常规诊断方法。通常采用 ELISA 和化学发光技术对抗 HAV IgG 及 IgM 抗体进行检测。抗 HAV IgM 是感染的特异性标志，有助于区分现症感染和既往感染。抗 HAV IgM 在急性感染时出现较早（发病后 1 ～ 4 周），上升快，高峰效价高，持续时间短（常于 3 ～ 6 个月后转阴），是急性 HAV 感染或者复发的可靠指标。抗 HAV IgG 一般于感染后 4 周出现，24 周达高峰，可维持多年，甚至终生。

（二）乙型肝炎病毒感染的免疫学检验

乙型肝炎病毒（hepatitis B virus，HBV）感染可导致肝脏的炎症，称为乙型病毒性肝炎（简称乙型肝炎），是威胁人类健康最重要的传染病之一。

乙型肝炎病毒的免疫学诊断主要包括：乙型肝炎表面抗原（HBsAg）、乙型肝炎表面抗体（抗 -HBs/HBsAb）、乙型肝炎 e 抗原（HBeAg）、乙型肝炎 e 抗体（抗 -HBe/HBeAb）、乙型肝炎核心抗原（HBcAg）、乙型肝炎核心抗体（抗 -HBc/HBcAb）以及乙型肝炎前 S1 抗原（PreS1Ag）、抗乙型肝炎前 S1 抗体（抗 -PreS1Ab）、乙型肝炎前 S2 抗原（PreS2Ag）、抗乙型肝炎前 S2 抗体（抗 -PreS2Ab）等的检测。

1. 乙型肝炎表面抗原（HBsAg） 是机体感染乙型肝炎病毒的标志，用于乙型肝炎病毒感染的筛选和普查。血清 HBsAg 的检测可采用 ELISA、固相放射免疫法等方法，也可采用化学发光法对血清中的 HBsAg 进行定量检测，这对肝炎患者动态疗效观察很有价值。

2. 乙型肝炎表面抗体（抗 -HBs/HBsAb） 是一种保护性抗体，是机体感染或接种乙肝疫苗的标志。绝大多数自愈性 HBV 感染者仅在血中 HBsAg 消失后才能检出抗 -HBs，其间隔时间可长达数月。如过去已有隐性感染，此时抗 -HBs 效价较低，不能防止 HBV 的再次感染；再次感染 HBV 后，2 周以内出现抗 -HBs，且效价较高，在体内可持续多年。目前常用的检测方法是 ELISA 法和固相放射免疫法。

3. 乙型肝炎 e 抗原（HBeAg） 多存在于 HBsAg 阳性的标本中，很少有 HBeAg 单独阳性者。HBeAg 阳性是乙型肝炎传染性的标志，在急性乙型肝炎早期常有 HBeAg 的检出。HBeAg 阳性和 HBV

DNA 复制、肝脏损害程度相关。

4. 乙型肝炎 e 抗体（抗 -HBe/HBeAb） 多出现于急性肝炎恢复期的患者中，比抗 -HBs 转阳要早，常在 HBsAg 即将消失或已经消失时检出。存在于乙型肝炎恢复期及痊愈的患者血清中，也可出现于慢性肝炎、肝硬化或无症状的 HBsAg 携带者中，并可长期存在。

乙型肝炎 e 抗原的血清学转换，即 HBeAg 含量消失同时伴抗 -HBe 的出现，是目前慢性乙型肝炎治疗的近期目标（最初目标是减少乙型肝炎病毒的 DNA 复制），对临床个体化治疗有重要的指导意义。

5. 乙型肝炎核心抗原（HBcAg） 能反映血清中 Dane 颗粒的存在及肝内 HBV 的复制，并可与其他的 HBV 血清标志物起互相配合和补充的作用，但在血清中难以检测。

6. 乙型肝炎核心抗体（抗 -HBc IgM 和抗 -HBc IgG） 抗 -HBc IgM 是早期 HBV 感染的特异性血清学标志，这对于急性乙型肝炎诊断很有意义。抗 -HBc IgG 出现较晚，不是保护性抗体，检测抗 -HBc IgG 有流行病学调查意义（表 20-1）。

表 20-1 不同血清标志物组合模式的临床意义

HBsAg	HBsAb	HBeAg	HBeAb	HBcAb	临床意义
−	−	−	−	−	未感染乙型肝炎病毒，不具备免疫力
−	+	−	−	−	接种疫苗或乙型肝炎恢复，具备免疫力
+	−	−	−	−	表面抗原携带；急性乙型肝炎病毒感染潜伏期后期
+	−	+	−	−	急性乙型肝炎早期，病毒复制，传染性强
+	−	−	+	−	慢性乙型肝炎病毒携带，传染性弱
+	−	+	−	+	急、慢性乙型肝炎，病毒复制，传染性强（大三阳）
+	−	−	+	+	急、慢性乙型肝炎，病毒复制减弱，传染性降低（小三阳）
+	−	−	−	+	急、慢性乙型肝炎，无传染性或传染性弱
−	−	−	−	+	乙型肝炎核心抗体隐性携带，既往有感染史
−	−	−	+	+	急性乙型肝炎恢复期或既往有感染史
−	+	−	+	+	乙型肝炎恢复期或既往有轻度乙型肝炎病毒感染史

（三）丙型肝炎病毒感染的免疫学检验

丙型肝炎病毒（hepatitis C virus，HCV）是肠道外传播的非甲非乙型肝炎的主要病原体，导致丙型肝炎，是常见的慢性进行性肝炎。

丙型肝炎病毒感染的实验室检查主要包括免疫学及分子生物学检测，针对特异性抗体 HCV IgG 和 HCV IgM 的免疫学检测是临床常用的诊断方法，常用 ELISA 法进行检测。抗 HCV 抗体不是中和抗体，没有保护性，但它却是 HCV 感染的标志性物质，更是慢性丙型肝炎、肝硬化诊断的重要指标。

（四）丁型肝炎病毒感染的免疫学检验

丁型肝炎是由丁型肝炎病毒（hepatitis D virus，HDV）引起的急、慢性肝病。HDV 是一种缺陷病毒，只有在 HBV 已存在于肝内或与 HBV 同时侵入肝内才可能造成感染。因此，HDV 和 HBV 的感染关系决定了 HDV 的感染类型与病程。HDV 与 HBV 的同步感染可引起典型的急性肝炎，部分病例可发生急性重型肝炎。在已有慢性 HBV 感染的基础上又发生 HDV 感染，称为重叠感染。重叠感染可引起 HBV 慢性携带者的急性肝炎症状，甚至引起急性重型肝炎。HDV 重叠感染也可导致患者肝炎的慢性化。

HDV 感染的实验室检查包括免疫学及分子生物学检测。目前免疫学检查主要采用 ELISA 法检测抗 -HDV IgG 和抗 -HDV IgM。

（五）戊型肝炎病毒感染的免疫学检验

戊型肝炎是一种由戊型肝炎病毒（hepatitis E virus，HEV）引起的经胃肠传播的肝脏疾病。戊型肝炎的流行绝大多数是因水源污染所致，特别是因暴雨的冲刷将粪便冲入河流或饮水井中，导致暴发流行。HEV 感染为自限性，一般无慢性化过程，也无慢性 HEV 携带者。HEV 感染的实验室免疫学检查是针对抗 -HEV IgG、抗 -HEV IgM 的检测。

第 3 节　性传播疾病的免疫学检验

一、梅毒螺旋体感染的免疫学检验

（一）生物学特性

梅毒螺旋体（treponema pallidum）是梅毒的病原体，梅毒是一种广泛传播的性病，分为先天性梅毒与获得性梅毒。先天性梅毒由梅毒螺旋体通过胎盘，从脐带血循环传给胎儿，在胎儿内脏及组织中大量繁殖，造成流产或死胎；获得性梅毒主要通过性接触传染，依其传染过程可分为三期。①一期梅毒。梅毒螺旋体侵入皮肤黏膜约 3 周后，在侵入局部出现无痛性硬结及溃疡，称硬性下疳。下疳多发生于外生殖器，其溃疡渗出物含有大量梅毒螺旋体，传染性极强。下疳常可自然愈合，经 2 ～ 3 个月无症状的隐伏期后进入第二期。②二期梅毒。此期的主要表现为全身皮肤黏膜出现梅毒疹，全身淋巴结肿大，有时亦累及骨、关节、眼及其他器官。在梅毒疹及淋巴结中有大量螺旋体。不经治疗症状一般可在 3 周～ 3 个月后自然消退而痊愈；部分病例经隐伏 3 ～ 12 个月后可再发作。二期梅毒因治疗不当，经过 5 年或更久的反复发作，而进入三期。③三期梅毒。主要表现为皮肤黏膜的溃疡性损害或内脏器官的肉芽肿样病变（梅毒瘤），严重者在经过 10 ～ 15 年后引起心血管及中枢神经系统损害，导致动脉瘤、脊髓痨及全身麻痹等，此期的病灶中螺旋体很少，不易检出。一、二期梅毒又统称为早期梅毒，此期传染性强而破坏性小。三期梅毒又称为晚期梅毒，该期传染性小，病程长，而破坏性大。

（二）测定方法

1. 非梅毒螺旋体抗原血清学试验　是用正常牛心肌的心磷脂（cardiolipin）作为抗原，检测患者血清中的反应素。国际上常用性病研究实验室（VDRL）的玻片试验法；该法是一种简单的玻片沉淀试验，试剂及对照已标准化。另外，还可用不加热血清反应素试验（USR），其抗原是 VDRL 抗原的改良，敏感性和特异性与 VDRL 相似。反应素在第一期梅毒病变出现后 1 ～ 2 周就可测出，第二期阳性率几乎达 100%，第三期阳性率较低。本试验所用抗原是非特异的，检测抗体时应排除假阳性反应，结合病史、临床表现及多次的试验结果进行分析。

2. 梅毒螺旋体抗原血清学试验　抗原为梅毒螺旋体，以检测血清中的特异性抗体，该试验特异性高，目前常用的方法有梅毒螺旋体颗粒凝集试验（TPPA）、梅毒螺旋体酶联免疫吸附试验（ELISA）、梅毒螺旋体化学发光免疫试验（TP-CLIA）、梅毒螺旋体快速检测试验（TP-RT）、荧光螺旋体抗体吸收试验（FTA-ABS）、梅毒螺旋体蛋白质印迹法（Western blotting，又称免疫印迹法）等。

（1）TPPA 试验：检测原理是用梅毒螺旋体致敏明胶颗粒与人血清中的抗梅毒螺旋体抗体结合，产生可见的凝集反应，具有较高的敏感性和特异性。

（2）ELISA/CLIA 试验：是用重组梅毒螺旋体抗原包被固相板条，加上梅毒血清和单克隆抗体酶标志物（或化学发光物质标记抗体），形成抗原抗体复合物与酶标志物（或发光物质）结合，用酶标仪或化学发光仪判定试验阳性反应。本法可用于大样本血清检测。

（三）评价

采用密螺旋体抗原血清学试验，如 ELISA 和 TPPA 作为筛查试验。如怀疑一期梅毒，可进行特异性梅毒螺旋体 IgM 血清学试验，如有必要，可在 1 ～ 2 周后重复检测。ELISA 方法是近年来发展起来的梅毒血清学检测方法，既可用于初筛，也可用于确认，它具有结果判断客观、可实现自动化等优点。

二、人获得性免疫缺陷病毒感染的免疫学检验

（一）生物学特性

人类获得性免疫缺陷病毒（human immunodeficiency virus，HIV）是艾滋病（AIDS）的病原体，它是一种反转录病毒，其基因为单链 RNA，可分为 HIV-1 型和 HIV-2 型。当机体感染 HIV 数周到半年后，绝大多数患者体内可出现抗 -HIV 抗体。

（二）测定方法

HIV 感染者的检测方法有抗体检测、抗原检测、核酸检测、病毒分离等，但检测体液中病毒抗原和抗体的方法，操作简便，其中抗体检测尤为普遍。

血清中 HIV 抗体是判断 HIV 感染的间接指标。根据其主要的适用范围，可将现有 HIV 抗体检测方法分为筛检试验和确证试验。筛检试验主要用 ELISA 法、化学发光法和免疫层析方法；确证试验包括免疫印迹法、放射免疫沉淀法（RIPA）等。

ELISA 和化学发光法具有很高的灵敏度和特异性，但实验室需要相应的设备如酶标仪、洗板机、化学发光仪器等，而且可以实现自动化检测，特别适合于实验室大规模筛检使用。免疫层析检测方法快速简单，结果报告时间短，适合不具备上述条件的实验室和门诊初步筛查。

人类免疫缺陷病毒抗体口腔黏膜渗出液检测试剂盒（胶体金法）是基于免疫层析技术通过手工操作、肉眼读取结果、20 分钟即可定性得出检测结果的快速诊断试剂，用于检测口腔黏膜渗出液样本中的 HIV-1 型和 HIV-2 型抗体。可用于自愿咨询检测、不愿采血、晕针患者的初筛。

HIV 核酸检测可用于 HIV 感染的诊断、病程监控、指导治疗方案及疗效判定、预测疾病进展等。需要特别注意的是，临床实验室的检测一般均为筛查检验，凡检测为阳性者，需经有资格的 HIV 确证实验室做进一步筛查确认。

（三）评价

艾滋病检测，是指采用实验室方法对人体血液、其他体液、组织器官、血液衍生物等进行人类获得性免疫缺陷病毒、人类获得性免疫缺陷病毒抗体及相关免疫指标检测。筛选试验敏感性高，但特异性不高，故有假阳性；所以筛选试验阳性时需用确证试验证实。确证试验阳性，特别是 RT-PCR 法检测 HIV-RNA 阳性，对肯定诊断和早期诊断颇有价值。

第 4 节　TORCH 感染的免疫学检验

孕妇在妊娠期间受到感染而引起胎儿在子宫内被感染，称宫内感染，又称为先天性感染。引起宫内感染的病原生物按照病原体种类分为六大类：细菌、病毒、螺旋体、原虫、衣原体、支原体。

优生四项（TORCH）指可导致先天性宫内感染及围生期感染的病原体，它是一组病原生物的英文名称缩写，其中，T（toxoplasma）是弓形虫、O（other）是其他、R（rubella virus）是风疹病毒、C（cytomegalo virus）是巨细胞病毒、H（herpes simplex virus）是单纯疱疹病毒。孕妇若被其中任何一

种病毒感染后，自身症状轻微，甚至无症状，但可垂直传播给胎儿，造成宫内感染，甚至导致流产、死胎、死产，或出生后严重先天缺陷。TORCH 检测包括 IgM 与 IgG 两类抗体。优生四项可早期发现孕妇感染后，胎儿是否感染，并有针对性接受治疗或终止妊娠。

一、弓形虫感染的免疫学检验

（一）生物学特性

弓形虫是一种机会性的、专性的细胞内寄生原虫。唯一确认的最终宿主是猫科动物。人类弓形虫感染分先天性感染和获得性感染两种。孕妇感染后有 30% ～ 46% 的机会从母亲传播给胎儿引起胎儿先天感染，造成流产、死胎或先天性弓形虫病。先天性弓形虫病是人类宫内感染中最重要的疾病之一，为世界各国医学界所关注。

怀孕初期感染，多以脑部和颜面损害明显，怀孕中晚期感染，则影响胎儿发育，出现宫内胎儿发育迟缓、智力障碍或唐氏综合征。对本病应积极预防和治疗，远离传染源，切断传播途径，注意饮食卫生和生活习惯，并做好弓形虫病的血清学监测。对孕妇，若发现弓形虫急性感染，如在妊娠初期，应予人工流产，中晚期应予预防性治疗，确保优生优育。

（二）测定方法

现在我国有许多医院已开始对孕妇普遍进行弓形虫抗体检查。采用 ELISA 法检测血清弓形虫抗体 IgG、IgM（TOX-IgG、TOX-IgM）和循环抗原（CAB）。

二、风疹病毒感染的免疫学检验

（一）生物学特性

风疹是由风疹病毒引起的一种常见的急性传染病，以低热、全身皮疹为特征，常伴有耳后枕部淋巴结肿大。由于全身症状轻，病程短，往往认为本病无关紧要。如果妊娠早期（4 个月内）妇女感染风疹，可致流产、早产、死产及胎儿畸形。

孕妇感染风疹病毒后，一部分人症状较轻微，但也有一些孕妇会出现典型症状。怀孕 3 个月以内的孕妇感染风疹病毒后，风疹病毒可通过胎盘进入胎儿体内，引起胎儿畸形。而且孕妇感染风疹病毒的时间越早，致畸的可能性越大。如果孕妇在妊娠前 3 个月内确诊患了风疹，则需要考虑进行人工流产。风疹初愈的育龄妇女 6 个月内最好不要怀孕。

（二）测定方法

采用 ELISA 法测定血清抗体中抗风疹病毒特异性抗体 IgM，用于诊断病毒的急性感染。

三、巨细胞病毒感染的免疫学检验

（一）生物学特性

巨细胞病毒（CMV）是一种疱疹病毒组 DNA 病毒。CMV 在人群中感染非常广泛，60% ～ 90% 的成人体内有抗 -CMV IgG 抗体。患者或病毒携带者是 CMV 的传染源，CMV 长期间断性地从唾液、乳汁、尿液等分泌物中排出，人群通过密切接触或性接触而感染。CMV 所致的原发性感染多数为无症状潜伏性感染，但有些原发性胎内或围生期感染可致先天性畸形、智力低下或新生儿肝炎等巨细胞病毒感染，是引起胎儿先天性畸形的重要原因之一。

（二）测定方法

检测抗人巨细胞病毒（HCMV）抗体的方法较多，常用的有 ELISA、补体结合试验、间接免疫荧光试验、免疫印迹试验和放射免疫试验等，目前临床最常用的是用 ELISA 检测 CMV IgM 类抗体。

四、单纯疱疹病毒感染的免疫学检验

（一）生物学特性

单纯疱疹病毒（HSV）是有包膜的双股 DNA 病毒。由于在感染急性期发生水疱性皮疹即单纯疱疹而得名。目前已发现 50 多种亚型，其中Ⅰ型和Ⅱ型可引起人类感染。患者和病毒携带者是唯一的传染源，皮肤疱疹、唾液、尿液、粪便均含有病毒。HSV-Ⅰ型通过皮肤黏膜直接接触或飞沫传播，HSV-Ⅱ型主要通过性生活传播。

孕妇在孕期易感染 HSV。患病后，HSV 可通过胎盘感染胎儿，也可经生殖器官上行侵袭胎膜、胎盘而感染胎儿，引起胎儿畸形、脑积水、视网膜脉络膜炎等病症，严重者可导致胎儿死亡、流产。分娩时，胎儿经产道感染会出现疱疹、脑炎、脑膜炎、肝脾肿大、血小板减少等新生儿疱疹症状。应加强预防、检测，早期发现胎儿感染，应及时终止妊娠。

（二）测定方法

目前诊断 HSV 感染的免疫学试验方法有 ELISA、补体结合试验、免疫荧光试验和放射免疫测定等，但临床最常用 ELISA 法检测抗 -HSV IgM 类抗体，并有商品试剂盒供应。

第 5 节　寄生虫感染的免疫学检验

寄生虫目前还在危害我国人民的身体健康，特别是在农村地区，常通过粪 - 口途径、输血、器官移植或当地的适宜媒介发生感染和流行。寄生虫通过掠夺营养、机械性损伤、毒性和抗原物质引发超敏反应等导致宿主组织损伤和免疫病理变化。

目前，寄生虫诊断技术主要包括病原检查、免疫学检查和分子生物学检查三个方面。实际应用中免疫学检查比较高效和准确，几乎所有的免疫学方法均可用于寄生虫病的诊断，但各有优缺点。

一、疟原虫感染的免疫学检验

（一）生物学特性与致病

疟疾是经按蚊叮咬或输入带疟原虫者的血液而感染疟原虫所引起的虫媒传染病。寄生于人体的疟原虫共有四种，即间日疟原虫、三日疟原虫、恶性疟原虫和卵形疟原虫。在我国主要是间日疟原虫和恶性疟原虫，分别引起间日疟和恶性疟；其他两种少见。本病主要表现为周期性规律发作，全身寒战、发热、多汗，俗称“打摆子”。长期多次发作后，可引起贫血和脾大。

（二）测定方法

疟疾的免疫学检验包括检测抗体和抗原两种方法。前者主要用于评估疟疾的传播强度和地方性流行水平等流行病学调查和监测。由于在疟原虫清除后的相当长时间内，抗疟原虫抗体在患者外周血依然存在，因而不能单纯根据检出抗体而确诊为疟疾现症患者。检测患者血样或其他样品中的疟原虫抗原则有助于确诊疟疾。

1. 疟原虫抗原的检测　目前用得较多的是疟原虫抗原检测快速诊断试剂盒（RDT）。其原理是用已知抗体检测未知抗原，即采用高度特异的抗体抗原反应及免疫层析分析技术来定性检测全血中是否含有疟原虫特异性抗原。

2. 疟原虫抗体的检测 有不少免疫学方法可检测抗疟原虫抗体。目前应用较多的有以下 3 种。

（1）间接荧光抗体技术（IFAT）：即用已知抗原检测未知抗体，抗原与特异性抗体相互作用后，形成抗原抗体复合物，此抗原抗体复合物再与荧光标记的抗体发生结合后带上荧光色泽，在荧光显微镜下检测。

（2）酶联免疫吸附试验（ELISA）：用已知抗原包被，再加待检样本和酶标记抗原，根据酶作用底物显色进行测定。

（3）斑点免疫结合试验。

二、其他寄生虫感染的免疫学检验

（一）血吸虫感染的免疫学检验

1. 环卵沉淀反应（COPT） 这是国内外公认的用以诊断血吸虫病的有效血清学方法之一。虫卵的处理有甲醛处理、冰冻干卵抗原、热处理超声干卵抗原等。方法有双面胶纸条法、蜡封片法等。

2. 其他方法 间接血凝试验（间接红细胞凝集试验，IHA）、ELISA、酶联免疫印迹技术等。

（二）丝虫感染的免疫学检验

丝虫感染的免疫学检验方法主要是通过 ELISA 法检测丝虫抗体。以微丝蚴作为固定抗原，检测待测血清中的特异性抗体。

（三）华支睾吸虫感染的免疫学检验

华支睾吸虫病又称肝吸虫病，是由华支睾吸虫寄生在人的肝胆管内所引起的以肝胆病变为主的一种人畜共患寄生虫病。目前华支睾吸虫感染的临床免疫学检验常采用斑点酶免疫吸附试验（Dot-ELISA）检测其特异性抗体，其敏感度、特异性较高。

（四）猪囊尾蚴感染的免疫学检验

猪囊尾蚴病俗称“囊虫病”，是猪带绦虫的幼虫寄生人体各组织所致的疾病。可对其抗体和循环抗原进行检测以辅助诊断。

考点： 各项检测指标、各项免疫检测方法及临床意义

目标检测

一、单项选择题

1. 在乙型肝炎病毒免疫学检验的项目中和病毒复制有关的标志物是
   A. HBsAg　B. 抗 -HBs
   C. HBeAg　D. 抗 -HBe
   E. 抗 -HBc
2. 乙型肝炎抗原抗体几个指标的检查中，在血中不易检出的是
   A. HBsAg　B. HBsAb
   C. HBeAg　D. HBcAg
   E. HBcAb

二、简答题

1. 简述 ASO 检测方法和评价。
2. 简述肥达试验的方法和临床意义。
3. 简述结核菌素试验原理和临床意义。

（叶　霞）

第21章

超敏反应性疾病及其免疫学检验

学习目标

1. 掌握 超敏反应概念；Ⅰ、Ⅱ、Ⅲ、Ⅳ型超敏反应的发生机制；IgE 的检测方法、临床意义及应用评价；抗球蛋白试验的概念、技术类型及临床应用；抗原非特异性循环免疫复合物检测技术类型、方法评价及应用。

2. 熟悉 Ⅰ、Ⅱ、Ⅲ、Ⅳ型超敏反应的常见临床病症；Ⅳ型超敏反应的免疫检测技术类型与应用。

3. 了解 超敏反应防治原则。

超敏反应也称变态反应，是机体接受特定抗原持续刺激或同一抗原再次刺激所导致的功能紊乱和（或）组织损伤等病理性免疫反应。它是一类异常的病理性应答，其结果可引起机体多种临床疾病，称为超敏反应性疾病。引起超敏反应的抗原叫变应原。它可以是完全抗原，如异种动物血清、微生物及其代谢产物，也可以是半抗原，如青霉素等药物。因此通过体内或体外实验，特别是免疫学技术检测标本中变应原及抗体对超敏反应性疾病的诊断具有重要临床意义。

第1节 超敏反应概述

根据超敏反应发生的速度、发病机制和临床特征不同可将超敏反应分为四型，即Ⅰ、Ⅱ、Ⅲ和Ⅳ型。Ⅰ、Ⅱ、Ⅲ型超敏反应为抗体参与的反应，Ⅳ型超敏反应为效应 T 细胞参与的反应。

一、Ⅰ型超敏反应发生机制和特点

Ⅰ型超敏反应是已免疫（致敏）机体再次接受同样变应原刺激所发生的迅速、强烈的反应。变应原刺激机体产生 IgE 类抗体，IgE Fc 段与肥大细胞和嗜碱性粒细胞表面 FcεRⅠ结合；相同变应原再次刺激机体，可与效应细胞表面 IgE 特异性结合，触发效应细胞脱颗粒并释放组胺等活性介质，介导血管扩张、平滑肌收缩、腺体分泌增加等病理反应（图 21-1）。

1. Ⅰ型超敏反应发生机制 根据Ⅰ型超敏反应的发生机制，可将其发生过程分为三个阶段即致敏阶段、激发阶段和效应阶段。

（1）致敏阶段：变应原初次进入机体，刺激其产生特异性 IgE 类抗体，IgE 以 Fc 段与肥大细胞或嗜碱性粒细胞表面的 IgE Fc 受体结合，使之处于致敏阶段。在此阶段形成的结合有 IgE 的肥大细胞或嗜碱性粒细胞称为致敏细胞，含有致敏细胞的机体则处于致敏状态，致敏阶段一般可持续数月、数年或更长时间。引起致敏的物质有植物花粉、尘螨、真菌孢子、异种动物血清、动物皮屑、羽毛、昆虫或其毒液，鱼、虾、蛋、乳、蟹、贝等食物，青霉素、链霉素、头孢菌素类药物、磺胺类药物、普鲁卡因、有机碘化合物等药物与化学物质。

（2）激发阶段：当相同的变应原再次进入机体时，可与吸附在肥大细胞或嗜碱性粒细胞上的至少两个 IgE 分子结合，使膜表面的 IgE Fc 发生桥交联，引起 IgE 变构，从而激活细胞脱颗粒释放出其中的生物活性介质，并且新合成和释放其他的生物活性介质。脱颗粒后 1～2 天，细胞又可重新形成新的颗粒，机体又可处于致敏状态。

（3）效应阶段：肥大细胞或嗜碱性粒细胞释放的各种活性介质作用于效应器官和组织，引起毛细血管扩张、通透性增加，平滑肌痉挛，腺体分泌增加，嗜酸性粒细胞增多和浸润等病理变化，导致局部和全身过敏反应。引起过敏反应的生物活性介质主要有两类：一是胞浆颗粒内预先储备的活性介质，包括组胺、激肽原酶和嗜酸性粒细胞趋化因子；二是细胞受变应原刺激后新合成的活性介质，包括白三烯、血小板活化因子、前列腺素和某些细胞因子。现主要介绍以下几种。

1）组胺：是肥大细胞和嗜碱性粒细胞颗粒中的一种小分子胺类，具有多种生物学活性作用。①扩张小血管和提高毛细血管的通透性；②刺激非血管平滑肌收缩；③促进黏膜腺体分泌增加；④致痒作用。因此组胺可引起哮喘、恶心、呕吐、腹痛、腹泻、血压下降及休克等症状。

2）白三烯：是花生四烯酸经脂氧合酶代谢途径合成的一组衍生物，其生物学活性是使支气管平滑肌强烈持久收缩（比组胺作用强 100 ～ 1000 倍），为支气管哮喘的主要介质。

3）前列腺素：是花生四烯酸在环氧合酶作用下产生的衍生物，前列腺素的作用有：①舒张血管；②收缩支气管、胃肠和子宫平滑肌；③使腺体分泌增加；④趋化作用；⑤调节免疫炎症。

4）血小板活化因子：是花生四烯酸代谢的衍生物，能凝聚和激活血小板，使之释放出活性胺类物质如组胺、5-羟色胺等，引起毛细血管扩张和通透性增高。

5）嗜酸性粒细胞趋化因子：是一种相对低分子质量的多肽，有吸引嗜酸性粒细胞向局部聚集的趋化作用。嗜酸性粒细胞能吞噬肥大细胞释放出的颗粒，同时又可释放多种破坏相应活性介质的酶，对Ⅰ型超敏反应起负调节作用。

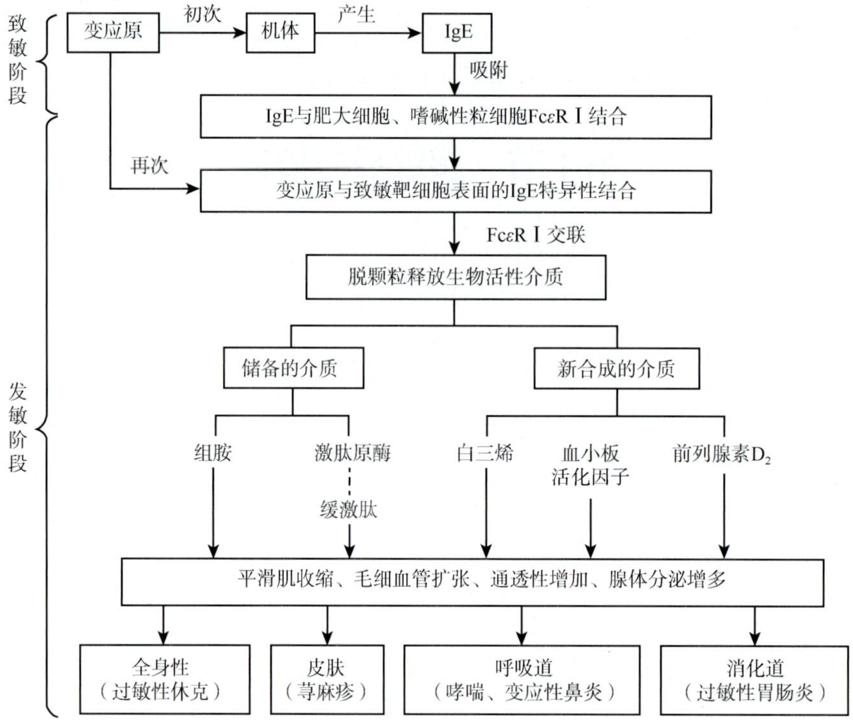

图 21-1　Ⅰ型超敏反应发生示意图

2. Ⅰ型超敏反应的特点

（1）发生快，几秒钟至几十分钟内出现症状，消退亦快；为可逆性反应。

（2）由结合肥大细胞和嗜碱性粒细胞上的 IgE 抗体所介导。

（3）参与的细胞主要是肥大细胞、嗜碱性粒细胞和嗜酸性粒细胞等，主要病变在小动脉，引起毛细血管扩张，通透性增加，平滑肌收缩。

（4）有明显个体差异和遗传背景。

（5）补体不参与此型反应。

二、Ⅱ型超敏反应发生机制和特点

Ⅱ型超敏反应是 IgG 或 IgM 类抗体与细胞表面相应抗原或基质抗原结合，激活补体系统并在巨噬细胞和中性粒细胞参与下，造成组织损伤的反应。故又称细胞毒型或细胞溶解型超敏反应（图 21-2）。

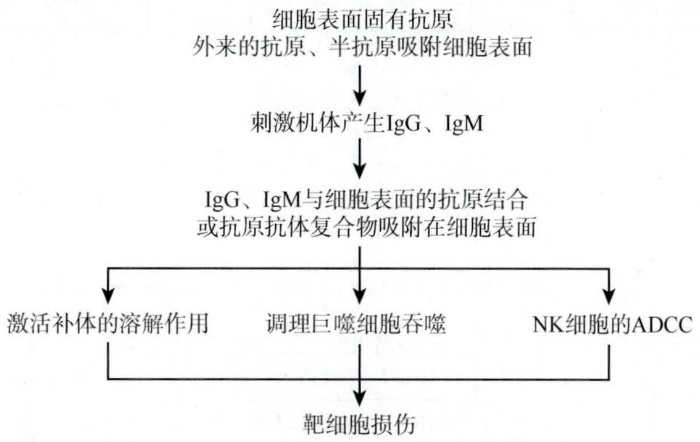

图 21-2　Ⅱ型超敏反应发生示意图

1. Ⅱ型超敏反应发生机制

（1）细胞性抗原和靶细胞：引起Ⅱ型超敏反应的抗原一般是存在于组织细胞表面的抗原，该组织细胞成为靶细胞。常见的有：①血细胞表面正常存在的同种异型抗原，如 ABO 血型抗原、Rh 抗原和 HLA 分子；②感染或理化因素修饰的自身抗原；③外源性抗原与正常组织细胞间具有的共同抗原（如链球菌细胞壁的成分与心脏瓣膜之间的共同抗原）；④吸附在组织细胞上的外来抗原或半抗原（如青霉素、奎尼丁），可构成完全抗原。

（2）抗体介导的细胞毒作用：除 ABO 血型抗原外，上述变应原进入机体，刺激机体产生 IgG 和 IgM 类抗体。人体内存在着天然的 ABO 血型抗体，且均为 IgM 类，故不用抗原预先刺激。当体内相应抗体与细胞表面的抗原结合后，可通过以下三条途径杀伤带有抗原的靶细胞。

1）激活补体：靶细胞上的抗原和体内相应抗体 IgG、IgM 结合后，通过经典途径激活补体，最终在靶细胞膜表面形成膜攻击复合物，造成靶细胞因膜损伤而裂解。

2）调理吞噬作用：抗体 IgG 与靶细胞表面抗原结合后，其 Fc 段与巨噬细胞、NK 细胞、中性粒细胞表面的 Fc 受体结合，增强它们的调理吞噬作用。IgM 与靶抗原结合后可通过激活补体，再以补体 C3b 与巨噬细胞表面 C3b 受体结合发挥免疫粘连作用。

3）ADCC 效应：对固定的组织细胞，在抗体 IgG 和 IgM 介导下，与具有 IgG Fc 受体和补体 C3b 受体的巨噬细胞、NK 细胞等结合，释放蛋白水解酶、溶酶体酶等，使固定组织溶解破坏。

2. Ⅱ型超敏反应特点

（1）抗原、抗原抗体复合物存在或吸附于细胞膜上。

（2）介导的抗体是 IgG 和 IgM，同时有补体、吞噬细胞及 NK 细胞参与。

（3）后果为靶细胞遭到破坏。

三、Ⅲ型超敏反应发生机制和特点

Ⅲ型超敏反应是游离抗原与相应抗体结合为循环免疫复合物，未被及时清除的免疫复合物沉积于毛细血管基底膜等部位，通过激活补体，并在血小板、中性粒细胞等参与下，引起血管及其周围组织炎症，导致组织损伤的反应（图 21-3）。

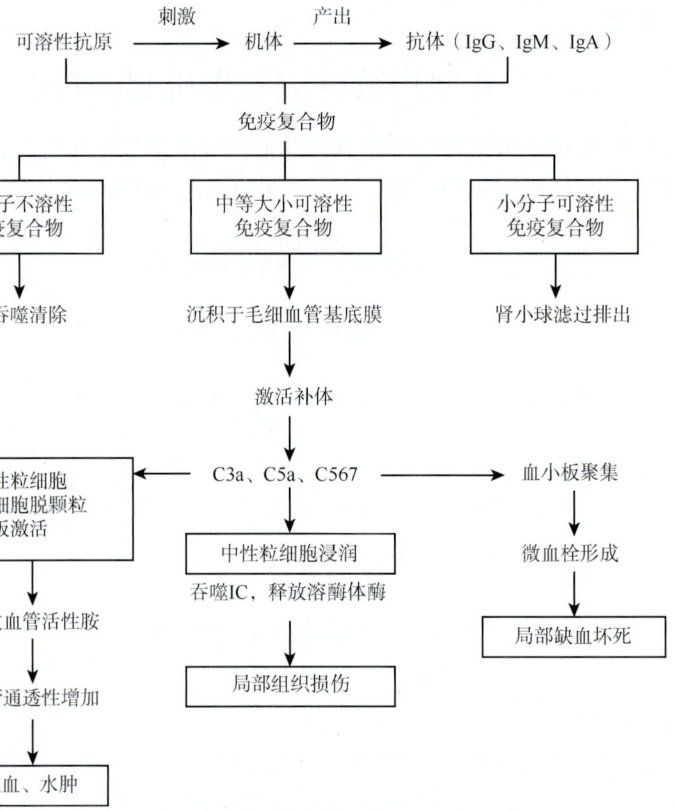

图 21-3 Ⅲ型超敏反应发生示意图

1. Ⅲ型超敏反应发生机制

（1）Ⅲ型超敏反应发生的条件

1）中等大小IC的形成与沉积：IC的大小、性质与抗原抗体的比例、抗原的性质、抗体的种类等因素有关。颗粒性抗原，高亲和力抗体或抗原抗体比例适宜时，所形成的为不溶性大分子IC，易被单核巨噬细胞吞噬清除而不沉积致病；当可溶性抗原量过多，抗体亲和力低，量又不足时，形成可溶性小分子IC，易从肾小球滤除也不易沉积于组织；只有单价或双价可溶性抗原，其量与抗体比例又轻度过剩时，且抗体为中等亲和力抗体，这时则可形成中等大小（约19S）的可溶性IC，不易被吞噬或滤除而沉积于组织导致病变。

2）血管活性胺类物质被激活：IC可通过激活补体、嗜碱性粒细胞，血小板释放组胺、趋化因子等炎性介质，可使血管内皮细胞间隙增大、通透性增加，有助于IC的沉积和嵌入血管内皮细胞的间隙。

3）局部解剖和血流动力学因素：IC易沉积于肾小球、关节、肺和皮肤等部位的血管壁基底膜，因这些部位的毛细血管官腔小、迂回曲折、血流缓慢且易产生涡流；同时该处毛细血管内压力较其他部位高4倍。在局部组织中发生的Ⅲ型超敏反应与IC的大小与性质关系不明显，而与其所在的位置有关。

（2）IC引起的组织损伤和致病机制

1）补体的作用：沉积的IC激活补体系统，产生过敏毒素和趋化因子（C3a、C5a、C567等），激发肥大细胞、嗜碱性粒细胞释放生物活性介质如组胺、血小板活化因子等，使局部血管通透性增高，引起渗出反应，并使中性粒细胞在复合物沉积部位聚集。

2）中性粒细胞的作用：聚集的中性粒细胞在吞噬沉积的IC过程中，释放溶酶体酶，使邻近组织损伤。中性粒细胞所含的蛋白水解酶、胶原酶等可水解血管基底膜、内弹力膜和结缔组织，增加血管通透性。

3）血小板的作用：IC 和 C3b 可使血小板活化，产生血管活性物质，导致血管扩张和通透性增强，引起充血和水肿。同时激活凝血机制形成微血栓，加重局部组织细胞的损伤。

2. Ⅲ型超敏反应的特点

（1）由中等大小的可溶性免疫复合物引起。

（2）IgG、IgM、IgA 和补体参与反应。

（3）以局部充血、坏死和中性粒细胞浸润为主的炎症反应和组织损伤。

四、Ⅳ型超敏反应发生机制和特点

Ⅳ型超敏反应是抗原诱导特异性 Th1 细胞激活并产生多种炎性细胞因子，介导以单个核细胞浸润和组织细胞变性坏死为特征的局部炎症反应。此型超敏反应发生较慢，故又称迟发型超敏反应（delayed type hypersensitivity，DTH）。因由 T 细胞介导产生，也称细胞介导型超敏反应。

案例 21-1

王某，男，9 岁。主诉：手部、腿部灼痒，疼痛 3 天，伴有发热、恶心、头痛。患儿在 7 天前到野外郊游，3 天前右手开始出现红色皮疹，1 天前在红色皮疹处出现水疱。查体：患儿右手，双腿内侧红色皮疹，境界边缘清楚。辅助检查：斑贴试验（+++）。

问题：1. 参与Ⅳ型超敏反应的细胞是什么细胞?

2. Ⅳ型超敏反应的发生机制是什么?

1. Ⅳ型超敏反应发生机制

（1）存在超敏原：引起Ⅳ型超敏反应的抗原主要有胞内寄生菌（如结核杆菌、麻风杆菌、布鲁氏菌等）、病毒、真菌、寄生虫及细胞抗原（如肿瘤细胞、移植细胞）、化学物质（如油漆、染料、各种化妆品等）、药物（如青霉素、磺胺、氯丙嗪等）。

（2）效应性 T 细胞的形成：上述抗原经抗原提呈细胞加工处理后，以抗原肽 -MHC-Ⅰ类或Ⅱ类分子复合物形式表达于抗原提呈细胞表面，使具有相应抗原受体的 $CD4^+$Th 细胞、$CD8^+$T 细胞活化并在 IL-2 和 IFN-γ 等因子作用下，增殖分化为效应性 T 细胞，即炎性 $CD4^+$Th1 细胞和致敏性 $CD8^+$T 细胞。

（3）效应性 T 细胞的作用

1）炎性 $CD4^+$Th1 细胞介导炎症反应和组织损伤：当炎性 $CD4^+$Th1 细胞（炎性 T 细胞）再次接触相应抗原后，可通过释放多种细胞因子（如趋化性细胞因子、IL-2、IFN-γ、TNF 等），形成以单核细胞及淋巴细胞浸润为主要特征的免疫损伤。

2）致敏性 $CD8^+$Tc 细胞介导的细胞毒作用：致敏性 $CD8^+$T 细胞（致敏 Tc 细胞）与靶细胞表面相应抗原再次特异性结合后，通过释放穿孔素和丝氨酸蛋白酶等细胞毒性物质，可直接导致靶细胞溶解破坏或通过致敏性 $CD8^+$T 细胞表面的 Fas 配体（FasL）与靶细胞表面的 Fas 结合（FasL/Fas 途径），导致靶细胞凋亡。

2. Ⅳ型超敏反应的特点

（1）发生较慢，一般在接受抗原刺激后 24 ～ 72 小时发生。

（2）组织学变化以单个核细胞浸润为主的炎症反应。

（3）此型超敏反应无明显的个体差异，无抗体和补体参与。

（4）发病机制为细胞免疫，由 T 细胞（主要是 $CD4^+$Th1 细胞和致敏性 $CD8^+$T 细胞）介导；与前三型超敏反应不同。

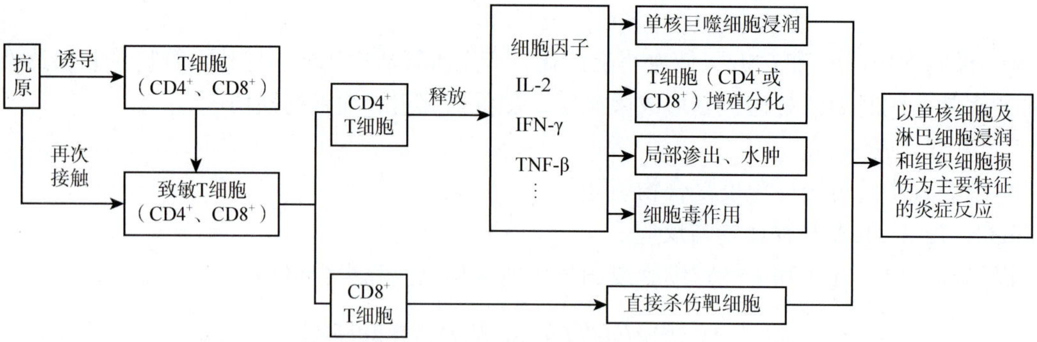

图 21-4 Ⅳ型超敏反应发生示意图

考点：超敏反应的类型及发生机制

第 2 节 Ⅰ型超敏反应常见疾病及检验

一、临床常见疾病

Ⅰ型超敏反应疾病是一类常见病和多发病，临床发病率高，严重时会危及生命，如不及时抢救会导致死亡，应引起高度重视。临床上常见的疾病有：

1. 过敏性休克 是最严重的一种Ⅰ型超敏反应性疾病，主要由用药或注射异种血清引起。

（1）药物过敏性休克：变应原以青霉素最为常见。此外，还有头孢菌素、链霉素、普鲁卡因等。青霉素本身无免疫原性，但其降解产物青霉噻唑醛酸或青霉烯酸易与体内组织蛋白结合，形成青霉噻唑醛酸蛋白或青霉烯酸蛋白后，可刺激机体产生特异性 IgE 抗体，使肥大细胞和嗜碱性粒细胞致敏。当再次接触青霉素降解产物结合的蛋白时，即可结合靶细胞表面特异性 IgE 而触发过敏反应，重者可发生过敏性休克甚至死亡。青霉素制剂在弱碱性溶液中易形成青霉烯酸，因此使用青霉素时应临用前配制，不可放置后使用。

（2）血清过敏性休克：又称血清过敏症或再次血清病。常发生于既往曾用过动物免疫血清，机体已处于致敏状态而再次接受同种动物免疫血清的个体。临床上使用破伤风抗毒素或白喉抗毒素进行治疗或紧急预防时，可出现此种反应。近年来由于异种免疫血清的纯化，此类过敏反应临床上已少见。

2. 呼吸道过敏反应

（1）支气管哮喘：好发于儿童和青少年，有明显的家族史。多为吸入或食入变应原后发生的支气管平滑肌痉挛、气管变应性炎症，患者可出现胸闷、哮喘、呼吸困难等症状。

（2）变应性鼻炎：主要因吸入植物花粉致敏引起，患者表现有腺体分泌物增加，鼻黏膜苍白水肿、流涕、喷嚏等。具有明显的季节性和地区性特征。

3. 消化道过敏反应 少数人在食入鱼、虾、蛋、乳、蟹、贝等食物后可发生恶心、呕吐、腹痛和腹泻等症状为主的过敏性胃肠炎。严重者可出现过敏性休克。

4. 皮肤过敏反应 可因药物、食物、花粉、肠道寄生虫及寒冷刺激等引起，主要表现为荨麻疹、湿疹和血管神经性水肿。原因是组胺、激肽等介质使皮肤真皮内小血管扩张、通透性增加，从而出现局限性水肿反应，有风团、红斑、瘙痒等。

二、免疫学检验

Ⅰ型超敏反应检验项目有激发试验、IgE 的测定、组胺含量测定、嗜酸性粒细胞计数和嗜碱性粒细胞计数。其中免疫学方法主要检测过敏原和血清 IgE。

（一）过敏原皮肤试验

皮肤试验简称皮试，是在皮肤进行的体内免疫学试验。当试验抗原进入致敏者皮肤时，皮肤中结合有 IgE 的肥大细胞或致敏 T 细胞就会与试验抗原结合，引发试验局部皮肤超敏反应。

1. 试验类型及方法　皮肤试验的最常用部位是前臂屈侧，因为此处皮肤较为光滑细腻，而且便于试验操作和结果观察。按正规作法，左右两臂一侧作试验，另一侧作对照。需要时也可选用上臂或背部皮肤。常用的有皮内试验和挑刺试验。

（1）皮内试验：将试验抗原与对照液各 0.01 ～ 0.03ml 用皮试针头分别注入皮内，使局部形成一个圆形小丘。如同时试验多种抗原时，相互间隔至少 4cm，以免强烈反应时互相混淆结果。皮内试验是检测 I 型超敏反应最常应用的方法，具有准确、应用范围广、比其他皮试方法敏感度高的特点。

（2）挑刺试验：也称点刺试验或刺痕试验。将试验抗原与对照液分别滴于试验部位皮肤上，用针尖透过液滴在皮肤上轻轻地挑刺一下，以刺破皮肤但不出血为度，让可疑致敏原渗入皮肤，1 分钟后拭（吸）去抗原溶液。同时试验多种抗原时，千万注意不要将不同的抗原液交叉混合，以免出现假阳性。

挑刺试验主要用于 I 型超敏反应，该法虽比皮内试验法敏感性稍低，但假阳性较少，与临床及其他试验的相关性较强。

2. 结果判定及分级标准　观察结果应在皮试后的 15 ～ 30 分钟内进行，皮内试验的阳性反应以风团为主，挑刺试验的阳性反应以红晕为主，其判定标准及分级见表 21-1。

表 21-1　皮肤试验的结果判定标准

分级	皮内试验	挑刺试验
无反应（-）	无风团反应或小于阴性对照	无风团反应或小于阴性对照
弱阳性（+）	风团 3 ～ 5mm、红晕＜ 20mm	无风团，阴性对照＜红晕≤ 20mm
阳性（++）	风团 6 ～ 9mm 伴红晕	无风团，红晕＞ 20mm
阳性（+++）	风团 10 ～ 15mm 伴红晕	风团伴红晕
阳性（++++）	风团＞ 15mm 伴红晕且有伪足	风团伴红晕且有伪足

3. 应用与评价　皮肤试验属于活体内试验，影响因素众多，但此试验能反映机体的实际免疫状态，并且简单易行，结果的可信度大。这些优点是其他方法难以替代的，所以在临床和防疫工作中经常应用。

（1）寻找过敏原：过敏反应防治的重要原则之一是回避过敏原，而回避的前提是明确过敏原。确定过敏原的常用方法是各种类型的皮肤试验。例如，支气管哮喘和荨麻疹等均可用皮肤试验来帮助诊断。但食物过敏与皮肤试验的相关性较差，这可能是因为食物的抗原提取液与肠吸收的物质有所不同，或食物过敏并非 IgE 所介导；而且食物过敏的变应原容易发现，一般不必做皮肤试验。

（2）预防用药过敏：对患者首次注射某批号的青霉素、链霉素、疫苗或其他易过敏药物之前，必须做过敏试验；如果患者呈阳性反应（即使是可疑阳性），就应更换其他抗生素。注射异种抗血清（如抗破伤风血清和抗狂犬病血清）前也必须做过敏试验，如果呈阳性反应就需要换用精制抗体，或进行脱敏治疗（采用小剂量、短间隔、连续多次注射抗毒素的方法进行脱敏，然后再大量注射进行治疗，不致发生超敏反应）。

链接　青霉素皮试

应用青霉素发生过敏反应的概率较高，常见的过敏反应包括皮疹、荨麻疹、皮炎、发热、血管神经性水肿、哮喘、过敏性休克等，其中以过敏性休克最为严重，甚至可导致死亡。为了防止过敏反应的发生，特别是严重过敏反应的发生，规定青霉素在使用前需要做皮试，皮试阴性的药物可以给患者使用，皮试阳性的则禁止使用。

（二）血清 IgE 的测定

IgE 是介导Ⅰ型超敏反应的主要抗体，因此检测血清总 IgE 和特异性 IgE 对Ⅰ型超敏反应的诊断和过敏原的确定很有价值。

1. 血清总 IgE 的测定 正常情况下血清 IgE 在五类 Ig 中最低，仅在 ng/ml 水平。用常规的测定 IgG 或 IgM 的凝胶扩散法检测不出 IgE，必须用高敏感度的方法进行检测。

（1）测定方法：定量测定血清总 IgE 常用方法有以下两种。①酶联免疫吸附试验，常用双抗体夹心法，操作方便，敏感性高，在临床上最为常用。②化学发光免疫测定法是敏感性更高的自动分析技术。

（2）临床意义：正常人群血清 IgE 水平在 20 ～ 200IU/ml（1IU=2.4ng）。一般认为大于 333IU/ml（800ng/ml）时为异常升高。IgE 升高常见于过敏性鼻炎、外源性哮喘、枯草热、变应性皮炎、慢性荨麻疹等超敏反应性疾病、寄生虫感染及 IgE 型多发性骨髓瘤、AIDS、非霍奇金淋巴瘤、高 IgE 综合征（Job 综合征）患者。在过敏性支气管肺曲菌病时 IgE 升高最为显著，其值可达 5000 ～ 20 000ng/ml，除了此病和特应性皮炎以及在花粉季节之外，任何血清总 IgE 水平大于 5000ng/ml 的患者均应考虑寄生虫感染的可能性。

2. 特异性 IgE 的测定 特异性 IgE 是指能与某种过敏原特异性结合的 IgE，需用纯化的变应原去检测相应的 IgE 抗体，是体外确定变应原的试验，常用于进一步确证。

（1）测定方法：①酶联免疫吸附试验：常用间接法（详见第 12 章）。②免疫印迹法：将多种特异性变应原提取物包被在 NC 固相载体上，与待检血清进行反应，当特异性 IgE 与包被变应原结合时，再将 HRP 标记的抗人 IgE 抗体加入，形成 NC- 特异性 IgE-HRP 标记的抗人 IgE 复合物，加底物显色，与标准膜条结果进行比对，测定出变应原。免疫印迹法操作简单，能一次测定多种变应原的特异性 IgE，所以临床已普遍采用。

（2）临床意义：上述试验特异性强、影响因素少、安全性高，但同时存在敏感性比皮试低、检测费用高、花费时间长等缺点。常用于：①皮试结果难以肯定，须进一步提供诊断证据者。②老年人、婴幼儿、孕妇、皮肤病患者，对变应原严重过敏或正服用抗过敏药物者。③观察脱敏疗效。

第 3 节 Ⅱ型超敏反应常见疾病及检验

案例 21-2

患儿为第一胎足月儿，顺产无窒息，体重 3200g，生后母乳喂养。第二天出现黄疸，进行性加重，测总胆红素（TB）为 18.2 μmol/L，患儿精神较差，有贫血貌。体查：除黄疸外，无其他阳性体征。母亲是 Rh 阴性，胎儿为 Rh 阳性血型。

问题：1. 该患儿可能是什么疾病？属于哪型超敏反应？

2. 需要做哪些实验室检查？

一、临床常见疾病

1. 输血反应 指输血或某些血液制品引起的不良反应。由于供者、受者间血细胞表面同种异型抗原型别不同所致，常见于红细胞 ABO 血型不符导致的溶血反应。非溶血性输血反应是由于反复输入异型 HLA 的血液，在受者体内诱发抗白细胞、抗血小板抗体或抗血浆蛋白抗体，导致白细胞和血小板破坏。

2. 新生儿溶血病 多发生于孕妇为 Rh^-，胎儿 Rh^+，尤其是母体再次妊娠时，胎儿易发生新生儿溶血病。当第一胎分娩时，胎盘剥离出血，极少量胎儿 Rh^+ 的红细胞进入母体，刺激母体产生后天获得性 Rh^+ 抗体（IgG）。若该母亲怀第二胎，胎儿仍为 Rh^+ 时，母体的 Rh^+ 抗体可通过胎盘进入胎儿体内，

并与 Rh^{+} 红细胞结合，激活补体及相关细胞，导致红细胞破坏，引起新生儿溶血病。

新生儿溶血病也可由母胎 ABO 血型不符合引起。多发生于母亲是 O 型血，胎儿是 A 型或 B 型者，其发生率高于 Rh 血型不符，但症状较轻。目前尚无有效的预防办法。

3. 免疫性血细胞减少症　应用某些药物或因病原微生物（如 EB 病毒）感染，可通过Ⅱ型超敏反应机制造成血细胞破坏。临床上常见的有非那西汀、对氨基水杨酸、异烟肼、青霉素等引起的溶血性贫血，奎尼丁、氯霉素、磺胺等引起的粒细胞减少症，氯氮草、苯海拉明等引起的血小板减少性紫癜及流感病毒、甲基多巴或其类似药等所致的自身免疫性溶血性贫血。

4. 肺出血肾炎综合征　又称 Good Pasture 综合征，是由病毒感染等因素造成肺泡壁基底膜变构诱生自身抗体，又因肾小球基底膜与肺泡壁基底膜具有共同抗原，故二者可同时受到上述自身抗体的作用，发生免疫损伤，导致咯血、贫血、血尿、蛋白尿及进行性肾衰竭，严重者可因肺出血或尿毒症而死亡。

5. 甲状腺功能亢进症　是一种特殊的Ⅱ型超敏反应，即抗体刺激型超敏反应。该病患者体内可产生抗甲状腺刺激素受体的自身抗体。这种抗体与甲状腺细胞表面的受体结合，可刺激甲状腺细胞合成并分泌甲状腺素，引起甲状腺功能亢进，而不是使甲状腺细胞破坏。因此将此类超敏反应可视为特殊的Ⅱ型超敏反应。

二、免疫学检验

Ⅱ型超敏反应性疾病的免疫检测，主要是血型、抗血细胞抗体、抗基底膜抗体及抗甲状腺刺激素受体抗体的检测。现将 Rh 抗体的检测和抗球蛋白的检测做一简要介绍。

（一）Rh 抗体的检测

为防止母婴 Rh 血型不合所致的死胎和新生儿溶血病的发生，可对孕妇血清或胎儿羊水的 Rh 抗体进行检测。Rh 抗体检测方法有盐水介质法、酶介质法等。这里仅介绍常用的酶介质法。

酶介质法的原理是 Rh 抗体多为 IgG 类不完全抗体，当它与有相应抗原的红细胞相遇时，便与红细胞上对应的特异性抗原结合。但由于红细胞间因排斥力而产生的间距大于 IgG 类不完全抗体的两个可变区，所以 Rh 抗体不能将相邻的红细胞彼此连接形成肉眼可见的凝集颗粒。而加入的酶介质可破坏红细胞膜表面的唾液酸糖肽，降低红细胞表面负电荷，减少红细胞间排斥力，红细胞间距离缩小，利于 Rh 抗体连接两个红细胞上的抗原决定簇，从而出现肉眼可见的凝集。最常用的酶是 1% 的木瓜酶或菠萝蛋白酶。此试验既可用于 Rh IgG 类不完全抗体的检测，也可用于 Rh 血型系统抗原的检测。

（二）抗球蛋白试验

机体受某些抗原刺激后，可产生不完全抗体，这种抗体分子较短小，多为 7S 的 IgG 类抗体，只能与某一个颗粒性抗原相结合，不出现可见的凝集现象，但能封闭抗原决定簇，使其不能再与完全抗体结合。1945 年，英国免疫学家 Coombs 等发明了能检测红细胞表面抗体的一种新试验，称为抗球蛋白试验，又称为 Coombs 试验。Coombs 试验分为直接 Coombs 试验和间接 Coombs 试验。

1. 直接 Coombs 试验

（1）测定方法：将充分洗涤过的患者红细胞 2% 混悬液加入抗人免疫球蛋白血清，混合后离心 1 分钟促进凝集。如果肉眼或显微镜下能见到红细胞凝集，即为阳性，说明红细胞表面有不完全抗体或补体。可用玻片法做定性试验，也可用试管法或微量法做半定量测定，基本原理见图 21-5。

（2）临床意义：本法用于检测已黏附在红细胞表面的不完全抗体。常用于新生儿溶血病、红细胞血型不合引起的输血反应、自身免疫性溶血症、特发性自身免疫性贫血和医源性溶血性疾病等检测。

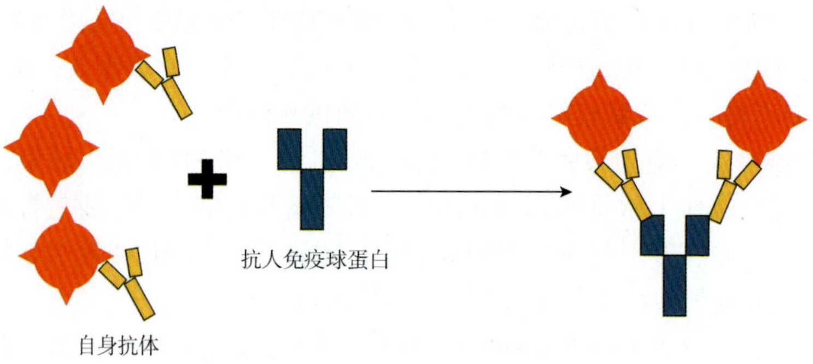

图 21-5 直接抗球蛋白试验原理示意图

2. 间接 Coombs 试验

（1）测定方法：将受检血清加入等量 5% 适当的正常红细胞（Rh 阳性的 O 型红细胞），在 37℃温育 30 ～ 60 分钟，以促使血清中的不完全抗体结合于红细胞上，再加入抗人球蛋白血清。如果红细胞发生凝集而正常对照（未经与受检血清温育的正常红细胞）不凝集，即为阳性，表明受试的血清中存在不完全抗体。基本原理见图 21-6。

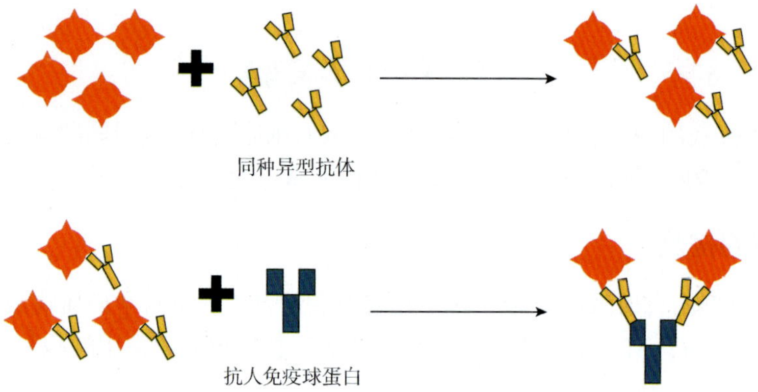

图 21-6 间接抗球蛋白试验原理示意图

（2）临床意义：本法用于检测游离在血清中的不完全抗体或红细胞表面的抗原。临床常用于：① RhD 确诊。②母体 Rh（D）抗体检测，以便及早发现和避免新生儿溶血病的发生。③患者因不相容的输血所产生的血型抗体检测。

第 4 节 Ⅲ型超敏反应常见疾病及检验

一、临床常见疾病

（一）局部免疫复合物病

1. 阿蒂斯（Arthus）反应 Arthus 曾在家兔皮下多次注射无毒性的马血清，约 4 次后，局部出现细胞浸润；若再次注射，可发生水肿、出血、坏死等剧烈炎症反应。这是抗原在入侵局部与相应抗体结合形成免疫复合物所致。

2. 人类局部免疫复合物病 可见于胰岛素依赖型糖尿病患者。由于反复注射胰岛素后体内产生过多的抗胰岛素抗体，此时再注射胰岛素时，可在注射局部出现类似 Arthus 反应，数日后逐渐恢复。反复吸入真菌孢子或动植物蛋白粉尘所致的超敏性肺泡炎也属此类反应。

（二）全身免疫复合物病

1. 血清病 某些机体在初次注射大剂量异种抗毒素血清 7～14 天后，局部出现红肿、全身皮疹、发热、关节肿痛、淋巴结肿大及一过性蛋白尿等症状。一般病程较短，停止注射后自行康复。其原因可能是一次输入较多量抗原（异种血清），刺激机体产生抗体。抗体与逐渐被吸收而尚未排除的抗原结合，形成中等分子 IC，随血流运行至全身各处，引起一系列临床症状。现在应用精制抗毒素，此病极为罕见。

2. 链球菌感染后肾小球肾炎 占急性肾小球肾炎的 80%。常发生于 A 族链球菌感染 2～3 周后。因链球菌抗原与相应抗体结合形成的 IC 沉积在肾小球基底膜，引起急性肾小球肾炎。

3. 系统性红斑狼疮 是一种自身免疫性疾病，好发于年轻女性。患者体内可产生多种自身抗体，与自身成分结合成免疫复合物，沉积于全身多处毛细血管基底膜，引起全身性损害。

4. 类风湿性关节炎 可能是病毒或支原体的持续感染使机体 IgG 分子发生变性，刺激机体产生抗变性 IgG 的自身抗体，即类风湿因子。它与自身变性 IgG 结合形成的 IC 反复沉积于小关节滑膜即可引起类风湿关节炎。

二、免疫学检验

Ⅲ型超敏反应的发生主要是由循环免疫复合物（circulating immune complex，CIC）引起，通过检测血中 CIC 或沉积于组织中的局部 IC 可以证实某些疾病是否与Ⅲ型超敏反应有关，也可帮助分析判断疾病的进程及转归。通常按抗原是否已知将 IC 分为抗原特异性和抗原非特异性 IC 两类。因为抗原往往不清楚，所以临床上主要检测抗原非特异性 CIC。

（一）抗原非特异性循环免疫复合物的检测

抗原非特异性循环免疫复合物检测，仅检测血清中循环免疫复合物，方法很多，大致可分为物理法、补体法、抗球蛋白法和细胞法。CIC 的分子质量一般在 600kDa 以上，沉降系数＞19S，与游离的抗原抗体相比，CIC 分子质量、分子构型、溶解度、电荷和表面特性均起变化。

1. PEG 比浊法 聚乙二醇（PEG）是一种不带电荷、直链大分子结构的多糖，有强脱水作用，利用 2%～4% 浓度的 PEG 可选择性沉淀 CIC。

（1）技术要点：2%～4% 浓度的 PEG 沉淀 CIC，继而再溶于 0.1mol/L 的 NaOH 溶液中，用分光光度计测定其 A_{280} 值，通常用不同浓度的热聚合人 IgG（HAHG）作为参考标准品，绘制标准曲线，进行定量测定或测定 A 值代表 CIC 相对含量。

（2）注意事项：① 2%PEG 只能沉淀大分子 CIC。② 4%PEG 能沉淀较小分子 CIC。③超过 5%PEG 选择性沉淀 CIC 的特性消失。④温度影响极大，需进行温差校正。⑤低密度脂蛋白可使浊度增加，故应该空腹采血。⑥高 γ 球蛋白血症和标本反复冻融浊度增加。

（3）方法评价：该法是目前最普及、最简便的方法，敏感度达 20mg/L HAHG。但该法易受到多种大分子蛋白的干扰，因而特异性差。

2. ELISA 法 ELISA 法是测定能够结合 C1q 的 IgG 类抗体与其特异性抗原形成的 CIC。方法是将聚苯乙烯包被 C1q，加入受检血清，CIC 中 IgG 的 Fc 段与 C1q 结合，再加 HRP 标记的抗人 IgG，形成 C1q-CIC-HRP 标记的抗人 IgG 复合物，加底物显色，呈色强度反映待检血清 CIC 水平。

ELISA 法具有灵敏度高于 PEG 比浊法，可检测到 0.1mg/L HAHG，重复性好等优点，但 C1q 不易精制，且纯品不稳定，只能检出与补体结合的 CIC。

3. 细胞法——Raji 细胞法 Raji 细胞是从 Burkitt 淋巴瘤分离建株（类似 B 细胞系），体外繁殖传代时，细胞表面表达高密度 C1q、C3b、C3d 等补体受体，且不易脱落。方法是将一定量待检血清、HAHG 标准品和 Raji 细胞混合，使补体、CIC 或 HAHG 与 Raji 细胞形成复合物，加入 FITC 标记的抗人 IgG，形成 Raji 细胞 - 补体 -CIC（或 HAHG）-FITC 标记的抗人 IgG 复合物，检测荧光强度，从而定量测定 CIC。

Raji 细胞法敏感度高，达 6mg/L HAHG，实用性较强；缺点需培养 Raji 细胞和同位素标记抗人 IgG，操作烦琐，Raii 细胞培养较困难，不易长期稳定保持其特性，培养条件受限。

4. 抗球蛋白凝胶法 IgG 或 IgM 类自身抗体与 CIC 中 IgG 的 Fc 段结合而不与游离 IgG 结合，其中单克隆类风湿因子（mRF）与 CIC 亲和力较强。方法是将 mRF 和待检血清中的 CIC 在琼脂凝胶中扩散，mRF-CIC 结合形成沉淀现象，进行 CIC 定性或定量。该法敏感度低（100mg/L HAHG），mRF 来源受限，操作费时，难于常规应用。CIC 检测技术类型、原理及敏感度比较见表 21-2。

表 21-2 CIC 检测方法的原理及敏感度比较

类别	原理	方法	敏感性（mg/L HAHG）
物理法	溶解度	PEG 比浊法	20
补体法	结合 C1q	ELISA 法	0.1
细胞法	补体受体	Raji 细胞法	6
抗球蛋白法	结合 RF	抗球蛋白凝胶法	1 ～ 20

（二）CIC 检测的方法评价及应用

1. CIC 检测的方法评价 目前临床上大多数实验室检测 CIC 使用的是 PEG 比浊法，此法操作简便快速，易于推广。但此法干扰因素多，不能区分免疫复合物分子大小，特异性差，仅适用于 CIC 的初筛。所以，目前 CIC 检测的方法众多，但主要存在的问题有：①尚无一种对所有种类的循环免疫复合物均能有效检测的方法。②不同方法检测循环免疫复合物原理各异，检测结果有时不相关。③大多数方法易受非特异性原因造成的 Ig 聚合物或非免疫因素抵抗，补体活性等各种因素的干扰。④目前尚无理想的标准化措施。因此，要提高 CIC 的检测水平，除需提高方法的敏感性和稳定性外，还应重点提高抗原特异性 CIC 的检测水平。

2. CIC 检测的应用 循环免疫复合物检测一般不是疾病诊断的主要指标，但在疾病发病机制研究、了解病情进展、判断治疗效果等方面能提供有意义的帮助。

目前已经明确系统性红斑狼疮、类风湿关节炎、部分肾小球肾炎和血管炎等疾病为 IC 病，CIC 检测对这些疾病仍是一种辅助诊断指标，对判断疾病活动和治疗效果也有一定意义。在发现紫癜、关节痛、蛋白尿、血管炎和浆膜炎等情况时，可考虑 IC 病的可能性，进行 CIC 和局部 IC 的检测。另外，患有恶性肿瘤时 CIC 检出率也增高，但不出现Ⅲ型超敏反应的损伤症状，称为临床隐匿的 IC 病，然而这种状态常与肿瘤的病情和预后相关。

第 5 节 Ⅳ型超敏反应常见疾病及检验

一、临床常见疾病

1. 传染性超敏反应 胞内寄生菌、病毒和某些真菌感染可使机体发生Ⅳ型超敏反应。由于该超敏反应是在感染过程中发生的，故称传染性Ⅳ型超敏反应。结核患者肺空洞形成、干酪样坏死以及结核菌素皮试引起的局部组织损伤均与Ⅳ型超敏反应有关。基于超敏反应与细胞免疫的关系，临床上借助结核菌素试验以判定机体是否对结核分枝杆菌有免疫保护力。同时，也可根据该试验辅助判断机体的细胞免疫状态及疾病预后发展情况。

2. 接触性皮炎 与油漆、染料、塑料、农药、化妆品或磺胺药等的接触，可使机体致敏。当再次接触相同变应原 24 小时以后，接触部位出现红斑、丘疹、水疱等皮炎症状，48 ～ 96 小时达高峰，严重者可出现剥脱性皮炎。

3. 移植排斥反应　进行同种异体器官或组织移植后，如果供者、受者双方组织相容性抗原（HLA）不完全相同，会发生排斥反应，最终导致移植物坏死脱落，称为移植排斥反应。为减轻或延缓移植排斥反应，通常在移植术后需大剂量、长期使用免疫抑制剂。

二、免疫学检验

Ⅳ型超敏反应性疾病的免疫学检验项目是皮肤试验，用于检测变应原，常用的方法有结核菌素试验和斑贴试验。

（一）结核菌素试验

1. 测定方法　结核菌素试验是检测Ⅳ型超敏反应典型的例子。该法为皮内试验，用结核分枝杆菌的纯化蛋白衍生物（PPD），以一定浓度于前臂内侧皮内注射，于 48 ～ 72 小时后观察结果。

2. 临床意义　结核菌素试验主要用于判断机体有无结核分枝杆菌感染和机体细胞免疫功能。

（1）检测出 + ～ ++ 阳性结果，说明机体细胞免疫状态良好（婴幼儿除外）。如某些重症患者如果 PPD 试验呈阳性反应，说明预后尚好。

（2）在卡介苗预防接种前，应先做结核菌素试验，以确定接种对象。只有未感染过结核，结核菌素试验阴性者，方可接种卡介苗。如果 PPD 试验呈阳性反应，说明接种卡介苗后已建立免疫力。

（3）受过结核菌感染者，此试验可呈 + ～ ++ 阳性反应，但不表明有活动性结核病灶。当出现 +++ 及以上强阳性反应，应考虑感染或Ⅳ型超敏反应的发生。未受感染或曾受感染但时间已久，反应消失者，试验呈阴性反应。

（4）一般婴幼儿大都未受过结核菌感染，多呈阴性反应，若呈阳性反应，则表示有活动性结核灶，应做进一步检查。

（5）结核菌素试验可出现假阴性反应：如试验液失效或试验操作有误，以及以下情况使机体对结核的过敏性减弱或消失，均可造成假阴性反应。如粟粒性结核、结核性脑膜炎等重症结核病；结核伴有某种传染时，如麻疹、百日咳、猩红热、肝炎后 1 ～ 2 个月内；结核伴有其他长期慢性疾病与重度营养不良，以及结核患儿接种麻疹疫苗或牛痘短期内。

（二）斑贴试验

1. 测定方法　斑贴试验是将试验抗原直接贴敷于皮肤表面的方法。试验抗原为软膏时可直接涂抹在皮肤上，如为固体物时可用蒸馏水混匀浸湿后涂敷于皮肤上，如为水溶液则浸湿纱布后敷贴于皮肤上。所用抗原浓度以不刺激皮肤为原则，涂敷范围以 0.5 ～ 1.0cm 为宜。涂敷后盖以油纸或玻璃纸，用纱布或绷带固定；如有明显不适感可随时打开查看，并进行适当处理。

Ⅳ型超敏反应的皮肤试验，在接触抗原后 48 ～ 72 小时内观察结果，皮内试验的阳性结果以红肿和硬结为主，斑贴试验阳性结果以红肿和水疱为主。其判定标准见表 21-3。

表 21-3　Ⅳ型超敏反应皮肤试验结果判定标准

反应程度	皮内试验	斑贴试验
–	无反应或小于阴性对照	无反应或小于阴性对照
+	仅有红肿	轻度红肿、瘙痒
++	红肿伴硬结	明显红肿、时有红斑
+++	红肿、硬结、小疱	红肿伴皮疹、水疱
++++	大疱或（和）溃疡	红肿、水疱伴溃疡

2. 临床意义 斑贴试验主要是检测Ⅳ型超敏反应，敏感程度虽然不太高，但假阳性较少，结果的可信度大。该法主要用于化妆品、染发剂、清洁剂以及含汞的医用药品的变应原测试。尤其对化妆品过敏的诊断和预防有重大意义。

考点：Ⅰ、Ⅱ、Ⅲ、Ⅳ型超敏反应性疾病及其免疫学检测

目标检测

单项选择题

1. 下列哪种免疫球蛋白在Ⅰ型超敏反应患者血清中浓度可升高

A. IgG　B. IgA　C. IgM　D. IgE　E. IgD

2. 患者，男，15岁，突感胸闷、呼吸困难、小支气管平滑肌挛缩，黏膜水肿，毛细血管扩张，气道变窄，初步诊断为支气管哮喘，此时患者全身免疫状态属于

A. 免疫监视功能过高引起超敏反应
B. 免疫监视功能低下
C. 免疫耐受
D. 免疫防御功能过高引起超敏反应
E. 免疫自稳功能失调引起超敏反应

3. Ⅱ型超敏反应又称为

A. 细胞溶解型超敏反应
B. 细胞毒型超敏反应
C. 速发型超敏反应
D. 免疫复合物型超敏反应
E. 迟发型超敏反应

4. 结核菌素皮试是检测哪一型超敏反应的典型的例子

A. Ⅰ　B. Ⅱ　C. Ⅲ　D. Ⅳ　E. Ⅵ

5. 用皮内试验判定Ⅳ型超敏反应，阳性反应的主要表现是

A. 风团　B. 红晕　C. 红肿和水疱　D. 红肿和硬结　E. 玫瑰疹

6. 抗血细胞抗体检测有助于诊断

A. Ⅰ型超敏反应　B. Ⅱ型超敏反应　C. Ⅲ型超敏反应　D. Ⅳ型超敏反应　E. 非超敏反应

（苏　琰）

第22章 自身免疫病及其免疫学检验

学习目标

1. 掌握 掌握自身免疫病的基本特征、自身抗原的形成、抗核抗体检测、类风湿因子检测。
2. 熟悉 自身免疫病的分类、自身免疫病损伤机制、自身抗体检测的方法。
3. 了解 自身免疫病遗传因素、生理因素、其他抗体检测、实验方法选择。

第1节 概　述

在胚胎期或新生期免疫系统尚未发育成熟，抗原刺激不会引起人体免疫应答，而是引起相应淋巴细胞克隆的抑制。出生后免疫系统对宿主自身的组织和细胞不产生免疫应答，称为天然免疫耐受或自身免疫耐受（autoimmune-tolerance）。自身免疫耐受是维持机体免疫平衡的重要因素。在某些情况下，自身耐受遭到破坏，机体免疫系统对自身成分发生免疫应答，这种现象称为自身免疫（autoimmunity）。

一、概　念

自身免疫的发生是由于机体免疫系统产生了针对自身成分的自身抗体（autoantibody）或自身反应性T淋巴细胞（auto reactive T lymphocyte），又称为致敏T淋巴细胞（以下简称致敏T细胞）。由自身免疫引起的疾病称为自身免疫病（autoimmune disease，AID）。

机体免疫系统受环境或遗传等因素作用产生针对自身正常或变性的组织、器官、细胞、蛋白质或酶类等自身抗原的免疫应答，导致自身组织器官损伤或功能障碍所致的疾病称自身免疫性疾病。自身免疫性疾病患者体内有针对自身组织器官、细胞及细胞内成分的自身抗体或致敏T细胞。

考点：自身免疫病的概念

二、自身免疫病的共同特征

不同自身免疫性疾病均有各自独特的临床表现和诊断标准，但都有下列共同特征：

1. 多数病因不明，发病率女性高于男性，并且具有遗传倾向性。

2. 患者体内可检出高滴度自身抗体和（或）出现自身致敏T淋巴细胞。

3. 患病器官的病理特征为免疫炎症，并且损伤范围与自身抗体或自身致敏T细胞所针对的抗原分布相对应。

4. 多数是自发性或特发性的，药物、感染等外因可有一定影响。

5. 一般病程较长，除少数有自限性外，多呈反复发作和慢性迁延。病情转归与自身免疫应答强度密切相关。

6. 免疫抑制剂治疗有效。

7. 在某些实验动物中可复制出与自身免疫病相似的动物病理模型，并能通过血清或致敏淋巴细胞被动转移。

考点：自身免疫病的特征

三、自身免疫病的分类

目前自身免疫病尚无统一的分类标准。一般按受累组织器官的范围分为器官特异性和非器官特异性两大类（表 22-1）。

表 22-1 器官特异性和非器官特异性自身免疫病的分类

类别	疾病名称	自身抗原
器官特异性	特发性血小板减少性紫癜	血小板
	原发性慢性肾上腺皮质功能减退症（Addison 病）	肾上腺皮质细胞
	毒性弥漫性甲状腺肿（Graves 病）	促甲状腺激素受体
	重症肌无力	乙酰胆碱受体
	桥本甲状腺炎	甲状腺球蛋白、甲状腺微粒体
	胰岛素依赖型糖尿病	胰岛细胞
	自身免疫性溶血性贫血	红细胞
	萎缩性胃炎	胃壁细胞
非器官特异性（系统性）	系统性红斑狼疮（SLE）	胞核成分（DNA、DNP、Sm 等）
	类风湿关节炎	变性 IgG
	干燥综合征	胞核（SS-A、SS-B）
	混合性结缔组织病	胞核成分（RNP），胞浆成分

桥本甲状腺炎、Addison 病、Graves 病、自身免疫性萎缩性胃炎、溃疡性结肠炎、重症肌无力、交感性眼炎、胰岛素抵抗型糖尿病、原发性胆汁性肝硬化等属于器官特异性自身免疫病，其自身抗原为某一器官的特定成分，病变常局限于该器官，可检出针对该器官组织成分的特异性自身抗体。

类风湿关节炎、系统性红斑狼疮、干燥综合征、混合性结缔组织病、多发性肌炎、自身免疫性溶血性贫血、特发性血小板减少性紫癜、特发性白细胞减少症、硬皮病等属于非器官特异性自身免疫病，又称全身性或系统性自身免疫病，其自身抗原不具有器官特异性，是多个组织器官的共有成分，可检出对多种器官组织成分的自身抗体等。

一般来说，器官特异性自身免疫病预后较好，而非器官特异性自身免疫病病变广泛，预后往往不良。这种分类并不十分严格，因为在血清检查中经常出现两者有交叉重叠现象。

第 2 节　自身免疫病的发病机制

多数自身免疫病的发病原因和发病机制尚不清楚。但不论何种原因使机体产生了针对自身抗原的自身抗体或致敏淋巴细胞时，都可以导致免疫炎症，使机体发生组织损伤或功能异常，表现出相应的临床症状。

一、自身抗原形成

1. 隐蔽抗原的释放　隐蔽抗原是指体内某些与免疫系统在解剖位置上隔离的抗原成分，如脑、精子、眼内容物等。正常情况下，隐蔽抗原终身不与免疫系统接触。在外伤、感染、手术等情况下，隐蔽抗原释放入血或淋巴系统，与免疫活性细胞接触便能诱导相应的自身免疫应答，导致自身免疫病的发生。例如，脑、脊髓和神经髓鞘蛋白抗原释放可引起脱髓鞘脑脊髓炎和外周神经炎；精子抗原释放可引起男性不育；眼晶状体蛋白和眼葡萄膜色素抗原释放，可引起晶状体过敏性眼炎和交感性眼炎等。

2. 自身抗原的改变　某些物理、化学和生物因素可影响自身组织抗原的性质，自身组织细胞的抗原决定簇可以发生改变，或外源性分子与组织的抗原结合成为复合抗原，从而诱导自身免疫应答，产生自身抗体或致敏淋巴细胞，导致自身免疫病。例如，多种药物可改变血细胞的免疫原性引起自身免疫性溶血性贫血和白细胞减少症等自身免疫病。变性的自身 IgG 可刺激机体产生抗变性 IgG 的抗体，两者结合形成的免疫复合物可导致类风湿关节炎。

3. 共同抗原的存在　某些病原生物具有与人体正常组织成分相似的抗原表位，这些抗原进入人体后诱发的免疫应答可以针对相应的组织发生交叉反应，引起自身免疫病。例如，大肠杆菌 O14 型和结肠黏膜有共同抗原表位，可引发溃疡性结肠炎。A 型溶血性链球菌与人的肾小球基底膜和心肌内膜具有共同抗原表位，可引起急性肾小球肾炎和风湿性心脏病。

考点：自身抗原的形成

二、免疫调节功能异常

1. 中枢免疫器官功能异常　自身反应性淋巴细胞克隆在胸腺或骨髓内分化成熟过程中，识别基质细胞所提呈的自身抗原肽 -MHC 复合物后发生凋亡，此即阴性选择。由于胸腺或骨髓功能障碍，某些自身反应性淋巴细胞克隆可逃避阴性选择，进入外周血即可对相应自身抗原产生应答，引起自身免疫病。

2. Th 细胞的异常　Th1 和 Th2 细胞比例失调和功能失衡可以诱发自身免疫病。Th1 细胞功能亢进可促进某些器官特异性自身免疫病的发生，如胰岛素依赖型糖尿病。Th2 细胞功能亢进则可促进抗体介导的全身性自身免疫病的发生，如系统性红斑狼疮。

3. 多克隆激活　人体对自身抗原的免疫耐受是由于 T 细胞处于耐受状态所致，B 细胞仍然保持着对自身抗原的免疫应答性。多克隆刺激剂和超抗原可激活处于耐受状态的 T 细胞，辅助激活自身反应性 B 细胞产生自身抗体，引发自身免疫病。

4. MHC-Ⅱ类抗原的异常表达　大多数组织器官通常只表达 MHC-Ⅰ类抗原，而不表达 MHC-Ⅱ类抗原。在 IFN-γ 等因素的作用下，组织细胞表面可异常表达 MHC-Ⅱ类抗原，可将自身抗原提呈给 Th 细胞，从而启动自身免疫应答，导致自身免疫病。已发现糖尿病的 β 细胞表面和原发性胆汁性肝硬化的胆管上皮均表达 MHC-Ⅱ类抗原。

三、遗传因素

自身免疫病常有家族遗传倾向。研究发现多种自身免疫病的发生率与 HLA 的某些基因型检出率呈正相关。大多数 HLA 系统与自身免疫病的相关性表现在 HLA-B 或 DR 抗原上，参见第 5 章相关章节。

DR3 与重症肌无力、SLE、胰岛素依赖型糖尿病，B27 与强直性脊柱炎，DR4 与类风湿关节炎、寻常型天疱疮，DR5 与桥本甲状腺炎的发生均有明显关系。连锁基因的缺陷与自身免疫性疾病的发生有关，如 HLA- Ⅲ类基因中补体 C4 基因的缺失、Fas/FasL 的基因缺陷与 SLE 均有明显关系。

四、自身免疫病的病理损伤机制

自身免疫病是由自身抗体或致敏淋巴细胞引起的针对自身抗原的超敏反应性疾病。其自身组织损伤的机制类似于Ⅱ型、Ⅲ型、Ⅳ型超敏反应。

（一）自身抗体的作用

体液免疫在诱导自身免疫病方面作用比细胞免疫更大。自身抗体的检出是诊断自身免疫病的重要依据之一。自身免疫病的组织损伤大多由Ⅱ、Ⅲ、Ⅳ型超敏反应所致，参与的免疫物质包括抗体、补体、抗原抗体复合物、T 细胞等。自身抗体可通过多种途径造成自身组织损伤或功能障碍。

1. 抗血细胞表面抗原的自身抗体 此种抗体通过下述两种机制损伤血细胞：①自身抗体识别并结合血细胞表面的抗原后，激活补体系统导致红细胞破坏；②自身抗体识别和包被的血细胞在脾脏由表达 Fc 受体的巨噬细胞吞噬清除。此类自身免疫病有药物引起的溶血性贫血、中性粒细胞减少症、自身免疫性血小板减少性紫癜、Rh 溶血症等，均属于Ⅱ型超敏反应引起的自身免疫病。

2. 抗细胞表面受体抗体 有些抗细胞表面受体抗体具有模拟配体的作用，如 Graves 病患者血清中的抗促甲状腺激素受体的自身抗体。该抗体与促甲状腺激素受体结合，活化受体并促进甲状腺细胞分泌过量的甲状腺激素，导致甲状腺功能亢进；另有一些抗细胞表面受体抗体具有破坏性作用，如重症肌无力患者体内存在的抗神经 - 肌肉接头部位乙酰胆碱受体的抗体。该抗体可结合到乙酰胆碱受体上，促发补体的激活，引起运动终板的破坏，使神经肌肉之间的信号传导发生障碍，导致骨骼肌运动无力。这些疾病也属于Ⅱ型超敏反应引起的自身免疫病。

3. 免疫复合物 自身抗体与可溶性自身抗原结合形成免疫复合物，随血流抵达血管壁、肾小球等组织部位并沉积下来，干扰相应器官的正常生理功能，并可通过激活补体，促进炎性细胞浸润，造成组织损伤。该类疾病属于Ⅲ型超敏反应引起的自身免疫病。如系统性红斑狼疮患者体内的抗核抗体与细胞核不同成分结合，形成大量免疫复合物，沉积于肾小球、关节、皮肤和其他多种器官的小血管壁，进而引起肾小球肾炎、关节炎、皮肤红斑及多部位的血管炎。

（二）自身反应性 T 细胞的作用

针对自身抗原发生免疫应答的 T 细胞可引起组织损伤，其机制为Ⅳ型超敏反应。例如，胰岛素依赖性糖尿病患者体内 $CD8^+$T 细胞可浸润胰岛组织，特异性杀伤胰岛 β 细胞。$CD4^+$T 细胞可通过辅助 Tc 及释放 TNF-β 或促进炎性细胞聚集和激活的细胞因子，直接或间接造成组织损伤。

（三）巨噬细胞和 NK 细胞的作用

巨噬细胞在自身免疫病的组织损伤中也起重要作用。被细胞因子激活后，巨噬细胞就具有细胞毒作用。此外，巨噬细胞还可以通过释放溶酶体酶和 TNF-β 造成组织损伤。NK 细胞通过 ADCC 效应造成组织损伤。

此外，自身免疫病的发生随年龄增长而升高。临床发现，老年人自身抗体检出率高。这可能是由于老年人胸腺功能低下或衰老导致免疫系统功能紊乱，容易发生自身免疫病。性别也与自身免疫病有关。自身免疫病还与体内激素水平的波动有关。自身免疫病的发生与寒冷、潮湿、日晒等环境因素可能有关。如研究发现 SLE 患者皮肤若暴露于紫外线，可使机体自身的 DNA 成为靶抗原，诱发自身免疫应答。

第 3 节　常见的自身免疫病

一、系统性红斑狼疮

系统性红斑狼疮（systemic lupus erythematosus，SLE）是由于遗传、激素及环境因素相互作用引起机体免疫功能紊乱所致的结缔组织慢性炎症性疾病，是累及皮肤、肾脏、关节、心血管和脑等多个系统的自身免疫病。SLE 临床表现复杂、病程迁延反复，我国患病率约 75.4/10 万。多见于女性，男女的发病比例约为 1 ∶ 10。

SLE 患者体内产生多种自身抗体，能对自身许多靶组织造成损害，其病理变化主要为纤维蛋白样坏死。SLE 是一种可累及多系统的疾病，以血清中抗核抗体持续性增加为特征。最常见的表现形式为关节炎和关节疼痛。几乎所有的 SLE 患者表现为关节和皮肤的异常，1/3 ～ 1/2 的患者还表现为肺脏、肾脏、神经系统和血液系统的异常。

故 SLE 患者常有多系统、多器官的损害。根据损害的器官不同，患者可出现发热、皮疹、关节痛、肾损害、心血管病变、浆膜炎、贫血、精神症状等多种临床表现。

二、类风湿关节炎

类风湿关节炎(rheumatoid arthritis, RA)是一种以关节组织慢性炎症病变为主要表现的全身性疾病，RA 的特征是手、脚小关节向心性对称发病，老年患者可能存在远端大关节受累，病程长者常可出现关节畸形。关节外表现包括血管炎、皮肤和肌肉萎缩、皮下结节、浆膜炎、局限性肺炎、脾大和白细胞减少等。发生率为 1% ～ 3%，男女患者的比例为 1 ∶ 3。

其发病机制是患者体内 IgG 分子发生了变性，从而刺激机体产生抗变性 IgG 的自身抗体。这种自身抗体以 IgM 为主，称为类风湿因子（rheumatoid factor，RF）。RF 与自身变性 IgG 结合形成的免疫复合物，沉积于关节滑膜，引起类风湿关节炎。

三、系统性血管炎

血管炎是一组以血管的炎症与破坏为主要病理改变的异质性疾病，其临床表现因受累血管的类型、大小、部位及病理特点不同而不同。血管炎可以是一种单发的疾病，也可以是某种疾病的临床表现之一，如系统性红斑狼疮、类风湿关节炎、干燥综合征、肿瘤、感染等，此为继发性血管炎。鉴于血管炎的复杂性和多样性，称为血管炎综合征。由于常见的血管炎多引起系统损害，故又称为系统性血管炎。

四、毒性弥漫性甲状腺肿

毒性弥漫性甲状腺肿是一种伴甲状腺激素（TH）分泌增多的器官特异性自身免疫病，与慢性淋巴细胞性甲状腺炎和产后甲状腺炎等同属于自身免疫性甲状腺病（AITD），有显著的遗传倾向，起病多较缓慢。

它是一种自身免疫病，临床表现并不限于甲状腺，而是一种多系统的综合征，包括高代谢症候群、弥漫性甲状腺肿、眼征、皮肤损伤和甲状腺肢端病。由于多数患者同时有高代谢症和甲状腺肿大，故称为毒性弥漫性甲状腺肿，又称 Graves 病。甲状腺以外的表现为浸润性内分泌突眼，可以单独存在而不伴有高代谢症。

本病的原因还不完全清楚，一般认为它和遗传、身体免疫功能的异常改变以及外界环境变化都有关系。

第 4 节　自身免疫病的免疫学检测

自身抗体是自身免疫病的重要标志，每种自身免疫病都有特征性的自身抗体谱。患者血清中高效价的自身抗体的检出，对自身免疫病的诊断、疗效观察、指导临床用药非常重要。而淋巴细胞、细胞因子、免疫复合物、补体等的检测虽较少进行，也具一定诊断价值。自身抗体的实验室检测首选间接免疫荧光法（IIF），若需对自身抗体的抗原特异性进行区分时，可选用 ELISA、Western blot 或对流免疫电泳及免疫双扩散法等方法。

一、抗核抗体检测

案例 22-1

患者，女，24 岁，2014 年 4 月初突发高热 40℃，面部出现蝴蝶状红斑，双手近指关节肿痛，晨僵，血常规、尿常规，肝、肾功能正常。ANA 阳性，抗 dsDNA 抗体阳性，抗 Sm 抗体阳性。

问题： 1. 该女性患什么疾病？简要描述该疾病的发病机制。

2. 临床一般采用哪些免疫学检验方法检测上述抗体？

抗核抗体（antinuclear antibody，ANA）是一组将自身各种细胞核成分作为靶抗原的自身抗体总称。ANA 主要是 IgG，也有 IgM、IgD 和 IgE，无器官和种属特异性，故该类抗体可与所有动物的细胞核发生反应。ANA 主要存在于血清中，也可存在于胸腔积液、关节滑膜液和尿液中。ANA 在未治疗的 SLE 患者中滴度较高，在大多数自身免疫性疾病中均可呈阳性，如 SLE、RA、混合性结缔组织病（MCTD）、干燥综合征、硬皮病、慢性活动性肝炎，但 ANA 阳性并不一定患有自身免疫性疾病，正常老年人也可有低滴度的 ANA。

各种 ANA 在不同自身免疫病中出现不同组合，可形成各种疾病或疾病亚群的特征性抗体谱。因此总的 ANA 检测在临床诊断与鉴别诊断中是一个极为重要的筛查试验，ANA 阳性者进一步检测各亚类 ANA 抗体对明确诊断、临床分型、病情观察、预后及治疗评价都具有重要意义。

（一）ANA 类型

根据细胞内分子理化特性与抗原分布部位将 ANA 分为四大类（图 22-1），即抗 DNA 抗体、抗组蛋白抗体、抗非组蛋白抗体和抗核仁抗体。每一大类又因不同的抗原特性再分为许多亚类。在临床检测中 ANA 的命名通常按以下四种方式进行：①根据抗原的化学名称命名，如抗 ds-DNA、抗 RNP、抗 DNP、抗核小体抗体等；②以第一位检出该抗体的患者命名，如抗 Sm、抗 O、抗 La 抗体；③以相关疾病命名，如抗 SSA、抗 SSB 抗体；④以抗原的部位进行命名，如抗核膜抗体。

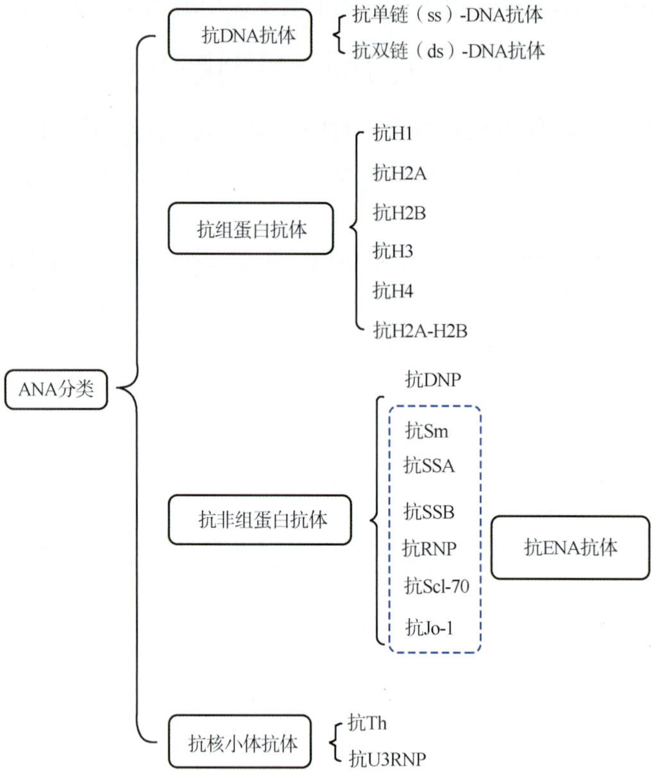

图 22-1 ANA 分类

1. 抗 DNA 抗体 分为两大类：①抗双链 DNA（double stranded DNA，dsDNA）抗体，又称抗天然 DNA（native DNA，nDNA）抗体，是 SLE 患者的特征性标志抗体，诊断特异性可达 95% 以上，抗 dsDNA 抗体滴度与疾病活动程度相关，抗体滴度的动态测定可监控治疗。②抗单链 DNA（single stranded DNA，sDNA）抗体也称为抗变性 DNA（denatured DNA，dDNA）抗体，可见于多种疾病，特异性较差。

2. 抗组蛋白抗体 组蛋白是一种与 DNA 结合的碱性蛋白，由 H1、H2A、H2B、H3 和 H4 五个亚单位组成，每一个亚单位都可诱导机体产生其相应的抗体，这些抗体被统称为抗组蛋白抗体（anti-histone antibody，AHA）。AHA 常见于药物（如普鲁卡因胺、肼屈嗪、异烟肼等）诱导性狼疮，部分 SLE 和 RA 患者亦可检出。

3. 抗 DNP 抗体 又称抗核蛋白抗体。核蛋白（deoxyribonucleoprotein，DNP）由 DNA 和蛋白质组成。DNP 有不溶性和可溶性两种，可分别刺激机体产生相应的抗体。不溶性 DNP 抗体通常不被 DNA 和组蛋白完全吸收，而是在补体的协同下作用于细胞核中的 DNP 组分，导致 DNA 裂解形成肿胀的均匀体，再被吞噬细胞吞噬形成狼疮细胞，主要见 SLE，活动期阳性率高于非活动期。可溶性 DNP 抗原存在于各种关节炎患者的滑膜液中，相应抗体也出现在 RA 患者的滑膜液中。

4. 抗 ENA 抗体 可提取性核抗原（extractable nuclear antigen，ENA）可用盐水或磷酸盐缓冲液在细胞核中提取，属于酸性核蛋白抗原，是由许多小分子 RNA 和多肽组成。ENA 主要包括 Sm、SSA、SSB、Scl-70、Jo-1 等，其对应的抗体在多种自身免疫病中具有诊断价值。

（1）抗 Sm 抗体：以患者名字（Smith）命名。已知 Sm 是核内小核糖体蛋白。抗 Sm 抗体仅发现于 SLE 患者中，是 SLE 的血清标志抗体。约 30% 的 SLE 患者抗 Sm 抗体阳性，但此抗体阴性不能排除 SLE 的诊断。相对抗双链 DNA 抗体而言，抗 Sm 抗体水平与 SLE 的活动性和临床表现均不相关，治疗后的 SLE 患者也可存在抗 Sm 抗体阳性。抗 Sm 抗体的检测对早期、不典型的 SLE 或经治疗缓解后的回顾性诊断具有很大帮助。

（2）抗 SSA/Ro 抗体和抗 SSB/La 抗体：由于这两个抗体是 SS 患者最常见的自身抗体，故取名 SSA、SSB。其在 SS 患者血清中的阳性率分别是 70% ～ 80% 和 40%。但抗 SSB/La 抗体的特异性高于抗 SSA/Ro 抗体，可达 50% ～ 60%。同时检测这两个抗体可提高对 SS 的诊断率。部分 SLE 患者抗 SSA/Ro 抗体和抗 SSB/La 抗体的阳性率分别为 35% 和 15% 左右。约 60% 的亚急性皮肤红斑狼疮（SCLE）患者，新生儿狼疮患者和补体缺陷的 SLE 患者可出现抗 SSA/Ro 抗体阳性。抗 SSA 抗体可通过胎盘进入胎儿，引起新生儿狼疮综合征，出现典型的 SLE 皮损和不完全性心脏传导阻滞。因为抗 SSA/Ro 抗体与其抗原形成的免疫复合物，更容易沉积在肾脏和血管壁，造成肾脏及血管炎症，所以单独出现抗 SSA/Ro 抗体阳性的 SLE 患者，其肾脏及血管炎症的发生率较单独出现抗 SSB/La 抗体阳性的 SLE 患者高。

（3）抗 Sc1-70 抗体：由于该抗体几乎仅在进行性系统性硬化病（progressive systemic sclerosis，PSS）患者中检出，且其抗原分子质量为 70kDa 而得名。该抗体是 PSS 的特征性抗体。系统性硬皮病患者的阳性检出率为 20% ～ 40%，在 PSS 的阳性检出率为 40% ～ 60%。而其他自身免疫病患者极少有阳性检出，正常人均为阴性。

（4）抗 Jo-1 抗体：以病人名字 John 而得名。该抗体在多发性肌炎（polymyositis，PM）和皮肌炎（dermatomyositis，DM）中最常见。抗 Jo-l 抗体在 PM 的阳性检出率可达 40% ～ 50%，在 DM 患者的阳性检出率为 25%，伴肺间质纤维化的 PM 或 DM 患者抗 Jo-l 抗体阳性率可达 60%，在其他自身免疫病中抗 Jo-l 抗体为阴性，因而抗 Jo-l 抗体对诊断 PM 具有特异性。PM 与硬皮病重叠的患者，抗 Jo-l 抗体的阳性率可高达 85%。

5. 抗核小体抗体 核小体（nucleosome）是真核生物细胞核染色体的基本单位，细胞凋亡是体内核小体的来源。SLE 患者的吞噬细胞对凋亡细胞的清除能力减低时，核小体可在患者体内大量蓄积，刺激 B 细胞活化产生抗核小体抗体（anti-nucleosome antibody，AnuA）。AnuA 对 SLE 的诊断特异性可达 95%，并且与疾病的活动度密切相关，是 SLE 的又一特征性标志抗体，其产生早于抗 dsDNA 抗体和抗组蛋白抗体，故对 SIE 的早期诊断具有重要的价值。因此联合检测抗 dsDNA 及 AnuA 可提高 SLE 检出率。

（二）ANA 检测方法

1. 间接免疫荧光法 ANA 通常采用间接免疫荧光法检查，该方法在过去最常用小鼠肝细胞印片作为抗原，目前最常用核质丰富的人喉癌上皮细胞（HEp-2）作为抗原。人工培养的 HEp-2 细胞作为抗原固定于载玻片上，与待测血清反应，血清 ANA 与核抗原结合，形成抗原抗体复合物，然后再加入荧光标记的抗人 IgG。反应后，标记抗体与抗原抗体复合物结合形成标记抗体 - 抗原 - 抗体复合物，在荧光显微镜下可观察到抗原片上 ANA 荧光着色情况，判断荧光核型。

常见的 ANA 荧光特点及临床意义如下所述。

（1）均质型：整个细胞核呈一片模糊而均匀的荧光，有些核仁部位不着色，分裂期细胞染色体可被染色出现荧光。与均质型相关的自身抗体主要有抗组蛋白抗体、抗不溶性 DNP，抗双链 DNA 抗体也可产生均质性。高效价均质型 ANA 主要见于 SLE 患者，低效价均质型 ANA 可见于 RA、慢性肝脏疾病、药物诱发的狼疮或传染性单核细胞增多症。

（2）斑点型：细胞核内荧光呈颗粒状，分裂期细胞染色体无荧光显色。与斑点型相关的自身抗体涉及抗核糖体核蛋白颗粒抗体，如抗 Sm、抗 SSB/La、抗 Scl-70 等抗体。高效价的斑点型 ANA 常见于混合性结缔组织病（MCTD），同时也见于 SLE、PSS、SS 等自身免疫病。

（3）周边型：又称核膜型，荧光着色主要显示在细胞核的周边形成明显的荧光环，或在均匀的荧光背景上核周边荧光增强；分裂期细胞染色体出现荧光着色。相关抗体主要是抗双链 DNA 抗体。高效价的周边型 ANA 几乎仅见于 SLE，特别是活动性 SLE，其他自身免疫病很少见周边型，因此有助于 SLE 的诊断。

（4）核仁型：荧光着色主要在核仁区，分裂期细胞染色体不出现荧光着色。相关抗体主要是抗核仁特异的低分子质量 RNA，抗 RNA 聚合酶 I 抗体、抗 PM-Scl、抗 U3RNP。核仁型 ANA 在硬皮病中出现率最高，尤其是高效价核仁型 ANA 对诊断硬皮病具有一定特异性，但核仁型 ANA 也见于雷诺现象者，偶尔也出现于 SLE。

2. ELISA 该法检测 ANA 时以 HEP-2 细胞核提取物作为抗原基质，采用 ELISA 间接法，检测可实现自动化，受人为影响因素小。但该法只能判断 ANA 的有无，无法判断 ANA 荧光图形。抗 dsDNA 抗体、AnuA 等抗体的检测也可采用 ELISA 间接法。

3. 蛋白质印迹法（免疫印迹试验） 目前抗 ENA 抗体谱的检测常采用免疫印迹试验，其基本原理是将商品化的吸附有 ENA 抗原的硝酸纤维素膜与待测血清结合，若待测血清中有抗 ENA 抗体，可特异性结合硝酸纤维膜上相应的抗原区带，然后加入酶标记的二抗，形成固相抗原 - 待测抗体 - 酶标二抗复合物，加入底物后会在相应位置显色，参照抗原区带的位置可分辨出抗 ENA 抗体的类型。该试验能在同一固相载体上同时检测多种自身抗体，灵敏度高，特异性强，操作简单，目前已广泛应用于抗 ENA 抗体谱的检测。

考点： 抗核抗体检测方法

二、类风湿因子检测

（一）检测方法

1. 胶乳凝集试验 变性 IgG 吸附于聚苯乙烯胶乳颗粒上作为检测试剂，这种致敏胶乳与待测血清中的 RF 相遇时，即发生肉眼可见的凝集，称胶乳凝集试验。此法只能定性或以效价半定量，其特异性和灵敏度均不高，且只能检出血清中的 IgM 型 RF。

2. 速率散射比浊法 此法能对 RF 进行准确、快速的定量分析，结果的准确性和敏感性均高于胶乳凝集试验，目前临床实验室已逐渐用此法替代胶乳凝集法，但仍只能检测 IgM 型的 RF。

3. ELISA 法 ELISA 检测法可测定不同 Ig 类型的 RF，其以热凝集变性的 IgG 作为抗原包被聚苯乙烯反应板的微孔，与待测样品中 RF 结合，然后分别加入有酶标记的抗人 IgG、IgA、IgM 抗体与之反应，在加入底物后即可显色。此法可根据酶标记抗体的特异性不同而测定不同 Ig 类型的 RF。

（二）临床意义

RF 在 RA 患者中的阳性检出率高达 79.6%，是 RA 患者血清中常见的自身抗体。高效价 RF 阳性有助于对早期 RA 的诊断。在 RA 患者，RF 的效价与患者的临床表现严重程度呈正相关，即效价随症状加重而升高。但 RF 并不是仅在 RA 患者中出现，在 SLE、进行性全身性硬化症等自身免疫病患者和部分健康老年人中 RF 的阳性率可达 28.9% ～ 50%。由于 RF 对 RA 患者并不具有严格特异性，因而 RF 阳性不能作为诊断 RA 的唯一标准。

考点：类风湿因子检测

三、其他自身抗体的检测

（一）抗平滑肌抗体

抗平滑肌抗体（ASMA）在自身免疫性肝炎患者中的阳性检出率可达 90%，是该病的血清学标志抗体。检测 ASMA 主要采用间接免疫荧光分析，以大鼠的胃、肾、肝组织或猴肝组织作为基质片，ASMA 主要以平滑肌微丝中的肌动蛋白为靶抗原。

待测血清中的 ASMA 与底物基质片的靶抗原结合后，再加入荧光素标记的抗人 Ig 抗体，反应后可在荧光显微镜下观察到平滑肌组织纤维的亮绿色荧光。

（二）抗角蛋白抗体

抗角蛋白抗体（AKA）在类风湿关节炎患者中的阳性率为 30% ～ 55%，特异性高达 95% ～ 99%。检测 AKA 常用间接免疫荧光分析法，以大鼠食管中下段黏膜组织切片作为反应基质。AKA 针对的靶抗原为食管角质层蛋白及上皮的角质棘层蛋白和角质基底层蛋白。

（三）抗乙酰胆碱受体抗体

抗乙酰胆碱受体（AChR）抗体是重症肌无力（MG）患者的标记性自身抗体，对 MG 的诊断具有特异性。MG 患者约有 90% 为抗 AChR 抗体阳性。抗 AChR 抗体可与患者横纹肌细胞的乙酰胆碱受体结合，促发补体的激活，引起运动终板的损伤，使神经与肌肉之间的信号传导发生障碍，导致患者肌肉运动无力。

抗 AChR 抗体检测常用 ELISA 法进行。市售标准检测试剂盒可用于该抗体的检测，正常人该抗体呈阴性。

（四）抗胰岛素抗体

抗胰岛素抗体（APICA）是胰岛素依赖型糖尿病患者中最常见的自身抗体。新确定的该类糖尿病患者，其 APICA 的阳性检出率可达 90% 以上。

检测 APICA 可以用 ELISA 法和 IIF 法。IIF 法最常用的抗原基质片是猴胰腺组织片。APICA 的靶抗原主要是 β 细胞，APICA 与胰腺的内分泌部位反应，加入荧光素标记二抗后，在荧光显微镜下可见所有胰岛细胞的细胞质呈现均质型到颗粒型荧光。

（五）抗环瓜氨酸肽抗体

抗环瓜氨酸肽抗体（anticyclic citrullinated peptide antibody，anti-CCP antibody）是诊断 RA 的一个高度特异性新指标，已纳入 RA 的诊断标准。

研究发现丝集蛋白中的瓜氨酸是主要抗原表位，用合成的环瓜氨酸肽作为 ELISA 方法的抗原基质检测抗 CCP 抗体，敏感性可达 80%。抗 CCP 抗体主要为 IgG 类抗体，对 RA 的特异性为 96%，在疾病早期阶段就可阳性，具有很高的阳性预测值。

（六）抗磷脂抗体

抗磷脂抗体（APLA）是针对含有磷脂结构抗原物质的自身抗体，包括抗心磷脂抗体（ACLA）、抗磷脂酸抗体（APAA）及抗磷脂酰丝氨酸抗体等。

能引起机体产生 APLA 的靶抗原是血浆中的磷脂结合蛋白，最常见的有 β_2- 糖蛋白 I、凝血酶原或这些蛋白与心磷脂的复合物。这些抗原都含有磷脂基团，如心磷脂、磷脂酸、磷脂酰丝氨酸等。APLA 可与内皮细胞或血小板膜上的磷脂结合，破坏细胞功能，使前列环素释放减少、血小板黏附凝集功能增强，是构成血液高凝状态、引起血栓形成的重要因素。APLA 与红细胞结合，在补体参与下，可致红细胞膜破裂发生溶血性贫血。

APLA 可分为 IgG、IgM 和 IgA 型，以 IgG 型最为常见，IgM 型次之，IgA 型与自身免疫性疾病关系较小。ACLA 是 APLA 中最具代表性的一种，其特异性最强，与各种疾病的关系研究也最多。ACLA 确切的致病机制不清楚，但阳性或持续升高与抗磷脂综合征（anti-phospholipid syndrome，APS）密切相关。

ACLA 在 SLE 患者中阳性检出率很高，总阳性率可达 70% ～ 80%，IgG 型可达 50% ～ 60%，IgM 型可达 40% ～ 50%。ACLA 阳性的 SLE 患者发生血管炎、溶血性贫血、心脏及中枢神经系统损害的概率明显高于阴性者，ACLA 阳性的 SLE 女性患者更易形成血栓，妊娠时易发生流产。血清及脑脊液中 ACLA 的检测有助于神经精神性狼疮患者的临床诊断。

ACLA 在 RA 患者中的阳性率可达 33% ～ 49%，幼年型 RA 患者可达 42% ～ 59%，其检测是了解疾病进展及是否伴发 APS 的实验室指标。

在急性脑血管疾病患者中高水平的 IgG 型 ACLA 是预后不良的危险信号，ACLA 水平降低，病情好转；复发性脑梗死患者血清中 ACLA 水平高于原发性脑梗死患者。ACLA 与反复自然流产和胎儿发育迟缓亦有一定相关性。

（七）抗甲状腺球蛋白抗体及抗甲状腺微粒体抗体

抗甲状腺球蛋白抗体（ATGA）和抗甲状腺微粒体抗体（TMA）在桥本甲状腺炎（HT）的诊断中具有重要的价值。ATGA 和 TMA 阴性可排除 HT，而在理 T 患者中 ATGA 的阳性率为 36% ～ 100%，TMA 的阳性率为 85% ～ 100%，两种抗体联合检测阳性率可达 98%。

目前以纯化的甲状腺球蛋白和甲状腺过氧化物酶为抗原，采用电化学发光法进行自动化检测。

（八）抗精子抗体

正常情况下，精子属于隐蔽性抗原，但在感染、手术或外伤时，精子可与机体的免疫系统接触，诱导机体产生抗精子抗体。高滴度的抗体可使精子的活力下降，甚至引起精子的破坏，从而导致男子不育症的发生。女性检出抗精子抗体，可能与不孕症有关。

抗精子抗体的检测可采用 ELISA 法、免疫荧光法、精子制动试验、精子凝集试验等。

目标检测

单项选择题

1. 毒性弥漫性甲状腺肿患者血清中的抗促甲状腺激素受体抗体的类别是

A. IgA　　B. IgG

C. IgM　　D. IgE

E. IgD

2. 系统性红斑狼疮的发生机制是

A. Ⅰ型超敏反应　　B. Ⅱ型超敏反应

C. Ⅲ型超敏反应　　D. Ⅳ型超敏反应
E. 以上都不是

3. 下列哪种疾病与 HLA-B27 抗原相关性显著
A. 重症肌无力　　B. 强直性脊柱炎
C. 系统性红斑狼疮　　D. 类风湿关节炎
E. 以上都不是

4. 下列抗体中哪一种不属于自身抗体
A. 抗核抗体（ANA）　　B. 类风湿因子
C. 抗 RhD　　D. 抗 SSB/La
E. 以上都不是

5. 常见的 ANA 荧光图形不包括
A. 均质型　　B. 斑点型
C. 核膜型　　D. 核仁型
E. 胞浆型

6. 下列自身抗体检测方法，常用的是
A. 直接免疫荧光染色法
B. 间接免疫荧光染色法
C. 固相免疫电镜法
D. RIA
E. ELISA

7. 系统性红斑狼疮标志抗体是
A. 抗环瓜氨酸肽抗体　　B. 抗 Sm 抗体
C. 抗 SSB 抗体　　D. 抗 dsDNA 抗体
E. 抗 RNP 抗体

8. 自身免疫病的发生是由于体内产生了
A. 自身抗体
B. 自身反应性 T 淋巴细胞
C. 突变细胞
D. 自身抗体或自身反应性 T 细胞
E. 抗 RhD

9. 与自身免疫性疾病特点无关的是
A. 对自身细胞或组织成分产生获得性免疫应答造成损伤或功能障碍
B. 病情转归与自身免疫反应强度密切相关
C. 反复发作、慢性迁延
D. 自身抗体或自身反应性 T 细胞
E. 发病无器官特异性

（宇芙蓉）

第 23 章
肿瘤免疫及其免疫学检验

学习目标

1. 掌握 掌握肿瘤标志物的概念；常见肿瘤标志物及其临床意义。
2. 熟悉 肿瘤抗原的分类；肿瘤标志物的分类。
3. 了解 机体抗肿瘤的免疫效应机制；肿瘤标志物检测技术及其联合应用。

第 1 节 概 述

肿瘤免疫学（tumor immunology）是研究肿瘤抗原性质、机体对肿瘤的免疫应答、机体免疫功能与肿瘤发生发展的相互关系以及肿瘤的免疫诊断和免疫防治的科学。

肿瘤免疫学检验是通过免疫学方法进行肿瘤的辅助诊断、疗效观察和复发监测以及对患者免疫功能状态的评估。在肿瘤诊治的各种方法和手段中，肿瘤标志物（tumor marker，TM）检测是肿瘤实验室诊断的常用手段。随着肿瘤基础理论和新检测技术的发展，新的早期筛查及预后标志物正不断地被发现并逐步标准化应用于临床，肿瘤标志物成为现代肿瘤学中发展最快的一个重要分支，在肿瘤诊断和个体化医疗中具有重要的临床应用价值。

一、肿瘤抗原

肿瘤抗原（tumor antigen）是指肿瘤细胞膜上的结构成分。多为糖蛋白或糖脂，在肿瘤的发生、发展、诱导机体产生抗肿瘤免疫应答中具有重要作用，是肿瘤免疫诊断和免疫防治的基础。肿瘤抗原有多种分类方法，被普遍接受的有以下两类。

（一）根据肿瘤抗原的特异性分类

1. 肿瘤特异性抗原（tumor specific antigen，TSA） 是只存在于某种癌变细胞表面而不存在于相应正常细胞或其他类型肿瘤细胞表面的抗原。此类抗原最初通过动物肿瘤移植排斥实验所证实，故曾被称为肿瘤特异性移植抗原（tumor specific transplantation antigen，TSTA）。

2. 肿瘤相关抗原（tumor associated antigen，TAA） 非肿瘤细胞所特有的，正常组织或细胞也可表达的抗原物质，只是含量在细胞癌变时明显增高。肿瘤细胞表达 TAA 仅表现为量的变化，而无严格肿瘤特异性，如胚胎抗原、分化抗原和过度表达的癌基因产物等均属此类。

（二）根据肿瘤诱发和发生情况分类

1. 化学和物理因素诱发的肿瘤抗原 其特点为特异性强但免疫原性弱，具有高度异质性。同一种化学或物理致癌剂诱发的肿瘤，在不同种系或同种系的不同个体，甚至是同一个体的不同部位，其肿瘤抗原特异性和免疫原性均可能各不相同。由于突变的肿瘤抗原间很少有交叉成分，故应用免疫测定技术诊断和治疗此类肿瘤有一定困难。

2. 病毒诱发的肿瘤抗原 人类某些肿瘤的发生与病毒感染有密切关系，能够诱发肿瘤的病毒主要是 DNA 病毒和 RNA 病毒。无种系、个体和器官特异性，但具有病毒特异性，由同一病毒诱发的肿瘤均表达相同的肿瘤抗原，且具有较强的免疫原性。由不同 DNA 病毒或 RNA 病毒诱发的肿瘤抗原，其分子结构和生物学特性各异，故又称为病毒相关的肿瘤抗原。

3. 自发性肿瘤抗原　是指迄今尚未阐明其发生机制的肿瘤，人类大部分肿瘤属于此类。自发性肿瘤表达的抗原大部分可能为突变基因的产物，包括癌基因（如 *ras* 等）和抑癌基因（如 *p53* 等）的突变产物以及融合蛋白（如 bcl-abl 等）。某些类似于理化因素诱发的肿瘤抗原，具有各自独特的抗原性；另一些类似于病毒诱发的肿瘤抗原，具有共同的抗原特异性和免疫原性。

4. 分化抗原　是组织细胞在分化、发育的不同阶段表达或消失的正常分子。恶性肿瘤细胞通常停滞在细胞发育的某个幼稚阶段，其形态和功能均类似于未分化的胚胎细胞，称为肿瘤细胞的去分化或逆分化。故肿瘤细胞可表达其他正常组织的分化抗原，如胃癌细胞可表达 ABO 血型抗原，或表达该组织自身的胚胎期分化抗原。分化抗原是正常细胞的一部分，虽不能刺激产生抗肿瘤免疫应答，但可用于判断肿瘤组织来源和靶向免疫治疗。

5. 胚胎抗原　是胚胎发育阶段由胚胎组织产生的正常成分，出生后逐渐消失，或仅微量表达，发育成熟的组织一般不表达。当细胞癌变时，此类抗原可重新合成。胚胎抗原是最早用于肿瘤免疫学诊断和免疫学治疗的抗原，常见的有甲胎蛋白（AFP）和癌胚抗原（CEA）等。

6. 过度表达的抗原　正常组织细胞发生癌变后，多种信号转导分子表达量显著升高。这些信号分子可以是正常蛋白，也可以是突变蛋白，其过度表达还具有抗凋亡作用，可使肿瘤细胞长期存活，此类抗原包括 *ras*、*c-myc* 等基因产物。

7. 细胞突变产生的独特型抗原　如正常人 T 细胞和 B 细胞表面分别表达 TCR 和 BCR，TCR 和 BCR 可变区具有独特型抗原决定簇，属正常细胞成分。但在特殊情况下此类抗原仅表达于少数肿瘤细胞表面，如 T 细胞白血病和慢性 B 细胞白血病的恶变细胞可分别表达 TCR 和 BCR 独特型决定簇，可作为各自的诊断标志物和治疗的靶分子。

二、肿瘤标志物

（一）概述

肿瘤标志物是指在恶性肿瘤的发生和增殖过程中，由肿瘤细胞本身所产生的或是由机体对肿瘤细胞反应而异常产生和（或）升高的，反映肿瘤存在和生长的一类物质，包括蛋白质、激素、酶（同工酶）、多胺及癌基因产物等，存在于患者的血液、体液、细胞或组织中，可用生物化学、免疫学及分子生物学等方法进行定性或定量检测，对肿瘤的辅助诊断、鉴别诊断、疗效观察、复发监测及预后评估具有一定的价值。

理想的肿瘤标志物特点：①敏感性高，有助于早期发现和诊断肿瘤；②特异性强，仅肿瘤患者阳性，能鉴别诊断良、恶性肿瘤；③肿瘤标志物浓度和肿瘤转移、恶性程度有关，能协助肿瘤分期和预后判断；④肿瘤标志物浓度和肿瘤大小有关；⑤易于检测；⑥与预后有关，具有可靠的预测价值。值得注意的是，至今发现的一百余种肿瘤标志物中，还没有一种能完全满足上述要求。

（二）分类

肿瘤标志物用于临床诊断有许多种，大致分为血清肿瘤标志物和组织肿瘤标志物。

1. 血清肿瘤标志物　包括胚胎抗原类、糖蛋白抗原类、激素类、酶和同工酶类。

（1）胚胎抗原类：如 AFP、CEA 等，是从肝癌、结肠癌的组织中发现的，而胚胎期的肝、胃肠管组织也能合成并存在于胎儿的血液中，因此称为胚胎抗原。

（2）糖蛋白抗原类：利用杂交瘤技术研制出的单克隆抗体所识别的肿瘤特异性大分子糖蛋白类抗原，可分为两大类，即高分子黏蛋白类肿瘤标志物（如 CA125、CA15-3 等）和血型类抗原肿瘤标志物（如 CA19-9、CA50、CA72-4 等）。

（3）激素类：正常情况下不产生激素的某些组织，在发生恶变时能产生和释放一些肽类激素（异位内分泌激素）并导致出现相应的综合征，因此，这些异位内分泌激素升高也可作为肿瘤相关的标志物，如患甲状腺髓样癌时降钙素升高，患绒毛膜细胞癌时 HCG 明显升高。

（4）酶和同工酶类：当机体某个部位发生肿瘤时，肿瘤细胞代谢异常，使某些酶或同工酶合成增加；或由于肿瘤组织的压迫和浸润，导致某些酶的排泄受阻，使肿瘤患者血清中酶活性异常升高。酶是较早发现并用于临床诊断的一类肿瘤标志物，如患肝癌时谷氨酰转移酶升高，患前列腺癌时前列腺特异性抗原升高等。

2. 组织肿瘤标志物 该法用于检测多价抗原，不能用于单价抗原和小分子半抗原的检测。

（1）分化标志：激素受体，如雌二醇受体、孕酮受体等。

（2）增殖标志：细胞周期相关抗原（Ki67）、生长因子及其受体等。

（3）转移潜在性标志：蛋白酶 - 脲激酶 - 血纤维蛋白溶酶原激活剂与组织蛋白酶 D，*nm23* 基因产物及细胞黏附因子等。

（4）癌基因及抗癌基因：癌基因如 *myc*、*H-ras*、*erbB2* 等，抗癌基因如 *p53*、*bcl-2*、视网膜母细胞瘤克隆出的基因（*Rb*）及结肠癌抑癌基因（*DCC*）等。

目前这些组织肿瘤标志物还处于研究观察阶段，但是相信将来有希望在肿瘤临床中成为诊断、预后判断及治疗监测的肿瘤标志物。

考点：肿瘤标志物的概念及分类

第 2 节　机体抗肿瘤的免疫效应机制

机体的抗肿瘤免疫效应机制包括细胞免疫和体液免疫两方面。一般认为，细胞免疫是抗肿瘤免疫的主力，体液免疫通常仅在某些情况下起协同作用。对于大多数免疫原性强的肿瘤，特异性免疫应答是主要的；而对于免疫原性弱的肿瘤，非特异性免疫应答可能具有更重要的意义。肿瘤不是单一病因的疾病，机体对肿瘤免疫应答的产生及其强弱不单取决于肿瘤免疫原性，还受到宿主的免疫功能和其他因素的影响。

一、抗肿瘤的细胞免疫机制

（一）T 淋巴细胞的抗肿瘤作用机制

1. $CD4^+T$ 细胞（Th） 表达 CD4 分子的 T 细胞，此类 T 细胞不能直接识别肿瘤细胞，而是依赖抗原提呈细胞，提呈相关的肿瘤抗原对其进行特异性激活后分泌淋巴因子，激活 B 细胞、巨噬细胞、NK 细胞发挥抗肿瘤作用。

（1）释放 IL-2 促进 Tc 增殖、激活 NK 细胞。

（2）释放 IL-4、IL-5 促进 B 细胞活化、分化和抗体形成。

（3）分泌肿瘤坏死因子等发挥抗肿瘤作用。

（4）少数 $CD4^+T$ 细胞识别某些 MHC-Ⅱ类分子与抗原肽复合体直接杀伤肿瘤。

2. $CD8^+T$ 细胞（Tc 或 CTL） 表达 CD8 分子的 T 细胞，$CD8^+T$ 细胞的杀伤活性在机体抗肿瘤效应中起关键作用，是机体重要的抗肿瘤效应细胞，可直接杀伤带有致敏抗原的肿瘤细胞。Tc 的杀伤肿瘤靶细胞的过程分为三个阶段。

（1）与靶细胞结合。

（2）致死性打击：①分泌途径，穿孔素和颗粒酶介导；②非分泌途径，又称配体诱导的受体介导的凋亡激活途径，激活的 Tc 表达 FasL 与肿瘤细胞上的 Fas/APO-1 分子结合，促进肿瘤细胞凋亡。

（3）靶细胞裂解：①细胞坏死，Tc 作用使靶细胞膜溶解；②细胞凋亡，核浓缩、碎裂。

（二）NK 细胞的抗肿瘤作用

NK 细胞不经致敏直接杀伤敏感的肿瘤细胞，是一类在抗肿瘤免疫早期起重要作用的效应细胞，是机体抗肿瘤的第一道防线。其可能的机制是：①释放细胞毒性因子或穿孔素介导溶细胞作用，其杀伤作用无肿瘤特异性、MHC 限制性和免疫记忆性；②通过 Fas/FasL 途径诱导肿瘤细胞凋亡；③ NK 细胞表面的 FcγR 可与覆盖在肿瘤细胞表面抗体的 Fc 段结合，通过 ADCC 作用而杀伤肿瘤细胞；④ IL-2、IL-12、IL-15、IFN 等可在体内外增强 NK 细胞的细胞毒作用，故 T 细胞免疫应答可增强 NK 细胞活性。

（三）单核巨噬细胞的抗肿瘤作用

巨噬细胞既可作为 APC 启动免疫应答，也可作为潜在效应细胞溶解肿瘤细胞。其杀伤肿瘤细胞的机制如下：①作为 APC 将肿瘤抗原提呈给 T 细胞，以诱导特异性抗肿瘤细胞免疫应答；②活化的巨噬细胞与肿瘤细胞结合后，通过释放溶酶体酶等直接杀伤肿瘤细胞；③巨噬细胞表面有 FcR，可通过特异性抗体介导的 ADCC 效应杀伤肿瘤细胞；④活化的巨噬细胞可分泌 TNF 等细胞毒性分子间接杀伤肿瘤细胞，体外对 TNF 杀伤有抵抗能力的肿瘤细胞通常对巨噬细胞杀伤也有抵抗能力，因此 TNF 可能是介导巨噬细胞杀伤作用的主要成分。

（四）树突状细胞的抗肿瘤作用

树突状细胞（dendritic cell，DC）是主要的 APC，在体内外均具有激发针对肿瘤的初次和再次 T 细胞应答的功能。虽然不参与直接杀伤肿瘤细胞，但在诱导特异性抗肿瘤免疫中起关键作用。

二、抗肿瘤的体液免疫机制

B 细胞及其衍生的浆细胞主要通过抗体介导体液免疫，但在肿瘤方面不起作用，甚至有免疫促进作用。抗肿瘤的作用机制有：补体依赖的细胞毒性（complement dependent cytotoxicity，CDC）、抗体依赖细胞介导的细胞毒作用（antibody-dependent cell-mediated cytotoxicity，ADCC）、抗体的调理作用使肿瘤细胞的黏附特性改变或消失。

第 3 节　常见肿瘤标志物

一、胚胎抗原类肿瘤标志物

（一）甲胎蛋白（AFP）

AFP 是在胎儿期主要由卵黄囊和肝脏合成的一种血清糖蛋白，孕期 4 周后即可在胎儿血清中检测到，出生后 AFP 合成很快受抑制，周岁末婴儿的血清 AFP 浓度接近成人水平，降至 10 ～ 20μg/L，一般健康成人血清 AFP 浓度低于 20μg/L。

临床意义：血清 AFP 联合肝脏超声检查可用于对高危人群进行肝细胞癌的筛查，尤其是对乙型肝炎病毒（HBV）和（或）丙型肝炎病毒（HCV）感染者、长期酗酒者以及有原发性肝癌家族史患者，筛查年龄男性≥ 40 岁，女性≥ 50 岁开始，宜每隔 6 个月检查一次。AFP 大于 20μg/L 且持续增加者，即使腹部超声检查阴性，也须进一步检查。

当肝细胞发生恶性变时 AFP 含量明显升高，AFP 是临床上辅助诊断原发性肝癌的重要指标。对于血清 AFP ≥ 400μg/L 超过 1 个月，或≥ 200μg/L 持续 2 个月，在排除妊娠、活动性肝病和生殖系胚胎源性肿瘤后，应高度怀疑肝癌，需做 B 超检查，必要时做 CT/MRI 和活组织检查等以明确诊断。血清 AFP 对肝癌诊断的阳性率一般为 70% 左右，尚有约 30% 的肝癌患者 AFP 检测呈阴性，因此，不能仅靠 AFP 来诊断肝癌。

血清 AFP 升高也可见于生殖系胚胎源性肿瘤，如睾丸非精原细胞瘤、卵黄囊瘤、恶性畸胎瘤等。还可见于其他恶性肿瘤，如胃癌、结直肠癌等。

急、慢性肝炎、肝硬化患者血清中 AFP 可出现不同程度的升高，多在 20 ～ 200μg/L，一般在 2 个月内随病情的好转而逐渐下降。

妇女妊娠 3 个月后血清 AFP 可见升高，主要来源于胎儿。孕妇血清中 AFP 异常升高，可见于胎儿神经管缺损、脊柱裂、无脑儿等。AFP 可由开放的神经管进入羊水而导致其在羊水中含量异常升高。孕妇血清中 AFP 异常降低，提示胎儿有唐氏综合征的风险。因此，孕妇血清和羊水中 AFP 浓度监测可用于胎儿神经管缺损和唐氏综合征的产前辅助诊断。

血清 AFP 是判断原发性肝癌预后的重要标志物，高浓度的血清 AFP，提示预后不良。血清 AFP 测定有助于监测肝癌患者对治疗的反应。肝癌手术后，血清 AFP 浓度下降到参考区间内，表示手术有效；若血清 AFP 仅有部分下降，表示手术不彻底或已有转移病灶。血清 AFP 可用于肝癌手术切除后或肝癌患者肝脏移植后的随访和复发监测，手术后 2 年内，宜每 3 个月检测一次，3 ～ 5 年内每 6 个月检测一次。

（二）癌胚抗原（CEA）

CEA 是由胎儿胃肠道上皮组织、胰和肝细胞所合成的一种结构复杂的酸性糖蛋白，分子质量约为 180kDa，通常在妊娠前 6 个月内含量增高，出生后血清中含量已很低。

临床意义：CEA 升高常见于结肠癌、直肠癌、肺癌、乳腺癌、食管癌、胰腺癌、胃癌、转移性肝癌等常见肿瘤的辅助诊断。其他恶性肿瘤如甲状腺髓样癌、胆管癌、泌尿系恶性肿瘤等也有不同程度的阳性率。妊娠、结肠炎、结肠息肉、肠道憩室炎、胰腺炎、肝硬化、肝炎、肺部良性疾病和心血管疾病等，血清 CEA 也可有不同程度的升高，但阳性的百分率较低。所以 CEA 不是恶性肿瘤的特异性标志，在诊断上只有辅助价值，被推荐为直肠癌、结肠癌治疗后随访项目，监测肿瘤复发的肿瘤标志物。

血清 CEA 水平是判断肿瘤预后的因素之一，血清 CEA 持续升高，提示预后不良。

血清 CEA 作为疗效和复发监测。治疗前有 CEA 升高者，若手术、化疗、靶向治疗或者免疫治疗等有效，血清 CEA 浓度下降到参考区间内；若治疗后血清 CEA 仅有部分下降或不下降，表示治疗效果不佳。血清 CEA 可用于肿瘤治疗后的随访和复发监测，一般在治疗后 2 年内，宜每 3 个月检测一次，3 ～ 5 年内每 6 个月检测一次。

此外，癌胚抗原的水平与下列因素有关：①与癌症的早、中、晚期有关，CEA 在早期无症状人群中对结直肠癌的检出率较低，敏感性和特异性均欠佳，故 CEA 不被用于结直肠癌的筛查，但可用于结直肠癌患者的疗效监测。越到癌症晚期 CEA 越升高，但阳性率不是很高。②与肿瘤转移有关，当转移后，CEA 浓度也升高。③与癌症的组织类型有关，腺癌最敏感，其次是鳞癌和低分化癌，这说明 CEA 是一种分化性抗原，分化程度越高阳性率也越高。④与病情好转有关，病情好转时 CEA 浓度下降，病情恶化时升高。CEA 连续随访检测，可用于恶性肿瘤手术后的疗效观察及预后判断，也可用于对化疗患者的疗效观察。

二、糖蛋白抗原类肿瘤标志物

（一）CA19-9

CA19-9 是一种大分子糖蛋白，属 Lewis 血型抗原类肿瘤标志物，是与胃癌、胰腺癌、胆囊癌和结肠癌相关的肿瘤标志物，又称胃肠癌相关抗原，用结肠癌细胞株 SW1116 细胞表面分离出来的单唾液酸神经节糖苷脂作为抗原，制成相应的单克隆抗体 1116-NS-19-9，用此单克隆抗体识别的肿瘤相关抗原即为 CA19-9。是迄今报道的对胰腺癌敏感性最高的标志物。健康成人血清 CA19-9 浓度＜ 37U/ml。

临床意义：轻度升高可见于消化道炎症；明显升高可见于消化道肿瘤，有助于胰腺癌、大肠及直肠癌的诊断。

其他恶性肿瘤，如卵巢癌、淋巴瘤、胃癌、肝癌、食管癌、乳腺癌的阳性率较低。应用如下：胃癌的阳性率为 25% ～ 60%，且与肿瘤分期有关。对于胃癌患者，同时检测 CEA 可提高阳性率；直肠、结肠癌患者，阳性率为 18% ～ 58%，与肿瘤分期有关。同时测定 CEA 可提高敏感度，如果治疗有效，CA19-9 下降速度较 CEA 快；胆囊癌、胆管癌、胆道癌的 CA19-9 阳性率较高，可用于区别胰腺癌、胆管癌合并的黄疸与阻塞性黄疸。后者的 CA19-9 水平较低。使用原则：CA19-9 与 AFP、CEA 联合检查，有助于提高胃肠道肿瘤的诊断效率。

非肿瘤性疾病：CA19-9 低浓度增高、一过性增高可见于慢性胰腺炎、胆石症、肝硬化、肾功能不全、糖尿病等。

血清 CA19-9 与影像学检查一起，可用于胰腺癌放疗、化疗的疗效监测，CA19-9 浓度的持续升高提示疾病进展。也可用于胰腺癌手术切除后的随访和复发监测。术后第 1 年，每 3 个月随访 1 次；第 2 ～ 3 年，每 6 个月随访 1 次；之后每年随访 1 次。

（二）CA125

CA125 来源于胚胎发育期体腔上皮，在正常卵巢组织中不存在，因此最常见于上皮性卵巢肿瘤（浆液性肿瘤）患者的血清中，其诊断的敏感性较高，但特异性较差。黏液性卵巢肿瘤中不存在。80% 的卵巢上皮性肿瘤患者血清 CA125 升高，但近半数的早期病例并不升高，故不单独用于卵巢上皮性癌的早期诊断。90% 患者血清 CA125 与病程进展有关，故多用于病情监测和疗效评估。95% 的健康成年妇女 CA125 的水平≤ 35U/ml，若升高至正常值的 2 倍以上应引起重视。另外 CA125 也可见于结核性腹膜炎患者的血清检查中，且 CA125 水平呈数十倍升高，在卵巢癌术前应明确排除结核性腹膜炎、盆腔炎可能。

临床意义：CA125 是重要的卵巢癌相关抗原，不宜用于筛查，但联合经阴道盆腔超声或其他标志物，可以提高早期筛查特异性。卵巢癌患者血清 CA125 水平明显升高，化疗和手术有效者 CA125 水平很快下降。若有复发时，CA125 升高可先于临床症状之前。

其他非卵巢恶性肿瘤也有一定的阳性率，如乳腺癌 40%、胰腺癌 50%、胃癌 47%、肺癌 44%、结肠直肠癌 32%、其他妇科肿瘤 43%。对于肺癌患者，CA125 的阳性率随肺癌分期进展而明显升高，临床研究表明：肺癌Ⅰ期阳性率为 7.8%，Ⅱ期阳性率为 18.6%，Ⅲ期阳性率为 32.5%，Ⅳ期阳性率为 53.9%，总体阳性率为 26.9%。

非恶性肿瘤，如子宫内膜异位症、慢性盆腔炎、腹膜炎、卵巢囊肿、胰腺炎、肝炎、肝硬化等疾病中也可有不同程度的升高，但阳性的百分率较低。

在胸腔积液、腹水中发现有 CA125 升高，羊水中也能检出较高浓度的 CA125。早期妊娠的头 3 个月内，也有 CA125 升高的可能。盆腹腔结核 CA125 也会呈数十倍升高。

血清 CA125 连续检测可用于卵巢癌化疗的疗效监测，一般在化疗前 2 周内检测一次，化疗期间 2 ～ 4 周检测一次。监测期间 CA125 持续升高提示疾病进展或疗效不佳。治疗前有血清 CA125 升高者，治疗后可用 CA125 进行随访监测。一般在治疗后 2 年内，宜每 2 ～ 4 个月检测一次，3 ～ 5 年内每 3 ～ 6 个月检测一次。

（三）CA15-3

CA15-3 是乳腺癌的最重要的特异性标志物。健康成人血清 CA15-3 浓度＜ 28U/ml，在肿瘤早期阳性率较低，不宜作为早期筛查指标。

血清 CA15-3 是一个主要用于乳腺癌辅助诊断的指标，但在乳腺癌的早期阳性率低，乳腺癌晚期和转移性乳腺癌阳性率较高为 70% ～ 80%。CA15-3 与 CEA 联合检测，可提高乳腺癌诊断的敏感性。血清 CA15-3 在其他恶性肿瘤，如肺癌、卵巢癌、肝癌、宫颈癌、结肠癌等，也有不同程度的阳性率。

在肝脏、胃肠道、肺、乳腺、卵巢等部位的良性疾病，也可有不同程度的升高，但阳性的百分率较低。血清 CA15-3 一般不用于乳腺癌的预后判断，不常规用于乳腺癌的复发和转移监测。但手术前有血清 CA15-3 升高者，术后可用 CA15-3 进行随访和监测。

CA15-3 动态测定有助于Ⅱ期和Ⅲ期乳腺癌患者治疗后复发的早期发现。由于 CA15-3 对转移性乳腺癌诊断的敏感性和特异性均优于 CEA，可比临床及影像学诊断早 48 个月发现转移和复发癌灶，成为诊断转移性乳腺癌的首选指标，当 CA15-3 大于 100U/ml 时，可认为有转移性病变。

（四）CA72-4

CA72-4 是目前诊断胃癌的最佳肿瘤标志物之一，对胃癌具有较高的特异性，敏感性可达 28% ～ 80%，若与 CA19-9 及 CEA 联合检测可以检测 70% 以上的胃癌。此外，CA72-4 被认为是疾病分期和判断胃肠道癌症患者是否有残存肿瘤的良好指标，如果癌瘤完全切除，CA72-4 可降至正常；70% 的复发病例中，CA72-4 浓度首先升高。

CA72-4 在胃肠道癌、乳腺癌、肺癌、卵巢癌中有不同程度的检出率。CA72-4 与 CA125 的联合检测，可以作为诊断原发性及复发性卵巢肿瘤的标志物。

（五）CA242

CA242 是一种唾液酸化的鞘糖脂类抗原，几乎总是和 CA50 一起表达，但两者受不同的单克隆抗体识别。在临床上均被用于消化道恶性肿瘤尤其是胰腺癌、结直肠癌的诊断，与 CA19-9、CA50 相比，新一代的肿瘤相关抗原 CA242 在胰腺癌、胆囊癌和消化道癌中的灵敏度、特异性更高。用于胰腺癌和良性肝胆疾病的鉴别诊断及预后，也用于结直肠癌患者术前预后及复发的鉴别。

CA242 与 CEA 联合检测可提高敏感性，但两者无相关性，具有独立的诊断价值及互补性。

（六）CA50

CA50 是胰腺和结直肠癌的肿瘤标志物，广泛存在于胰腺、胆囊、肝、胃、结直肠、膀胱和子宫。与 CA19-9 有一定的交叉抗原性，主要用于胰腺癌、结肠癌、直肠癌、胃癌的辅助诊断，其中胰腺癌患者增高最明显。另外，CA50 对恶性胸腔积液有很高的阳性检出率。

（七）CA549

CA549 是乳腺癌的标志物，它是一种酸性糖蛋白，大部分健康女性指标为＜ 11U/ml，异常升高者比例并不高，可见于 50% 乳腺癌和卵巢癌、40% 前列腺癌、33% 肺癌患者。由此，作为乳腺癌的早期诊断指标，CA549 则还较欠缺，应联合应用其他肿瘤标志物进行综合判断。

（八）鳞状上皮细胞癌抗原（SCC）

SCC 是从子宫颈鳞状细胞癌组织中分离出来的肿瘤相关抗原 TA-4 的亚单位，存在于子宫颈、肺、食管、头颈部等鳞状细胞癌的胞质内，是一种检测鳞状细胞癌的肿瘤标志物，特异度较高，但灵敏度较低。

血清 SCC 一般不用于宫颈鳞状细胞癌和肺鳞状细胞癌的筛查，是一个主要用于辅助诊断鳞状细胞癌的肿瘤标志物，在宫颈鳞状细胞癌、肺鳞状细胞癌患者的血清中会有升高，其浓度随病情的加重而增高。血清 SCC 在其他恶性肿瘤，如头颈部上皮细胞癌、食管癌、鼻咽癌、皮肤癌等也有不同程度的阳性率。在某些良性疾病，如肝炎、肝硬化、肺炎、肺结核、银屑病、湿疹、肾衰竭等，也可有不同程度的升高，但阳性的百分率较低。

血清 SCC 升高与宫颈鳞状细胞癌淋巴结转移有关，可用于宫颈鳞状细胞癌个性化治疗方案的制定，但目前并不作为常规应用。与宫颈鳞状细胞癌的分期、肿瘤大小、肿瘤术后是否有残留、肿瘤复发和进展等相关，因此可用于宫颈癌的疗效评估、随访和复发监测。对肺鳞状细胞癌疗效监测有一定价值。

（九）系核基质蛋白（NMP22）

NMP22 是膀胱癌的一种新的标志物，检测尿 NMP22 有助于尿道癌症的诊断和治疗后疗效监测，鉴别良恶性膀胱疾病。

三、酶和同工酶类肿瘤标志物

（一）神经元特异性烯醇化酶

神经元特异性烯醇化酶（neuron specific enolase，NSE）是一种酸性蛋白酶，参与糖酵解代谢过程。存在于神经组织和神经内分泌组织中。它被发现在与神经内分泌组织起源有关的肿瘤中，特别是小细胞肺癌（SCLC）中有过量的 NSE 表达，导致血清中 NSE 明显升高。NSE 是小细胞肺癌特异性和灵敏性较好的肿瘤标志物，可用于 SCLC 的鉴别诊断和患者的疗效监测，其检出阳性率可高达 65% ～ 100%。

临床意义：

（1）血清 NSE 是 SCLC 首选标志物之一。小细胞肺癌患者 NSE 水平明显高于肺腺癌、肺鳞癌、大细胞肺癌等非小细胞肺癌（NSCLC），具有辅助诊断价值。尽管 NSE 浓度与转移部位或脑部转移没有相关性，但是与临床分期如疾病进展有很好的相关性。NSE 的诊断灵敏度达 80%，特异性达 80% ～ 90%，而 NSCLC 患者并无明显增高，故可作为 SCLC 与 NSCLC 的鉴别诊断。血清 NSE 水平与 SCLC 的临床分期呈正相关。因此，血清 NSE 检测对 SCLC 的监测病情、疗效评价及预测复发具有重要的临床价值。

（2）血清 NSE 也是神经母细胞瘤的肿瘤标志物，患者明显升高，而肾母细胞瘤（Wilms 瘤）患者较少升高，因此，可用于神经母细胞瘤与肾母细胞瘤的鉴别诊断。

（3）血清 NSE 升高还常见于神经内分泌细胞肿瘤，如嗜铬细胞瘤、甲状腺髓样癌、黑色素瘤、胰岛细胞瘤、视网膜母细胞瘤等。血清 NSE 在某些神经系统疾病和肺部疾病，如脑膜炎、肺炎等也可见升高，但阳性的百分率较低。

（二）*α-L-* 岩藻糖苷酶

α-L- 岩藻糖苷酶（AFU）是一种催化含岩藻糖基的糖蛋白、糖脂等生物活性大分子水解酶的溶酶体酸性水解酶。其广泛分布于人体组织细胞、血液和体液中。参与体内糖蛋白、糖脂和寡糖的代谢。由于肝癌患者 AFU 明显升高，它被认为是原发性肝细胞肝癌检测的一种新的肿瘤标记物。

临床意义：

（1）降低：见于遗传性 AFU 缺乏引起的岩藻糖积蓄病。

（2）升高：见于原发性肝癌、转移性肝癌、肝硬化、急性肝炎等。

值得注意的是，AFU 和 AFP 同时测定可提高原发性肝癌的诊断率，有较好的互补作用。

四、激素类肿瘤标志物

（一）β-HCG

绒毛膜促性腺激素由 α 和 β 二聚体的糖蛋白组成，α 亚单位为垂体前叶激素所共有，β 亚单位是 HCG 所特异的。完整的 HCG 全部是由胎盘绒毛膜的合体滋养层产生。

临床意义：

（1）生理情况下，β-HCG 浓度显著升高，用于诊断早期妊娠。

（2）用于妊娠中期的产前诊断，用于唐氏综合征、开放性神经管缺损等。正常妊娠 10 周左右血清

β-HCG 达到峰值，随后趋于降低，而唐氏综合征胎儿的母亲血清 β-HCG 浓度于妊娠 15 ～ 20 周后仍持续性升高。

（3）用于对滋养细胞肿瘤的诊断和病情监测，以及乳腺癌、睾丸癌、卵巢癌等其他肿瘤的辅助诊断及病情监测。在滋养细胞疾病、葡萄胎时，血中 β-HCG 含量会明显升高，可用于鉴别葡萄胎与正常妊娠。联合检测 β-HCG 和 CA125 对临床卵巢癌的诊断提供有意义的信息。

（4）检测 β-HCG 仅限于妊娠的前 14 周，若 48 小时增加不及 66%，可能为异位妊娠、流产。

（二）胃泌素释放肽前体

胃泌素释放肽（GRP）广泛分布于哺乳动物胃肠、肺和神经细胞。小细胞肺癌（SCLC）具有神经内分泌特征，癌细胞能合成和释放 GRP，但由于其在血清中不稳定，易被降解，很难测定其血清浓度。胃泌素释放肽前体（ProGRP）是胃泌素释放肽的前体结构，在血液中较为稳定。已知 ProGRP 有三种分子结构，其羧基端有一个共同序列区即胃泌素释放肽前体片段 31 ～ 98，在血液中稳定表达，是检测 SCLC 较好的标志物。

临床意义：ProGRP 可用于小细胞肺癌的诊断、疗效监测及预后判断，诊断敏感性为 47% ～ 86%，特异性接近 100%，其作为单个肿瘤标志物的特异性要优于 NSE。血清水平升高主要见于 SCLC 或神经内分泌肿瘤。

五、特殊蛋白质类肿瘤标志物

（一）β_2- 微球蛋白

β_2- 微球蛋白（β_2-MG）是人类白细胞抗原（HLA）- Ⅰ类抗原的轻链，由淋巴细胞、血小板、多形核白细胞产生的一种低分子质量血清球蛋白，存在于成熟红细胞和胎盘滋养层细胞外的各种细胞表面。β_2-MG 极易通过肾小球滤过膜，几乎全部被近曲小管细胞重吸收和降解，不再回流入血。健康人 β_2-MG 的合成速度和细胞膜释放量非常恒定，故体内 β_2-MG 保持稳定。

临床意义：

检测血或尿中的 β_2-MG 浓度为临床肾功能测定、肾移植成活、糖尿病肾病、重金属镉、汞中毒、某些恶性肿瘤、病毒感染、自身免疫性疾病的临床诊断提供较早、可靠和灵敏的指标，同时也为鉴别蛋白尿性质、肾小球或肾小管病变、尿路感染部位等提供依据。血 β_2-MG 升高而尿 β_2-MG 正常，主要是由于肾小球滤过功能下降，常见于急性肾炎、肾衰竭等。血 β_2-MG 正常而尿 β_2-MG 升高，主要是由于肾小管重吸收功能明显受损，见于先天性近曲小管功能缺陷、肾移植排斥等。

唾液中 β_2-MG 检测可为诊断干燥综合征及某些口腔疾病提供依据，干燥综合征患者血清和唾液 β_2-MG 含量明显升高，且唾液 β_2-MG 含量较血清中的高。

β_2-MG 增高还可见于淋巴系统肿瘤如慢性淋巴细胞白血病、淋巴细胞肉瘤、多发性骨髓瘤等，在肺癌、乳腺癌、胃肠道癌及子宫颈癌中也可增高。

（二）本周蛋白

本周蛋白又称凝溶蛋白，是游离的免疫球蛋白轻链，能自由通过肾小球滤过膜，当浓度增高超过近曲小管重吸收的极限时，可自尿中排出。酸性尿加热至 40 ～ 60℃凝固，温度上升到 90 ～ 100℃时溶解，冷却至 40 ～ 60℃又出现凝固现象，故称凝溶蛋白。尿本周蛋白阳性见于多发性骨髓瘤、巨球蛋白血症、原发性淀粉样变性等。

（三）铁蛋白

测定血清铁蛋白是判断体内铁储量的重要指标。在诊断缺铁性贫血、铁负荷过度，以及营养状况调查等方面都有重要意义。铁蛋白作为一种肿瘤标志物，对临床某些恶性肿瘤的诊断也具有一定的参考价值。

减低：见于缺铁性贫血、失血等。

增高：见于恶性肿瘤、急性肝炎、急性感染、慢性肾病、血色素沉着症、戈谢病、慢性炎症性疾病等。

（四）细胞角蛋白 19 片段（cytokeratin fragment 19；CYFRA 21-1）

细胞角蛋白是上皮细胞的结构蛋白质，遍及人类上皮细胞，目前已发现 20 种不同的细胞角蛋白。借助 2 种单克隆抗体 KS19.1 和 BM19.21，可检测到细胞角蛋白 19（CK19）的一个可溶性片段，称为 CYFRA21-1，存在于肺癌、食管癌等上皮起源的肿瘤细胞中，是检测非小细胞肺癌（NSCLC）较灵敏的标志物，灵敏度可达 60%，特异性可达 95%。它对 NSCLC 的早期诊断、疗效监测和预后判断均有重要意义。在某些良性疾病，如肝炎、肝硬化、胰腺炎、肺炎、肺结核等也可有一定程度的升高，但阳性的百分率较低。肾衰竭可导致血清 CYFRA21-1 升高。

（五）前列腺特异性抗原

前列腺癌是男性生殖系统最常见的恶性肿瘤。血清前列腺特异性抗原（prostate specific antigen，PSA）检测结合直肠指诊已被广泛用于前列腺癌的普查，近年来各种新兴肿瘤标志物日益增多，但 PSA 仍是前列腺癌最有效的肿瘤标志物，也是目前公认的唯一具有器官特异性的肿瘤标志物。

临床意义：若血清总 PSA（t-PSA）和游离 PSA（f-PSA）升高，而 f-PSA/t-PSA 降低，则考虑诊断前列腺癌，以此来提高诊断的特异性和正确性。前列腺炎、前列腺增生、肾炎、前列腺息肉和泌尿生殖系统的疾病也可见血清 t-PSA 和 f-PSA 轻度升高。单独使用 t-PSA 或 f-PSA 诊断前列腺癌时，并不能排除前列腺良性疾病的影响。根治性前列腺切除术后，如持续检测到 PSA 提示手术切除不完全或者存在转移灶，术后 PSA 持续升高提示可能复发。

（六）胃蛋白酶原

胃蛋白酶原（pepsinogen，PG）是由胃黏膜分泌的胃蛋白酶前体，主要由胃主细胞及颈黏液细胞合成。当胃黏膜发生病变时，血清中胃蛋白酶原的含量也随之发生改变，可作为胃癌诊断的一个辅助指标。

临床意义：胃溃疡、萎缩性胃炎、早期胃癌的筛查；幽门螺杆菌治疗效果的评价；消化性溃疡复发、治愈的判定指标；胃癌切除术后复发的判定指标；个人胃黏膜功能的动态监测；体检人群的胃部健康体检。

六、其他常用的肿瘤标志物

nm23 基因是目前研究较多的转移抑制基因。*nm23* 编码的产物具有抑制肿瘤转移的功能，在分化良好的肿瘤中呈高水平表达，且 *nm23* 基因表达与淋巴结转移呈负相关，与整个生存期呈正相关，因此检测 *nm23* 基因的表达高低，可以作为判断肿瘤有无转移的一个重要指标。

考点：常见肿瘤标志物及临床应用

第 4 节　肿瘤标志物检测及其联合应用

一、肿瘤标志物的免疫学检测

同一个标志物可用不同方法进行检测。

（一）血清学水平

除传统的放射免疫分析（RIA）和酶联免疫吸附试验（ELISA）外，目前有三类全自动免疫化学分析系统（化学发光免疫分析系统、荧光免疫分析系统和电化学发光免疫分析系统）广泛地应用于临床，对血清肿瘤标志物检测具有快速、准确、半定量或定量的特点。

（二）组织学水平

常规标本中 5% ～ 15% 疑难病例或恶性肿瘤需采用免疫组化进行鉴别诊断和预后分析。

原位杂交是指将特定标记的已知顺序核酸为探针与细胞或组织切片中核酸进行杂交，从而对特定核酸顺序进行精确定量定位的过程。原位杂交可以在细胞标本或组织标本上进行。

免疫组化和原位分子杂交组化技术是近年发展起来的一门新兴边缘学科。将免疫学技术和分子生物学技术同组织病理学制片方法巧妙结合，在组织细胞原位显示某些化学成分和特定基因片段。

图像分析技术可以定量测定组织切片上肿瘤细胞 DNA 含量和形态学分析，对判断肿瘤恶性度及预后具有重要临床价值。

（三）细胞学水平

流式细胞术是在细胞分子水平上通过单克隆抗体对单个细胞或其他生物粒子进行多参数、快速的定量分析，具有速度快、精度高、准确性好的优点，是当代最先进的细胞定量分析技术之一。目前临床中运用流式细胞仪进行外周血白细胞、骨髓细胞及肿瘤细胞等的检测。

（四）分子学水平

聚合酶链反应（PCR）是一种简单、敏感、高效、特异和快速在体外放大扩增特定的 DNA 片段的分子生物学技术。

（五）电镜

电镜酶细胞化学技术、免疫电镜技术、原位杂交电镜技术。

（六）生物芯片分析系统

生物芯片分析系统包括基因芯片、组织芯片和蛋白芯片。

二、肿瘤标志物的联合应用

（一）联合应用的意义

1. 在肿瘤发生发展过程中，遗传基因不稳定，易发生变异；肿瘤还存在组织多态性。同一肿瘤，其标志物可能有所不同，不同的发展阶段，标志物也会发生改变。因此，联合检测可以提高敏感性和准确性。

2. 肿瘤标志物的器官特异性较差，除 PSA 外大部分存在于一种以上的肿瘤中。联合检测可以提高敏感性和特异性。

3. 广谱肿瘤标志物和多肿瘤标志物都是当前肿瘤标志物联合应用的常用策略，可提高检测灵敏度，以便早期发现，对疾病辅助诊断、治疗监测、预后判断和监测复发具有指导意义。

（二）联合应用的组合（表 23-1）

表 23-1 常见肿瘤的标志物联合检测

肿瘤	首选联合检测项目	次选联合检测项目
肺癌	NSE、细胞角蛋白 19 片段	CEA、SCC、TPA、ProGRP、降钙素
肝癌	AFP	AFU、γGT、CEA、SF
乳腺癌	CA15-3	CEA、CA125、HCG、降钙素、铁蛋白

续表

肿瘤	首选联合检测项目	次选联合检测项目
胃癌	PG、CA72-4	CEA、CA19-9、CA50、CA242
前列腺癌	PSA	f-PSA、c-PSA、PAP
睾丸肿瘤	AFP、HCG	CEA
膀胱癌	无	TPA、CEA、NMP22
结、直肠癌	CEA	CA19-9、CA50、CA72-4、CA242
胰腺癌	CA19-9	CA50、CEA、CA125、CA242
卵巢癌	CA125	CEA、HCG、CA72-4、CA19-9、CA153、β-HCG
宫颈癌	SCC	CEA、CA125、TPA
子宫内膜癌	CA125	—
绒毛膜上皮细胞癌、葡萄胎	HCG	—
甲状腺髓样癌	CT	CEA、NSE
骨髓瘤	β_2-MG、本周蛋白	—

案例 23-1

患者，女，53 岁，既往无疾病史。体检时常规胸部 X 线检查发现肺部阴影，部分肿瘤标志物升高。检查血常规、尿常规，肝、肾功能正常。肿瘤标志物 CEA 为 2.2ng/ml，CA125 为 20U/ml，CA15-3 为 123U/ml，NSE 为 11ng/ml，SCC 为 0.1ng/ml，ProGRP 为 36pg/ml。

问题： 1. 该女性可能患什么疾病？

2. 临床上为进一步确诊还能检查哪些项目？

3. 临床上一般采用哪些免疫学检验方法检测上述肿瘤标志物？

目标检测

一、单项选择题

1. 血清中 CEA 的存在与何种组织恶性肿瘤最相关
   A. 甲状腺　B. 卵巢
   C. 结肠　D. 淋巴组织
   E. 神经组织
2. 在下列疾病的诊断中，AFP 可作为其最灵敏、最特异指标是
   A. 胃癌　B. 肝癌
   C. 肺癌　D. 卵巢癌
   E. 直肠癌
3. 胃肠癌相关抗原是
   A. HE4　B. CA19-9
   C. CA125　D. CA72-4
   E. CA15-3
4. 被称为卵巢癌相关抗原的是
   A. CA19-9　B. CA125
   C. CA15-3　D. AFP
   E. CEA
5. 常用 CA19-9 作为诊断标志物的恶性肿瘤是
   A. 卵巢癌　B. 胃癌
   C. 胰腺癌　D. 直肠癌
   E. 肺癌
6. 下列关于肿瘤标志物叙述错误的是
   A. 由肿瘤细胞合成的特异性物质
   B. 可以使肿瘤细胞释放的物质
   C. 不同的肿瘤可有相同的肿瘤标志物出现
   D. 与某种肿瘤有一一对应关系
   E. 恶性肿瘤发生时，肿瘤标志物含量明显高于良性肿瘤

二、名词解释

肿瘤标志物

（肖　倩）

第 24 章

器官移植及其免疫学检验

学习目标

1. **掌握** 移植的概念及其类型。
2. **熟悉** 移植排斥反应的主要类型，理解移植排斥反应的发生机制；排斥反应的免疫监测项目。
3. **了解** 如何对排斥反应进行预防与治疗。

第 1 节 概 述

一、器官移植

器官移植是指将某一个体的器官用手术的方法移植到其自体体内或另一个体的某一部位的治疗手段。在组织器官移植中，被移植的器官、组织或细胞称移植物（graft）。提供移植物的个体称供体（donor），接受移植物的个体称受体（recipient）。根据移植物的来源及其遗传背景不同，可将移植分为四类（图 24-1）。

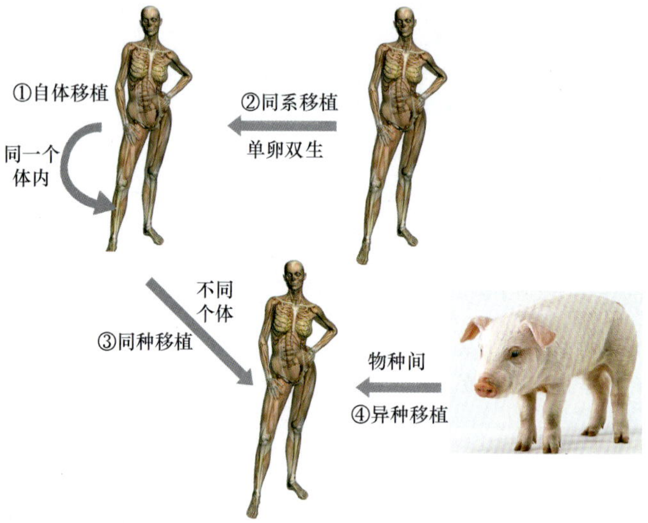

图 24-1 器官移植的 4 种类型

1. 自体移植 是指移植物取自受者自身的移植。移植后不发生排斥反应。

2. 同系移植 是指同遗传型间移植遗传背景完全相同的个体间进行的细胞、组织或器官移植。例如，同卵双生子或同类系动物不同个体间的移植，移植后不发生排斥反应。

3. 同种（异体/异基因）移植 是指同一种属不同个体间的包括皮肤在内的各种组织与器官的移植。临床移植大多属于此类。

4. 异种移植　是指不同种属个体间进行的细胞、组织或器官的移植。例如，将猪的心脏移植给人。

考点：移植的概念、移植排斥反应的主要类型

二、移植排斥反应

移植排斥反应是针对移植物抗原产生的免疫应答，从而导致移植物功能丧失或受者机体损害的一种免疫损伤。移植排斥反应的强弱决定着器官移植的成败，排斥反应的发生是以受体和供体间组织细胞上表达的抗原差异为基础的，抗原的差异性越大，排斥反应就越强烈，器官移植就越不容易成功。根据排斥反应发生的时间、免疫损伤的机制和组织病理改变等，移植排斥反应的临床类型和发生机制有所差异。

（一）移植排斥反应的类型

1. 宿主抗移植物反应（host versus graft reaction，HVGR）　是指移植术后，宿主体内致敏的同种异体抗原特异性淋巴细胞或特异性抗体对移植物发动免疫攻击，产生针对移植物的排斥反应。临床上一般见于器官移植。根据排斥反应发生的时间、强弱，以及免疫损伤机制和组织病理改变等，大致分为超急性排斥反应、急性排斥反应、慢性排斥反应三种类型。

（1）超急性排斥反应（hyperacute rejection）：是指移植物血液循环恢复后数分钟至数小时内发生的排斥反应。因受者体内存在针对移植物抗原的预成天然抗体，可介导补体依赖的细胞毒作用。例如，ABO 血型抗体、Rh 血型抗体、HLA 抗体等。以体液免疫应答为主。排斥反应强烈，目前尚无治疗超急性排斥反应的有效手段，一旦发现应当立即切除移植物。

（2）急性排斥反应（acute rejection）：是指移植后，因移植物细胞表面的同种异型抗原（尤其是主要组织相容性抗原）刺激受者产生细胞免疫应答出现的排斥反应。一般发生在移植后数小时至 6 个月内。

急性排斥反应的发生率极高，患者多有发热、全身不适、移植部位肿大疼痛并伴有移植器官功能减退等症状。取决于供、受者之间组织相容性程度、移植后的免疫抑制方案及诱发因素等。急性排斥反应发生越早，其临床表现越严重，及时给予恰当的免疫抑制剂治疗，此型排斥反应大多可缓解。

（3）慢性排斥反应（chronic rejection）：是指移植后，因循环中特异性抗体低水平的免疫应答导致移植物血管内皮持续低程度的损害并逐渐阻塞，移植物功能逐渐下降或丧失的排斥反应。多发生在术后数月或数年内，以体液免疫为主。

2. 移植物抗宿主反应（graft versus host reaction，GVHR）　是指由移植物针对宿主，即移植物中的免疫细胞对宿主的组织抗原产生免疫应答并引起组织损伤的反应。主要见于骨髓移植后，此外胸腺、小肠、脾脏的移植，以及新生儿接受大量输血也可发生。GVHR 一旦发生，一般难以逆转，不仅导致移植失败，还可危及受者的生命，造成严重后果。GVHR 的发生依赖于下列条件：①移植物与宿主间组织相容性抗原不符；②移植物中含有足够数量的免疫细胞，特别是 T 细胞；③宿主处于免疫功能极低或免疫无能的状态。

免疫排斥反应情况复杂，不同器官、不同部位的移植排斥反应也不尽相同。某些特殊的部位，如角膜、脑、胸腺等，接受同种或异种移植后可以不发生或仅发生轻微排斥反应。骨髓移植中供、受体之间遗传背景的差异，可以同时导致 GVHR 和 HVGR 发生。但由于接受骨髓移植的患者多伴有严重的免疫缺陷，所以很少发生明显的 HVGR。

（二）引起移植排斥反应的靶抗原

自身移植和同种同基因的移植均不发生排斥反应。以下着重介绍同种异型移植的排斥反应机制。在不使用免疫抑制药物的情况下，同种异型间的移植一般均会发生排斥反应。排斥反应本质上是一种特殊的免疫应答。同种不同个体间移植后，由于供、受体之间的组织相容性抗原不同，所以移植物刺

激受体的免疫系统产生免疫应答，导致排斥反应，称为同种异型移植排斥反应。供、受体间组织相容性抗原的差异程度、受体的免疫状态、移植物种类及排斥反应防治措施等因素决定移植排斥是否发生及其发生的强弱。能引起移植排斥反应的抗原主要有以下几种。

1. 主要组织相容性抗原 同种异型移植时，引起排斥反应最强的移植抗原当为人类白细胞抗原（HLA）。在不同类型的 HLA 分子中，Ⅰ、Ⅱ类分子是引发移植排斥反应的首要抗原，特别是 HLA-DR 位点的抗原分子。体外试验显示，T 细胞对带有同种异基因 HLA 的细胞表现出超常的反应性和有效的细胞毒作用。HLA 广泛的组织分布和特殊的分子结构，使得 HLA 具有强烈的引发移植排斥反应的生物学效应。

2. 次要组织相容性抗原 供、受体 HLA 完全配型时，发生的轻度、缓慢的移植排斥反应与个体之间存在着的次要组织相容性抗原密切相关，在某些组织器官移植时甚为明显。主要、次要组织相容性抗原均不相同时，移植排斥的发生显然会更加强烈。次要组织相容性抗原是相对于主要组织相容性抗原而言的，究竟为哪些基因所编码，至今为止尚无定论。尽管为次要组织相容性抗原，但其在某些组织器官移植时同样发挥着重要作用，尤其是骨髓移植。

3. 其他参与排斥反应发生的抗原

（1）人 ABO 血型抗原：是红细胞膜表面的一类糖蛋白，与人类器官移植的关系已经被确认，是一种重要的组织相容性抗原。ABO 血型抗原分布极为广泛，几乎人体所有组织器官的血管内皮细胞表面均含此类抗原。ABO 血型抗体系天然抗体。预存于供体的血型抗体，可针对存在于移植物血管内皮表面的 ABO 抗原发生血管排斥，导致移植失败。其机制为抗体介导的免疫病理损伤。当受体血清中的血型抗体与供体移植物血管表面 ABO 抗原结合时，通过激活补体而引起血管内皮细胞损伤和血管内凝血，导致超急性排斥反应的发生。因此，在进行组织器官移植时，应力求供、受体间 ABO 血型保持一致。除 ABO 血型抗原系统外，表达于供体血细胞的其他血型物质，都可以构成触发移植排斥反应的靶抗原。

（2）组织特异性抗原：是一类特异地表达于某一器官、组织或细胞表面的抗原，属独立于 HLA 抗原和 ABO 血型抗原之外的一类抗原系统。此类抗原在移植排斥反应中的作用越来越受到重视，然而对其研究深度有待提高。目前，已被关注的组织特异性抗原有血管内皮细胞特异性抗原、肾脏特异性抗原、肝脏特异性抗原、胰腺特异性抗原、心脏特异性抗原、骨髓特异性抗原等。各种组织特异性抗原的确切生物学特性、作用机制及其与 HLA 的关系仍待进一步研究。组织特异性抗原尚未作为器官移植前组织配型的必要项目。

第 2 节　组织配型及方法

一、HLA 分型

人类 HLA 抗原的不合是引起器官移植后排斥反应的主要原因，移植物的存活率很大程度上取决于供者与受者之间 HLA 型别相合的程度。从 20 世纪 60 年代开始，HLA 抗原的分型采用了血清学和细胞学检测的方法，但是 HLA 的高度多态性或个体遗传差异的本质决定了必须在编码 HLA 抗原分子的 DNA 水平上才能最准确地解决 HLA 抗原的分型问题。从 20 世纪 80 年代开始，HLA 的基因分型技术得到了迅速的发展，与血清学和细胞学检测方法相比具有更为直接、可靠、操作简便、迅速等优点。目前，以 PCR 为基础的 HLA 基因分型技术已全面代替传统的血清学分型方法。

HLA 抗原的血清学分型在临床的应用已达 30 多年，而且血清学分型技术与方法在长期的临床实践中也得到了很大的发展和完善，但是由于 HLA 遗传特性的限制和血清学方法本身存在着难以弥补的缺陷。主要表现在：由于分子生物学技术的普及对各个地区和民族 HLA 分子结构的研究不断深入，新的等位基因逐年增加，能够分辨出所有特异性的标准抗血清的获得已变得不可能。由于 HLA 等位基因序列的高度同源性，血清学的交叉反应增加，结果的准确性下降，各血清学亚型的判定更加困难。

HLA 抗原Ⅱ类分型血清一般较弱，容易出现假阴性，而且由于抗体纯度的原因也会影响结果的准确性。HLA-C 抗原至今缺乏单特异性的抗血清。HLA 个体遗传学差异的本质是在编码 HLA 抗原的 DNA 序列上，而不是在血清学所能检测的基因产物上，血清学表型的相同并不能代表 DNA 序列的完全一致。

根据目前的发展和使用情况，HLA 基因分型技术主要分为以下几大类：限制性片段长度多态性分析法（PCR-RFLP），序列特异性寡核苷酸探针分析法（PCR-SSO），序列特异性引物聚合酶链反应（PCR-SSP），多荧光微球免疫分析。不同的 HLA 基因分型技术是根据鉴定通量、鉴定时间和分辨率要求进行设计的。不同的 HLA 基因分型技术各有特点，也各有其局限性，要根据不同的研究目的进行选择。

（一）限制性片段长度多态性分析法

PCR-RFLP 法是最早被用于研究 HLA 多态性的 DNA 分型技术，因为 HLA 抗原的特异性取决于其 α 链和 β 链氨基酸的组成和序列，由于氨基酸的组成和序列是根据基因中碱基序列的差异决定的，这些碱基序列的差异可造成限制性内切酶识别位点和数目的改变，因而可产生长度和数量均不同的酶切片段。用 RFLP 法电泳、选择适当的 cDNA 探针用 Southern 法可以将 HLA-Ⅰ类抗原和 HLA-Ⅱ类抗原分型。此法特别适用于小量标本的研究和异基因骨髓移植供者的选择。由于有些 PCR 扩增产物不能被内切酶作用，较难选择能够消化和区分所有等位基因的内切酶。但由于更为简便、可靠的 HLA 基因分型方法的问世，目前该方法多用于基础研究中。

（二）序列特异性引物聚合酶链反应分析法

PCR-SSP 法的基本原理是通过设计出一整套等位基因的序列特异性引物，特异性扩增目的 DNA 序列，HLA 基因序列已基本清楚，通过分析各位点基因序列，设计出一系列引物具有等位基因特异性、型特异性或序列特异性，直接扩增出各种有序列差异的等位基因特异性片段。此技术的关键是特异性引物的设计，引物必须具有独一无二的序列，才能特异性扩增某一 HLA 等位基因，设计 SSP 时应注意将这些特异性序列放在 3′ 端，这样才能保证在退火阶段引物能与模板 DNA 完全匹配。HLA 基因扩增的特异性包括：座位特异性，如 *HLA-A*、*HLA-B*、*HLA-DRB1* 等；组织特异性，如 *DRB1-01*、*DRB1-02* 等；等位基因特异性，如 *DRB1-0401*、*DRB1-0402* 等。PCR 扩增产物的特异性取决于引物的序列和扩增条件，应在设计试验时避免假基因共扩增的可能。此法可在 2 ～ 4 小时作出分型结果，特别适用于实体器官移植配型，也是唯一针对临床急诊和尸体器官移植而设计的 HLA 基因分型技术，是一种低“分辨率”的分型方法。

（三）序列特异性寡核苷酸探针分析法

PCR-SSO 法是以 PCR 为基础，将凝胶上扩增的 HLA 基因 DNA 转移至硝酸纤维膜或尼龙膜，进而用放射性核素或酶、地高辛等非放射性物质标记的寡核苷酸探针与之进行杂交，从而对扩增产物作出 HLA 型别判断。具体来说，就是以 HLA 等位基因的超变区为基础用 PCR 法扩增这些特异性片段，并用合成的顺序特异性寡核苷酸（SSO）探针，通过杂交技术对扩增片段进行分析鉴定，不但能决定相应的抗原特异性基因寡核苷酸，还可以精确地分辨出相应抗原基因特异性座位上等位基因序列的多态性。该技术方法稳定、敏感度高、样本用量少、结果精确可靠。探针可用同位素标记，也可用非放射线如生物素、地高辛、过氧化物酶等标记检测。其操作过程包括待测细胞 HLA 基因片段扩增、扩增的 DNA 变性后移至固相支持物、基因杂交和杂交部位的显示。根据固相支持物所载成分的不同，通常将 PCR-SSO 分为两类。①斑点印迹法：即用扩增的待测 DNA 印迹或点至固相支持物，再与探针进行杂交试验；②反向斑点或印迹法：系将已知 DNA 印迹或点至固相支持物上，然后与扩增的待测 DNA（预先标记）杂交，前者利于大量标本的分型，后者则主要用于少量标本的测定。

PCR-SSO 分析法有正向杂交法和反向杂交法两种。正向杂交法是将待测的 PCR 产物固定在杂交膜或玻片等其他载体上，然后与各种探针进行杂交。反向杂交法是先将非标记的HLA等位基因的序列特异性寡核苷酸探针固定在杂交膜或其他载体上，然后与带有生物素等荧光标记物或标记底物的PCR产物杂交，分析待测标本HLA各抗原的等位基因。原则上用反向杂交法的PCR-SSO检测试剂盒进行HLA各抗原的基因分型时，厂商应提供已点上特异性寡核苷酸探针的膜，操作者仅需要进行PCR产物的生物素标记，生物素化PCR产物与膜结合寡核苷酸探针的杂交反应，洗膜、杂交信号的检测和HLA等位基因的分析就可完成整个分析过程。但是。普通的PCR-SSO法虽然具有上述的一些优点，但也具有分型时间较长等缺点，一般需要3个工作日才能完成。目前临床常用的PCR-SSO分析法以反向杂交法为多，但正向杂交法也不失为一种稳定、准确的方法。

（四）多荧光微球免疫分析

多荧光微球免疫分析是建立在SSO基础上采用流式细胞仪技术为检测手段的新型HLA分型技术，有取代SSO和SSP的趋势。其原理是将用于检测HLA抗原等位基因的特异性寡核苷酸探针预先包被微磁珠表面，在检测时先用带有生物素标记的引物对特定的外显子进行扩增，如HLA-A、B位点的第2、3外显子，HLA-DRB1位点的第2外显子等，对扩增后生物素化的PCR产物进行变性、中和，将预先包被有特异性探针的微球加入生物素化的PCR产物中进行杂交反应，洗脱没有杂交上的DNA，与探针结合的标记有生物素的DNA片段和荧光素标记的亲和素结合，多荧光微球在LUMINEX 200流式细胞仪上进行结果判读。

流式细胞仪SSO技术进行结果分析是通过对微球的光谱分析而实现的，如目前临床常用的Luminex系列的流式细胞仪SSO技术体系中，经荧光标记液后，每一个微球都具有独特的光谱特征，在结果分析时通过分析流动的微球独特光谱特征，每一个微球被精确地归类到不同的亚群，同时通过识别微球表面探针上生物反应的荧光特征就可判断被检测标准HLA各抗原的基因分型。同其他技术相比较，其最独特的优势是可在几秒内同时检测上千个分子，对HLA多个位点进行高、中、低分辨率的分型。

二、红细胞血型抗原检查

人红细胞血型抗原是一种引起超急性排斥反应的重要抗原，所以供体的ABO、Rh血型抗原必须与受体相同，或者至少符合输血原则。而供体淋巴细胞和受体血清必须做交叉细胞毒试验，检测出受体血清中是否含有针对供体淋巴细胞的抗体，以防止超急性排斥反应的发生。

三、交叉配型

交叉配型即交叉细胞毒试验，应用补体依赖性淋巴细胞毒试验（complement dependent cytotoxicity，CDC），用受体血清与供体外周血淋巴细胞共同孵育，在补体的作用下，如果受体血清中存在抗供体淋巴细胞的HLA抗体，可将供体的淋巴细胞杀死，交叉配型阳性，即使组织配型好，也不可进行移植，否则将会发生超急性排斥反应。如果受体血清中没有抗供体HLA抗体，供体淋巴细胞则能很好地保持活力，交叉配型阴性，即使组织配型差，仍可进行移植。为了避免组织相容性抗原配型中的遗漏，或由于某些同种异型间的差异，应用目前的HLA配型技术尚难以检出，因而有必要进行交叉配型。

第3节　排斥反应的免疫监测

排斥反应的判断主要依靠症状和体征、移植物功能状态及实验室检测等综合指标。免疫监测是在排斥反应发生时检查受体体内参与反应的免疫细胞和某些免疫分子的变化，对判断患者是否发生排斥反应有重要的参考意义。移植后对受者进行免疫监测，有助于排斥反应的早期诊断，以便及时采取措施。

一、细胞免疫和体液免疫的监测

（一）细胞免疫水平的监测

1. 外周血 T 细胞及其亚群的测定　移植排斥反应主要是由受体的 T 细胞介导，因此 T 细胞的监测在器官移植时起到重要作用。用单克隆抗体免疫荧光法或者流式细胞仪测定 T 细胞及其亚群，在急性排斥反应时，外周血 T 细胞 CD4/CD8 值升高，可早于临床症状 1 ～ 5 天，进行抗排斥治疗可降低该比值。巨细胞病毒感染时 CD4/CD8 值会倒置。临床试验表明，其比值大于 1.2 时，预示着急性排斥反应即将发生；而比值小于 1.08 时则感染的可能性很大。若能进行动态监测，对感染和急性排斥的鉴别诊断有重要价值。

2. 杀伤细胞活性测定　移植后由于免疫抑制剂的应用，杀伤细胞的活性受抑制。试验时，供者的淋巴细胞经灭火作为刺激细胞，受者的淋巴细胞为反应细胞，两种细胞混合反应后观察刺激细胞被破坏的情况，通过检测 NK 细胞和 Tc 来判断，动态监测则意义更大。

3. 细胞因子测定　移植排斥反应的发生和多种细胞因子的参与密切相关，如 IL-2、IL-1、IL-4、IL-6、IFN-γ 等，这些因子的检测在器官移植排斥反应中极其重要。移植排斥反应的发生往往使这些因子水平升高。细胞因子与移植排斥的关系不仅仅表现在细胞因子量的变化，其基因多态性和受体急性排斥反应的发生也有一定的关系。

4. 黏附分子的检测　黏附分子可通过抗原呈递介导效应细胞和靶细胞的识别从而参与排斥反应的发生。黏附分子主要为血管细胞黏附分子 -1（VCAM-1）和细胞间黏附分子（ICAM-1），目前 ICAM-1 在临床中应用较多。

（二）体液免疫的监测

1. 抗体水平的检测　一些抗体的存在可导致针对移植物的免疫反应从而引发超急性排斥反应，使移植失败或是降低移植物的存活率。相关抗体有：ABO 及其他血型、冷凝集素、HLA 抗体、血管内皮细胞抗体、抗供体组织细胞抗体等。检测的方法可根据抗原的特异性，采取淋巴细胞毒试验、交叉配型等。群体反应性抗体（PRA）的检测在提高移植成功率方面优点更为明显。受体体内的各种抗 HLA 抗体情况可通过 PRA 的检测进行了解，以此来预测移植后发生排斥反应的概率。

2. 补体水平的检测　移植物的抗原和受体抗体结合，使补体活化，补体的活化和急性排斥反应的发生有关。补体的降解产物 C4d 在移植排斥发生时变化最为明显。通常用免疫标记、免疫电泳等技术进行检测。

二、某些蛋白质的监测

C 反应蛋白（CRP）是第一个被认识的急性时相反应蛋白，不仅与炎症反应有关，而且同移植排斥的发生也密切相关，目前临床上主要是通过免疫比浊法来测定 CRP。在急性肾小管损伤患者的尿中检测出 AST 和 β_2-MG 量升高，β_2-MG 可提示肾小管损伤。已知，α_1- 微球蛋白是能较早反映肾功能损害的指标，尿 α_1- 微球蛋白和尿 HCG 与肾移植受者短期肾功能关系密切。因此尿微量蛋白用于检测肾移植排斥的指标。

由于移植排斥反应涉及范围广泛、情况较为复杂，至今仍未找到最为合适的检测指标，探索建立起敏感特异的客观指标和检测方法，对预测和诊断排斥反应具有重要意义。

考点：组织配型

第 4 节 移植排斥反应的预防

临床器官移植术的建立已有数十年的历史。从肾移植到心、肺、肝脏移植；从完整的器官移植到部分组织器官甚至是细胞的移植；从单一的器官移植到器官的联合移植。经历了各种考验后，逐步走向成熟并被越来越多的人接受。临床上开展较多的移植有肾脏移植、心脏移植、肺移植、肝脏移植、胰腺移植、皮肤移植、角膜移植、骨髓移植等。移植排斥反应是临床移植所面临的重要问题，有效地进行排斥反应的预防是移植成功的重要手段。

一、HLA 抗原配型

大量的临床试验证明，器官移植的成败主要取决于供体、受体间的组织相容性。因此，必须进行 HLA 抗原配型，以选择较为理想的供体。HLA 等位基因的匹配程度是决定供体、受体间组织是否相容的关键因素。不同 HLA 基因座位的产物对移植排斥的影响各异。在 HLA 配型时，主要进行 *HLA-A*、*HLA-B* 和 *HLA-DR* 三对位点的配型，只有供受体的 HLA 配型几乎相同时方可进行移植。在同种肾移植中，*HLA-DR* 座位对移植排斥最为重要，其次为 *HLA-B* 和 *HLA-A* 座位。倘若供体、受体间 HLA 配型好，则可减少免疫抑制剂的治疗需要量，减少感染等并发症的发生。中国造血干细胞捐献者资料库统一采用 DNA 分型，至少对 *HLA-A* 位点 58 个等位基因、B 位点的 95 个等位基因、*DRB1* 位点的 59 个等位基因直接检测。先抽取骨髓捐献者少量外周血，鉴定出 HLA 的型别，将个人资料输入计算机数据库。

二、其他组织相容性抗原配型

次要组织相容性抗原型别鉴定包括供体的性别选择和其他次要组织相容性抗原的分型。在 MHC 型别相符的情况下，雌性受体可能排斥雄性供体的移植物，但同性别个体之间的移植一般不会发生排斥。在分子水平对次要组织相容性抗原进行分型，对选择骨髓移植供体具有肯定的意义。

三、受体的预处理

在受体符合相应器官移植适应证的前提下，除进行必要的组织配型或交叉配型外，对将接受器官移植的患者，于移植前应用一定剂量的免疫抑制剂、清除预存抗体和其他免疫抑制方法，抑制受体的免疫应答，可有效地提高移植的成功率。其中免疫抑制剂的应用，大大推动了临床器官移植的进展。包括化学类免疫抑制剂、激素、真菌代谢产物和中草药类免疫抑制剂。

目标检测

一、单项选择题

1. 排斥反应的发生及其严重程度和供者、受者间高度相关的指标是
   A. 年龄差距
   B. ABO 血型配合程度
   C. 血缘关系
   D. 组织相容性抗原配合程度
   E. 组织特异性抗原配合程度
2. 在宿主抗移植物反应中，哪种排斥最严重
   A. 急性排斥　B. 超急性排斥
   C. 亚急性排斥　D. 慢性排斥
   E. 以上均不是
3. 超急性排斥主要的排斥因素是
   A. 移植物供血不足　B. 中性粒细胞浸润
   C. ABO 血型抗体　D. TDTH 细胞
   E. 抗体增强
4. 在临床开展最多、效果最好的器官移植是
   A. 心脏移植　B. 肝脏移植
   C. 脾脏移植　D. 肺移植
   E. 肾脏移植

5. 通过激活补体参与移植排斥的主要抗体是
   A. IgG　B. IgA
   C. IgM　D. IgE
   E. IgD
6. 移植排斥反应主要介导的细胞是
   A. B 淋巴细胞　B. T 淋巴细胞
   C. 巨噬细胞　D. NK 细胞
   E. 粒细胞
7. 异种移植成功的最大障碍是
   A. 超急性排斥反应　B. 细菌感染
   C. 病毒感染　D. Ⅰ型超敏反应
   E. 迟发型异种移植排斥反应
8. 肾移植组织配型中，什么位点的相容性对移植后果影响最大
   A. HLA-A　B. HLA-B
   C. HLA-C　D. HLA-DR
   E. HLA-DQ
9. 排斥反应中受损伤的靶器官主要是
   A. 移植物的内皮细胞　B. 移植物的实质细胞
   C. 移植物的内微血管　D. 宿主的供血微血管
   E. 宿主的免疫系统
10. 异种移植的首要障碍是
   A. 供器官来源的选择
   B. 器官大小和功能的匹配
   C. 超急性排斥反应
   D. 伦理道德问题
   E. 人畜共患病
11. 兄弟姐妹间交换的移植均称为
   A. 同种移植　B. 异种移植
   C. 同系移植　D. 自体移植
   E. 原位移植
12. 同种异基因移植排斥反应的本质是
   A. 免疫耐受　B. 免疫应答
   C. 负免疫应答　D. 免疫缺陷
   E. 免疫低下

二、简答题

1. 简述移植排斥反应的主要类型及其发生机制。
2. 排斥反应的免疫监测包括哪些方面？

（张　凯）

第25章

免疫增殖病及其免疫学检验

学习目标

1. 掌握 免疫增殖病的概念；常见单克隆免疫球蛋白病的临床免疫学特征；单克隆丙种球蛋白病的检测方法。

2. 熟悉 免疫增殖病的分类及常见疾病。

3. 了解 免疫增殖病的免疫损伤机制。

第1节 概 述

免疫增殖病（immunoproliferative disease，IPD）是指由于免疫器官、免疫组织或免疫细胞异常增殖所引起的疾病。根据增殖细胞种类不同将免疫增殖病分为淋巴细胞白血病、淋巴瘤和浆细胞白血病。最常见的是由于B细胞或浆细胞异常增殖所引起的外周血免疫球蛋白的增加或尿中出现免疫球蛋白，导致机体出现病理损伤。免疫增殖病主要表现为免疫功能的异常和免疫球蛋白的改变。免疫球蛋白类别和浓度的检测可以为IPD的诊断提供重要依据。

考点：免疫增殖病概念

链接 免疫系统与免疫增殖病

免疫系统由免疫器官、免疫细胞和免疫分子所构成，免疫系统的异常增生可以导致机体免疫功能紊乱和障碍，进而导致疾病。免疫增殖病的发生是由于淋巴细胞发生恶性增殖所致。正常情况下，淋巴细胞受特异性抗原刺激后增殖分化，扩增的淋巴细胞克隆受机体反馈机制的抑制。当淋巴细胞一旦逃脱机体正常的反馈控制就会出现异常增殖，这种失控的增殖是一种免疫病理状态，会引起免疫增殖病。在淋巴细胞分化成熟的任一阶段均有可能过度增殖转化为免疫增殖病。

根据增殖细胞种类、疾病的临床表现等可将免疫增殖病分为不同类型，目前最常用是根据增殖细胞的表面标志进行的分类（表25-1）。

异常增生包括良性增生和恶性增生两类。良性增生是指产生各种免疫球蛋白的B细胞全面增殖，属于多克隆增殖性疾病，多为良性反应性增殖或继发于某一疾病，如慢性肝病、肝硬化、自身免疫病、肿瘤等。恶性增生是由于一个B细胞在某一分裂阶段发生突变，然后急剧分化、增殖，并大量表达某种单一的免疫球蛋白，属于单克隆增殖性疾病。单克隆免疫球蛋白异常增殖也可继发于某些疾病，有时也表现为良性增生，某些淋巴系统的增殖性疾病也可分泌单克隆免疫球蛋白，单克隆免疫球蛋白增殖病可做进一步分类（表25-2）。

表 25-1　免疫增殖病的分类

增殖细胞	疾病	增殖细胞	疾病
T 细胞	急性淋巴细胞白血病（20%）	B 细胞	慢性淋巴细胞白血病
	淋巴母细胞瘤		原发性巨球蛋白血症
	部分非霍奇金淋巴瘤		多发性骨髓瘤
	Sezary 综合征		重链病和轻链病
	蕈样霉菌病		Burkitt 淋巴瘤
裸细胞	急性淋巴细胞白血病（80%）		其他多数淋巴细胞瘤
	部分非霍奇金淋巴瘤		传染性单核细胞增多症
组织 - 单核细胞	急性单核细胞白血病	其他（分类不统一）	毛细胞白血病
	急性组织细胞增多症		其他霍奇金病

表 25-2　单克隆免疫球蛋白病的分类

分类	疾病	
原发性恶性单克隆丙种球蛋白病	多发性骨髓瘤	重链病
	原发性巨球蛋白血症	轻链病
	孤立性浆细胞瘤	恶性淋巴瘤
	淀粉样变性	慢性淋巴细胞白血病
继发性单克隆丙种球蛋白病	非淋巴网状系统肿瘤	冷球蛋白血症
	单核细胞白血病	原发性巨球蛋白血症性紫癜
	风湿性疾病	丘疹性黏蛋白沉积症
	慢性炎症	戈谢病
原发性良性单克隆丙种球蛋白病	一过性单克隆丙种球蛋白增多病	持续性单克隆丙种球蛋白增多病

考点：免疫增殖病的分类

第 2 节　免疫增殖病的发病机制

以浆细胞恶性增殖为例，其免疫损伤机制如下。

一、浆细胞异常增殖

浆细胞异常增殖是指单克隆浆细胞异常增生并伴有单克隆免疫球蛋白或其多肽链亚单位合成异常。浆细胞异常增殖的原因很复杂，是内因外因共同作用的结果，与其他肿瘤和血液病类似。

二、体液免疫抑制

正常情况下，B 细胞受到刺激后，活化、增殖、分化为浆细胞，浆细胞合成并分泌特异性抗体，产生免疫效应，在此过程中，细胞因子起重要免疫调节作用，IL-4 启动休止期的 B 细胞进入 DNA 合成期；IL-5 促进 B 细胞继续增殖；IL-6 促使 B 细胞分化成浆细胞并产生抗体，正常条件下 IL-6 反馈调节，通过抑制 IL-4 控制 B 细胞的增殖分化。浆细胞瘤或其微环境能够产生过量 IL-6，促使淋巴细胞合成 IL-4 减少，从而抑制了正常 B 细胞的活化、增殖过程。

大量的浆细胞瘤可分泌大量的无免疫活性的球蛋白，其 Fc 段与正常 B 细胞及其他细胞的 FcR 结合，使得这类细胞被封闭，进一步影响对其他生物信息的接收，并可阻断 B 细胞的增殖、发育和影响抗原提呈，最终抑制正常的体液免疫。

三、免疫病理损伤

浆细胞异常增殖产生大量无免疫活性的单克隆免疫球蛋白或重链、轻链，含量远远高于正常的免疫球蛋白。这些恶性增殖的免疫球蛋白或其片段堆积于体内，引起组织变性和淋巴细胞浸润，导致相应组织器官功能障碍，如肾损伤、淀粉样变性。外周血中单克隆免疫球蛋白浓度过高则会增加血液黏稠度，导致一系列病理损伤，如视力障碍、脑血管意外及高黏滞综合征等。

第 3 节　常见免疫增殖病

案例 25-1

患者，女，58 岁。骨盆骨折。X 线检查发现溶骨性病变。血常规示血红蛋白为 79g/L，尿本周蛋白阳性，血清蛋白电泳呈现 M 蛋白，血清免疫球蛋白含量 IgG 8g/L、IgA 12g/L、IgM 0.2g/L。

问题： 1. 该患者临床诊断是什么？

2. 目前最常用的鉴定 M 蛋白的方法是什么？

单克隆免疫球蛋白病的突出特点是患者血清存在异常增多的单克隆免疫球蛋白，又称丙种球蛋白增殖病。由于是单个 B 细胞克隆而来，其理化性质十分均一。但无免疫活性，所以又称这类免疫球蛋白为 M 蛋白（monoclonal protein）。M 蛋白可以是 IgG、IgM、IgA、IgE 或 IgD，也可以是 κ 链或 λ 链。轻链型的 M 蛋白分子质量小，容易从尿中排出，这种现象早在 1947 年就由 Bence-Jones 测知，故命名为本周蛋白（Bence-Jones protein）。异常增高的免疫球蛋白在诊断单克隆免疫球蛋白病中具有重要的意义。浆细胞白血病是由单克隆浆细胞增生引起的恶性肿瘤或有可能发展为恶性的一组疾病。包括多发性骨髓瘤、巨球蛋白血症、重链病、轻链病、淀粉样变性等。

考点： 单克隆免疫球蛋白病、M 蛋白的概念、常见疾病

一、多发性骨髓瘤

多发性骨髓瘤（multiple myeloma，MM）是由浆细胞在骨髓内异常增生后合成大量异常的免疫球蛋白而引起的一种恶性肿瘤。多伴有肾损害。其肾损害与过多免疫球蛋白轻链经肾小球滤过后对肾小管的毒性作用，骨质破坏造成的高钙血症、高尿酸血症、高黏滞综合征及肾淀粉样变有关。本病多发生于 40 ～ 70 岁的中老年人，98% 患者发病年龄大于 40 岁。

MM 发展缓慢，早期浆细胞数量较少，患者在 1 ～ 2 年临床前期内无异常临床表现，检查可发现血沉增快、M 蛋白、浆细胞数量变多、不明原因的蛋白尿。随着浆细胞数量的不断增加，患者会出现骨质损伤或骨髓抑制，表现为骨痛，特别是腰骶痛，易误诊为风湿。后期疼痛剧烈，骨骼可有局部隆起，形成肿块，有时出现病理性骨折。骨痛和贫血是 MM 的首发症状和就诊原因。多发性骨髓瘤的临床表现和病理变化可归纳为：①骨髓瘤细胞大量增生，浸润和破坏骨组织，造成骨质疏松和溶骨性病变，引起骨痛和病理性骨折；②骨髓瘤细胞大量增生，引起造血器官损伤，导致贫血、粒细胞和血小板减少；③骨髓瘤细胞产生大量的 M 蛋白，引起血液黏度增加，肾功能损害，可发生肾功能综合征，严重时出现肾衰竭，血液黏度的增加还会影响中枢神经系统的功能，出现昏迷及神经功能障碍；④骨髓瘤细胞浸润其他组织，如累及脊髓和神经根受压时，引起运动功能障碍甚至截瘫等。不同类型 MM 的发生率和临床特点有所不同（表 25-3）。

表 25-3　不同类型的多发性骨髓瘤

类型	发生率（%）	本周蛋白尿阳性（%）	临床特点
IgG	50 ～ 60	50 ～ 70	典型症状
IgA	20 ～ 25	50 ～ 70	高黏滞综合征较多见
IgD	1 ～ 2	90	骨髓外病变多见，溶骨性病变多见，44% 淀粉样变性
IgE	0.01	少见	—
非分泌型	1 ～ 5	无	溶骨性病变较少，神经系统损害较多见

MM 的特点是：①血清中有大量 M 蛋白或尿中有大量本周蛋白；②骨髓象浆细胞异常增生或组织活检证实有浆细胞瘤；③广泛的骨质疏松或原发性的溶骨性病变。确诊需要进一步的免疫学检验和分型。

考点：多发性骨髓瘤的特点

二、原发性巨球蛋白血症

原发性巨球蛋白血症是由于淋巴细胞和浆细胞无限增殖产生大量单克隆 IgM 所引起的，以高黏滞综合征、肝脾大为主要特征，好发于老年人，中位年龄 65 岁，男性多于女性。

本病发病原因不明，临床表现和病理学不同于 MM，骨损伤不常见，主要表现为骨髓外浸润。患者有贫血和肝脾、淋巴结肿大及反复感染等，症状发展类似淋巴瘤，多表现以五聚体 IgM 过多所致的血液高黏滞综合征。血液高黏滞综合征的症状包括乏力、虚弱、皮肤和黏膜出血、视力减退及一些其他的神经症状，如头痛、眩晕、嗜睡、甚至昏迷和全身抽搐等。高血容量可以导致患者外周循环的损坏，出现心肺功能障碍。有些患者表现为反复感染。查体可发现全身淋巴结及肝脾肿大、紫癜、视网膜充血和局限狭窄等症状，约有 5% 患者发生淀粉样变性。

患者血清 IgM 一般超过 3g/L，占血清总蛋白的 30% 以上。骨髓象可见淋巴细胞、浆细胞和介于两者间的浆细胞样的淋巴细胞明显增多，还有多量带 SmIgM 的淋巴细胞。另外，有些 IgM 分子具有冷球蛋白的特征，患者可伴有雷诺现象。还有约 40% 患者出现本周蛋白尿。

三、重　链　病

重链病（heavy chain disease，HCD）是突变的浆细胞所产生的重链异常增多，或质量异常不能与轻链装配，导致血清和尿中出现大量游离的无免疫功能的重链所引起的疾病。根据重链的类型不同分四型，以 α、γ、μ 型多见，δ 型极罕见，四种重链病的临床表现和特点见表 25-4。

表 25-4　四种重链病的特点

特点	αHCD	γHCD	μHCD	δHCD
好发年龄	10 ～ 30 岁	平均年龄 50 岁	成年（中老年）	70 岁
临床特点	吸收不良综合征、散在性腹部淋巴结肿大（肠型），呼吸道炎症肺部病变（肺型）等	肝脾或淋巴结肿大、细菌感染、贫血等	内脏淋巴结肿大等	肾脏损害等
组织特征	小肠和肠系膜淋巴结有淋巴样细胞浸润	易变，多形态淋巴样细胞在淋巴结和骨髓中浸润	骨髓浆细胞有空泡，常以淋巴样细胞出现	骨髓中有浆细胞出现
免疫学电泳	β ～ α 区蛋白带明显增宽，M 带多不明显，80% 有自由 α 链	β～α2 区有不均一的小 M 峰，血清和尿中有自由 γ 链	β ～ γ 区可见 M 带，血清中有自由 μ 链	β ～ γ 区有较小 M 带，血清中有自由 δ 链
本周蛋白	无	无	多数有，属 κ 链	无
骨质破坏	无	罕见	约 1/3 有	有
预后	良好	不良，死于细菌感染	慢性淋巴细胞型较好	可死于肾衰竭

四、轻 链 病

轻链病（light chain disease，LCD）是由于异常的浆细胞产生过多的轻链，而重链的合成相应减少，血清或尿液中出现大量游离轻链片段。过多的轻链容易堆积在肾脏和其他组织，导致肾损伤和淀粉样变性。根据轻链类型不同分 λ 和 κ 两型，λ 型肾毒性较强。患者年龄较小，多以发热、贫血、严重的肾损害为主要特征，多数患者出现严重的溶骨性损害。免疫学检查发现：血清中轻链含量明显增多，免疫球蛋白总浓度仅轻度降低或处于正常值下限，但 κ/λ 值明显异常，通常血清和尿中均可查出轻链。

五、冷球蛋白血症

冷球蛋白血症是由于血中含有冷球蛋白，冷球蛋白在低温条件下沉积从而引起血液循环障碍而产生一系列皮肤和全身症状。冷球蛋白是指温度低于 30℃时易自发形成沉淀，加温后又可溶解的免疫球蛋白。冷球蛋白血症多继发于某些原发性疾病，如感染、自身免疫病及某些免疫增殖病。根据免疫化学成分冷球蛋白分为 3 型。

1. Ⅰ型 为单克隆型，主要是 IgM 类，偶有 IgG，罕有 IgA 或本周蛋白，约占总数的 25%。本质上是一类特殊的 M 蛋白血症，常伴发于 MM 原发性巨球蛋白血症或慢性淋巴细胞白血病等。

2. Ⅱ型 为混合单克隆型，由两种或多种免疫球蛋白组成，其中之一为单克隆来源。主要是 IgM（类风湿因子）类，偶有 IgG 或 IgA，约占总数的 25%。这些冷球蛋白常结合于自身 IgG Fc 段，呈 IgG-IgM 等复合物状态。本型除少数为自发性混合冷球蛋白血症外，多伴发于类风湿关节炎、干燥综合征、淋巴增殖疾病和慢性感染等。

3. Ⅲ型 为混合多克隆型，其冷球蛋白为多克隆、多类型的免疫球蛋白混合物，约占总数的 50%。常伴发于系统性红斑狼疮、类风湿关节炎、传染性单核细胞增多症、干燥综合征、感染性疾病（如巨细胞病毒感染、病毒性肝炎、链球菌感染、麻风、黑热病等）。

冷球蛋白血症随冷球蛋白类型不同，临床表现多变。除原发疾病的临床表现外，部分病例可无症状，患者常有因冷球蛋白沉淀所引起的高血黏度红细胞凝集、血栓形成等病理表现。常见症状有雷诺现象（即寒冷性肢端发绀）、皮肤紫癜坏死、寒冷性荨麻疹、关节痛、肾损害、神经系统病变（如感觉麻木、运动障碍等）以及肝脾等器官损害。

第 4 节 免疫学检验

免疫增殖病的早期诊断、病情监测和预后判断可依靠免疫学检测结果，常用免疫学检测方法有血清蛋白组分分析、血清免疫球蛋白定量检测、M 蛋白检测、本周蛋白检测等。

一、血清蛋白组分分析

血清蛋白组分分析常采用免疫电泳、免疫选择电泳、免疫固定电泳等方法。

（一）免疫电泳

免疫电泳技术是将血清区带电泳和双向琼脂扩散相结合的一种免疫技术。血清标本先经区带电泳分成条带，继而用特异性抗血清进行免疫扩散。可根据抗血清种类、电泳位置及沉淀弧形状判断 M 蛋白类型或轻链型别。常采用抗 IgG、IgM、IgA、κ、λ 五种抗血清进行鉴定，以抗正常人血清作为对照。若标本为阳性，则沉淀弧比正常人血清沉淀弧宽，呈突出的弓形或船形，容易辨别。如有下列情况（图 25-1），可作出判断和提示。

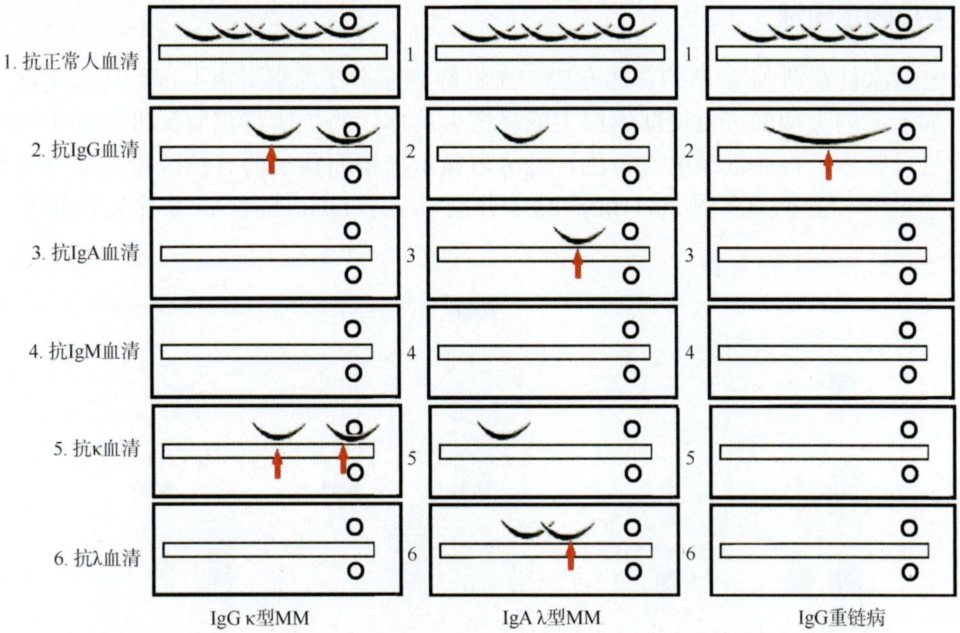

图 25-1　正常及某些患者免疫电泳图谱

对于非分泌型丙种球蛋白病，血清中 M 蛋白的含量一般不会太高，沉淀弧靠近抗体槽，常常影响分析，故需对该类血清标本进行不同程度的稀释。有时 M 蛋白的四级结构会影响轻链抗原决定基与抗血清的结合，这时需在血清标本中加入 β- 巯基乙醇（10μl/ml 血清）还原处理，否则轻链不能检出，易误诊为重链病。检测游离轻链时，由于其分子质量较小，扩散快，需每隔 10 分钟观察一次结果，并注意标本浓度不宜过高，否则难以获得满意结果。如用免疫电泳仍无法确定 M 蛋白类型，可结合免疫选择电泳和免疫固定电泳来鉴定。

（二）免疫选择电泳

制备含抗 κ 或抗 λ 血清的薄层琼脂板，打孔并加入待测标本进行火箭电泳，待形成沉淀峰后，在孔的两侧各挖一个槽，分别加入抗某类免疫球蛋白血清或另一类型抗轻链血清，孵育待扩散后，根据沉淀弧的形状可判断血清中免疫球蛋白的类型（图 25-2）。

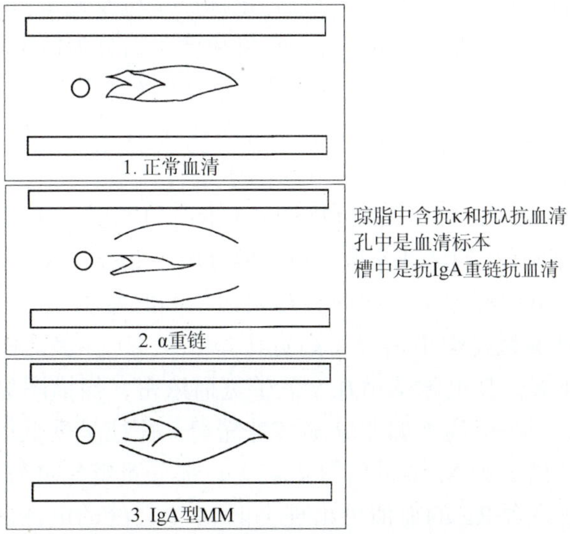

图 25-2　免疫选择电泳图谱示意图

（三）免疫固定电泳

免疫固定电泳是鉴别 M 蛋白的首选方法。先将待测标本在琼脂平板上进行区带电泳，然后分别在电泳条上加入不同类型的抗免疫球蛋白（或轻链）抗体，当抗体与相应区带中的单克隆免疫球蛋白结合形成复合物后，再通过漂洗与染色，可清晰显示出浓而狭窄的着色区带，即可判断单克隆丙种球蛋白的重链和轻链类型。图 25-3 和图 25-4 分别显示了 IgGκ 和 IgAλ 型多发性骨髓瘤的免疫固定电泳结果。

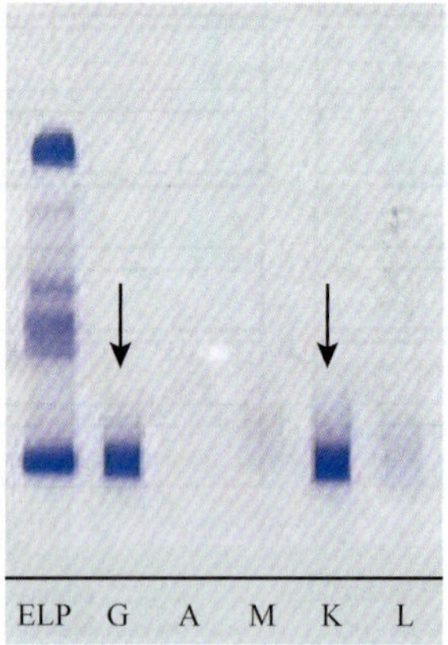

图 25-3 IgGκ 型 MM

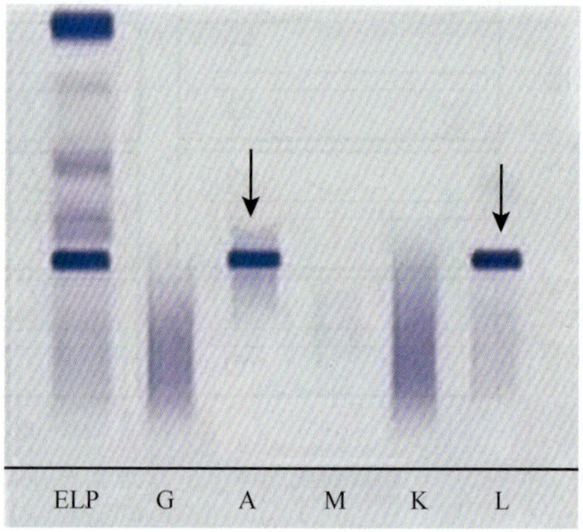

图 25-4 IgAλ 型 MM

二、血清免疫球蛋白定量

血清免疫球蛋白定量检测对免疫增殖病的诊断具有重要意义。目前临床主要采用免疫比浊法，此法快速、准确、敏感、且有自动化仪器，不仅可以检测免疫球蛋白还可以检测轻链，广泛应用于免疫增殖病的诊断、疗效观察、预后判断。若某患者的免疫球蛋白明显高于正常值，需考虑 M 蛋白的存在，进一步做亚型分析和轻链检测。同时需注意轻链的比例，正常血清中κ ∶ λ约为2 ∶ 1，若κ ∶ λ大于2 ∶ 1 或小于 1 ∶ 1，需考虑轻链型 M 蛋白血症。

三、M 蛋白检测

血清蛋白区带电泳能定性检测血清或尿液中的 M 蛋白，常用醋酸纤维素膜和琼脂糖凝胶电泳法。目前采用的自动化电泳分析仪可自动完成标本点样、电泳、染色及定量扫描等步骤，且稳定性较高。通过区带电泳可将标本中不同性质的蛋白质分开。正常血清蛋白分为白蛋白、α_1 球蛋白、α_2 球蛋白、β 球蛋白、γ 球蛋白。M 蛋白的化学结构高度均一，其电泳迁移率十分一致，形成狭窄而浓缩的集中带，即为 M 区带。不同类型的 M 蛋白在电泳后所处，常分布在 α2 至 γ 区，扫描后可见一单克隆免疫球蛋白尖峰。因此，根据形成的不同区带与正常的电泳图谱进行比较，不仅可以发现患者标本中异常的 M 蛋白，而且根据 M 蛋白的电泳位置可大致判断出 M 蛋白的类型，如 IgG 常位于 α 区至 γ 区，IgA 常位于 γ1 区至 β 区，IgM 型常位于 β2 或 γ 区，IgD 型常位于 β 或 γ 区。正常人血清 γ 区带较宽且着色较淡，扫描后可见一低矮蛋白峰，单克隆丙种球蛋白增高时常在 γ 区（有时在 β 或 α 区）呈现浓密狭窄的蛋白带，经扫描显示为高尖蛋白峰（高宽比＞ 2 ∶ 1）。多克隆丙种球蛋白增高时，如慢性感染、自身免疫病及肝病等，其电泳图谱在 γ 区带宽而浓密，扫描图显示为宽大的蛋白峰，与 M 蛋白易区别。需要注意的是某些疾病（如非分泌型骨髓瘤）往往呈现低丙种球蛋白血症的特征，此类患者血清蛋白区带电泳图谱中无 M 区带（图 25-5）；部分重链病或轻链病患者血清的 M 蛋白峰并不明显；有些溶血标本或富含 RF 的血清可出现类似 M 蛋白峰的电泳区带，这类标本需配合其他检测进一步分析。

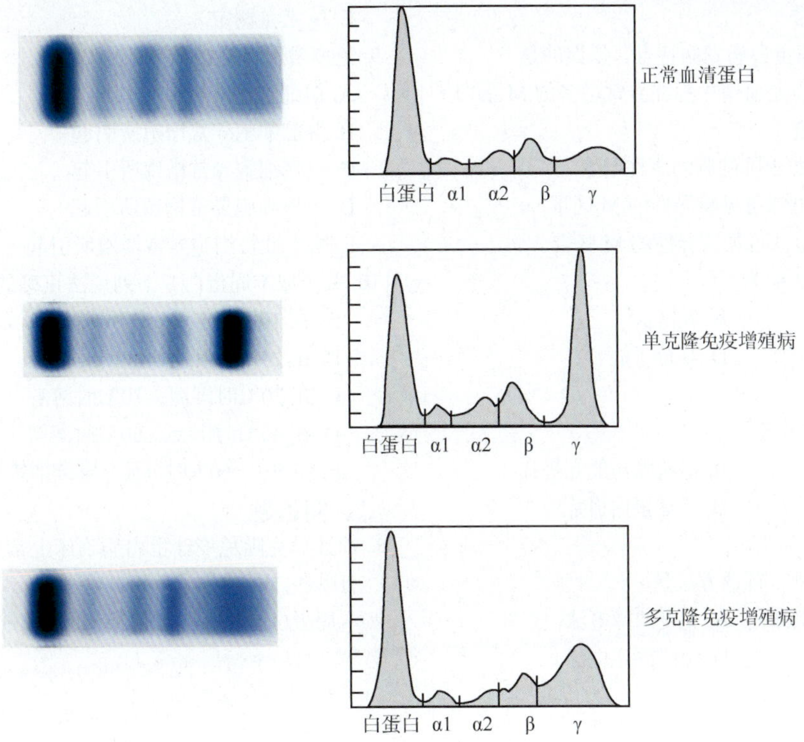

图 25-5　血清蛋白区带电泳扫描图谱

考点： M 蛋白的概念，检验方法

四、本周蛋白检测

本周蛋白检测是轻链病诊断的必备项目，对于多发性骨髓瘤、原发性巨球蛋白血症、重链病等的临床诊断也有一定意义。本周蛋白的检测可采用加热沉淀法，在 pH5.0 时，加热至 50 ～ 60℃时会出现沉淀，继续加热至 90℃时又重新溶解。本方法虽然简便易行，但是敏感性偏低，且无法区分轻链类型。需确定轻链类型时可用免疫比浊法或将标本浓缩 50 倍后进行免疫固定电泳。注意因为本周蛋白分子质量较小，从肾脏排出速度较快，所以轻链患者会出现本周蛋白尿中阳性，血清中阴性的结果。

考点： 本周蛋白的概念、检验方法

单克隆丙种球蛋白的检验方法有多种可以选择，临床采用两种以上方法互相印证。对可疑样本一般先采用免疫球蛋白定量检测、血清蛋白区带电泳分析或尿本周蛋白定性检测，阳性者再进行免疫电泳、免疫固定电泳、免疫选择电泳、免疫球蛋白亚型分析。

目标检测

一、单项选择题

1. 不属于原发性单克隆丙种球蛋白病的是
   A. 冷球蛋白血症　　B. 多发性骨髓瘤
   C. 原发性巨球蛋白血症　　D. 淀粉样变性
   E. 重链病
2. IPD 代表
   A. 免疫复合物　　B. 自身免疫病
   C. 免疫增殖病　　D. 血小板减少症
   E. 血小板减少性紫癜
3. 关于多发性骨髓瘤不正确的是
   A. 是单株浆细胞异常增生的恶性肿瘤
   B. 是免疫球蛋白增殖病
   C. 患者造血干细胞无异常改变
   D. 患者有骨质破坏
   E. 患者预后不良，感染和肾功能损害为本病的死因
4. 多发性骨髓瘤属于
   A. T 细胞异常　　B. B 细胞异常
   C. 裸细胞异常　　D. 单核细胞异常

E. 中性粒细胞异常

5. 有关单克隆丙种球蛋白病发病特点，错误的是

A. 疾病的突出特点是血清中存在异常增多的 M 蛋白

B. B 细胞异常增殖

C. M 蛋白主要来源于脾细胞的恶性增生

D. 血清蛋白区带电泳可见特异性的 M 区带

E. 尿液蛋白区带电泳可见特异性的 M 区带

6. 最常见的 M 蛋白血症为

A. 重链病　　B. 轻链病

C. 多发性骨髓瘤　　D. 半分子病

E. 巨球蛋白血症

7. 冷球蛋白血症不常见于

A. 类风湿关节炎　　B. 甲状腺功能亢进症

C. 红斑狼疮　　D. 巨球蛋白血症

E. 恶性肿瘤

8. 鉴定 M 蛋白的类型，首选方法是

A. 血清蛋白区带电泳　　B. 免疫选择电泳

C. 免疫电泳　　D. 免疫固定电泳

E. Ig 定量测定

9. 免疫增殖病是指

A. 白细胞异常增殖所引起

B. 淋巴细胞异常增殖所引起

C. 巨噬细胞异常增殖所引起

D. 单核细胞异常增殖所引起

E. 嗜中性粒细胞异常增殖所引起

10. 关于尿本周蛋白，下列说法正确的是

A. 在 10℃时沉淀，50℃时溶解

B. 在 20℃时沉淀，60℃时溶解

C. 在 30℃时沉淀，70℃时溶解

D. 在 40℃时沉淀，60℃时溶解

E. 在 50 ～ 60℃时沉淀，继续加热至 90℃时又重新溶解

二、简答题

1. 简述单克隆免疫球蛋白病临床上常用的免疫学检测方法有哪些。

2. 本周蛋白是什么？如何检测？

（张　苗）

第 26 章

免疫缺陷病及其免疫学检验

学习目标

1. **掌握** 免疫缺陷病的概念、特点与分类；AIDS 的临床特点。
2. **熟悉** 体液免疫缺陷及细胞免疫缺陷的检测。
3. **了解** 吞噬细胞及补体系统免疫缺陷的检测。

免疫缺陷病（immunodeficiency disease，IDD）是由先天遗传因素或后天其他原因造成免疫系统中任何一个成分的缺失或功能不全，致使机体出现免疫应答障碍，并进而导致一种或多种免疫功能缺陷或不全的相关临床综合征。免疫缺陷可致免疫系统在发育、分化、代谢、调节等不同环节上发生障碍，引起机体免疫功能缺陷或低下，临床表现为反复或持续感染，并易伴发过敏性疾病、肿瘤、自身免疫病等。

第 1 节 概　　述

一、免疫缺陷病分类

免疫缺陷病按其发病原因不同分为原发性免疫缺陷病和继发性（或获得性）免疫缺陷病两类。原发性免疫缺陷病与遗传因素或先天性免疫系统发育有关，继发性免疫缺陷病与感染、恶性肿瘤或其他诱发性疾病等有关。IDD 根据缺陷的主要成分不同，可分为细胞免疫缺陷病、体液免疫缺陷病、联合免疫缺陷病、吞噬细胞功能缺陷病和补体缺陷病五大类型。

二、免疫缺陷病特征

不同类型免疫缺陷病的临床表现各异，与其缺陷的成分、程度、范围有关，但是均具有以下共同的临床特征。

1. 反复感染 患者对各种病原体的易感性增加，易发生反复、持续、难以控制的感染，这是免疫缺陷最主要、最常见的表现和后果，往往是造成死亡的主要原因。患者年龄越小，感染频率越高，病情也越重。感染部位以呼吸道最常见。不同的免疫缺陷类型呈现不同的感染特点。例如，体液免疫缺陷病、吞噬细胞缺陷病和补体缺陷病时，以化脓性球菌感染为主，如葡萄球菌、链球菌等，患者表现为败血症、化脓性脑膜炎、气管炎、肺炎、中耳炎和肉芽肿等；细胞免疫缺陷病时以胞内寄生病原体为主，如结核病、真菌病、布鲁氏菌病和重症病毒感染等；联合免疫缺陷病多以化脓性球菌感染为主，也可并发胞内寄生病原体感染，患者出现全身性重症细菌或病毒感染。

2. 并发恶性肿瘤 IDD 患者尤其是 T 细胞免疫缺陷患者，恶性肿瘤的发生率比正常人高 100 ～ 300 倍，且以淋巴系统肿瘤和白血病较多。

3. 伴发自身免疫病 IDD 患者伴发自身免疫病的趋势较高，比例高达 14%，而正常人群自身免疫病的发病率仅为 0.001% ～ 0.01%。

4. 遗传倾向 多数原发性免疫缺陷病具有遗传倾向，包括常染色体遗传和性染色体隐性遗传。

5. 临床表现多样 IDD患者因其免疫系统受损的组分不同，故临床表现各异，也可同时累及多器官多系统，症状复杂，即使同一种免疫缺陷病的不同患者也可表现不一。

考点：免疫缺陷病分类、免疫缺陷病特点

第2节 常见的免疫缺陷病

一、X连锁无丙种球蛋白血症

X连锁无丙种球蛋白血症（X-linked agammaglobulinemia，XLA），是一种X连锁隐性遗传病，多见于男性婴幼儿，是最常见原发性B细胞免疫缺陷病。该病于1952年由Bruton首次报道，故又称Bruton综合征。其发病机制是位于X染色体上的Bruton酪氨酸激酶基因突变，影响B细胞发育过程中的信号转导，使B细胞发育停滞于前B细胞时期，外周血成熟B细胞和浆细胞数几乎为零，血清中各类Ig含量明显降低，甚至测不到，但患者的T细胞数量和功能正常。

患儿出生时受母体抗体保护免疫力尚可，但随着体内抗体的逐渐消耗，6个月后易反复发生化脓性细菌感染，如金黄色葡萄球菌、肺炎链球菌等，但对胞内寄生微生物如病毒、细菌等不易感。

二、先天性胸腺发育不全

先天性胸腺发育不全，即22q11.2缺失综合征，又称为迪格奥尔格（DiGeorge）综合征，是一组典型原发性T细胞缺陷病，同时伴有甲状旁腺功能低下。发病机制主要为妊娠早期胚胎咽囊分化发育障碍，致使起源于该部位的某些器官如胸腺、甲状旁腺、主动脉弓等发育不全。机体主要免疫学及临床特点：患儿表现为外周血T细胞数量减少或可正常、T细胞功能缺陷、B细胞与抗体功能正常或下降，心脏和大血管或颜面畸形，出现病毒、真菌、原虫等的反复感染，血钙降低致新生儿24小时内出现手足抽搐。

三、慢性肉芽肿病

慢性肉芽肿病（chronic granulomatous disease，CGD）多数为性联隐性遗传，少数为常染色体隐性遗传。发病机制是由于NADPH氧化酶缺陷，使得吞入细胞内的微生物不能被杀死，反而继续存活、繁殖，并随吞噬细胞游走在全身播散，造成反复的慢性感染。中性粒细胞数量减少，杀菌能力减弱，持续感染可刺激$CD4^+$T细胞增生形成肉芽肿。

患者多在2岁以内发病，主要表现为反复发生全身各部位的化脓性感染和真菌感染，致病菌多为葡萄球菌、大肠杆菌、沙门菌属、白假丝酵母菌等。患者淋巴结、皮肤、肝、肺、骨髓等器官有慢性化脓性肉芽肿或伴瘘管形成。

四、重症联合免疫缺陷病

重症联合免疫缺陷病（severe combined immunodeficiency，SCID）较为罕见，是性联或常染色体隐性遗传病，发病率约为1/10万。患儿在出生后6个月即表现为严重的细胞和体液免疫功能缺陷，对各种病原体、机会菌易感，常因严重感染死亡。

（一）性联重症联合免疫缺陷病

X连锁重症联合免疫缺陷病（X-linked SCID，X-SCID）属X连锁隐性遗传，约占SICD的50%。主要发病机制是IL-2受体γ链基因突变。因IL-2受体γ链是构成多种细胞因子受体（如IL-2R、IL-4R、IL-7R、IL-9R等）共同的亚单位，其缺失直接导致多种细胞因子受体表达障碍，影响T细胞、B细胞发育成熟及功能障碍，从而发生联合免疫缺陷病。

患者主要表现：生长停滞，严重感染。T细胞缺乏或显著减少，B细胞数量正常但功能异常，Ig

生成减少和类型转换障碍。

（二）腺苷脱氨酶缺乏症

腺苷脱氨酶缺乏症（adenosine deaminase deficiency，ADA）为常染色体隐性遗传，由腺苷脱氨酶缺陷引起，约占 PIDD 的 20%。其发病机制是第 20 对染色体的 ADA 基因突变，导致 ADA 缺失，进而导致核苷酸在淋巴细胞内代谢异常，产生对早期 T 细胞、B 细胞的毒性作用，使 T 细胞、B 细胞发育成熟受阻，出现缺陷。

患者易发生感染，T 细胞、B 细胞数量减少，血清 Ig 减少，红细胞 ADA 减少。

五、获得性 C1 抑制因子缺乏症

本病又称遗传性血管神经性水肿，为常染色体显性遗传，由于 C1 抑制因子缺乏，不能控制 C2 的裂解，机体产生过多的 C2a，使血管通透性增高，临床表现为反复发作的皮肤黏膜水肿，若喉头水肿可致窒息死亡。此外，补体调节异常如膜结合补体调节蛋白缺乏可导致 PNH，患者主要表现为慢性血管内溶血、血红蛋白尿和含铁血黄素尿。

六、获得性免疫缺陷综合征

获得性免疫缺陷综合征（acquired immunodeficiency syndrome，AIDS）又名艾滋病，是由 HIV 感染引起继发性免疫缺陷的一组综合征。因 HIV 主要侵犯 $CD4^+T$ 细胞，患者以 $CD4^+T$ 细胞减少为主要特征，并易伴发机会性感染、恶性肿瘤和中枢神经系统退行性病变。其传播途径主要包括性接触传播、血液传播及母婴传播等。目前在全世界范围内仍无根治 AIDS 的有效药物，也无预防该病的有效疫苗，全球感染人数不断上升，故本病危害性极大。

链接 自愿咨询检测

艾滋病自愿咨询检测是指需要进行艾滋病病毒检测的个体，经过咨询，在充分知情和保密的情况下，对是否做艾滋病病毒检测自愿做出选择的过程。

需检测人群包括：艾滋病病毒感染者和艾滋病患者的家属或密切接触者；感染艾滋病病毒的母亲所产新生儿；有过无保护性行为者（尤其是无保护的婚外性行为、多性伴侣性行为、男男同性性行为等）；与他人共用注射器吸毒的人员；既往有偿卖血者（到非法采血点卖血）；怀疑接受过不洁血液和血制品者；使用过未经严格消毒的针具注射者；有破损的皮肤、黏膜，不慎接触到被艾滋病病毒污染的血液、体液者；其他自愿接受艾滋病咨询检测的人员。

自愿咨询检测既是艾滋病防治规划的关键组成部分，也是一种高效益的艾滋病病毒预防干预措施。通过艾滋病自愿咨询检测，不仅可以尽早发现、及时治疗和预防艾滋病病毒感染，为求询者特别是艾滋病病毒感染者提供心理支持，而且可以促使求询者减少不安全行为，预防艾滋病病毒的传播。

（一）病原学

HIV 为逆转录病毒科慢病毒属，是引起 AIDS 的病原体。HIV 目前已经发现的有两型：HIV-1 和 HIV-2。两者基因结构相似，但核苷酸和氨基酸序列差异较大。全球 AIDS 大多由 HIV-1 所致，症状较重；HIV-2 只在西部非洲地区流行，症状相对较轻。

HIV 为 RNA 有包膜病毒。电镜下病毒呈球形，成熟颗粒直径 100 ～ 120nm。核衣壳呈圆锥状，核心除含两条相同的单正链 RNA，还有反转录酶、整合酶、蛋白酶和 RNA 酶 H，衣壳由具高度特异性的 p24 蛋白组成，是确定 HIV 感染的重要指标。病毒最外层为脂蛋白包膜，镶嵌有病毒编码的 gp120 和 gp41 两种糖蛋白，其中 gp120 构成包膜表面的刺突，是 HIV 与宿主细胞表面 CD4 分子结合的部位；gp41 为跨膜蛋白，可介导病毒包膜与宿主细胞膜的融合。HIV 在体内增殖快、易变异，容易逃脱宿主免疫系统的攻击。

（二）致病机制

AIDS 的传染源是 HIV 无症状携带者和 AIDS 患者。病毒存在于感染者血液、精液、阴道分泌液、乳汁、唾液和脑脊液中，主要通过性接触、血液及母婴三大途径传播。HIV 侵入人体后，选择性侵犯 $CD4^+$T 细胞，并在其中大量增殖，引起 $CD4^+$T 细胞变性、坏死，大量减少，患者细胞免疫功能缺损，并继发体液免疫功能缺陷，最终因各种机会感染及肿瘤而死亡。

1. HIV 侵犯 $CD4^+$ 靶细胞的机制 CD4 是 HIV 糖蛋白的特异性受体，故 HIV 主要侵犯 $CD4^+$T 细胞。此外，表达 CD4 的其他细胞，如单核巨噬细胞、树突状细胞、神经胶质细胞等也是其重要的靶细胞。HIV 先通过 gp120 吸附到细胞表面的 CD4 分子上，同时也与靶细胞表面的趋化因子受体（CXCR4 和 CCR5）结合，再由 gp41 介导病毒包膜与宿主细胞膜融合，病毒穿入细胞内，然后经脱壳、生物合成、装配与释放完成病毒复制，在此过程中通过多种直接或间接途径损伤 $CD4^+$T 细胞，最终导致细胞死亡。

2. HIV 逃逸免疫攻击的机制 HIV 感染机体后，可通过不同途径逃避免疫系统识别与攻击，在体内长期存活并不断复制。

（三）免疫应答

在 HIV 感染过程中，机体免疫系统受到进行性破坏，但在不同阶段，机体可通过体液免疫和细胞免疫应答机制阻止病毒复制。

HIV 感染后，可诱导机体产生高效价的抗 HIV 多种蛋白的抗体，如抗 gp120 的中和抗体、抗 p24 衣壳蛋白抗体、抗 gp41 抗体等。中和抗体对 HIV 有抑制作用，在急性期可降低血清中的病毒抗原数量，阻断病毒向淋巴器官播散，但不能清除细胞内病毒。HIV 感染也可诱导机体产生细胞免疫应答，包括特异性 Tc 和非特异性 NK 细胞的杀伤作用，特别是 Tc 对 HIV 感染靶细胞的杀伤尤为重要，但也不能彻底清除潜伏感染的病毒。两种应答机制均不能将病毒清除，故 HIV 一旦感染，终身携带。

（四）免疫学特征

1. $CD4^+$T 细胞 外周血 $CD4^+$T 细胞数量显著减少、功能严重受损，$CD4^+$/$CD8^+$T 细胞比值降低甚至倒置（<0.5）。

2. Th1 细胞与 Th2 细胞平衡失调 HIV 感染的无症状期间以 Th1 细胞占优势，分泌 IL-2 刺激 $CD4^+$T 细胞增殖；至 AIDS 期则以 Th2 细胞占优势，分泌 IL-4 和 IL-10 抑制 Th1 细胞分泌 IL-2，从而减弱 Tc 的细胞毒效应。

3. APC 功能降低 HIV 感染巨噬细胞和树突状细胞后，可破坏其抗原处理和提呈能力，但不易将其杀死，反而使之成为 HIV 的庇护所。HIV 感染的巨噬细胞是导致晚期 AIDS 患者血中高水平病毒的主要原因。

4. B 细胞功能异常 HIV 可多克隆激活 B 细胞，患者表现为高 Ig 血症和产生多种自身抗体，其原因为 gp120 属于超抗原，能激活多克隆 B 细胞。

（五）临床特点

HIV 感染机体后，根据患者发病过程分为三大时期：急性期、无症状潜伏期和 AIDS 期。

1. 急性期 HIV 入侵机体后大量复制，诱发机体产生病毒血症。患者出现发热、乏力、咽炎、淋巴结肿大、肌肉痛、关节痛、皮疹等类似感冒的症状，但一般 2 ～ 3 周后症状自然消失，进入无症状期。急性期血液中检测到 P24，但 HIV 抗体难以检测到。

2. 无症状潜伏期 此期病情发展缓慢，持续时间较长，一般为 8 ～ 10 年。可从急性期转变而来，或无明显的急性期症状而直接进入此期。本期持续时间长短与机体感染病毒的数量、途径、型别、个体免疫状况等因素有关。HIV 在此期间不断复制，受染 $CD4^+T$ 细胞逐渐增多。患者血清抗体阳性，具有传染性。

3. AIDS 期 感染 HIV 后的终末阶段。$CD4^+T$ 细胞损伤较重，机体免疫功能进行性衰退，外周血 $CD4^+T$ 淋巴细胞计数明显下降，血浆 HIV 病毒载量明显升高。机体出现因免疫功能降低而致的 HIV 相关症状、各种机会性感染及肿瘤。HIV 相关症状主要表现有持续 1 个月以上的发热、盗汗、腹泻，体重减轻 10% 以上等。机会性感染是 AIDS 患者死亡的主要原因，常见的病原体是卡氏肺孢子菌和白假丝酵母菌等；AIDS 患者易伴发 Kaposi 肉瘤和恶性淋巴瘤，也是患者常见的死亡原因之一；此外约 60% 的 AIDS 患者出现 AIDS 痴呆症等神经系统损害。

考点：获得性免疫缺陷综合征

第 3 节 免疫学检验

免疫缺陷病的病因和临床表现多种多样，其缺陷涉及免疫系统的多种成分，因此检测也是多方面、综合性的。实验室检测的内容主要包括体液免疫、细胞免疫、补体和吞噬细胞等方面，如 T 细胞、B 细胞、吞噬细胞数量和功能的测定，免疫球蛋白、补体、细胞因子含量的测定等。检测方法主要采用免疫学方法和分子生物学方法。此外，一些常规和特殊的检测手段，如血液检查、胸腺、皮肤、淋巴结活检等对确诊和明确分型也十分重要。

一、B 细胞免疫缺陷病的检测

B 细胞数量的减少、功能的障碍及缺陷均可导致体内 Ig 水平降低或缺陷。B 细胞免疫缺陷病的检验主要包括 B 细胞数量和功能的检测，以及 B 细胞转化为浆细胞所产生的 Ig 检测等。

（一）血清 Ig 的测定

血清 Ig 测定是检测体液免疫功能最常用的方法。Ig 测定方法很多，常规定量检测 IgG、IgM 和 IgA 常采用免疫比浊法和单向免疫扩散法；IgD 和 IgE 由于含量甚微，可采用灵敏度较高的 RIA 和 ELISA 等技术测定；IgG 亚类可用 ELISA 和免疫电泳法测定。由于目前还未发现由 IgD 和 IgE 缺陷所致疾病，故通常检测 IgG、IgM、IgA 这三类 Ig 即可代表血清 Ig 的水平。如发现三类 Ig 水平均明显低下，就可考虑体液免疫功能缺陷。

判断 B 细胞免疫缺陷病时应注意以下问题：①患者多为婴幼儿，应注意 Ig 的水平随年龄的变化，掌握其生理水平及变化规律；② Ig 总量的生理范围较宽，不同方法测得的数值差异较大，因此，对于 Ig 水平低于正常值下限者，应在一段时间内反复检测，综合评价，才能正确判断受试者有无体液免疫缺陷。

（二）同种血型凝集素（IgM）效价测定

同种血型凝集素即 ABO 血型抗体，此种天然抗体为 IgM 型。通过检测同种血型凝集素效价是判定机体体液免疫应答能力的一项简单而有效的方法。一般情况下，除婴儿和 AB 型血外，其他人均有 1 ∶ 8（抗 A）或 1 ∶ 4（抗 B）或更高的天然抗体滴度。性联无丙种球蛋白血症、重症联合免疫缺陷病和选择性 IgM 缺陷患者可用此法进行判定，但是 AB 血型者正常情况下机体也不产生抗 A 和抗 B 抗体，因此其体液免疫缺陷不能用此法进行判定。

（三）特异性抗体产生能力测定

根据抗体产生的一般规律，正常人接种疫苗后 5 ～ 7 天机体可产生特异性抗体（IgM），若再次免疫会使抗体滴度明显增高（IgG）。利用这一规律，在接种疫苗后通过抗体产生情况判断机体是否存在体液免疫缺陷。常用的抗原为伤寒菌苗和白喉类毒素，可在注射后 2 ~ 4 周测定机体产生抗体的滴度，了解抗体的反应性，伤寒菌苗抗体可用直接凝集反应来测定抗体产生，白喉类毒素抗体可在接种后 4 周通过锡克试验测定。特异性抗体产生能力测定也是判断体液免疫缺陷的一种有效方法。

（四）噬菌体试验

目前普遍认为人体清除噬菌体的能力是检测机体抗体应答能力的最敏感的指标之一。正常人包括新生儿，均可在注入噬菌体后 5 天内将其全部清除体外；而抗体形成缺陷者，清除噬菌体的时间则明显推迟。

（五）B 细胞表面膜免疫球蛋白（SmIg）的检测

SmIg 是 B 细胞表面的特征性标志，检测 SmIg 不仅可以反映 B 细胞的数量，还可以根据 SmIg 的类别判断 B 细胞的成熟情况。所有体液免疫缺陷者都有不同程度的 B 细胞数量或成熟比例方面的异常。

（六）CD 抗原检测

B 细胞表面亦存在着多种 CD 抗原，如 CD10、CD19、CD20、CD22 等，这些 CD 抗原出现在 B 细胞发育成熟的不同时期，如 CD10 只出现在前 B 细胞，CD19、CD20 从原始至成熟的 B 细胞都存在，而 CD22 只表达在成熟 B 细胞，因此可根据这些 B 细胞表面标志以了解 B 细胞数量、亚型及分化情况。

此外，需要注意的是，T 细胞缺陷、单核巨噬细胞缺陷时，也可伴有不同程度的抗体产生障碍，并且症状还可能比较突出而被较早发现，所以在检查时不要只局限于抗体测定，需综合分析患者病情。

二、T 细胞免疫缺陷病的检测

T 细胞数量和功能异常均可导致免疫功能发生缺陷。因 T 细胞既可介导细胞免疫，又可参与体液免疫，故患者既有细胞免疫功能缺陷又伴有体液免疫功能缺陷。T 细胞免疫缺陷病的检验包括 T 细胞功能的检测和数量的检测。

（一）T 细胞功能检测

1. 皮肤试验 简称皮试，其原理是迟发型超敏反应（DTH），根据 T 细胞产生 DTH 的能力判断机体的细胞免疫功能。常用的皮试抗原是存在于自然环境中易致敏的物质，如结核菌素、白假丝酵母菌素、链激酶 - 链球菌 DNA 酶（链激酶 - 链道酶，SK-SD）、腮腺炎病毒等。由于不同机体之间的个体差异，是否接触某种抗原或接触多少，以及试剂本身质量及操作误差等因素的影响，皮试时应选择几种抗原同时试验。如果 3 种以上抗原皮试均阳性，提示机体 T 细胞功能正常；少于两种阳性或在 48 小时内反应直径小于 10mm，提示机体免疫缺陷或反应性降低；2 岁以内儿童皮试时可能由于从未致敏而呈现阴性反应，因此判断时只要有一种抗原皮试阳性，即可证实 T 细胞功能正常。

2. T 细胞增殖试验 又称淋巴细胞转化试验。检测淋巴母细胞转化率，其高低可判断 T 细胞对有关刺激的反应性与功能状态。

T 细胞缺陷越严重，细胞增殖应答能力越低下，甚至消失。由于新生儿出生后不久即可表现出对 PHA 的反应性，因而出生 1 周后若出现 PHA 刺激反应，即可排除严重细胞免疫缺陷的可能。

3. T 细胞介导细胞毒试验 本试验反映 Tc 的特性。Tc 对靶细胞有直接杀伤作用，当致敏 T 细胞再次遇到相应靶细胞抗原时，可破坏和溶解该靶细胞。试验方法是首先选用适当的靶细胞（常用可传代已建株的人肿瘤细胞如人肝癌、食管癌、胃癌等细胞株），经培养后制成一定浓度的细胞悬液，然后按照一定比例与待检淋巴细胞混合，共同温育一定时间，观察肿瘤细胞被杀伤的情况，以判断 T 细胞功能。该方法亦是评价机体细胞免疫水平的常用指标。

（二）T 细胞数量及亚群检测

淋巴细胞及其亚群的检测对缺陷病的诊断具有重要价值：T 细胞和 B 细胞都缺乏者提示联合免疫缺陷；以 T 细胞减少为主者提示细胞免疫缺陷，并伴有不同程度的体液免疫缺陷；以 B 细胞减少为主者提示体液免疫缺陷，一般对细胞免疫影响不大。根据以上情况可对大多数免疫缺陷病有一个初步的判断。常用试验介绍如下：

1. E 花环试验　试验的结果可代表 T 细胞数量的变化，并可粗略地判定有无 T 细胞免疫缺陷或联合免疫缺陷病。E 受体是 T 细胞特有的表面标志，正常情况下人外周血淋巴细胞能形成花环的比例为 60% ～ 80%，此试验通常用于检测 T 细胞数量及判断机体的细胞免疫状况。

2. 免疫荧光法　用荧光素标记淋巴细胞表面 CD 系统单克隆抗体，通过间接免疫荧光法检测淋巴细胞表面标志或鉴定细胞亚群。CD3 是外周血所有 T 细胞的表面标志，$CD3^+$ 为 T 细胞，$CD4^+$ $CD8^-$ 和 $CD8^+$ $CD4^-$ 为 T 细胞亚群。正常人外周血 $CD3^+$ 细胞的平均值为 60% ～ 80%，$CD4^+$ $CD8^-$ 和 $CD8^+CD4^-$ 细胞的平均值分别为 55% ～ 60% 与 20% ～ 30%，$CD4^+/CD8^+$ 值约为 2 ∶ 1。

3. 流式细胞术　流式细胞仪可对 T 细胞及亚群精确分类。根据外周血 T 细胞及其亚群的比例及动态变化，从而了解机体的免疫状态，不但能用于细胞免疫缺陷病的诊断，还可研究其发病机制，指导临床疾病的治疗。

三、吞噬功能缺陷病的检测

吞噬细胞功能障碍、数量减少等均会导致机体非特异性免疫缺陷，主要表现为吞噬细胞趋化性减弱或丧失，如白细胞病；调理、吞噬和杀伤功能减弱或丧失，如慢性肉芽肿病等。评价吞噬细胞免疫缺陷的方法主要有以下几种。

（一）中性粒细胞计数

在机体中性粒细胞减少情况下，当婴儿外周血中性粒细胞＜ 1.0×10^9/L，儿童＜ 1.5×10^9/L，或成年人外周血中性粒细胞＜ 1.8×10^9/L 时，若不存在外界因素的影响，应考虑遗传因素的作用。

（二）趋化功能检测

中性粒细胞在趋化因子的作用下，定向移动至细菌周围，使细菌易黏附在中性粒细胞上，进而使中性粒细胞膜内陷，经胞饮作用将细菌吞入体内形成吞噬小泡，并与细胞内的溶酶体融合成吞噬溶酶体，将细菌杀伤。但若机体的趋化因子减少或吞噬细胞本身对正常趋化因子无反应时，可致吞噬细胞吞噬作用减弱，机体易感染。趋化功能检测主要判断中性粒细胞运动状况，以了解其趋化功能，常用试验包括体内试验与体外试验，体内试验如皮窗试验，体外试验如 Boyden 小室法和琼脂糖平板法，均可用于判断白细胞的趋化功能，对吞噬细胞功能缺陷、家族性白细胞趋化缺陷症等有重要诊断价值。

（三）吞噬和杀伤功能检测

吞噬和杀伤功能检测主要检测中性粒细胞或单核细胞的吞噬和杀菌功能。方法是将待检细胞悬液与一定量的细菌或胶乳粒子混合温育一定时间，然后取样涂片、染色、镜检，根据其吞噬和杀菌情况即吞噬率和吞噬指数判断中性粒细胞或单核细胞的吞噬和杀菌功能。本实验常用于检测有吞噬功能障碍的病症，如慢性肉芽肿病患者由于吞噬细胞缺少过氧化物酶而无法将细菌杀死，故其吞噬率基本正常，但杀菌率明显下降。

（四）四唑氮蓝还原试验（NBT 还原试验）

四唑氮蓝还原试验主要检测了解中性粒细胞的胞内杀菌能力。是一种简便、敏感的检测吞噬细胞还原杀伤能力的试验，其原理是细菌感染时中性粒细胞能量消耗剧增，耗氧量增加，糖代谢活跃，糖氧化过程中所脱的氢可被吞噬的或渗透到中性粒细胞胞质内的 NBT 染料接受，使淡黄色的 NBT 还原成蓝黑色的甲臜，以折光性强的点状或斑块状颗粒沉积于细胞内，镜检 NBT 阳性细胞数量，以此推断中性粒细胞的杀菌功能。本方法常用于检测儿童慢性肉芽肿病和严重的葡萄糖 -6- 磷酸脱氢酶缺乏症。正常参考值是 5% ～ 10%，细菌感染时增高。

（五）黏附分子测定

近年来可通过单克隆抗体检测细胞表面的黏附分子（如 CD18、CD11b、CD11c、CD621 等），更精确地研究吞噬细胞功能。

四、补体缺陷病的检测

补体系统是机体连接固有免疫和适应性免疫的重要桥梁，是机体免疫调控网络的重要环节，在维持机体免疫自稳方面发挥重要作用。补体免疫缺陷病时，补体系统的检测包括总补体活性检测和单个补体组分的测定。一般情况下，CH50、C3、C4、C1q 和 B 因子等几项检测可大致反映机体补体缺陷的情况，但遗传性血管神经性水肿患者的确诊以必须检测 C1 抑制物为准。

五、AIDS 的检测

AIDS 的准确检测是防止其广泛传播的重要手段，已经被列为常规医疗检测的范围。近年来，随着该领域的不断创新和研究进展，AIDS 检测技术的简易性、快速性和灵敏性逐步提高。HIV 感染常用的诊断方法主要包括病毒抗原、抗病毒抗体、免疫细胞数目和功能的检测等。由于 HIV 属于第二高致病性病原微生物，其相关的免疫学检测应在符合Ⅲ级生物安全实验室要求的艾滋病检测实验室中进行。

案例 26-1

某男性患者，36 岁，无业，有吸毒史。近半年来有反复低热，伴慢性腹泻、乏力、体重减轻。体检发现：患者颈后、腋窝、颌下等多处淋巴结肿大，体温 38.2℃，口腔黏膜见有毛状白斑。实验室检查：外周血白细胞总数 3.2×10^9/L，淋巴细胞总数 0.8×10^9/L；$CD4^+$T 细胞数 0.3×10^9/L。诊断：综合以上初步考虑该患者 HIV 感染。

问题： 1. 为明确诊断，应进一步做哪些实验室检查？

2. AIDS 患者为什么会出现 $CD4^+$T 细胞数量减少？

（一）HIV 抗原检测

常用 ELISA 法检测 HIV 的核心抗原 p24，p24 抗原出现于抗体产生之前，多见于急性感染期和 AIDS 晚期，而潜伏期常为阴性。p24 抗原对窗口期感染的早期诊断有帮助意义，但由于 p24 量太少，阳性率一般较低。目前常用解离免疫复合物法或浓缩 p24 抗原，来提高其敏感性。p24 抗原的定量检测可作为早期或晚期病毒量的间接指标，免疫荧光法和放射免疫法也可用于其测定。

（二）HIV 抗体检测

HIV 感染后 2～3 个月可出现抗体，并终身存在，因此血清中 HIV 抗体是判断 HIV 感染的间接指标，最常用于 HIV 感染的诊断、血液筛查、不同人群感染率及流行趋势检测等，是目前最成熟、最有效和最易行的 HIV 感染分析方法。HIV 抗体检测包括初筛试验和确认试验。

1. 初筛试验　以 ELISA 最常用的，其次有胶乳凝集法和免疫金层析法等，可对血液、唾液和尿液标本进行常规或快速检测。依据《全国艾滋病检测技术规范》规定，初筛试验如为阴性反应，即报HIV 抗体阴性；对呈阳性反应的标本，筛查实验室应使用原有试剂和另外一种不同原理或不同厂家的试剂进行重复检测，如两种试剂复测均呈阴性反应，则报告 HIV 抗体阴性，如均呈阳性反应，或一阴一阳，需送国家卫生部门批准的确认实验室进行确认。

2. 确认试验 初筛试验检测阳性者，因存在假阳性的可能，需做确认试验，以确定患者是否感染HIV。确认试验首选方法为免疫印迹法（又称蛋白印迹法），基本步骤为，先将 HIV 蛋白抗原裂解，通过 SDS-PAGE 按其分子质量大小将各抗原组分分离，再转印至硝酸纤维素薄膜上（膜条上转印有HIV 全病毒抗原）。将割成膜条的硝酸纤维素薄膜与待检样品充分反应，如样品中含有 HIV 抗体，则与膜条上的抗原结合，再加上酶标抗人 IgG 抗体，温育洗涤后，经过底物的显色反应，形成肉眼可见的不同区带。结果判定依据为：① HIV 抗体阳性，至少有两条膜带（gp41/gp120/gp160）或至少一条膜带与 p24 带同时出现；② HIV 抗体阴性，无 HIV 抗体特异性条带的出现；③ HIV 抗体可疑：出现HIV 特异性条带，但带型不足以确认为阳性者。

（三）T 细胞计数

HIV 感染机体后主要侵犯 $CD4^+$T 细胞，故患者免疫系统损伤的主要表现是外周血 $CD4^+$T 淋巴细胞的丢失，绝对数量的减少，同时 $CD8^+$T 淋巴细胞数量相对增加，$CD4^+$T 和 $CD8^+$T 细胞的比例失调。因此，$CD4^+$T 细胞计数是反映 HIV 患者免疫系统损伤程度的最明确指标。$CD4^+$T 细胞的数量与 AIDS 患者的病程进展息息相关，其数值越低预后越差。目前常用检测方法是应用流式细胞仪（FCM）进行 $CD4^+$T 细胞计数及占淋巴细胞的百分率测定。

$CD4^+$T 细胞计数检测的主要意义有：①病情进展监测：一般每 6～12 个月进行一次 $CD4^+$T 细胞检测，通过 $CD4^+$T 细胞计数的高低判断患者的病情进展情况。②机会性感染的风险评估：机会性感染是艾滋病患者死亡的主要原因，$CD4^+$T 细胞可评估患者机会性感染的风险，辅助判断是否需进行预防性治疗。如 $CD4^+$T 细胞计数 $< 0.2\times10^9$/L 时，应立刻进行卡氏肺孢子菌的预防治疗；$< 0.1\times10^9$/L 时，易感染巨细胞病毒和结核分枝杆菌。③抗病毒治疗疗效评价：$CD4^+$T 细胞计数 $< 0.5\times10^9$/L 时，为抗反转录病毒药物治疗的指征，通过抗病毒治疗前后患者 $CD4^+$T 淋巴细胞数值的变化，可评价其抗病毒治疗效果，如 $CD4^+$T 细胞数量持续下降，应更换治疗方案。

（四）核酸检测

目前常用定量反转录聚合酶链反应（RT-PCR 法）测定血浆中 HIV RNA 的拷贝数即病毒载量，用于监测疾病进展和评价抗病毒疗效。本法通过检测血液中是否存在病毒核酸，诊断有无病原体感染，并可在发现血清学变化之前检测 HIV 感染，而且比 p24 抗原检测方法更灵敏，可解决 HIV 感染的“窗口期”问题。此方法也可检测感染细胞中的前病毒 DNA，有利于急性感染的诊断，灵敏度和特异度较高。

（五）病毒分离和培养

从患者的淋巴细胞、血液、精液及其他体液中均可分离出 HIV，阳性率较高，反复多次分离时阳性率可达 100%。分离的病毒可用 $CD4^+$T 细胞培养，或用未感染者外周血单核细胞与患者单核细胞作混合培养，HIV 生长缓慢，经 7～14 天培养后，出现致细胞病变效应（CPE，主要是多核巨细胞）表明有病毒生长，也可检测培养液中逆转录酶活性或 p24 抗原，分离到或培养出 HIV 均是 HIV 感染确诊的依据。此操作方法复杂，实验条件及技术要求较高，一般只用于 HIV 相关的科学研究。

考点：获得性免疫缺陷综合征检测

目标检测

一、单项选择题

1. 遗传性血管神经性水肿为何种缺陷
A. C1q　B. C2
C. C3　D. C1 抑制因子
E. C4

2. 血清中免疫球蛋白含量缺乏，一般应考虑何种病
A. 轻链病　B. 重链病
C. 免疫缺陷病　D. 免疫增殖病
E. 自身免疫病

3. 评价 B 细胞功能的试验是
A. 淋巴细胞转化
B. 血清中免疫球蛋白检测
C. 迟发型皮肤超敏试验
D. CD3 检测
E. 移动移植实验

4. 哪种方法可检测细胞免疫缺陷患者的细胞免疫功能
A. 溶血空斑形成试验
B. 免疫球蛋白检测
C. 淋巴细胞对 PHA 的应答
D. NBT 还原试验
E. 速发性皮肤过敏试验

5. 某人体检发现血清 HIV 抗体阳性，说明其患有
A. 艾滋病　B. HIV 感染
C. 需做确认试验　D. 免疫缺陷
E. 需做 CD4 测定

6. 下列关于选择性 IgA 缺乏症的叙述，哪项是错误的
A. 是最常见的体液免疫缺陷病之一
B. 血清 IgA 和 sIgA 均减少
C. 常伴有消化道和呼吸道感染
D. 少数伴有自身免疫病或超敏反应病
E. 应用丙种球蛋白替代治疗有较好疗效

7. Bruton 综合征患者反复持久的细菌感染常发生在
A. 新生儿期　B. 出生半年内
C. 半岁～2 岁　D. 学龄期
E. 青少年期

8. HIV 的确认试验为
A. ELISA 测 HIV 抗体
B. 免疫印迹法测 HIV 抗体
C. 血凝试验测 HIV 抗体
D. 胶体金免疫层析法测 HIV 抗体
E. 放射免疫法测 HIV 抗体

9. 慢性肉芽肿是哪类疾病
A. T 细胞免疫缺陷病　B. B 细胞免疫缺陷病
C. 联合免疫缺陷病　D. 吞噬细胞缺陷病
E. 补体功能缺陷

10. 检测白细胞内杀伤功能的方法是
A. 四唑氮蓝还原试验　B. 溶血空斑试验
C. 淋巴细胞转化试验　D. 趋化试验
E. 黏附抑制试验

二、简答题

1. 什么是免疫缺陷病？其分类有哪些？
2. 什么是获得性免疫缺陷综合征？其主要免疫学特征是什么？

（刘琳琳）

实训指导

实验1　肥达试验（试管法、微量板法）

一、试　管　法

【实验目的】

1. 掌握肥达试验的实验原理、实验步骤、结果观察。

2. 熟悉肥达试验的临床意义。

【实验原理】　肥达试验是用伤寒沙门菌的O抗原（TO）、伤寒沙门菌的H抗原（TH）、甲型副伤寒沙门菌鞭毛抗原（PA）和乙型副伤寒沙门菌鞭毛抗原（PB）分别制成的标准诊断菌液，来与患者血清做凝集试验，临床上用于辅助诊断伤寒、副伤寒。如果需要，有些地区可增加丙型副伤寒沙门菌鞭毛抗原（PC）或鼠伤寒沙门菌鞭毛抗原等其他沙门菌鞭毛抗原的诊断菌液。

【实验材料】

1. 诊断菌液　市售的TO、TH、PA、PB标准诊断菌液。

2. 被检血清　可以不加温灭活。

3. 其他材料　生理盐水、试管、试管架、吸管、恒温水浴箱等。

【实验步骤】

1. 基本步骤（实验图1-1）

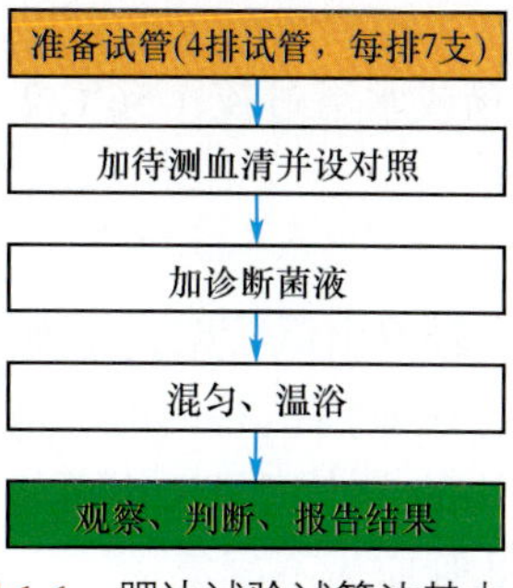

实验图1-1　肥达试验试管法基本步骤图

2. 实验操作（实验图1-2）

（1）排管并做标记：准备4排试管，每排7支，标明记号。

（2）稀释被检血清用平行稀释法，具体操作如下。

1）取中号试管1支，用吸管加入生理盐水3.8ml，被检血清0.2ml混匀，使血清成1∶20稀释。

2）吸取上述1∶20血清稀释液2ml，按每管0.5ml液量分别加入各排的第1管。

3）在中号试管内余下的2ml血清中，再加入生理盐水2ml并混匀。此时血清经2倍稀释则成1∶40稀释度。再吸取此1∶40血清稀释液2ml，按每管0.5ml液量分别加入各排的第2管。

4）如此连续稀释到各排的第6管为止。各排的第7管只加生理盐水0.5ml，不加血清作为抗原对照。稀释后各排第1～6管的血清稀释度依次为1∶20、1∶40、1∶80、1∶160、1∶320、1∶640。

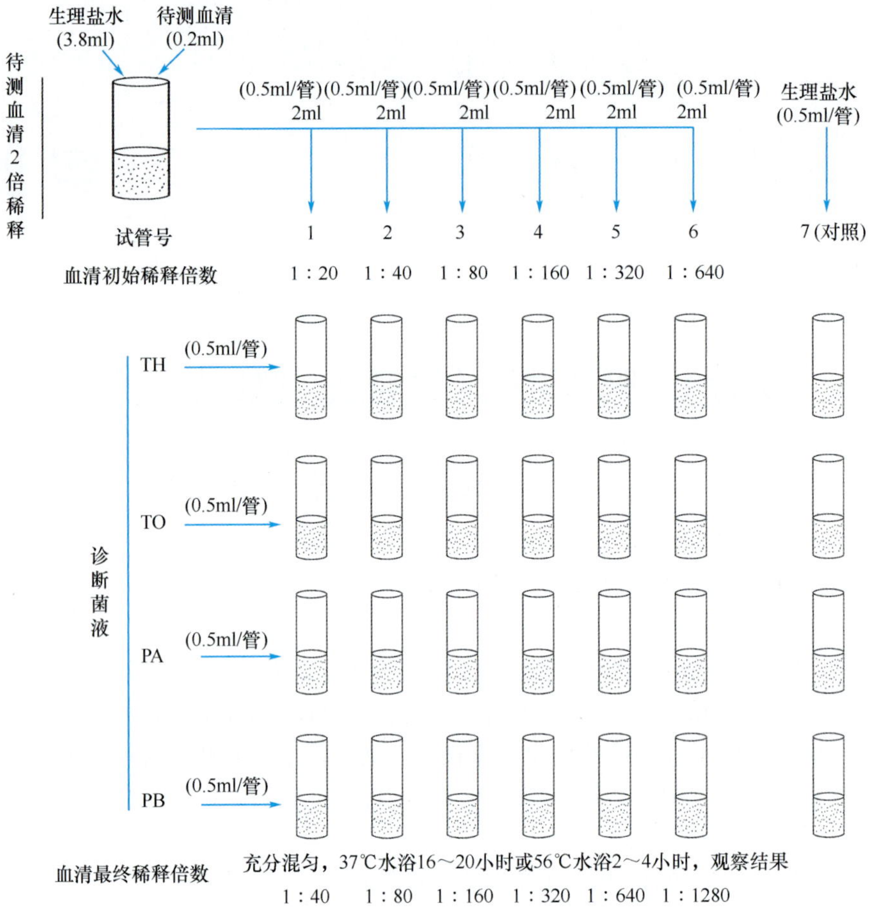

实验图 1-2　肥达试验试管法实验操作示意图

（3）加诊断菌液：将前述 4 种诊断菌液分别加于 1、2、3、4 各排的第 1 试管至抗原对照管，每管 0.5ml。此时各排第 1～6 管的血清因加入等量菌液而又稀释 1 倍。血清最后稀释度已成为 1 ∶ 40、1 ∶ 80、1 ∶ 160、1 ∶ 320、1 ∶ 640、1 ∶ 1280。

所有试管振摇混匀后，置于 37℃温箱或水浴过夜（56℃ 2 ～ 4h）以促进反应，按时观察结果。

【实验结果】

1. 结果判断方法

（1）取出试管：从温箱或水浴箱中轻轻取出试管架，不要摇动试管。

（2）观察现象：方法是把试管举起，以观察试管内的上清液和下沉凝集物，然后再轻摇试管使凝块从管底升起，最后按液体的清浊、凝块的大小记录（也可将试管放在凹面反光镜的上方观察放大的影像）。观察时应先看抗原的对照管，此管应为不凝集。

H 凝集呈絮状，以疏松大团样沉于管底，轻摇试管即能荡起，而且极易散开。O 凝集呈颗粒状，以坚实凝片沉于管底，轻摇试管不易荡起而且不易散开。

（3）结果判断标准

++++ 上清液完全透明，细菌全部形成凝块。

+++　上清液透明度达 75%，大部分细菌形成凝块。

++　上清液透明度达 50%，约 50% 细菌形成凝块。

+　上清液透明度只达 25%，仅有小部分细菌形成小凝块。

–　液体均匀浑浊，无凝集块（有部分菌体因静止而沉于管底，经摇后细菌如云烟状升起，但很快就消失）。

（4）效价判定：一般以呈现 ++ 凝集的血清最高稀释倍数作为该血清的凝集效价。为了更好地判定这个终点，可以配制 1 支与 50% 透明度相应的比浊管。方法是取 0.25ml 试验菌液加入 0.75ml 盐水混匀即可。

2. 结果报告 按上述判定凝集效价的方法，分别报告被检血清对伤寒沙门菌 H 抗原（TH）、伤寒沙门菌 O 抗原（TO）、甲型副伤寒沙门菌鞭毛抗原（PA）、乙型副伤寒沙门菌鞭毛抗原（PB）的凝集效价。但是，如果第 1 管仍无凝集现象应报告＜1 ∶ 40，第 6 管仍呈 ++ 或更强凝集现象应报告≥1 ∶ 1280。如肥达试验结果，TH 为 1 ∶ 320；TO 为 1 ∶ 160；PA＜1 ∶ 40；PB＜1 ∶ 40。

【参考值范围】 由于隐性感染等原因，很多正常人血清中可以有一定滴度的凝结价，即参考凝集效价为，TH＜1 ∶ 160；TO＜1 ∶ 80；PA＜1 ∶ 80；PB＜1 ∶ 80。

【注意事项】

1. 吸管使用的要求 1ml 吸管用橡胶头，5ml 以上吸管用洗耳球。观察液面时应将吸管垂直观察，如果吸液量很少时，注意拭净吸管外壁，并在注液时把吸管插入试管底部，以防注液过多粘于试管内壁。

2. 液体混合的要求 将 2 种液体混合时，需用吸管连续吸取注液 3 次。吸液时吸管应没入液面下，以防吸进空气。注液时应离开液面，以防产生气泡或使液面溢出试管。为此，可连续上下移动容器，配合注吸的需要。

3. 液体的稀释 在血清学检验中，为使抗原和抗体间有最适比例或为检测抗原（或抗体）的效价而常对反应物进行连续 2 倍稀释。以连续 2 倍稀释为例，首先在系列试管内分别加注等量稀释液，然后在第 1 管内注入等量原液，混合稀释后吸取此已经 2 倍稀释的混合液的半量移至第 2 管，然后再混合稀释、再移液……如此，原液即按 2 的等比级数即 2^1、2^2、2^3…方式连续稀释，此时原液的稀释度逐管递增（原液浓度逐管递减）。实际工作中常用 1 ∶ 20、1 ∶ 40、1 ∶ 80……或用 1/20、1/40、1/80……表示其相应的稀释度。上述肥达试验，因同时需要 4 排稀释度递增的血清稀释液，逐排做连续 2 倍稀释较烦琐，故采用在原液管内稀释后，取其一半分至各管，再于原液管内稀释，此即平行稀释。

4. 当向一系列已有血清（或抗原）的试管内连续加注抗原（或血清）时，一般应先加对照管，然后再从高稀释度液管依次向低稀释度的液管加注，而且要避免吸管尖端触及试管内原有反应物。

5. 抗原抗体加入后应充分摇匀，以增加彼此间的接触。同时反应的温度、电解质等的离子强度均可影响试验结果。

【方法评价】

1. 方法应用 常用于伤寒、副伤寒辅助诊断。

2. 方法评价 试管凝集试验为经典的定量凝集试验，虽然灵敏度不高，但由于其操作简便，对于实验条件要求低，目前采用微量反应板替代试管后，仍在临床广泛应用。

二、微量板法

【实验目的】

1. 掌握肥达试验的实验原理、实验步骤、结果观察。

2. 熟悉肥达试验的临床意义。

【实验原理】 用标准伤寒，副伤寒甲、乙、丙菌液与稀释的待测血清反应，根据凝集效价判断待测血清中有无抗伤寒杆菌的抗体。与传统肥达试验不同，此试验在微量血凝反应板上操作。

【实验材料】

1. 诊断菌液 取伤寒 O、H 诊断菌液（70 亿菌 /ml），分别用生理盐水稀释成 10 亿菌 /ml。为便于观察，每 10ml 此种稀释菌液中加入苯酚复红（抗酸染色用染液）10μl，或加 20.0g/L 亚甲蓝溶液 50μl。

2. 被检血清 可以不加温灭活。

3. 其他材料 生理盐水、U 形或 V 形 96 孔微量反应板、恒温水浴箱等。

【实验步骤】

1. 于血凝反应板孔内稀释待测血清，用每滴 25μl 的校正滴管滴加生理盐水 9 滴于孔内，再加待测血清 1 滴混匀（1 ∶ 10 稀释）。

2. 于 8×12 孔 U 形孔血凝反应板上操作，每份待测血清用 5 排孔，分别标以 O、H、甲、乙、丙，每排自第 2 孔开始每孔注加生理盐水 25μl 至第 8 孔。

3. 吸取 1 ∶ 10 稀释待测血清，分别滴入各排第 1、2 孔中各 1 滴（25μl），用稀释棒从第 2 孔开始作双倍连续稀释至第 7 孔，第 8 孔不加血清，留作菌液对照。每批试验可用伤寒、副伤寒诊断血清作阳性对照，同法稀释。

4. 各排分别滴入相应的染色菌液，每孔 1 滴（25μl），此时各孔液体总量为 50μl，第 1 ～ 7 孔血清最终稀释度为 1 ∶ 20 ～ 1 ∶ 1280。

5. 于混匀器上混匀 1 分钟，血凝反应板加盖，37℃ 6 小时后观察结果。

【实验结果】 阳性结果表现为液体澄清，有红色或蓝色细颗粒，均匀平摊于整个孔底；阴性表现为蓝或红色菌体集中一点，沉积于孔底，与菌液对照相同。以出现 50%（++）凝集的血清最高稀释倍数为待检血清的凝集效价。

【参考范围】 与传统肥达试验相同，即在一般情况下，O 凝集价≥ 1 ∶ 80，H 凝集价≥ 1 ∶ 160 才有诊断价值。但在高发区，许多正常人因既往感染亦可有较高滴度，此时最好首先检查当地人群免疫水平，确定正常值。如双份血清效价有 4 倍以上增长更有意义。

【注意事项】 凝集反应是抗原与抗体反应，受许多因素的影响，试验中应注意以下方面。

1. 防止被检血清冻结和受热，以免影响凝集价。

2. 某些细菌（如 R 型细菌）当制成细菌悬液时很不稳定，在没有特异性抗体存在下，亦可发生凝集，谓之自凝。某些理化因素亦可引起非特异性凝集，pH 降至 3.0 以下时，即可起抗原悬液的自凝，称为酸凝集。因此，试验时必须设置阳性血清、阴性血清和抗原等对照。

3. 试管凝集反应时，凝集价高的血清在最初一两管往往由于抗体过剩而抑制凝集，即前带现象。

4. 试验中所用吸管、微量板等必须清洁。

【方法评价】 本试验的关键环节是准确移液和凝集现象的判定。相对传统的试管凝集，微量板法具有以下优势。

1. 移液更精准 微量板法肥达试验简化操作环节，降低操作误差，借助精密的移液工具，为血清稀释的准确性提供保障，试管法用刻度吸管稀释血清和加入菌液，操作较烦琐，吸液量不准确，易造成血清稀释倍数与实验要求不一致，抗原抗体不出现凝集现象或虽出现凝集现象但前后各管凝集现象不相符，出现跳管现象。

2. 节约样本 微量板法肥达试验各孔总量为 50μl，节省血清和诊断菌液，试管法各管总量为 1ml，血清和诊断菌液用量都比较大。

3. 结果易于判定 微量板法肥达试验可同时观察到各排各孔的凝集现象，结果清晰、更容易观察，便于前后孔比较，易于判断效价，避免了传统的试管法易摇动而影响结果观察的不足。试管法观察结果时须一支一支试验管与对照管比较，不能同时观察各排各管凝集现象，不易作对比且易摇动而影响结果观察。微量板法肥达试验便于学生掌握，更适合于教学实验。

（叶　霞）

实验 2　梅毒 TRUST 试验

【实验目的】

1. 掌握 TRUST 试验原理、操作步骤和结果观察。

2. 熟悉 TRUST 试验的临床意义。

【实验原理】 采用正常牛心肌的心磷脂（cardiolipin，二磷酸酰甘油衍生物）作为抗原，重悬于特制的甲苯胺红溶液中，在白色卡片上与梅毒患者血清中的反应素结合，出现肉眼可见的凝集现象，根据凝集现象判断结果。

【实验材料】

1. 标本 患者血清。

2. 实验试剂 商品试剂盒提供的甲苯胺红溶液重悬的心磷脂抗原、阳性对照血清、阴性对照血清。

3. 实验材料 试剂盒提供的专用滴管、反应卡纸、生理盐水。

4. 实验仪器 水平旋转仪、20～200μl 移液器。

【实验步骤】

1. 试剂准备 试剂及待检血清置室温下平衡 10 分钟。

2. 定性试验

（1）编号：在反应纸卡上编注标本号、阴阳性对照位置。

（2）加样：取 50μl 待检血清或血浆、阴阳性对照均匀铺加于纸卡圆圈中。

（3）加抗原：用专用滴管及针头垂直分滴加 TRUST 试剂 1 滴于圈内血清中。

（4）反应：在 23～29℃条件下，按（100±5）r/min 在水平旋转仪上摇动 8 分钟，肉眼观察结果。

3. 定量试验

（1）编号：在反应纸卡上编注标本号、稀释倍比数、阴阳性对照位置。

（2）样品稀释：见实验表 2-1。

实验表 2-1 样品稀释

	原液	稀释倍数				
		1 ∶ 2	1 ∶ 4	1 ∶ 8	1 ∶ 16	
生理盐水		50	50	50	50	最后吸出的 50μl 弃去
样品	50	50 →	50 →	50 →	50 →	
甲苯胺红试剂（约 17μl）	1 滴	1 滴	1 滴	1 滴	1 滴	
置于水平旋转仪，反应 8 分钟						

（3）反应：在 23～29℃条件下，按（100±5）r/min 在水平旋转仪上摇动 8 分钟，肉眼观察结果。

【实验结果】

阳性反应：可见的红色凝集物。

阴性反应：可见红色均匀分布的沉淀物而无凝集物。

阳性标本进行滴度分析。将待测血清用生理盐水作倍比稀释，然后按上述定性方法进行试验，以呈现明显凝集反应的最高释度作为该血清的凝集效价。

【参考范围】 正常值：阴性。

【注意事项】

1. 本试验在 23～29℃条件下进行。

2. TRUST 试剂使用前应充分摇匀。

3. 本试验系非特异性反应，需结合临床进行综合分析，必要时需做梅毒螺旋体特异性抗体检测。

【临床意义】 TRUST 法利用牛心磷脂为抗原来检测梅毒患者血清中非特异性的抗心磷脂抗体（反应素），可用于初步筛查梅毒螺旋体感染。反应素在初期梅毒病灶出现后 1～2 周就可测出，在二期梅毒滴度最高，三期梅毒滴度较低。所用抗原不具有特异性，除梅毒患者外，一些非梅毒疾病也可暂时或长期地存在反应素。例如，麻风、结核、传染性单核细胞增多症、系统性红斑狼疮、类风湿关节炎、回归热以及一些发热性疾病。此外，在孕妇、老年人和吸毒者有生物学假阳性反应。TRUST 滴度与病情活动呈正相关，并且可作为判断复发或再感染的指征，滴度≥1 ：8 应考虑为现症梅毒患者，并结合临床症状给予治疗。

【方法评价】 TRUST 为非梅毒螺旋体抗原试验，该试验敏感性很高，而特异性较差，一些非梅毒性疾病也可暂时或长期存在反应素，因此单纯的反应素阳性不能作为诊断梅毒的依据，而仅作为筛查，即阴性结果不能排除梅毒感染，而阳性结果需进一步作抗梅毒螺旋体抗体实验确认。

实验 3 抗球蛋白（Coombs）试验

抗球蛋白试验（antiglobulin test，AGT）又称 Coombs 试验，是检查红细胞上是否致敏有 IgG 抗体（直接抗球蛋白试验）或血清中是否存在 IgG 抗体（间接抗球蛋白试验）的一种经典方法。当血清或血浆中的 IgG 抗体致敏到红细胞上，或红细胞膜上本身就致敏有抗体，通过加入抗人球蛋白（antihuman globulin，AHG）的“桥连”作用，使红细胞表面的 IgG 抗体与抗人球蛋白抗体发生特异性反应，形成肉眼可见的红细胞凝集。抗人球蛋白除可以测定红细胞上 IgG 抗体外，也可以测定补体组分（C3、C4）。所谓多特异性 AHG，即包括抗 IgG 和抗 C3 抗体。

一、直接抗球蛋白试验

【实验目的】

1. 掌握直接抗球蛋白试验的实验原理、操作步骤、结果观察。
2. 熟悉直接抗球蛋白试验的临床意义。

【实验原理】 利用抗球蛋白可与体内已被 IgG 抗体或补体致敏的红细胞产生凝集反应，检查红细胞膜上是否已被 IgG 抗体所致敏。直接抗球蛋白试验（direct antiglobulin test，DAT）常用于新生儿溶血病（胎儿红细胞被母亲血型抗体致敏）、溶血性输血反应（输入的不相合红细胞被受血者不完全抗体致敏）、自身免疫性溶血性贫血（患者红细胞被自身抗体致敏）以及药物诱导产生的自身抗体（由甲基多巴类药物、青霉素类药物等所致）的检测。

【实验材料】

1. 器材 小试管、小滴管、刻度吸管、37℃水浴箱、台式离心机、显微镜。

2. 试剂

（1）多特异性抗球蛋白试剂（IgG，C3d）。

（2）IgG 型抗 D 致敏的 5%Rh（D）阳性红细胞生理盐水悬液：取 3 份正常人的 O 型红细胞等量混匀，经生理盐水洗涤后取压积红细胞，加等量 IgG 型抗 D 血清，置 37℃水浴致敏 1 小时，取出后用生理盐水洗涤 3 次，取压积红细胞配成 5% 红细胞生理盐水悬液。

（3）正常人 5% 红细胞生理盐水悬液：取 3 名正常人 O 型红细胞血液等量混匀，经生理盐水洗涤 3 次后，取压积红细胞配成 5% 红细胞生理盐水悬液。

（4）生理盐水。

3. 标本 抗凝静脉血。

【实验步骤】

1. 制备红细胞生理盐水悬液 取抗凝的全血标本 2 滴于试管中，加生理盐水 6ml，混匀，以 1000r/min 转速离心 1 分钟，去上清，轻轻摇散沉淀后，再加生理盐水 6ml，离心洗涤。第 3 次洗涤后，将上层盐水倒尽，再以滤纸将管口附着的盐水吸去，再加生理盐水 19 滴，混匀，成为 5% 红细胞生理盐水悬液。

2. 检测管加样 取上述 5% 红细胞生理盐水悬液 1 滴于一试管中，加 1 滴多特异性抗球蛋白试剂，混匀。

3. 设置阳性对照 IgG 型抗 D 致敏的 5%Rh（D）阳性红细胞生理盐水悬液 1 滴，加多特异性抗球蛋白试剂 1 滴，混匀。

4. 设置阴性对照 正常人 5% 红细胞生理盐水悬液 1 滴，加多特异性抗球蛋白试剂 1 滴，混匀。

5. 离心 受检管以及阳性、阴性对照管同时以 1000r/min 转速离心 1 分钟。

【实验结果】

1. 观察结果 轻轻摇动试管，观察有否溶血和凝集。

2. 结果判断 先观察阴性对照管和阳性对照管，阴性对照管无凝集，阳性对照管出现"3+ ～ 4+"凝集，说明被检测管结果可信。如被检测管凝集，则直接抗球蛋白试验阳性，不凝集者为阴性。如试验结果阴性，要加 IgG 致敏红细胞检查，确认阴性结果的有效性。加入 IgG 致敏红细胞后发生凝集，则 DAT 为阴性。如果 IgG 致敏细胞不凝集，阴性结果无效，需重复实验。

3. 结果报告 直接抗球蛋白试验________性。

【参考范围】 阴性。

【注意事项】

1. 试剂 抗球蛋白试剂应按说明书最适稀释度使用，否则可产生前带或后带现象而导致假阴性结果。

2. 标本 标本采集后应及时进行试验，延迟或中途停止可使抗体从细胞中丢失。全凝集或冷凝集血液标本及脐血标本中含有华通胶且洗涤不充分者、血液标本中有很多网织红细胞且抗球蛋白试剂中含有抗转铁蛋白时，均可使红细胞发生凝集，呈现假阳性。

3. 洗涤红细胞 受检红细胞一定要用生理盐水洗涤 3 次，除去红细胞悬液中混杂的血清蛋白，以防止假阴性结果。

4. 结果判断 最好对阴性结果进行核实，即在该试管中再加 1 滴 IgG 致敏的红细胞，如结果为阳性，则表示试管内的抗球蛋白试剂未被消耗，阴性结果可靠。

5. 其他 如需了解体内致敏红细胞的免疫球蛋白类型，则可分别以抗 IgG、抗 IgM 或 C3 单价抗球蛋白试剂进行试验。红细胞上吸附抗体太少或 Coombs 试验阴性的自身免疫性溶血性贫血患者，直接抗球蛋白试验可呈假阴性反应。

二、间接抗球蛋白试验

【实验目的】

1. 掌握间接抗球蛋白试验的实验原理、操作步骤、结果观察。
2. 熟悉间接抗球蛋白试验的临床意义。

【实验原理】 间接抗球蛋白试验（indirect antiglobulin test，IAT）是一种检测血清中不完全抗体或补体的方法，即用已知抗原表型的红细胞测定受检血清中是否含有相应的不完全抗体（IgG 抗体），或用已知特异性的抗血清测定受检红细胞上是否含有相应抗原。本试验常用于血型鉴定、抗体的筛查和鉴定、输血前交叉配血试验以及其他特殊研究。

【实验材料】

1. 生理盐水。
2. 抗人球蛋白（AHG）试剂，可按需要，使用多特异性或单特异性抗 IgG。
3. O 型抗筛细胞。混合 O 型抗筛细胞只能用于献血者检测。患者样本必须使用非混合细胞。
4. 生理盐水配制的 2% ～ 5% 献血者红细胞悬液。
5. IgG 致敏的试剂红细胞。

【实验步骤】

1. 向正确标记的试管中加 2 滴血清或血浆。

2. 每管中，加 2% ～ 5% 试剂 O 型红细胞盐水悬液或献血者红细胞悬液 1 滴，混匀。
3. 1000r/min 转速离心 1 分钟，观察溶血和凝集情况，评分并记录结果。
4. 37℃孵育 30 ～ 60 分钟。
5. 1000r/min 转速离心 1 分钟，观察溶血和凝集情况，评分并记录结果。
6. 生理盐水洗涤红细胞 3 次或 4 次，最后一次洗涤尽量移除上清。
7. 向红细胞扣里加入 AHG，充分混匀。
8. 1000r/min 转速离心 1 分钟，观察凝集，评分并记录结果。
9. 加入 IgG 致敏的试剂红细胞确认阴性结果的有效性。

【实验结果】

1. 37℃孵育后，出现凝集 / 溶血为阳性结果。
2. 加 AHG 后，出现凝集为阳性结果。
3. 初次离心未观察到凝集，加 IgG 致敏红细胞后，离心出现凝集为阴性结果。
4. 如果加入的 IgG 致敏的试剂红细胞离心后未凝集，阴性结果无效，实验需重做。

【参考范围】 阴性。

【注意事项】

1. 质控　输血前对不规则抗体的检测实验，需每日使用弱抗体进行监控。质控血清可用 6% 牛白蛋白稀释定型用抗血清试剂至 IAT 反应 2+ 强度，也可用人源 IgG 抗体。

2. 在间接抗球蛋白试验中，可使用白蛋白、低离子强度溶液（LISS）、PEG 来加快并增强抗原抗体反应。加 22% 牛白蛋白后，37℃孵育时间为 15 ～ 30 分钟；加 LISS 后，孵育时间为 10 ～ 15 分钟；加 4 滴 20% PEG 后，孵育时间为 15 分钟。加 PEG 的实验，37℃孵育后没有直接离心看结果这一步，因为红细胞无法重悬。

3. 可使用单特异性抗 IgG 试剂替代多特异性 AHG，以避免结合 C3 的自身抗体造成不必要的阳性反应。

4. 使用 PEG 时，由于血清球蛋白浓度提高，会出现血清蛋白沉淀现象。当 IgG 致敏红细胞不反应或反应很弱时，这一问题会很明显。在 AHG 介质中，至少 4 洗红细胞，充分摇匀、重悬红细胞通常可防止问题发生，或者用不加 PEG 的方法重复一次实验。

5. 实验步骤 6 ～ 9 需连续完成，不可中断。

（叶　霞）

实验 4　乙型肝炎病毒感染检查（两对半试验 ELISA 法）

【实验目的】

1. 掌握 ELISA 法检测乙肝两对半的实验原理、实验步骤、结果判断。
2. 熟悉乙肝两对半检测的临床意义。

一、乙型肝炎病毒表面抗原（HBsAg）的检测（双抗体夹心法）

【实验原理】 用抗 -HBs 包被反应板，用 HRP 标记的抗 -HBs 为酶标记物，以四甲基联苯胺（TMB）和过氧化物为底物。当血清标本中含有乙肝病毒表面抗原（HBsAg）时，HBsAg 分别与固相抗体、酶标记抗 -HBs 结合形成固相抗体 - 抗原 - 酶标抗体复合物，加入酶底物时，底物被酶催化产生有色反应，反之则无显色反应。

【实验材料】 购买专用商品试剂盒。以下试剂及操作步骤供参考。

1. 试剂

（1）包被有抗 -HBs 的酶标板。

（2）洗涤缓冲液（使用时作一定的稀释）。

（3）酶标记物，即 HRP 标记的抗 -HBs。

（4）显色液 A（H_2O_2）、显色液 B（TMB）。

（5）终止液（H_2SO_4）。

（6）阴性和阳性对照血清。

2. 器材

（1）20 ～ 200μl 移液器，配套吸头。

（2）吸水纸。

（3）37℃恒温箱或水浴箱。

（4）振荡器。

（5）洗板机。

（6）酶标仪。

【实验步骤】

1. 准备 将待检样本编号，根据需要安排所需的酶标板条数。

2. 洗涤液配制 将浓缩洗涤液按 1 ∶ 20 配制成工作洗涤液（25ml 浓缩洗涤液加 475ml 去离子水）备用。

3. 加样 加入待测标本，每孔 100μl，并设阴性、阳性对照各 1 孔，分别加入阴性、阳性对照血清 100μl，置 37℃孵育 60 分钟。

4. 加酶标记物 从孵育箱取出板条后，不洗板，每孔加 50μl 酶标记物（1 滴），充分混匀，置 37℃孵育 30 分钟。

5. 洗板 ①手工洗板：弃去孔内溶液，在吸水纸上拍干；将稀释后的洗涤缓冲液注满每孔，静置 30 秒，弃去孔内洗涤液拍干，如此反复 5 次，拍干。②洗板机洗板：选择洗涤 5 次程序洗板，洗液应注满每孔，并确保每次吸净无残留，最后吸水纸上拍干。

6. 加底物液显色 于反应孔中加入 A、B 显色液各 50μl（1 滴），37℃避光孵育 30 分钟。

7. 终止反应 每孔加入终止液 50μl（1 滴），混匀。

8. 比色 酶标仪双波长比色，主波长 450nm，参考波长 630nm，读取各孔光密度（OD）值（注：双波长比色无空白对照）。

【实验结果】

Cut-off 值计算：COV= 阴性对照平均 OD 值 ×2.1。

样品 OD 值≥ COV 值者为阳性，样品 OD 值＜ COV 值者为阴性。

注：阴性对照 OD 值低于 0.05 作 0.05 计算，高于 0.05 按实际 OD 值计算。

【注意事项】

1. 操作前所有试剂需在室温下平衡 30 分钟。

2. 未使用的抗原包被板条应置于封口袋，2 ～ 8℃保存。

3. 滴加试剂时，应先摇匀，并弃去 1 ～ 2 滴后，垂直滴加。加样时应避免试剂溅出孔外。

4. 反应板需放入有盖的湿盒内再放入孵育箱中温育。

5. 洗涤时各孔均应加满洗液，以防孔内有游离酶残存不能洗净。若使用洗板机，则应设定 30 ～ 60 秒的浸泡时间。

6. 显色时底物液先加 A 液，后加 B 液，以免显色过低。

7. 酶标仪读取结果时，应擦干酶标板底部，且孔内不能有气泡。不要触碰孔底部的外壁，指印或划痕均可影响板孔的读值。

8. 标本较多时应分批操作，以免造成延时误差。

9. 不同批号或不同厂家的试剂成分不可混用。

10. 所用样品、废弃物等都应按传染物处理。终止液为硫酸，使用时注意安全。

【方法评价】

1. 操作简单，敏感性高，特异性强；酶标记物有效期较长。

2. 本方法的局限性在于所有高敏感性的免疫试验系统都存在潜在的非特异性反应，所以重复的阳性结果应以一个适当的方法进行确认。

（1）阴性结果表明样本中不含 HBsAg，或样本中的 HBsAg 含量低于本方法检测的范围。

（2）阳性结果表明样本中含有 HBsAg，或非特异性反应因素。

（3）阳性结果的样本需要再重复试验，只有经过重复或再重复试验仍为阳性结果的样本，可认为是 HBsAg 阳性。

阳性结果的样本如复检为阴性结果应被认为是阴性标本，重复不出现阳性结果可能是由于下列一个或多个技术问题引起。

1）仪器或加样器造成的交叉污染。

2）显色剂被金属离子污染。

3）试剂滴漏造成的交叉污染。

4）不充分的洗板或最后吸去不彻底。

二、乙型肝炎病毒表面抗体（抗 -HBs）的检测（双抗原夹心法）

【实验原理】 用 HBsAg 包被反应板，用 HRP 标记的 HBsAg 为酶标记物，以四甲基联苯胺（TMB）和过氧化物为底物。当血清标本中含有乙肝病毒表面抗体（HBsAb）时，HBsAb 分别与固相抗原、酶标记 HBsAg 结合形成固相抗原 - 抗体 - 酶标抗原复合物，加入酶底物时，底物被酶催化产生有色反应，反之则无显色反应。

【实验材料】

1. 试剂

（1）包被有 HBsAg 的酶标板。

（2）洗涤缓冲液（使用时作一定的稀释）。

（3）酶标记物，即 HRP 标记的 HBsAg。

（4）显色液 A（H_2O_2）、显色液 B（TMB）。

（5）终止液（H_2SO_4）。

（6）阴性和阳性对照血清。

2. 器材 同 HBsAg 检测。

【实验步骤】

1. 准备 将待检样本编号，根据需要安排所需的酶标板条数。

2. 加样 加入待测标本每孔 50μl，并设阴性、阳性对照各 1 孔，分别加入阴性、阳性对照血清 50μl。

3. 加酶标记物 将加好样本的酶标板条每孔再加 50μl 酶标记物（1 滴），充分混匀，置 37℃孵育 30 分钟。

4. 洗板 ①手工洗板：弃去孔内溶液，在吸水纸上拍干；将稀释后的洗涤缓冲液注满每孔，静置 30 秒，弃去孔内洗涤液拍干，如此反复 5 次，拍干。②洗板机洗板：选择洗涤 5 次程序洗板，洗液应注满每孔，并确保每次吸净无残留，最后吸水纸上拍干。

5. 加底物液显色 于反应孔中加入 A、B 显色液各 50μl（1 滴），37℃避光孵育 30 分钟。

6. 终止反应 每孔加入终止液 50μl（1 滴），混匀。

7. 比色 酶标仪双波长比色，主波长 450nm，参考波长 630nm，读取各孔 OD 值。

【实验结果】

Cut-off 值计算：COV= 阴性对照平均 OD 值 ×2.1。

样品 OD 值≥ COV 值者为阳性，样品 OD 值< COV 值者为阴性。

注：阴性对照 OD 值低于 0.05 作 0.05 计算，高于 0.05 按实际 OD 值计算。

【注意事项】 同乙型肝炎表面抗原检测。

【方法评价】 参考乙型肝炎病毒表面抗原检测。

三、乙型肝炎病毒 e 抗原（HBeAg）的检测（双抗体夹心法）

与乙型肝炎病毒表面抗原（HBsAg）的检测相同，所用试剂中的抗原为 HBeAg，抗体为 HBeAb，不再赘述。

四、乙型肝炎病毒 e 抗体（抗 -HBe）的检测（中和竞争法）

【实验原理】 用单抗 -HBe 包被反应板，用 HRP 标记的多抗 -HBe 为酶标记物，以四甲基联苯胺（TMB）和过氧化物为底物。加入待测标本，同时加入基因工程 HBeAg 和多抗 -HBe-HRP，当血清标本中 HBeAb 含量高时，则抗 -HBe-HRP 与 HBeAg 结合后形成游离物被洗涤掉，加入 TMB 底物时显色淡，反之显色深。

【实验材料】

1. 试剂

（1）包被有抗 -HBe 的酶标板。

（2）洗涤缓冲液（使用时作一定的稀释）。

（3）酶标记物，即 HRP 标记的抗 -HBe。

（4）中和试剂，即基因工程 HbeAg。

（5）显色液 A（H_2O_2）、显色液 B（TMB）。

（6）终止液（H_2SO_4）。

（7）阴性和阳性对照血清。

2. 器材 同 HBsAg 检测。

【实验步骤】

1. 准备 将待检样本编号，根据需要安排所需的酶标板条数。

2. 加样 加入待测标本每孔 50μl，并设阴性、阳性对照各 1 孔，分别加入阴性、阳性对照血清 50μl。

3. 加酶标记物 将加好样本的酶标板条每孔再加 50μl 酶标记物（1 滴）。

4. 加中和试剂 将加好酶标记物酶标板条每孔再加 50μl 中和试剂（1 滴），充分混匀，置 37℃孵育 30 分钟。

5. 洗板 ①手工洗板：弃去孔内溶液，在吸水纸上拍干；将稀释后的洗涤缓冲液注满每孔，静置 30 秒，弃去孔内洗涤液拍干，如此反复 5 次，拍干。②洗板机洗板：选择洗涤 5 次程序洗板，洗液应注满每孔，并确保每次吸净无残留，最后吸水纸上拍干。

6. 加底物液显色 于反应孔中加入 A、B 显色液各 50μl（1 滴），37℃避光孵育 30 分钟。

7. 终止反应 每孔加入终止液 50μl（1 滴），混匀。

8. 比色 酶标仪双波长比色，主波长 450nm，参考波长 630nm，读取各孔 OD 值。

【实验结果】

Cut-off 值计算：COV= 阴性对照平均 OD 值 ×0.2。

样品 OD 值≥ COV 值者为阴性，样品 OD 值< COV 值者为阳性。

注：非原倍血清样品（稀释血清、质控血清）COV= 阴性对照平均 OD 值 ×0.5。

【注意事项】 同乙型肝炎表面抗原检测。

【方法评价】 参考乙型肝炎病毒表面抗原检测。

五、乙型肝炎病毒核心抗体（抗-HBc）的检测（竞争抑制法）

【实验原理】 用基因工程重组 HBcAg 包被反应板，用 HRP 标记的抗-HBc 为酶标记物，以四甲基联苯胺（TMB）和过氧化物为底物。加入待测标本，同时加入抗-HBc-HRP，与抗原形成竞争结合，当标本中抗-HBc 含量高时，则抗-HBc-HRP 与 HBcAg 结合少，加入 TMB 底物显色淡，反之显色深。

【实验材料】

1. 试剂

（1）包被有 HBcAg 的酶标板。

（2）洗涤缓冲液（使用时作一定的稀释）。

（3）酶标记物，即 HRP 标记的抗-HBc。

（4）显色液 A（H_2O_2）、显色液 B（TMB）。

（5）终止液（H_2SO_4）。

（6）阴性和阳性对照血清。

2. 器材 同 HBsAg 检测。

【实验步骤】

1. 准备 将待检样本编号，根据需要安排所需的酶标板条数。

2. 样本稀释 将样本作 30 倍稀释，50μl 血清 +1.5ml 生理盐水稀释。

3. 加样 加入稀释后标本每孔 50μl，并设阴性、阳性对照各 1 孔，分别加入阴性、阳性对照血清 50μl。

4. 加酶标记物 将加好样本的酶标板条每孔再加 50μl 酶标记物（1 滴），充分混匀，置 37℃孵育 30 分钟。

5. 洗板 ①手工洗板：弃去孔内溶液，在吸水纸上拍干；将稀释后的洗涤缓冲液注满每孔，静置 30 秒，弃去孔内洗涤液拍干，如此反复 5 次，拍干。②洗板机洗板：选择洗涤 5 次程序洗板，洗液应注满每孔，并确保每次吸净无残留，最后吸水纸上拍干。

6. 加底物液显色 于反应孔中加入 A、B 显色液各 50μl（1 滴），37℃避光孵育 30 分钟。

7. 终止反应 每孔加入终止液 50μl（1 滴），混匀。

8. 比色 酶标仪双波长比色，主波长 450nm，参考波长 630nm，读取各孔 OD 值。

【实验结果】

Cut-off 值计算：1 ∶ 30 稀释血清 COV= 阴性对照平均 OD 值 ×0.5。

样品 OD 值≥ COV 值者为阴性，样品 OD 值＜ COV 值者为阳性。

【注意事项】 同乙型肝炎表面抗原检测。

【方法评价】

1. 参考乙型肝炎病毒表面抗原检测。

2. 1 ∶ 30 稀释血清检测结果代表临床意义；原倍血清检测结果代表流行病学意义。

实验 5　抗核抗体（ANA）检测（间接荧光、免疫印迹法）

一、间接荧光法

免疫荧光技术（immunofluorescent technique）又称荧光抗体技术，是标记免疫技术的一种。它是在免疫学、生物化学和显微镜技术的基础上建立起来的一项技术。以荧光物质标记特异性抗体或抗原作为诊断试剂，可对组织、细胞等样品中相应的抗原或抗体进行检测。根据标志物和反应程度的不同，免疫荧光技术可分为直接法、间接法、补体结合法和双标记法等。本试验利用荧光抗体免疫技术（间接法）检测抗核抗体（ANA）。

【实验目的】

1. 掌握免疫荧光技术的基本原理。

2. 熟悉 ANA 检测的方法及临床意义。

【实验原理】 固定在生物薄片上载片反应区上的 HEp-2 细胞和灵长类肝脏冰冻切片与稀释后的血清温育。如果标本为阳性，特异性的 IgG、IgA、IgM 类特异性抗体（第一抗体）与核抗原结合，在第二次温育时，结合的抗体与荧光素标记的抗人 IgG（第二抗体）结合，并可用荧光显微镜观察特异性荧光模型。

【实验材料】

1. 标本 待检血清。

2. 试剂 生物载片、PBS 吐温缓冲液、异硫氰酸荧光素（FITC）标记的抗人 IgG、封片介质、盖玻片、阳性对照血清、阴性对照血清。

3. 器材 荧光显微镜、染色缸、试管架、吸水纸、微量加样器吸头等。

【实验步骤】

1. 准备 将待检样本用 PBS 吐温缓冲液按 1 ∶ 100 进行稀释。

2. 加样 将加样板放在泡沫板上，将 25μl 稀释后的血清样本加至加样板的每一反应区上，应避免产生气泡。加完所有待测样本后再开始温育（每次最多加 200 份样本）。

3. 温育 将生物载片有生物薄片的一面朝下，盖在加样板的凹槽里，反应立即开始。应确保每一样本均与生物薄片接触且样本间互不接触。室温（18 ～ 25℃）温育 30 分钟。

4. 冲洗 用盛于烧杯内的 PBS 吐温缓冲液冲洗载片 1 秒，然后立即将生物载片浸入装有 PBS 吐温缓冲液的洗杯中，浸泡至少 5 分钟。有条件可使用旋转摇床进行振荡。

5. 加样 将 25μl FITC 标记的抗人 IgG（荧光二抗）加至洁净加样板的反应区上，待加完所有的荧光二抗后开始温育。建议使用连续加样器。FITC 标记的抗人 IgG 使用前需混匀。为节约时间，可在第一次温育的同时滴加荧光二抗至另一个加样板的反应区。

6. 温育 从洗杯中取出一张生物载片，在 5 秒内用吸水纸擦去背面和边缘的水分后，立即盖在加样板的凹槽里。注意：为避免破坏基质，不要擦拭反应区的间隙部分。应确保生物薄片与液滴接触良好，然后继续下一张。室温（18 ～ 25℃）温育 30 分钟，从此时开始，应避免阳光直射载片。

7. 冲洗 用盛于烧杯内的 PBS 吐温缓冲液冲洗载片 1 秒，然后立即将生物载片浸入装有 PBS 吐温缓冲液的洗杯中，浸泡至少 5 分钟。有条件可使用旋转摇床进行振荡。

8. 封片 将盖玻片直接放在泡沫板的凹槽里。滴加封片介质至盖玻片：每一反应区约 10μl。从洗杯中取出一张生物载片，用吸水纸擦干背面和边缘的水分后（注意不要擦拭反应区的间隙部分！）。将生物载片有生物薄片的一面朝下放在已准备好的盖玻片上，立即检查盖玻片是否已嵌入到载片的凹槽里。如有必要，可轻轻调整盖玻片的位置。

9. 镜检 荧光显微镜进行镜检。

【实验结果】

1. 荧光显微镜下观察。观察组织器官时用 20× 物镜，观察细胞基质用 40× 物镜。

2. 荧光模型（阳性反应），采用上皮细胞（HEp-2）和灵长类肝组织的组合基质最合适。细胞核显示黄绿色荧光，对应不同的荧光模型。

阴性标本细胞核无特征性荧光。实验结果如下（实验表 5-1）。

实验表 5-1 实验结果

ANA 反应性	结果
1 ： 100 无荧光反应	阴性，血清标本中未检出抗核抗体
滴度 1 ： 100 或更高	阳性，提示有不同类别的风湿性疾病或其他疾病

根据特异性荧光模型来进行定性和抗体滴度的结果判断。

滴度描述抗体的浓度定义为：与相同稀释倍数的阴性血清比较，能观测到特异性荧光反应的最高稀释度。

一些重要的 ANA 荧光模型有：细胞核均质型、颗粒型、核仁型、着丝点型等。

【参考范围】 正常人血清中 ANA 阴性（不同试剂盒判断阳性的滴度不同）。

【注意事项】

1. 滴加血清或荧光抗体时，要覆盖满抗原基质，避免加在边壁上，避免溅出，避免产生气泡。
2. 每次冲洗应彻底，防止出现非特异性荧光。
3. 荧光染色后及时观察，一般不超过 24 小时。若不能及时观察，应低温避光保存。
4. 镜检时观察每一反应区上皮细胞（HEp-2）和灵长类肝组织，尽可能观察多个视野。

【方法评价】

1. 方法应用 ANA 是以细胞内所有成分为靶抗原的自身抗体的总称，最多见于结缔组织病，常作为结缔组织病的诊断、病情判断和疗效观察的指标。例如，全身性系统性红斑狼疮（SLE），药物（抗心律失常药普鲁卡因胺，降压药如肼屈嗪，治癫痫药乙内酰脲，抗甲状腺药物硫脲嘧啶等）所引起的狼疮以及重叠综合征、混合性结缔组织病（MCTD）、全身性硬皮病、皮肌炎、干燥综合征（SS）、类风湿关节炎、自身免疫性肝炎及桥本甲状腺炎、重症肌无力等。ANA 阳性本身不能确诊任何疾病，高滴度 ANA 则高度提示自身免疫性疾病。在非结缔组织病中也可出现阳性；正常人（特别是老年人）也可出现阳性，但滴度低。

（1）均质型：分裂间期细胞核呈现均匀荧光，核仁有时无荧光；分裂期细胞染色体呈现增强的均匀荧光，染色体周围区域荧光较弱。见于 SLE、药物诱导的红斑狼疮、幼年特发性关节炎。

（2）颗粒型：分裂间期细胞核呈现颗粒样荧光，有部分核仁有荧光；分裂期细胞染色体区域无荧光，染色体以外区域呈颗粒样荧光。细胞胞质无荧光。见于 SS、SLE、PM/SSc 重叠综合征等。

（3）核仁型：核仁颗粒样荧光，或融合成片，分裂期细胞染色体无荧光。见于系统性硬皮病（SSc）、SS 等。

（4）核膜型：分裂间期细胞核呈均匀的荧光，核周荧光增强；分裂期细胞染色体无荧光。肝细胞核呈现特征性的环状荧光。见于 SLE、PBC、自身免疫性肝炎的活动期等

（5）着丝点型：分裂间期细胞核呈现大小相同、均匀分布的点状荧光，40 ～ 80 个荧光点；分裂期细胞中，点状荧光依分裂期细胞的阶段而异，以带状位于细胞中间，或以两条平行带的形式出现。

（6）胞浆型：分裂间期细胞胞质内呈现荧光，细胞核无荧光。见于 PBC 等。

2. 方法评价 间接免疫荧光法（IIF）是目前应用最广泛的检测总 ANA 的筛查方法，也是检测总 ANA 的“金标准”。

二、抗核抗体谱（IgG）检测

免疫印迹法是一种免疫学检测技术。利用高纯化抗原包被在 NC 膜上，简单快速、敏感度高、特异性强，可同时分析多个特异性抗体。本试验采用免疫印迹法检测抗核抗体谱。

【实验目的】

1. 掌握免疫印迹法检测 ANA 的基本原理。

2. 熟悉免疫印迹法进行 ANA 检测的方法及临床意义。

【实验原理】 体外定性检测血清或血浆中的人抗 nRNP、抗 Sm、抗 SSA（天然 SSA 和 Ro-52）、抗 SSB、抗 Scl-70、抗 Jo-1、抗着丝粒 B 蛋白（CENP-B）、抗 dsDNA、抗核小体、抗组蛋白和抗核糖体 P 蛋白等不同抗原 IgG 类抗体。实验膜条上平行包被了这些高度纯化的抗原。在第一次温育时，已稀释的血清与实验膜条反应。如果标本阳性，特异性的 IgG（也包括 IgA 和 IgM）与相应抗原结合。为检测已结合的抗体，加入酶标抗人 IgG（酶结合物）进行第二次温育，然后加入酶底物，以产生可观察的颜色反应。

【实验材料】

1. 标本 人血清或 EDTA、肝素或枸橼酸盐抗凝的血浆。

2. 试剂 包被抗原的检测膜条、样本缓冲液、清洗缓冲液、酶标记抗人 IgG、阳性对照血清、底物溶液。

3. 器材 摇摆摇床、温育槽、微量加样器吸头等。

【实验步骤】

1. 预处理 取出所需的膜条，将其放入温育槽内，膜条上有编号的一面朝上，在温育槽分别加入 1.5 ml 的样本缓冲液，于室温在摇床上温育 5 分钟后，吸去温育槽中的液体。

2. 血清温育 在温育槽中分别加入 1.5ml 已稀释（1 ∶ 101）的血清样本，在摇摆摇床上室温（18 ～ 25℃）温育 30 分钟。

3. 洗涤 吸去槽内液体，在摇摆摇床上用 1.5ml 清洗缓冲液清洗膜条 3 次，每次 5 分钟。

4. 酶结合物温育 在温育槽中分别加入 1.5ml 已稀释的酶结合物，于摇摆摇床上室温（18 ～ 25℃）温育 30 分钟。

5. 洗涤 吸去槽内液体，在摇摆摇床上用 1.5ml 清洗缓冲液清洗膜条 3 次，每次 5 分钟。

6. 加底物温育 在温育槽中分别加入 1.5ml 底物液，于摇摆摇床上室温（18 ～ 25℃）温育 10 分钟。

7. 终止反应 吸去槽内液体，用蒸馏水清洗膜条 3 次，每次 1 分钟。

【实验结果】 将检测膜条放置在结果判定模板中，风干后判断结果。

1. 传统目测判读法 各抗原带的位置固定，与试剂盒提供的标准条带比对。膜条上质控带着色表明实验各步骤正确。

2. 仪器判读 利用免疫印迹法自动操作仪，软件可完全自动识别抗原带的位置，定性测定阳性条带的着色强度和判断条带的特异性。

【参考值范围】 正常人血清中 ANA 阴性。

【注意事项】

1. 从冷藏环境取出试剂盒应平衡至室温后方可进行测试。

2. 使用的所有物品，应视作潜在的传染源小心处理。

【方法评价】

1. 方法应用 免疫印迹法 ANA 谱，可检测 RNP、Sm、SSA、SSB、Ro-52、Scl-70、Jo-1、CENP-B、dsDNA、核小体、组蛋白和核糖体 P 蛋白等不同抗原 IgG 类抗体，用于多种自身免疫性疾病的诊断及鉴别诊断。

高滴度的抗 U1-RNP 抗体是混合性结缔组织病（MCTD，夏普综合征）的标志，阳性率为 95% ～ 100%，抗体滴度与疾病活动性相关。在 30% ～ 40% 的系统性红斑狼疮患者中也可检出抗 U1-RNP 抗体，但几乎总伴有抗 Sm 抗体。

抗 Sm 抗体是系统性红斑狼疮的特异性标志，与抗 dsDNA 抗体一起，是系统性红斑狼疮的诊断指标，但阳性率仅为 5% ～ 10%。

抗 SSA 抗体与各类自身免疫性疾病相关，最常见于干燥综合征（40% ～ 80%）、也见于系统性红斑狼疮（30% ～ 40%）和原发性胆汁性肝硬化（20%）中，偶见于慢性活动性肝炎。此外，在 100% 的新生儿红斑狼疮中可出现抗 SSA 抗体，该抗体可经胎盘传给胎儿引起炎症反应和新生儿先天性心脏传导阻滞。

抗 SSB 抗体几乎仅见于干燥综合征（40% ～ 80%）和系统性红斑狼疮（10% ～ 20%）的女性患者中，男女比例为 29 ∶ 1。在干燥综合征中抗 SSA 抗体和抗 SSB 抗体常同时出现。

抗 Scl-70 抗体见于 25% ～ 75% 的进行性系统性硬化病（弥散型）患者中，因实验方法和疾病活动性而异。在局限型硬化症中不出现。

抗 Jo-1 抗体见于多肌炎，阳性率为 25% ～ 35%。常与合并肺间质纤维化相关。

抗着丝粒抗体与局限型进行性系统性硬化症（CREST 综合征：软组织钙化、雷诺病、食管功能障碍、指端硬化、毛细血管扩张）有关，阳性率为 70% ～ 90%。

抗 dsDNA 抗体对系统性红斑狼疮具有很高的特异性。除抗 Sm 抗体外，抗 dsDNA 抗体也可作为该病的一个血清学指标，阳性率为 40% ～ 90%。

抗核小体抗体在系统性红斑狼疮患者血清中可检出。用该试剂进行检测时，抗核小体抗体对 SLE 的特异性几乎为 100%，与健康献血员或硬化症、干燥综合征和多肌炎患者血清不反应。

抗核糖体 P 蛋白抗体是系统性红斑狼疮的特异性标志。

2. 方法评价 免疫印迹法试剂具有良好的批内和批间重复性，可同时检测自身免疫性疾病、传染性疾病和变态反应性疾病的抗体谱。

实验 6 斑点金免疫层析技术（尿 HCG 检测）

【实验目的】

1. 掌握斑点金免疫层析技术检测尿液 HCG 的实验原理、操作步骤及结果判断。

2. 熟悉斑点金免疫层析技术检测尿液 HCG 的临床意义。

【实验原理】 斑点金免疫层析双抗体夹心法原理如实验图 6-1 所示。在金标试剂条中 G 处为金标记的抗 α-HCG 单克隆抗体（鼠）复合物干片，NC 膜上 T 处测试区包被抗 β-HCG 单克隆抗体，C 处质控区包被抗小鼠 IgG 抗体。测试时，将试纸条 A 端浸入尿液中，通过层析作用，A 端的吸水材料吸取尿液标本向 B 端移动，流经 G 区时，使金标记抗 α-HCG 单克隆抗体复溶，若尿液中含有 HCG，即形成金标抗 α-HCG 单克隆抗体 -HCG 复合物，移行至 T 区，形成金标抗 α-HCG 单克隆抗体 -HCG- 抗 β-HCG 单克隆抗体复合物，在 T 区显示红色线条，为阳性反应。当多余的金标抗 α-HCG 单克隆抗体移至 C 区时，被相应二抗（抗小鼠 IgG 抗体）捕获，而显示出红色对照线条；反之，如尿液中不含 HCG，在 T 区不出现红色线条，仅在 C 区出现红色线条，试验结果为阴性。

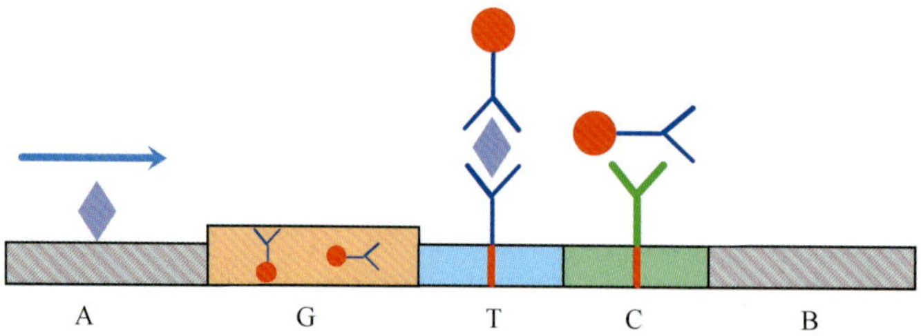

实验图 6-1 免疫层析试验原理示意图

【实验材料】

1. 标本 待检尿液。

2. 试剂 人绒毛膜促性腺激素（HCG）检测试剂条（早早孕妊娠诊断试纸）。

3. 其他 一次性尿杯。

【实验步骤】 实验步骤如实验图 6-2 所示。

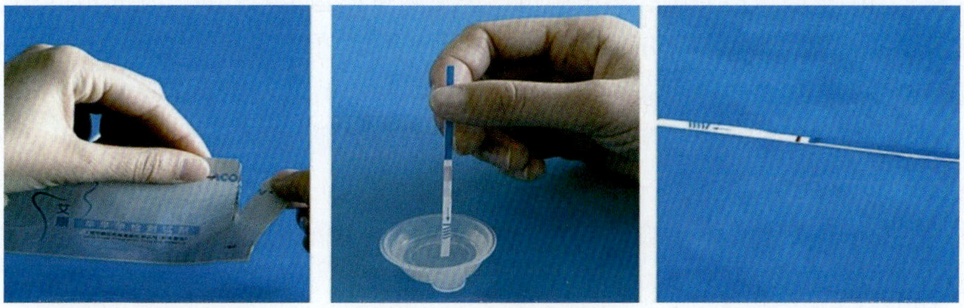

步骤1：从包装铝箔袋中取出试剂条

步骤2：将试剂条按箭头方向插入尿液标本中

步骤3：2～5秒后取出放于干净平台上或放在尿杯中读取结果。测试结果应在5分钟左右读取

实验图 6-2 尿 HCG 检测步骤示意图

1. 先从冰箱取出试剂条，使其平衡至室温。
2. 将试剂条有 MAX 的一端浸入尿液标本中 2 ～ 5 秒后，取出平放于干净平整的台面上。
3. 待红色线条出现，检查结果 5 分钟左右判断，10 分钟后判读无效。

【实验结果】

1. 结果判断方法

（1）阳性：试剂条上出现两条红色反应线，一条位于测试区，一条位于质控区。

（2）阴性：试剂条上出现一条红色反应线，位于质控区。

（3）无效：试剂条无红色反应线出现，或仅在测试区出现一条红色反应线。

2. 结果报告 根据试剂条上条带的显示情况，按上述方法判读结果，若出现无效情况，请检查试纸是否合格后重新测试。

【参考值范围】 正常人：阴性。

【注意事项】

1. 注意包装盒上的生产日期，在有效期内使用，不使用过期试剂。
2. 检测前，试剂和标本恢复至室温，标本以晨尿最佳。
3. 试剂条下端浸入尿液标本时，尿液液面高度不能超过试剂条 MAX 标记线。
4. 测试时，浸液量应足够，在规定时间内观察结果（具体时间以试剂说明书为准）。
5. 如质控区无红色条带出现，则表明检测失败或试剂条无效，需重新测试。

【方法评价】

1. 方法应用 早期妊娠诊断、滋养层细胞肿瘤诊断及预后判断、协助诊断异位妊娠及流产、子宫肌瘤、葡萄胎或更年期患者亦可出现阳性。

2. 方法评价 斑点金免疫层析技术常用于检测正常体液中不存在的物质（如 HBsAg 等）以及正常含量极低而在特殊情况下异常升高的物质（如 HCG 等）。本法操作简单、快捷，操作人员不需技术培训；除试剂外，无需任何特殊仪器设备，试剂稳定，易于保存，应用广泛，特别适合“床旁检验”的要求，但此类试验不能准确定量，只能作为定性或半定量试验。

（谢 璟）

实验 7 血清 AFP 或 CEA 检测（化学发光免疫技术）

【实验目的】

1. 掌握化学发光酶免疫分析测定血清 AFP 或 CEA 的实验原理。
2. 熟悉化学发光酶免疫分析测定血清 AFP 或 CEA 的基本操作步骤及操作注意事项。
3. 了解血清 AFP 和 CEA 测定的临床意义。

【实验原理】 以测甲胎蛋白为例：用甲胎蛋白单克隆抗体包被微孔板，制备成固相抗体，在微孔板中加入待检标本及辣根过氧化物酶标记的甲胎蛋白另一个表位的单克隆抗体，经孵育后，形成固相抗体甲胎蛋白 - 酶标抗体夹心复合物，通过洗涤使结合物与游离物分离后加入鲁米诺与 H_2O_2，鲁米诺在辣根过氧化物酶的催化下发光，用化学发光仪检测其光强度，通过标准曲线计算出待检标本的甲胎蛋白含量。

【实验材料】

1. 试剂 甲胎蛋白单克隆抗体包被微孔板、辣根过氧化物酶标记的甲胎蛋白单克隆抗体、空白对照液、甲胎蛋白标准品、浓缩洗涤液、发光底物鲁米诺。

2. 标本 血清。

3. 其他材料 蒸馏水。

4. 仪器设备 微量移液器、化学发光免疫分析仪、电恒温箱。

【实验步骤】 AFP 或 CEA 的化学发光酶免疫分析已有市售试剂盒及全自动化学发光免疫分析仪，必须严格按照试剂盒及仪器说明书操作，下列以 AFP 检测为例，手工操作方法供参考。

1. 实验准备 将冷藏环境中贮存的试剂室温平衡 30 分钟，将浓缩洗涤液按比例（参考试剂说明书）倒入蒸馏水（去离子水）中混匀，直至完全溶解，以备洗板时使用。

2. 加待测标本 在样本孔加入标本 50μl 样本，在标准孔加入标准液 50μl，在空白孔加入空白液 50μl。

3. 加试剂 分别在空白孔、标准孔、样本孔加入酶结合物（辣根过氧化物酶标记的甲胎蛋白单克隆抗体）和鲁米诺各 50μl。

4. 温育 振荡器振荡混匀（30s），封板，37℃反应 60 分钟。

5. 洗涤 用洗涤液洗涤 5 次，每次 10 秒（严格参照试剂说明书）。

6. 加底物液 根据使用量，将底物液按 1 ∶ 1 混匀，现用现配，每孔加入底物液 50μl，混匀。

7. 上机测试 设定测量参数及时间，上机测试。

【实验结果】 在化学发光仪操作系统上选择测定项目并按加样情况布板后点击测定，仪器测定出各孔发光值，并以标准品浓度为横坐标，标准品发光值为纵坐标进行双对数拟合绘制出标准曲线，仪器再根据样本的发光值，通过标准曲线计算出各待测样本的甲胎蛋白（或癌胚抗原）浓度。

AFP 主要用于辅助诊断原发性肝癌及筛查高危人群，也用于肝癌的疗效及预后评估。

CEA 在胚胎期主要存在于胎儿的胃肠管、胰腺和肝脏，出生后组织内含量很低。在胃肠道恶性肿瘤、乳腺癌、肺癌及其他恶性肿瘤患者亦可检出。

【参考值范围】 健康成人 AFP 浓度＜ 20ng/ml，健康成人 CEA 浓度＜ 2.5μg/L（每个实验室均应针对各种有代表性的特殊人群建立自己的参考范围）。

【注意事项】

1. 所有试剂均应置于 2 ～ 8℃环境中保存，在有效期内使用，临用前置室温平衡 30 分钟后使用。

2. 血清在室温（15 ～ 30℃）条件放置不超过 8 小时。如果 8 小时内不能完成检测，即应将标本放入 2 ～ 8℃冰箱冷藏。如果 48 小时内不能完成检测，即应将标本放入 –20℃冰箱冻藏。标本只能复融一次。

3. 不同批号试剂不能混用，各试剂用前摇匀，封板膜不能重复使用。

4. 标本溶血、高脂血症、高胆红素血症、被检血清被细菌污染以及 RF 阳性时，都会影响本试验的结果。

5. 洗涤要彻底，以免因血清中其他来源的过氧化物酶类物质所产生的非特异性吸附，从而影响测定结果。

【方法评价】

1. 方法应用 化学发光技术广泛应用于肿瘤标志物、各类激素、药物及其他微量生物活性物质的定量测定。

2. 方法评价 该检测方法快速、准确，分离简便，灵敏度高，且标记物安全无毒，可自动化检测等，目前已在临床广泛开展。

参考文献

曹雪涛，2018. 医学免疫学 . 7 版 . 北京：人民卫生出版社

陈芳梅，夏金华，2013. 病原生物与免疫学 . 北京：人民卫生出版社

龚道元，赵建宏，2020. 临床实验室管理学 . 武汉：华中科技大学出版社

龚非力，2014. 医学免疫学 . 4 版 . 北京：科学出版社

虎永兰，邵健，2015. 免疫学检验 . 南京：江苏凤凰科学技术出版社

金伯泉，2013. 医学免疫学 . 6 版 . 北京：人民卫生出版社

李金明，刘辉，2018. 临床免疫学检验技术 . 北京：人民卫生出版社

林逢春，2020. 免疫学检验 . 5 版 . 北京：人民卫生出版社

吕世静，李会强，2015. 临床免疫学检验 . 3 版 . 北京：中国医药科技出版社

全国卫生专业技术资格考试专家委员会，2020. 2021 全国卫生专业技术资格考试指导临床医学检验技术（师 / 士）. 北京：人民卫生出版社

尚红，王毓三，申子瑜，2015. 全国临床检验操作规程 . 4 版 . 北京：人民卫生出版社

王丁泉，2012. 放射免疫分析技术的发展现状与展望 . 标记免疫分析与临床 . 19（4）：249-251

王兰兰，2017. 临床免疫学检验 . 北京：人民卫生出版社

夏金华，舒文，2016. 免疫检验技术 . 北京：科学出版社

夏穗生，陈孝平，2011. 现代器官移植学 . 北京：人民卫生出版社

祖淑梅，潘丽红，2010. 医学免疫学（案例版）. 北京：科学出版社

目标检测选择题参考答案

绪论

1. E　2. D　3. C　4. E　5. B

第 1 章

1. C　2. B　3. B　4. D　5. C　6. D　7. B　8. A

第 2 章

1. C　2. B　3. B　4. B　5. A　6. D　7. B　8. D
9. C　10. B　11. D　12. E　13. D　14. E　15. D

第 3 章

1. D　2. B　3. C　4. B　5. A　6. C　7. D　8. C
9. B　10. B

第 4 章

1. C　2. A　3. C　4. B　5. D　6. D　7. C　8. C
9. D　10. B

第 5 章

1. B　2. D　3. C　4. D　5. E　6. D　7. B　8. B
9. D　10. D

第 6 章

1. D　2. E　3. B　4. D　5. D　6. C　7. A　8. C
9. B　10. E

第 7 章

1. B　2. C　3. D　4. E　5. C　6. C　7. B　8. A
9. D　10. D　11. B

第 8 章

1. D　2. D　3. A　4. D　5. E　6. C　7. E　8. A
9. B　10. E

第 9 章

1. B　2. A　3. D　4. A　5. C　6. E　7. B　8. D
9. E　10. B　11. C

第 10 章

1. C　2. C　3. D　4. D　5. D　6. D　7. D　8. B
9. E

第 11 章

1. D　2. D　3. B　4. B　5. B　6. A　7. D　8. E
9. C　10. D

第 12 章

1. E　2. A　3. B　4. C　5. C　6. C　7. D　8. E
9. B　10. D

第 13 章

1. B　2. B　3. D　4. B　5. E　6. C　7. E　8. A
9. C

第 14 章

1. D　2. B　3. C　4. D　5. B　6. D　7. A　8. C
9. A　10. C　11. B

第 15 章

1. A　2. C　3. A　4. C　5. D　6. A　7. C　8. A
9. E　10. D

第 16 章

1. D　2. A　3. D

第 17 章

1. A　2. A　3. E　4. C　5. D　6. C　7. C　8. B
9. D　10. E　11. E　12. A　13. B　14. A

第 18 章

1. D　2. A　3. A　4. D　5. A　6. A　7. C　8. C

第 19 章

1. C　2. D　3. C　4. A　5. C

第 20 章

1. C　2. D

第 21 章

1. D　2. A　3. A　4. D　5. D　6. B

第 22 章

1. B　2. C　3. B　4. C　5. D　6. B　7. D　8. D　9. E

第 23 章

1. C　2. B　3. D　4. B　5. C　6. D

第 24 章

1. D　2. B　3. C　4. E　5. A　6. B　7. A　8. D　9. C
10. A　11. A　12. B

第 25 章

1. A　2. C　3. C　4. D　5. B　6. C　7. B　8. D
9. B　10. E

第 26 章

1. D　2. C　3. B　4. C　5. C　6. E　7. C　8. B
9. D　10. A